社区常见传染病防控手册

主　编　任菁菁

人民卫生出版社
·北京·

图书在版编目（CIP）数据

社区常见传染病防控手册 / 任菁菁主编. —北京：
人民卫生出版社，2023.3
　ISBN 978-7-117-34176-9

　Ⅰ. ①社… Ⅱ. ①任… Ⅲ. ①传染病防治 – 手册
Ⅳ. ①R183-62

　中国版本图书馆 CIP 数据核字（2022）第 229458 号

人卫智网	www.ipmph.com	医学教育、学术、考试、健康， 购书智慧智能综合服务平台
人卫官网	www.pmph.com	人卫官方资讯发布平台

社区常见传染病防控手册

Shequ Changjian Chuanranbing Fangkong Shouce

主　　编：任菁菁
出版发行：人民卫生出版社（中继线 010-59780011）
地　　址：北京市朝阳区潘家园南里 19 号
邮　　编：100021
E - mail：pmph @ pmph.com
购书热线：010-59787592　010-59787584　010-65264830
印　　刷：三河市国英印务有限公司
经　　销：新华书店
开　　本：787×1092　1/16　印张：30
字　　数：730 千字
版　　次：2023 年 3 月第 1 版
印　　次：2023 年 4 月第 1 次印刷
标准书号：ISBN 978-7-117-34176-9
定　　价：128.00 元

打击盗版举报电话：010-59787491　E-mail: WQ @ pmph.com
质量问题联系电话：010-59787234　E-mail: zhiliang @ pmph.com
数字融合服务电话：4001118166　E-mail: zengzhi @ pmph.com

编委会

主 编　任菁菁

副主编　（按姓氏笔画排序）

史 玲　赵费敏　徐晓峰　蒙 艳

编 委　（按姓氏笔画排序）

王为波　王志香　王晓涛　王敏娟　朱 兰

朱立国　朱露寒　闫 巍　严琴琴　杜振双

李 月　肖 雪　吴 杰　汪良芝　张国强

陈楚鹏　胡志宏　胡杰波　柳沙利　施丹丹

顾 杰　徐水洋　高 展　郭 实　黄 凯

黄 莺　黄贵华　葛彩英　蒋 黎

秘 书　陈明敏

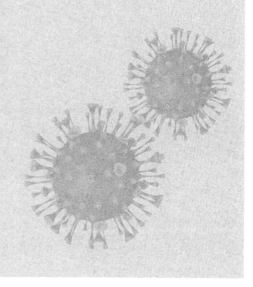

序

近年来，甲型 H1N1 流感、人感染 H7N9 禽流感、登革热等新发传染病频频发生，加之我国乙型病毒性肝炎、结核病、艾滋病等慢性传染病形势依旧严峻，传染病防控将步入常态化。社区全科医师既具备传染病防控的知识与技能，又熟悉社区居民、文化与环境，作为卫生服务的金字塔塔基，社区全科医师在传染病联防联控中具有举足轻重的作用。然而，2019年底突然暴发的新型冠状病毒肺炎疫情，仍然暴露出了我国部分基层医疗机构全科医师传染病诊疗和防控能力的欠缺。

由浙江大学附属第一医院全科医学科任菁菁主任主编的《社区常见传染病防控手册》一书，紧密围绕"社区全科医师传染病防控管理"这一核心，将全科医学理念、社区传染病防控理论与技能、临床实战经验相融合，为全科医师传染病日常诊疗及传染病社区防控工作提供科学指导。

全书不仅系统阐述了肝炎、结核病、水痘、流行性感冒等社区常见传染病的防治，同时还介绍了传染病社区健康宣教、抗生素在社区的规范化运用、中医在传染病防控中的独特效用以及社区传染病护理等方面，内容丰富、全面、科学、具有较强的针对性和实用性，填补了目前全科书籍中的空白点。

本书的出版发行将为社区全科医师常见传染病及新发突发传染病诊疗、防控培训提供帮助，促进社区全科医师传染病诊治及管理能力的提升，助推有序就医及分级诊疗制度的落地。为此，笔者欣然提笔作序，推荐此书给广大全科医学同仁。

祝墡珠

2020 年 8 月 15 日

前言

我国慢性传染病和新发突发传染病防控形势不容乐观，已造成社会资源的极大浪费，重创我国经济发展。2020年全球范围暴发的新型冠状病毒疫情，警示我国社区全科医生传染病诊断治疗、防控管理及应急能力的欠缺。社区全科医师扎根社区，是传染病防控的第一线，在传染病联防联控中发挥着"网底"的作用，提升社区全科医师传染病防治能力意义重大。因此，《社区常见传染病防控手册》应运而生，望能给社区全科医生传染病防控工作提供参考和指导。

本书严格按照国家传染病防控的最新指南、规范和原则来编写，主要内容包括传染病相关的全科未分化疾病、病毒性传染病、细菌性传染病、深部真菌病、其他传染病、传染病健康教育、常用抗生素的社区应用、中医药在传染病防治中的应用、传染病护理。本书以"科学性、针对性、指导性和实用性"为原则，以"为社区全科医师传染病防控提供科学规范的指导"为宗旨，紧密结合社区全科医生工作特点进行编撰，既可以作为社区传染病防控的日常参考用书，亦可作为继续教育培训教材。

本书召集了三十余位拥有丰富的社区传染病诊治及防控经验的专家学者，分别来自社区医院、综合医院全科医学科、感染科、呼吸科及疾病预防控制中心、高等医学院校等多家机构。各位专家学者于百忙之中抽出宝贵的时间，竭心尽力，精益求精，耗时数月，终成此书。我谨对参与本书编写工作的诸位专家学者表示由衷的感谢！

由于编者水平有限，书中如有疏漏，还请广大读者谅解，欢迎诸位同仁将宝贵的建议与意见发予我们（Email：zyyyqk@126.com），我们将由衷感谢您的支持与指正！

任菁菁

2020 年 7 月 26 日

基金项目及编号："十三五"国家科技重大专项，2018ZX10715014

目录

第一章　总论

传染病（communicable disease）学是一门研究各种传染病在人体内外发生、发展、传播、诊断、治疗和预防规律的学科。在我国，病毒性肝炎、结核病、感染性腹泻等传染病仍广泛存在，同时，新型冠状病毒感染、严重急性呼吸综合征、人感染 H7N9 禽流感等新发传染病对全人类造成了巨大的危害。社区全科医师扎根社区，是传染病防控的第一线，提升社区全科医师传染病防治能力意义重大。

本章主要介绍传染病发病机制、流行过程及基本特征、传染病的预防与接种、传染病的社区诊治、传染病的社区管理和新发传染病。

第一节 传染病的发病机制

传染病是由病原微生物，如病毒、衣原体、立克次体、支原体、细菌、真菌、螺旋体和寄生虫通过一定的传播途径，进入易感人群个体所引起的一组疾病。病原体感染人体后有传染性，并在一定条件下可造成人群流行。

一、传染病的发生与发展

传染病的发生与发展都有一个共同的特征，就是疾病发展的阶段性。发病机制中的阶段性和临床表现的阶段性大多数是互相吻合的，但有时也并不完全一致。

（一）入侵部位

病原体的入侵部位与发病机制有密切关系，入侵部位适当，病原体才能定植、生长、繁殖及引起病变；如霍乱弧菌必须经口感染，破伤风杆菌必须经伤口感染，才能引起病变。

（二）机体内侵袭

1. 在入侵部位直接引起病变，如恙虫病。
2. 在入侵部位分裂繁殖，分泌毒素，在远离入侵部位造成损伤，如白喉和破伤风。
3. 进入血液循环，定位于某一脏器（靶器官）引起该器官的病变，如流行性脑脊髓膜炎和病毒性肝炎。
4. 经过一系列的生活史阶段，最后在某脏器定居，如蛲虫病。

（三）病原体排出途径

患者、病原携带者和隐性感染者有传染性的重要因素是因为每种传染病都有其病原体排出途径，因而出现了多种的传播方式（表1-1-1）。

表1-1-1 传染病的传播途径与病原体的传播方式

传播途径	传播方式
经呼吸道传染	空气、飞沫、尘埃等经呼吸道为进入门户的疾病，如白喉、新型冠状病毒感染。
经消化道传染	水、食物、苍蝇机械传播等经消化道为进入门户的传染病。水源受污染，直接饮用后，可造成传染病的流行，如霍乱、伤寒等肠道学染病；与疫水接触而传播，如钩端螺旋体病、血吸虫病等；食用没有煮熟或进行消毒处理的食品时，可造成肠道传染病的发生与流行。
接触传染	手、用具、玩具等经直接接触传播到易感者合适的侵入门户及间接接触了被污染的物品所造成传播的传染病。
虫媒传染	经病媒生物（吸血节肢动物）传播的自然疫源性疾病，常见的有流行性乙型脑炎、鼠疫、莱姆病、疟疾、登革热等危害性较强的传染病。

传播途径	传播方式
经血液、体液传染	经血液、血制品、体液等传染，如母婴传播、性接触传播等方式感染乙型肝炎、梅毒、艾滋病等。
医源性传播	在医疗、预防工作中，由于未能严格执行规章制度和操作规程，而人为地造成某些传染病的传播；如医疗器械消毒不严，药品或生物制剂被污染，患者在输血时感染艾滋病、丙型肝炎等。

二、传染病组织损伤的发生机制

组织损伤和功能受损是疾病发生的基础。在传染病中，导致组织损伤的发生机制有直接损伤、毒素作用、免疫机制三种（表1-1-2）。

表1-1-2 传染病导致组织损伤的机制

损伤类别	损伤机制
直接损伤	病原体借助其分泌的酶及特殊机械活动诱发炎症反应直接侵袭定植处或远处组织，引起组织细胞变性坏死。
毒素作用	病原体定植繁殖后分泌毒素，可直接选择性损害靶器官或引起功能紊乱。病原体释放大量毒素入血，随血流到达身体各大器官引起全身炎症反应，诱发脓毒血症。
免疫机制	病原体入侵宿主后侵袭参与免疫反应的各种细胞、组织和器官，如胸腺、淋巴结以及分布全身体液和组织中的淋巴细胞和浆细胞，通过变态反应导致组织损伤。

三、传染病主要的病理生理变化

（一）发热

病原体及其产物等进入体内，激活单核吞噬细胞系统，使之释放内源性致热原，内源性致热原通过血—脑脊液屏障作用于体温调节中枢，把恒温点调高，引起体温上升。热型具有传染病的鉴别诊断意义（表1-1-3）。

表1-1-3 常见热型与相关疾病

热型	相关疾病
稽留热	斑疹伤寒、伤寒高热期
波状热	布鲁氏菌病
回归热	回归热病
弛张热	重症肺结核、伤寒缓解期
间歇热	疟疾
双峰热	黑热病

（二）代谢变化

病原体侵入人体后，感染、损伤和炎症等过程所引起一系列急性期机体应答，它出现于感染发生后几小时至几天，主要表现为以下内容。

1. 蛋白代谢　肝脏合成一系列急性期蛋白，如 C 反应蛋白；由于糖原异生作用加快、能量消耗，肌肉蛋白分解增多，可导致负氮平衡与消瘦。

2. 糖代谢　葡萄糖生成加快，导致血糖升高，糖耐量短暂下降，这与糖原异生作用加快及内分泌影响有关。

3. 水电解质代谢　急性感染时，氯化钠因出汗、呕吐或腹泻而丢失，导致低钠血症；由于钾的摄入减少和排出增加，导致钾的负平衡。

（胡杰波）

第二节 传染病的流行过程及基本特征

传染病的流行过程就是其在人群中发生、发展和转归的过程。传染病的流行过程的发生需要有三个最基本要素，包括传染源、传播途径和易感人群。必须同时存在，若切断任何一个环节，流行即告终止。绝大多数的传染病防控措施基本也是围绕着这三个要素展开，同时流行过程本身又受社会因素和自然因素的影响。

一、传染病流行过程的基本条件

（一）传染源

传染源（source of infection）是指体内有病原体生存、繁殖并能将病原体排出体外的人和动物。传染源包括以下内容。

1. **患者** 大多数传染病重要的传染源。不同病期的患者其传染强度有不同，一般情况下，以发病早期的传染性最大，此时排出病原体的数量多，而且往往不为人注意，从而感染周围人群的机会也较大。慢性感染患者可长期排出病原体，可成为长期传染源。

2. **隐性感染者** 在某些传染病中，如流行性脑脊髓膜炎、脊髓灰质炎等，隐性感染者在病原体被清除前是重要的传染源。

3. **慢性病原携带者** 携带病原体的时间超出 3 个月，往往无明显临床症状而长期排出病原体，在某些传染病中，如伤寒、细菌性痢疾等，有重要的流行病学意义。

4. **感染动物** 以啮齿动物最为常见，其次是家畜、家禽。这些以动物为传染源传播的疾病，称为动物源性传染病。有些动物本身发病，如鼠疫、狂犬病、布鲁氏菌病等；有些动物不发病，表现为病原携带状态，如地方性斑疹伤寒、恙虫病、流行性乙型脑炎等。以野生动物为传染源传播的疾病，称为自然疫源性传染病，如鼠疫、钩端螺旋体病、肾综合征出血热、森林脑炎等。由于动物传染源受地理、气候等自然因素的影响较大，动物源性传染病常存在于一些特定的地区，并具有严格的季节性。一般来说，动物源性传染病的患者作为传染源的意义不大，因其通常不存在人 - 人互相传染的途径，即人感染后不再传染给别人。

（二）传播途径

病原体离开传染源到达另一个易感者的途径称为传播途径（route of transmission）。各种感染病都有其病原体排出途径，有些病原体的排出途径是单一的，如志贺菌只通过粪便排出；有些病原体可有多种排出途径，如脊髓灰质炎病毒既可通过粪便排出，又可通过飞沫排出，该种传染病可以有多种传播途径；有些病原体则存在于血液中，当虫媒叮咬或输血时才离开人体（如疟原虫）。病原体排出体外的持续时间有长有短，因而不同感染病有不同的感染期。

1. **垂直传播** 垂直传播（vertical transmission）又称"母婴传播"，婴儿出生前已从母亲或父亲获得的感染称为先天性感染（congenital infection），如梅毒、弓形虫病。

2. 水平传播　其他途径传播统称为水平传播（horizontal transmission）。

（1）呼吸道传播　当这类传染病患者大声讲话、咳嗽、打喷嚏时，可以从鼻咽部喷出大量含有病原体的黏液飞沫，悬浮于空气中，易感者吸入时获得感染，如麻疹、白喉、结核病、流行性感冒和严重急性呼吸综合征（曾称"传染性非典型肺炎"）等。

（2）消化道传播　病原体污染食物、水源或食具，易感者于进食时获得感染，如伤寒、细菌性痢疾和霍乱等。

（3）接触传播　易感者与被病原体污染的水或土壤接触时获得感染，如钩端螺旋体病、血吸虫病和钩虫病等。伤口被污染，有可能患破伤风。日常生活的密切接触也有可能获得感染，如麻疹、白喉、流行性感冒等。不洁性接触（包括同性恋、多个性伴侣的异性恋及商业性行为）可传播人类免疫缺陷病毒（human immunodeficiency virus，HIV）、乙型肝炎病毒（hepatitis B virus，HBV）、丙型肝炎病毒（hepatitis C virus，HCV）、梅毒螺旋体、淋病奈瑟球菌等。

（4）虫媒传播　被病原体感染的吸血节肢动物，如按蚊、人虱、鼠蚤、白蛉、硬蜱和恙螨等，通过叮咬把病原体传给易感者，可分别引起疟疾、流行性斑疹伤寒、地方性斑疹伤寒、黑热病、莱姆病和恙虫病等。根据节肢动物的生活习性，往往有严格的季节性，有些病例还与感染者的职业及地区相关。

（5）血液、体液传播　病原体存在于携带者或患者的血液或体液中，通过应用血制品、分娩或性交等传播，如疟疾、乙型肝炎、丙型肝炎和艾滋病等。

（6）医源性传播（iatrogenic transmission）　指医疗工作过程造成的某些传染病的传播。一类是指易感者在接受治疗、预防或检验措施时，由于所用器械被医护人员或其他工作人员的手污染或消毒不严而造成的传播，如乙型肝炎、丙型肝炎、艾滋病等；另一类是药厂或生物制品受污染而引起传播，如使用因子Ⅷ制剂曾引起艾滋病。

（三）易感人群

对某种传染病缺乏特异性免疫力的人称为易感者（susceptible person），他们都对该病原体有易感性。当易感者在某一特定人群中的比例达到一定水平，若又有传染源和合适的传播途径时，则很容易发生该传染病流行。

某些病后免疫力很牢固的传染病（如麻疹、水痘、流行性乙型脑炎），经过一次流行之后，需待几年当易感者比例再次上升至一定水平时，才会发生另一次流行。这种现象称为传染病流行的周期性（periodicity）。

在普遍推行人工主动免疫的情况下，可把某种传染病的易感者水平始终保持很低，从而阻止其流行周期性的发生。有些传染病还有可能通过全民长期坚持接种疫苗而被消灭，如天花、脊髓灰质炎、流行性乙型脑炎和麻疹等。

人群易感性（susceptibility of the crowd）升高的主要原因为新生人口的增加、易感人群的大量流入、已获得免疫的人群免疫力的降低、人群一般抵抗力的降低、病原体的变异或病原体种型组成的变动等。人群易感性降低的主要原因为传染病流行后的病后免疫和隐性感染免疫的增多、人群中人工自动免疫措施的推广、免疫人群的移入、人群一般抵抗力的提高、病原体的变异或种型组成的变动等。

二、传染病的特征

传染病与其他疾病的主要区别为以下内容。

（一）病原体（pathogen）

每种传染病都是由特异性病原体引起的。对人类有致病性的病原体约在 500 种以上，包括微生物（如病毒、衣原体、支原体、立克次体、螺旋体、细菌、真菌）和寄生虫（如原虫、蠕虫）。近年来对病原体范畴的认识有所扩大，从小处看已打破了最简单的微生物范畴，不再要求核酸（DNA 或 RNA）的存在，从而包括了朊粒（缺乏核酸结构的具有感染性的变异蛋白质）；同时，也打破了最复杂病原体（寄生虫）范畴，倾向于将某些节肢动物引起的感染病（如疥疮）等纳入感染病范畴。因此，感染病学实际上是研究病原微生物引起人类疾病的科学。历史上许多传染病都是先认识其临床和流行病学特征，然后才认识其病原体。随着研究水平的不断提高和深入，对各种传染病病原体的认识也逐渐加深。特定病原体的检出在确定传染病的诊断和流行中有着重大意义。由于新技术的应用，有可能发现新的传染病病原体。

（二）传染性（infectivity）

这是传染病与其他感染性疾病的主要区别。例如，耳源性脑膜炎和流行性脑脊髓膜炎，在临床上都表现为化脓性脑膜炎，但前者无传染性，无须隔离；后者则有传染性，必须隔离。传染性意味着病原体能通过某种途径感染他人。传染病患者有传染性的时期称为传染期。它在每一种传染病中都相对固定，可作为隔离患者的依据之一。

（三）流行病学特征（epidemiologic feature）

传染病的流行过程在自然和社会因素的影响下，表现出各种流行病学特征为以下内容。

1. 流行性　可分为散发、暴发、流行和大流行（表 1-2-1）。

表 1-2-1　传染病的疾病流行强度

流行性	定义
散发 （sporadic occurrence）	传染病在某地的常年发病情况或常年一般发病率水平，可能是由于人群对某病的免疫水平较高，或某病的隐性感染率较高，或某病不容易传播等
暴发 （outbreak）	在某一局部地区或集体单位中，短期内突然出现许多同一疾病的患者，大多是同一传染源或同一传播途径，如食物中毒、流行性感冒等
流行 （epidemic）	某病发病率显著超过该病常年发病率水平或为散发发病率的数倍
大流行或世界性流行 （pandemic）	某病在一定时间内迅速传播，波及全国各地，甚至超出国界或洲境。如：2003 年的传染性非典型肺炎大流行、2009 年的甲型 H1N1 流感大流行

2. 季节性　不少传染病的发病率每年都有一定的季节性升高，主要原因为气温的高低和昆虫媒介的有无。如呼吸道传染病常发生在寒冷的冬春季节，肠道传染病及虫媒传染病好发于炎热的夏秋季节。

3. 地方性　有些传染病或寄生虫病由于中间宿主的存在、地理条件、气温条件、人民生活习惯等原因，常局限在一定的地理范围内发生，如恙虫病、疟疾、血吸虫病、丝虫病、黑热病等。主要以野生动物为传染源的自然疫源性疾病也属于地方性传染病。

4. 外来性　指在国内或地区内原来不存在，而从国外或外地通过外来人口或物品传入的传染病，如霍乱。

（四）感染后免疫（post infection immunity）

指免疫功能正常的人体经显性或隐性感染某种病原体后，都能产生针对该病原体及其产物（如毒素）的特异性免疫。通过血清中特异性抗体的检测可知其是否具有免疫力。感染后获得的免疫力和疫苗接种一样都属于主动免疫。通过注射或从母体获得抗体的免疫力都属于被动免疫。感染后免疫力的持续时间在不同传染病中有很大差异。有些传染病，如麻疹、脊髓灰质炎和流行性乙型脑炎等，感染后免疫力持续时间较长，甚至保持终生；但有些传染病感染后免疫力持续时间较短，如流行性感冒、细菌性痢疾和阿米巴病等。在临床上，感染后免疫如果持续时间较短，可出现下列现象：①再感染，指同一传染病在痊愈后，经过长短不等间隙再度感染，如感冒、细菌性痢疾；②重复感染，指疾病尚在进行过程中，同一种病原体再度侵袭而又感染，这在蠕虫病（如血吸虫病、肺吸虫病、丝虫病）中较为常见，为发展为重症的主要原因，因其感染后通常不产生保护性免疫。

（吴杰）

第三节　传染病的预防与接种

一、概述

预防接种泛指用人工制备的抗原或抗体通过适宜的途径接种于机体，使个体和群体产生对某种传染病特异性的自动免疫或被动免疫。通过预防接种，人类消灭和控制了多种传染病。加强预防接种管理，规范社区预防接种行为，确保疫苗接种安全，是推动国家免疫规划实施、保障儿童身体健康、预防疾病传播的重要措施。本节主要介绍预防接种基本概念、预防接种门诊建设、预防接种工作程序、常见的预防接种一般反应及处置原则以及常见疑似预防接种异常反应诊治原则。

（一）疫苗的概念

疫苗为生物制品，由致病原的蛋白、多肽、多糖或核酸，以单一成分或含有效成分的复杂颗粒形式，或通过活的减毒致病原或载体，进入机体后引发机体产生灭活、破坏或抑制致病原的特异性免疫应答，从而保护宿主不发生此传染病，同时中断此传染病在宿主群体中的传播。

（二）疫苗的主要类型

《中华人民共和国药典》（2015 年版）将疫苗分为六类，主要是减毒活疫苗、灭活疫苗、亚单位疫苗、基因工程重组蛋白疫苗、结合疫苗和联合疫苗。

（三）疫苗冷链运输

冷链是为了保障疫苗质量，疫苗从生产企业到接种单位，均在规定的温度条件下储存、运输和使用的全过程。疫苗贮存和运输的温度要求为：脊髓灰质炎减毒活疫苗贮存 $-20\,℃$，运输 $-2 \sim 8\,℃$；卡介苗、百白破疫苗、乙肝疫苗、乙脑疫苗、流脑疫苗、甲肝疫苗、麻腮风疫苗、白破疫苗贮存和运输均 $2 \sim 8\,℃$。

二、预防接种门诊

合理规范设置预防接种门诊可以有效提高预防接种工作效率和服务质量，减少预防接种事故的发生，保障国家免疫规划工作的顺利开展。

（一）预防接种门诊规范化建设

自 20 世纪 90 年代开展预防接种门诊规范化建设工作以来，绝大部分乡镇已实现以乡镇为单位的接种，日门诊的比例在所有预防接种门诊中超过半数，大部分预防接种门诊服务半径不超过 10km，能够满足辖区适龄儿童预防接种的需要。为满足社会对预防接种门诊周末开诊的需求，一些省份鼓励和探索有条件的预防接种门诊在每周六或周日至少开诊 1 次以进一步方便儿童接种疫苗。

（二）数字化预防接种门诊

在规范化预防接种门诊和儿童预防接种信息管理系统运行的基础上逐步推进数字化预

防接种门诊建设工作，实现数字化全流程接种。在此基础上，充分发挥预防接种APP或微信在预防接种中的重要作用，实现儿童疫苗接种的自动预约。这不仅能有效减少工作人员工作量，提高疫苗接种率和及时接种率，同时儿童家长可以通过app或微信互动获取预防接种相关知识，使得传统的预防接种单向服务变为双向互动，提高家长对预防接种的认可度和参与度。

（三）加强基层机构预防接种单位管理

各级基层卫生健康行政部门要配合相关部门加强预防接种信息化建设，促进疫苗生产、流通、使用全程可追溯管理。指导设立在社区卫生服务中心、乡镇卫生院的接种单位的日常管理和预防接种工作风险防范与应急处置。强化主体责任，严格落实《中华人民共和国疫苗管理法》等法律法规和工作规范。优化细化接种流程，在落实"三查七对"的基础上，增加"一验证"环节，在接种疫苗前请接种者或监护人验证接种的疫苗种类和有效期等，确保接种无误。加强对医务人员的培训，提高规范开展预防接种的技能和水平。

三、预防接种工作程序

（一）核实受种对象

接种工作人员应查验儿童预防接种证、卡，核对受种者姓名、性别，出生日期及接种记录，确认是否为本次受种对象、接种疫苗的品种。对于因有接种禁忌而不能接种的受种者，社区人员应当对受种者或者其监护人提出医学建议，并在接种卡（簿）和接种证上记录。

（二）接种前告知和健康状况询问

接种工作人员在实施接种前，应当告知受种者或者其监护人所接种疫苗的品种、作用、禁忌、不良反应以及注意事项，并如实记录告知情况。应询问受种者的健康状况以及是否有接种禁忌等情况。

（三）接种现场疫苗管理

接种前将疫苗从冷藏容器内取出，尽量减少开启冷藏容器的次数。核对接种疫苗的品种，检查疫苗外观质量。凡过期、变色、污染、发霉、有摇不散凝块或异物，无标签或标签不清，安瓿有裂纹的疫苗一律不得使用。冻结过的百白破疫苗、乙肝疫苗一律不得使用。

（四）接种操作

接种工作人员在接种操作前再次进行"三查七对一验证"，无误后予以预防接种。三查：检查受种者健康状况和接种禁忌证，检查对预防接种信息档案与预防接种证，检查疫苗、注射器外观与批号、效期；七对：核对受种对象姓名、年龄、疫苗品名、规格、剂量、接种部位、接种途径。一验证：接种疫苗前请受种者或监护人验证接种的疫苗种类和有效期。皮肤消毒，严格执行安全注射。

（五）接种记录、观察与预约

接种后及时在预防接种证或计算机上记录所接种疫苗的品种、规格、疫苗最小包装单位的识别信息（或批号）和时间等。告知家长或监护人，受种者在接种后留在接种现场观察30分钟。如出现预防接种异常反应，及时处理和报告。与儿童家长或其监护人预约下次接种疫苗的种类、时间和地点。

（六）清理器材

清洁冷藏容器。使用后的自毁型注射器、一次性注射器及其他医疗废物严格按照《医疗废物处理条例》的规定处理，实行入户接种时应将所有医疗废物带回集中处理。镊子、治疗盘等器械按要求灭菌或消毒后备用。

（七）处理剩余疫苗

记录疫苗的使用及废弃数量，废弃已开启安瓿的疫苗。冷藏容器内未打开的疫苗做好标记，放冰箱保存，于有效期内在下次接种时首先使用。接种单位在进行国家免疫规划疫苗接种时，剩余疫苗应当向原疫苗分发单位报告，并说明理由。

四、常见的预防接种一般反应及处置原则

（一）预防接种一般反应

预防接种一般反应是指在预防接种后发生的，由疫苗本身所固有的特性引起的，对机体只会造成一过性生理功能障碍的反应。主要有发热和局部红肿，同时可能伴有全身不适、倦怠、食欲不振、乏力等综合症状。

（二）全身反应

1. 临床表现

（1）发热　分为轻度（37.1~37.5℃）、中度（37.6~38.5℃）和重度（≥38.6℃）。部分受种者接种灭活疫苗后5~6小时或24小时左右体温升高，一般持续1~2天，极少超过3天；个别受种者发热可能提前，在接种疫苗后2~4小时即有体温升高，6~12小时达高峰，持续1~2天。注射减毒活疫苗后出现发热反应的时间稍晚，个别受种者在注射麻疹疫苗后6~10天内会出现中度发热，有类似轻型麻疹样症状。

（2）部分受种者除体温上升外，可能伴有头痛、眩晕、恶寒、乏力和周身不适等，一般持续1~2天。个别受种者可发生恶心、呕吐、腹泻等胃肠道症状，一般以接种当天多见，仅少数持续2~3天。

2. 治疗

（1）发生轻度全身反应时加强观察，一般不需任何处理，必要时适当休息，多喝开水，注意保暖，防止继发其他疾病。

（2）全身反应严重者可对症处理。

（3）高热不退或伴有其他并发症者，应密切观察病情，必要时送医院观察治疗。

（三）局部反应

1. 临床表现

（1）注射局部红肿浸润，根据纵横平均直径分为弱反应（≤2.5cm）、中反应（2.6~5.0cm）和强反应（>5.0cm）。凡发生局部淋巴管、淋巴结炎者均为局部重反应。

（2）大部分皮下接种的疫苗在注射后数小时至24小时，局部出现红肿浸润，并伴疼痛，红肿范围一般不大，仅有少数人其直径>5.0cm。有的伴有局部淋巴肿大或淋巴结炎、疼痛。这种反应一般在24~48小时逐步消退。

（3）皮内接种卡介苗者，绝大部分受种者于2周左右在局部出现红肿，以后化脓或形成溃疡，3~5周结痂，形成瘢痕（卡疤）。

（4）接种含吸附剂疫苗，部分受种者会出现注射局部不易吸收，刺激结缔组织增生，形成硬结。

2．治疗

（1）轻度局部反应一般不需任何处理。

（2）较重的局部反应可用干净的毛巾热敷，每日数次，每次 10～15 分钟。

（3）卡介苗的局部反应不能热敷。对特殊敏感的人可考虑给予小量镇痛退热药，一般每日 2～3 次，连续 1～2 天即可。

五、常见疑似预防接种异常反应的诊治原则

在预防接种异常反应中过敏反应最常见，它是受同一种抗原（致敏原）再次刺激后出现的一种免疫病理反应，可引起组织器官损伤或生理功能紊乱，临床表现多样化，轻则一过即愈，重则救治不及时或措施不当可危及生命。

（一）过敏性休克

1．临床表现　出现以周围循环衰竭为主要特征的综合征，发病呈急性经过，一般在输入抗原（致敏原）后数分钟至 1 小时内发病，出现胸闷、气急、面色潮红、皮肤发痒，全身出现皮疹，甚至由于喉头水肿、支气管痉挛而导致呼吸困难、缺氧、发绀，面色苍白，四肢冰冷，脉搏细而弱，血压下降，呈昏迷状。

2．治疗

（1）使患者平卧、头部放低、保持安静、注意保暖。

（2）立即皮下注射 1∶1 000 肾上腺素，小儿为 0.01ml/（kg·次），最大量 0.33ml（1/3支）。如体重不明，用量为：2 岁以下 0.062 5ml（1/16 支），2～5 岁 0.125ml（1/8 支），5～11岁 0.25ml（1/4 支），11 岁以上 0.33ml（1/3～1/2 支）。（注意：如受种者有心脏病史，应尽早请专科医生会诊处理。）。

（3）用肾上腺素 15～30 分钟后，血压仍不回升者宜用地塞米松，成人 10mg，儿童5mg 或每次 0.1～0.3mg/kg 稀释于 10% 葡萄糖水 10ml 后静脉注射，并补充血容量；儿童可用阿托品每次 0.03mg/kg，或山莨菪碱每次 0.3～1mg/kg 稀释于 5～10ml 10% 葡萄糖水或生理盐水中静脉注射，必要时每隔 15～30 分钟后重复使用，至病情稳定。为阻止组胺释放，可给予氢化可的松成人每次 300～500mg，儿童每次 4～8mg/kg，稀释于 5%～10% 葡萄糖液静脉滴注。如经上述处理仍不缓解，成人可加用去甲肾上腺素 1.0mg 加入 5% 葡萄糖盐水200～300ml 作静脉滴注（要严格注意不能注入血管外，以免引起局部组织坏死）。根据病情调整药物浓度及滴入速度，使血压维持在收缩压 12～13kPa（90～100mmHg）。待血压稳定后可逐渐减量，于 10 小时左右停药。儿童用量酌减。

（4）发生呼吸衰竭，有条件时予插管给氧，或肌内注射洛贝林（山梗菜碱）30mg 或尼可刹米 250mg，呼吸停止立即进行人工呼吸和胸外心脏按压，心脏停搏立即心室内注射异丙肾上腺素 1.0mg，儿童 <1 岁 0.25mg，1～4 岁 0.5mg，5～8 岁 0.75mg，≥9 岁同成人。喉头水肿阻碍呼吸应吸氧，并作气管插管。

（5）烦躁不安者可肌内注射镇静剂，如苯巴比妥，小儿 5～8mg/kg，每次最大量不超过0.1g。

（6）基层单位做上述处理后，待病情稍有好转立即转院以便进一步处理，或至少留观12小时，以防晚期过敏反应的出现。

（二）过敏性皮疹

1. 临床表现

（1）皮疹　接种疫苗后无其他原因而出现的皮疹。

1）荨麻疹　最为多见，一般在接种后数小时至数日发生。一般先在皮肤瘙痒，随后发生水肿性红斑、风疹团。皮疹大小不等，色淡红或深红，皮疹周围呈苍白色，压之褪色，边缘不整齐。皮疹反复或成批出现，此起彼伏，速起速退，消退后不留痕迹。严重者融合成片，有奇痒。

2）麻疹、猩红热样皮疹　常见于接种后3～7天。色鲜红或暗红。为隆起于皮肤表面的斑丘疹，可见于耳后、面部四肢或躯干，多少不均，可散在发生或融合成片。

3）大疱型多形红斑　接种疫苗后6～8小时或24小时内注射局部及附近皮肤发生一至数个丘疹，并伴发热；3～5天后发疹处出现水疱，特点是疱液淡黄清晰不浑浊，有些可伴同侧淋巴结肿大。经治疗均可痊愈，预后良好。

（2）其他症状

1）呼吸系统　呼吸困难、哮鸣、咽喉水肿、声音嘶哑、鼻眼症状如鼻塞、流涕、喷嚏、发痒和结膜充血、流泪、眼痒。

2）消化系统　恶心、呕吐、腹泻、腹痛。

3）神经系统　头晕、头痛、抽搐、意识丧失等。

2. 治疗

（1）轻症仅口服抗组胺药如氯苯那敏、西替利嗪等即可。口服苯海拉明，成人每次25～50mg，儿童每次0.5～1mg/kg，每日2～3次。氯苯那敏，成人每次4mg，儿童每次0.1～0.2mg/kg，每日2～3次。异丙嗪，成人每次12.5～25mg；儿童每次1mg/kg，每日2～3次。也可用阿司咪唑或氯雷他定治疗。

（2）重症给予1：1 000肾上腺素，剂量见"过敏性休克"，静脉输液急救，吸氧。也可使用肾上腺皮质激素，如静脉滴注氢化可的松，成人每日100～200mg，儿童每日按5～10mg/kg溶于10%葡萄糖液500ml中，7～10天一疗程，后改为口服泼尼松（强的松），成人每次10～20mg，儿童每日1～2mg/kg；儿童也可使用2.5～5mg加在10%葡萄糖液100～250ml中静脉滴注，7～10天后改为口服，同时使用大剂量维生素C。

（3）必要时用10%葡萄糖酸钙10ml，加入25%葡萄糖液20ml中缓慢静脉注射。

（4）出现以下情况应给予特殊处理　伴支气管痉挛应吸入或口服支气管扩张剂，喉水肿者立即喷入或雾化吸入1：1 000肾上腺素，并可考虑皮质激素治疗，抽搐者尽快用适当药物镇静。

（5）病情稍有好转立即转院以便进一步处理，或至少留观12小时，以防晚期过敏反应的出现。

（三）过敏性紫癜

1. 临床表现

（1）一般在接种某些疫苗1～7天在接种部位发生紫癜。

（2）皮肤紫癜多对称性分布于双下肢，双膝关节以下为多，也可见于双上肢、臀部。呈大小不等的红色斑疹、荨麻疹样丘疹，初起时可为淡红色，压之褪色，数小时即成为深紫色红斑中心点状出血或融成片状，稍凸出于皮肤，压之不褪色，少数病例可见出血性疱疹。紫癜分批出现，多于1~4周自然消退。部分病例于数日内，甚至数年内反复出现。有时可伴头面部、手足皮肤血管性水肿。

（3）腹部症状，关节及肾脏损害。腹部症状表现为腹痛、呕吐，甚至血便。腹痛也可出现于皮肤紫癜以前数日或数周。可有一过性关节肿痛，多见于膝、踝、肘、腕关节。肾脏损害可有血尿，甚至水肿、高血压。少数病例呈肾病综合征或慢性肾功能不全表现。

（4）血小板计数及出凝血时间均正常，嗜酸粒细胞可增高。

2．治疗

（1）给予大剂量维生素 C、维生素 PP 等改善血管脆性。

（2）糖皮质激素一般选用泼尼松，剂量为每日 1mg/kg，也可用氢化可的松静脉滴注，每日 4~8mg/kg。泼尼松用药一般 4~6 周，用药时间短易复发，病情稳定可逐步减量。

（3）免疫抑制剂等药物联合应用　可联合应用环磷酰胺和泼尼松或硫唑嘌呤和泼尼松。每日用量：环磷酰胺 1.5mg/kg，泼尼松 1.5~2mg/kg，硫唑嘌呤 2~3mg/kg。

（4）甲泼尼龙　对于重症紫癜肾炎宜早期使用甲泼尼龙冲击治疗，可使肾小球损伤恢复。儿童剂量每日 5~30mg/kg（总量不超过 1g），成人每日 0.5~1g/kg，每日 1 次或每周 3 次，间日静脉滴注，3 次为一疗程，一般 2 个疗程，若效果不佳，过 1~2 周可再用 1~2 个疗程。治疗期间监测血压，冲击前停用泼尼松，冲击治疗后 48 小时重新用泼尼松。

（朱立国　于静）

第四节 传染病的社区诊治

全科医师立足于社区，对社区人群特点、风俗习惯、生活环境、社区资源等方面都较为了解，全科医师对传染病的及时诊断与合理治疗对当地传染病防控具有举足轻重的意义。传染病的诊断主要依据患者的临床表现、流行病学资料与实验室检查，早期诊断传染病是及时控制传染源、切断传播途径的前提。传染病的治疗以综合治疗为主，旨在促进患者康复、防止病原体进一步扩散。

一、传染病的诊断

（一）临床表现

真实、系统、完整、准确的病史采集，与全面、系统又有重点的体格检查对于传染病的诊断十分重要。

1. 病史采集要点　传染病可疑患者病史采集过程中应重点询问以下几点。

（1）诱因与起病方式　发病的诱因与起病方式对传染病的诊断有重要价值，问诊时应注意患者发病的时间、地点、接触过的人群、到过的地区、起病缓急、前驱症状、病因和诱因。

（2）主要症状与伴随症状　问诊时应仔细询问患者主要症状，以及不适的部位、性质、程度、持续时间、缓解与加重的因素、发展情况，主要症状的变化或出现的新症状。伴随症状需询问发生时间、特点、演变情况及与主要症状和体征的关系。

传染病常见症状有发热、腹泻、发疹、脑膜炎、毒血症状、单核吞噬细胞系统反应。传染病前驱期开始出现临床表现，症状明显期传染病特有的症状与体征往往可得到充分表现。

（3）个人史　个人史应重点询问患者是否有传染病及流行病区疫水、疫源接触史，以及居留地地点与时间、业余爱好、生活习惯、特殊嗜好、劳动及职业（包括工种、劳动环境）、有无不洁性交史等。

（4）家族史　家庭成员是否患有传染病，与自己密切接触者是否有与患者同样的疾病，对传染病的诊断与防控十分重要。

询问病史过程中，全科医师不仅要关注疾病，还应关注患者，获悉患者的个人背景、家庭背景、社会背景、疾病背景等，了解与患者健康相关的价值观等心理社会问题。因此，全科医师在问诊时应探查患者就医的原因、患者就诊的期望、患者的需要、患者的疾病因果观、患者的健康信念模式、患者的患病体验和患病对患者生活的影响或意义。

2. 体格检查　体格检查应全面系统，对可疑之处应重点检查，以免遗漏重要信息。此外，传染病的病程是一个动态发展的过程，作出传染病临床诊断后还应不断加以验证，不断思考，补充问诊、反复体格检查以及采取必要的辅助检查。

（二）流行病学资料

1. 传染病的地区性分布　某些传染病具有一定区域性，如血吸虫病在江湖沼泽地区流行，疟疾分布在热带、亚热带地区。

2. 传染病的季节性分布　由于气候、虫媒等原因，某些传染病呈现季节性分布的特征，如呼吸道传染病多发生在冬、春季节，消化道传染病多发生在夏季。

3. 传染病的人群分布　某些传染病与年龄、性别、职业有密切关系。

（三）实验室检查

1. 一般实验室检查　一般实验室检查对许多传染病的早期诊断具有重要作用。

（1）血常规　血常规中以白细胞的计数和分类用途最广。白细胞分为五类：中性粒细胞、嗜酸性粒细胞、嗜碱性粒细胞、淋巴细胞和单核细胞。

1）中性粒细胞　中性粒细胞明显增多主要见于化脓性球菌感染，如金黄色葡萄球菌、溶血性链球菌、肺炎链球菌等，感染极严重时中性粒细胞数不但不增加，反而减少。中性粒细胞减少常见于革兰氏阴性菌感染，如伤寒、副伤寒杆菌；病毒感染也可引起白细胞数减少，如流行性感冒病毒、肝炎病毒等；某些原虫感染也可引起白细胞数减少。

传染性疾病患者病情较重时，中性粒细胞形态可出现异常，如中性粒细胞大小相差悬殊，胞质中出现粗大、深染的中毒颗粒，胞质或胞核出现空泡变性，胞质出现杜勒小体、核变性等。

2）嗜酸性粒细胞　嗜酸性粒细胞明显增高，常见于寄生虫感染，如血吸虫、蛔虫等，某些寄生虫感染可引起嗜酸性粒细胞型类白血病反应。嗜酸性粒细胞减少可见于大多急性传染病，但猩红热时嗜酸性粒细胞增多。

3）嗜碱性粒细胞　嗜碱性粒细胞增高可见于水痘、流行性感冒、结核病等传染病，嗜碱性粒细胞减少无临床意义。

4）淋巴细胞　淋巴细胞增多主要见于病毒性感染。百日咳鲍特菌、结核分枝杆菌、布鲁氏菌、梅毒螺旋体、弓形体感染也可见淋巴细胞增多。某些感染性疾病可出现反应性异型淋巴细胞增多，主要见于病毒感染性疾病，如 EB 病毒感染引起的传染性单核细胞增多症、流行性出血热。

5）单核细胞　某些传染病，如疟疾、黑热病、结核病活动期会出现单核细胞增多。

（2）血液生化检查　可辅助诊断病毒性肝炎、肾综合征出血热等传染病。

（3）排泄物、分泌物及体液检查　排泄物、分泌物及体液检查包括尿液、粪便、痰液、浆膜腔积液、脑脊液、阴道分泌液等检查。

1）尿液检查　钩端螺旋体病和肾综合征出血热患者尿液中常有蛋白、白细胞、红细胞，肾综合征出血热患者的尿液中有时还可见到膜状物。

2）粪便检查　有助于肠道细菌与原虫感染的诊断。采取标本时应选取黏液、脓血部分，外观无异常的粪便可于其表面和深处多部位采集标本，粪便标本不得混有尿液、消毒剂和污水等。

3）痰液检查　痰液的性状对肺部感染性疾病的诊断具有一定的意义，当痰液的颜色为黄色或黄绿色，提示化脓性细菌感染；痰液恶臭提示厌氧菌感染；痰液或痰培养中找到病原体、虫卵或病原体产物，则可明确诊断。

4）在浆膜腔积液、脑脊液及其他人体分泌液或体液中找到或培养出病原体、虫卵或病原体产物可明确诊断，无诊断条件时应及时转诊至上级医院。

病原体采集应在使用抗病原体药物之前，尽量在病程早期采集，病原体标本采集应选择病变最明显部位，标本一般应冷藏保存、尽快送检。送检表应标明标本来源与送检目的。

2．病原学检查

（1）直接检测病原体　从人体代谢物、体液及组织细胞中检出病原体、虫卵、病原体碎片及产物等，可明确诊断。

（2）分离培养病原体　细菌、螺旋体、真菌一般可以由人工培养基培养获得，立克次体通常需要动物接种或细胞培养获得，病毒一般需要用细胞培养获得。

（3）检测特异性抗原　特异性抗原的检出可较快地提供病原体存在的证据，特别是在病原体分离培养不成功或病原体难以检测的情况下帮助诊断，其诊断意义往往较抗体检测更为可靠。

（4）检测特异性核酸。

3．特异性抗体检测（血清学检查）　急性期及恢复期双份血清检测其抗体由阴性转为阳性或滴度升高 4 倍以上时有重要的诊断意义，特异性 IgM 型抗体有助于诊断现存或近期感染，特异性 IgG 型抗体与个人及群体的免疫状态相关。

（四）其他辅助检查

其他检查如支气管镜、胃镜、结肠镜等内镜检查，超声检查、核磁共振检查及活体检查等，对传染病学诊断具有一定价值。

二、传染病的治疗

（一）社区传染病治疗基本原则

1．以人为中心的照护　全科医师应重视患者本身，体谅患者的情感、尊重患者的隐私、保障患者的权益，关注患者的心理健康和社会需求，为患者提供个性化服务，同时调动患者的主观能动性，促使患者积极参与疾病治疗。

2．以家庭为单位的照护　传染病患者的治疗效果与家庭生活方式、生活条件和环境因素相关，家庭成员对患者的治疗和康复起到重要作用，因而患者的家庭是开展传染病诊疗工作的重要场所，家庭成员也是全科医师的服务对象。

3．以社区为基础的照护　全科医师在为传染病患者提供诊疗的同时也应关注到社区人群的整体健康，具备群体照护的观念，及时对社区传染病危险因素加以分析与干预，营造良好的社区环境；充分利用社区资源，协调各类关系、整合力量进行传染病宣教和防控工作。

4．以预防为导向的照护　全科医师在进行接诊时应主动提供一级预防、二级预防、三级预防；应注重个人预防与群体预防相结合，制订传染病社区预防计划并实施。

5．综合性照护　全科医师提供的服务应涵盖传染病的宣教与预防、诊治和康复，提供传染病患者生理、心理和社会文化的照护。服务范围包括个人、家庭、社会，服务方式包括现代医学、传统医学或替代医学等。

6．可及性照护　全科医师提供的传染病服务应方便可及、亲切温暖、切实有效且经济实惠。

7. **协调性照护** 全科医师应协调性的为社区群众提供传染病健康宣教等预防性服务，传染病患者监护、传染病患者康复、健康促进等服务。

8. **团队合作** 全科医师联合社区护士、公共卫生医师、营养师、心理医师、健康管理师、康复师、感染科专科医师，甚至社区志愿者，为社区群众提供立体网络式传染病防控服务。

（二）治疗方法

传染病的治疗应遵循综合治疗的原则，即治疗与护理、隔离与消毒并重；一般治疗、对症治疗与病原治疗并重。

1. 一般治疗

（1）**隔离与消毒** 对于可疑传染病患者应立即进行隔离，并及时对其活动范围进行消毒。

（2）**护理** 传染病患者隔离环境应空气流通、光线充足、温湿度适宜，并且定时消毒。全科医师应注重传染病患者的心理变化，及时给予干预和引导。

（3）**补充营养** 给予传染病患者一定量的热量，补充液体及盐类，维持机体电解质酸碱平衡。

（4）**给氧** 如传染病患者呼吸及循环系统障碍，应根据病情及时给氧或转诊至上级医院。

2. 病原治疗

（1）**抗菌治疗** 抗细菌及真菌的药物主要为抗生素和化学制剂，包括各种抗生素、磺胺药、硝基咪唑类、喹诺酮类、硝基呋喃类、抗结核、抗真菌等化学药物。抗菌药物只对各种细菌、真菌有效，部分抗菌药物对支原体、衣原体、螺旋体、立克次体及某些原虫也有一定疗效，部分也可用于预防感染。全科医师应根据患者的感染类型、病原体、患者病理生理情况、药物特点制订用药方案，根据病原菌种类与药物敏感性正确选择抗菌药物，根据抗菌药物药学特征和不良反应制订合理给药方案。

（2）**抗病毒治疗** 抗病毒药物根据作用机制不同主要分为广谱抗病毒药物、抗 RNA 病毒药物、抗 DNA 病毒药物。广谱抗病毒药物（如利巴韦林）可用于病毒性呼吸道感染、疱疹性角膜炎、丙型肝炎等治疗；抗 RNA 病毒药物（如奥司他韦）对流行性感冒病毒有效；直接抗病毒药物（directly acting antiviral agents，DDAs）对治疗丙型肝炎具有重要作用；抗 DNA 病毒药物，如阿昔洛韦对治疗疱疹病毒感染有效，更昔洛韦对治疗巨细胞病毒感染有效。

（3）**抗寄生虫治疗** 常用化学制剂，如甲硝唑、吡喹酮、伯氨喹。阿苯达唑、甲苯咪唑对治疗肠道线虫有效，乙胺嗪、呋喃嘧酮对治疗丝虫病有效，吡喹酮对治疗吸虫有效。

（4）**免疫治疗** 常用的免疫治疗制剂有干扰素、胸腺素、免疫球蛋白。干扰素与胸腺素具有调节免疫功能的作用，干扰素常用于乙型肝炎、丙型肝炎的治疗，免疫球蛋白通常用于严重病毒感染或细菌感染。

3. **对症治疗** 针对患者的明显症状进行治疗，缓解患者痛苦，同时减少机体损害。如高热时应给予降温，抽搐时应给予解痉镇静等治疗措施；如出现严重并发症，如心力衰竭、休克、脓毒血症等社区医院无法处理的情况，应及时转诊至上级医院。

4. 康复治疗　某些传染病恢复期后会留下后遗症，可进行针灸理疗、高压氧理疗等康复治疗。

5. 中医治疗　某些中药对调节人体各系统、抗微生物治疗方面具有一定效用。

近年来，新发传染病不断出现，给全球经济造成巨大损失，同发达国家相比，我国新发传染病早诊断、早治疗的能力尚有较大的进步空间。全科医师在我国传染病防控工作中愈加受到重视，提高全科医师传染病诊疗能力意义重大。此外，我国应进一步提升基层医疗机构的信息化水平，加强各医疗机构之间的医疗信息互通，助力我国传染病防控。

（任菁菁）

第五节　传染病的社区管理

传染病的社区防控应在各级政府和卫生部门领导下，发动社会和社区支持，共同参与各类传染病的预防。传染病的社区预防主要由社区全科医师团队参与，以社区为范围，辖区内服务人口为管理服务对象。利用各类卫生资源，动员群防群治，针对传染病流行过程的三个基本环节，将经常性的预防措施和传染病发病后的突击措施相结合。同时社区医护工作者应该做好传染病的及时报告和社区处理工作。

一、传染病社区管理的经常性预防措施

（一）改善社区环境卫生

传染病的预防，除了与防疫工作有关外，还涉及环境卫生、食品卫生等公共卫生事业。社区环境卫生的改善能在很大程度上降低和控制一些已知传染病，同时还能避免发生一些新型的传染病。因此必须改善环境卫生状况，消除外环境中可能存在的病原体，切断传播途径才是最根本性的预防措施。

1. 全社区经常性地开展消毒、杀虫、灭鼠、灭蚊工作以及实施粪便、污物管理和无害化处理。清除积水容器及虫媒滋生场所防止登革热等虫媒传染病。

2. 实行饮水消毒，巡查饮用水源安全，防止伤寒、细菌性痢疾等一些水源相关性消化道传染病。

3. 大力贯彻《中华人民共和国食品安全法》，加强社区食品卫生监督管理，防止出现食物中毒、肠道传染病、人兽共患传染病、寄生虫传染病。

4. 社区医疗机构必须建立健全严格的规章制度，杜绝传染病的医源性传播。

（二）加强卫生知识宣传

利用全科医生社区健康教育，向社区居民，特别是儿童和青少年，进行传染病知识的宣传教育。也可通过互联网和多媒体技术平台宣传健康知识，改变居民不良的卫生习惯和生活方式，培养有利于健康的、科学的行为、习惯和生活方式。这对传染病的预防和控制，以及促进居民健康具有非常重要的意义。

（三）开展预防接种

又称人工免疫，是将生物制品接种到人体内，以提高人群免疫水平，降低人群易感性的特异性预防措施。这是预防、控制甚至消灭传染病的重要措施。各社区医疗机构均应建立计划免疫门诊，进行定点接种，按期完成儿童基础免疫。此外，还要组织进行强化免疫和应急接种。

二、疫情出现后的控制措施

（一）控制传染源

1. 患者　对患者要做到"五早"，即早发现、早诊断、早报告、早隔离、早治疗，及时控制传染源，防止传染病在社区的传播和蔓延。患者一经确定为传染病或可疑病例，就应立即按《中华人民共和国传染病防治法》的规定实行分级管理。

2. 病原携带者　对病原携带者、疫源疫区归来人员，应做好登记并进行管理，定期随访，经2~3次病原学检查为阴性时，方可解除管理。

3. 接触者　对传染病密切接触者，酌情采取相应措施，包括医学观察、隔离观察、应急接种或药物预防等。

4. 动物传染源　对人类有危害且无经济价值的动物传染源予以消灭；对具有一定经济价值且属非烈性传染病感染的家畜，应予以隔离治疗。家养宠物应按规定进行预防接种和检疫。

（二）切断传播途径

对于各种传染病，尤其是消化道传染病、虫媒传染病和寄生虫病，切断传播途径是最主要的控制措施。针对不同的传播途径采取不同的措施。

1. 消化道粪口途径传播　加强食品卫生监督管理，培养个人良好的卫生习惯；勤洗手、吃熟食；加强饮水消毒及垃圾、粪便、污水的卫生处理等。

2. 经呼吸道空气传播　进行经常性的室内通风和空气消毒、戴口罩、减少公众性的活动等。

3. 经昆虫、动物媒介传播　采用杀虫和消毒等措施，并清除滋生虫媒的不良卫生环境，房间安装纱门、纱窗防蚊、防蝇。

（三）保护易感人群

保护易感人群的措施包括特异性和非特异性两个方面，非特性措施包括改善营养、锻炼身体和提高生活水平。特异性保护易感人群的措施指预防接种。

1. 实施免疫预防　根据传染病疫情监测和人群免疫水平分析结果，按科学的免疫程序有计划地利用疫苗进行预防接种，以提高人群免疫力，达到控制甚至最终消灭传染病的目的。而当传染病发生时，被动免疫是保护易感者的有效措施。

2. 采用药物预防　在某些传染病流行时，可以给予药物预防，但这仅仅是一种应急措施，有一定的局限性，只适用于可能受到感染的密切接触者。

3. 加强个人防护　如戴口罩、帽子、手套、眼罩、穿隔离衣、使用蚊帐及安全套（避孕套）等都可起到一定的个人防护作用。

（四）暴发或流行时的紧急措施

传染病暴发、流行时各社区应该按照当地政府的统一部署，采取以下措施。

1. 限制或者停止集市、影剧院演出或者其他人群聚集性活动。

2. 停工、停业、停课。

3. 封闭或者封存被传染病病原体污染的公共饮用水源、食品以及相关物品。

4. 控制或者捕杀染疫野生动物、家畜家禽。

5. 封闭可能造成传染病扩散的场所。

三、社区传染病报告

按照《中华人民共和国传染病报告卡》《中华人民共和国传染病防治法》等法律法规要求，社区医生对社区内发现传染病或疑似病例应在规定时间内进行上报。甲类传染病和乙类传染病中的新型冠状病毒感染、肺炭疽、传染性非典型肺炎、埃博拉出血热、人感染高致病性禽流感、寨卡病毒病、黄热病、拉沙热、裂谷热、西尼罗病毒感染等新发输入传染病患者和疑似患者，或发现其他传染病不明原因疾病暴发和突发公共卫生事件相关信息时，应按有关要求于2h内报告。发现其他乙、丙类传染病患者、疑似患者和规定报告的传染病病原携带者，应于24h内报告。发现报告错误、或报告病例转归或诊断情况发生变化时，应及时对《中华人民共和国传染病报告卡》等进行订正，对漏报的传染病病例应及时进行补报。

四、社区传染病处理

1. 对患者及时医疗救治和转诊　将患者隔离并及时转至相应救治能力的定点医疗机构。按照有关规范要求，对传染病疑似患者采取隔离、医学观察等措施。

2. 传染病密切接触者的管理　协助上级开展传染病接触者的追踪、查找，对集中或居家医学观察者提供必要的基本医疗和预防服务。

3. 流行病学调查和随访督导　协助上级专业机构对本辖区患者、疑似患者的追踪随访，做好相关传染病如肺结核、艾滋病等患者的治疗管理工作。

4. 疫点疫区处理　做好医疗机构内现场控制、消毒隔离、个人防护、医疗垃圾和污水的处理工作。协助对被污染的场所进行卫生处理，在社区开展杀虫、灭鼠等工作。

5. 应急接种和预防性服药　协助疾病预防控制中心在社区开展应急接种任务，例如加强补种麻疹疫苗、水痘疫苗，接种流行性感冒疫苗等；开展预防性服药、应急药品和防护用品分发等工作，并提供指导。

6. 宣传教育　根据辖区传染病的性质和特点，开展相关健康知识和防控措施的宣传教育。

五、中医药及适宜技术在社区传染病防控中的运用

在社区范围内，运用中医学"治未病、整体观念、辨证论治"的核心思想，结合现代传染病防控措施提供中医诊疗服务。

1. 基本内容　突出中医药特色，积极应用中医药适宜技术，做好各种传染病的诊断、隔离防护、收治和转送等工作；建立区域中医医院和社区卫生服务机构分工合理、密切协作的合作机制，做好双向转诊。

2. 传染病常见病证　时疫感冒（流行性感冒）、肝瘟、肝着、瘟黄（病毒性肝炎）、肺痨（肺结核）、痢疾等。

3. 中医药适宜技术　社区要充分发挥中医药适宜技术在防治传染病方面的作用，采用包括针灸、推拿、刮痧、拔罐、敷贴、熏洗、湿敷、药熨、敷脐、穴位注射、吹鼻、耳压、点穴、雾化吸入等技术，为社区居民服务。

4. 中医护理　要在辨证施护的基础上，开展对传染病患者，特别是合并某些慢性病的老年人进行社区护理和护理咨询指导以及家庭护理等专项中医护理服务。

5．中医药预防　针对季节性易感疾病和传染性疾病的易感人群，采取中医药干预措施，如在流行性感冒易发期，发放艾叶燃熏，板蓝根等中药煎水服用；在夏季经常开展社区环境卫生整治，预防疟疾等虫媒传染病的发生。

6．健身运动　组织社区居民开展科学健身，推广普及扇舞运动、五禽戏、八段锦、太极拳等。

（张国强）

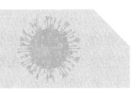

第六节　新发传染病

一、概述

20世纪中后期，随着第三次工业革命的开始，科学技术出现井喷式发展。社会文明的推进、物质生活水平的提高，特别是在抗菌药物的发展、疫苗研制成功的影响下，多数传染病的发病率较前明显下降，人类逐渐在与传染病的斗争中稍占上风。当时一些医学专家和卫生行政官员曾信心十足地认为"医学领域中传染病的问题已初步解决了，今后人类与疾病斗争的重点应该转移至位居死因前列的非传染性慢性病方面"。然而，随着时间的推移，严重急性呼吸综合征（SARS）、艾滋病（AIDS）、埃博拉出血热、新变异型克－雅病、人感染高致病性禽流感等新发现的传染病层出不穷。登革热、结核、疟疾等老传染病再度肆虐，尤其是新型冠状病毒感染（COVID-19）暴发，并迅速传播，不到半年时间，全球感染接近1 000万人，死亡达到50万人左右。因此，传染病仍然是一个重要的公共卫生问题。

20世纪90年代学术界提出"emerging infectious diseases（EID）"，即"新发传染病"的概念，是指人群中新出现的传染病，或过去存在，但在发病率或者地理分布上增加的传染病。新发传染病的发现大致有三种情况：一是以前已经存在的疾病，因病原体的发现而被重新认识；二是以往的非传染性疾病，因病因的新发现而归入具有传染性的一类疾病；三是由于病原变异等多种复杂原因而新发生的传染病。新发传染病因其不确定性、难以预测性而使人们无法及时作出决策、采取特异性的预防和控制措施，造成高病死率，严重影响社会稳定和经济发展，成为世界性的重大公共卫生问题。在过去40年中，全球发现了大约40种新传染病（见表1-6-1）。

表1-6-1　近40年新发现的部分传染病

年份	病原	疾病	受影响国家或地区
1980	人类嗜T淋巴细胞病毒-1（HTLV-1）	成人T细胞性白血病/淋巴瘤	日本、美洲
1982	人类嗜T淋巴细胞病毒-2	毛细胞白血病	日本
1982	伯氏疏螺旋体	莱姆病	美国
1983	人类免疫缺陷病毒（HIV-1，HIV-2）	艾滋病	美国、非洲
1983	肠出血性大肠埃希菌	出血性肠炎、溶血尿素综合征	美国
1986	朊病毒	疯牛病	英国
1988	人类疱疹病毒-6型（HHV-6）	幼儿急疹（婴儿玫瑰疹）	日本、美国
1989	丙型肝炎病毒	非肠道肝炎	日本
1990	戊型肝炎病毒	肠道传播的非甲非乙型肝炎	印度、苏联

年份	病原	疾病	受影响国家或地区
1991	Guanarito 病毒	出血热	委内瑞拉
1992	巴尔通体	猫抓热	美国
1993	汉坦病毒分离株	汉坦病毒肺综合征	美国
1995	庚型肝炎病毒	庚型肝炎	美国
1997	禽流感病毒（H5N1）	人禽流感	中国香港地区
1999	尼帕病毒	尼帕病毒脑炎	东南亚
2000	新手足口病毒（HMFV）	手足口病	中国
2002	西尼罗病毒	西尼罗病毒性脑炎	俄罗斯、美国
2003	SARS 冠状病毒	严重急性呼吸道综合征	中国
2009	甲型 H1N1 流感病毒	甲型 H1N1 流感	美国
2010	新型布尼亚病毒	发热伴血小板减少综合征	中国
2012	MERS 冠状病毒	中东呼吸综合征	中东
2013	禽流感 H7N9 病毒	人禽流感 H7N9	中国
2015	寨卡病毒	寨卡病毒病	美洲
2019	新型冠状病毒	新型冠状病毒感染	全球

二、流行病学特点

1. 病原体种类复杂　以病毒及细菌为主要病原体，还有真菌、立克次体、衣原体、螺旋体及寄生虫等。

2. 人兽共患性　宿主种类多样，人兽共患病分布广泛，可源于与人类密切接触的家畜、家禽和宠物，也可源于远离人类的野生动物；其病原包括病毒、细菌、衣原体、支原体、立克次体、螺旋体、真菌和寄生虫等 250 余种。有资料表明 60.3% 的新发传染病为人兽共患病，其中 71.8% 源自野生动物。近年来出现的 SARS、人感染高致病性禽流感、埃博拉出血热等重要新发传染病均为人兽共患病（表 1-6-2）。

表 1-6-2　危害性较强的主要人兽共患病

疾病类型	疾病举例
病毒性疾病	埃博拉出血热、马尔堡出血热、汉坦病毒疾病、淋巴性脉络丛脑膜炎病毒感染、灵长类痘病毒病、麻疹、猿猴免疫缺陷病、狂犬病、流行性感冒、流行性乙型脑炎、病毒性肝炎、肾综合征出血热、口蹄疫、尼帕病毒脑炎、SARS、中东呼吸综合征、新型冠状病毒感染
衣原体 / 立克次体病	鹦鹉热、Q 热、猫抓病、恙虫病

疾病类型	疾病举例
细菌性疾病	结核病、鼠咬热、鼠疫、布鲁氏菌病、沙门氏菌病、细菌性痢疾、耶尔森菌肠炎、人类猪链球菌病、炭疽、空肠弯曲菌肠炎
螺旋体疾病	钩端螺旋体病、莱姆病
寄生虫病	弓形虫病、梨形虫病、隐孢子虫病、阿米巴原虫病、大肠纤毛虫病、血吸虫病、旋毛虫病、兔热病、囊虫病、棘球蚴病、旋毛虫病、肉孢子虫病

3. 人群对新发感染病缺乏免疫力　人群普遍易感，导致其传播速度快，流行范围广。SARS、人感染高致病性禽流感及甲型 H1N1 流感均在短时间内形成了全球大流行。2014 年2 月埃博拉出血热疫情首先在几内亚暴发，此后迅速传播至利比里亚、塞拉利昂、尼日利亚、塞内加尔、马里等国，截至 2016 年 3 月共导致 28 616 人患病，11 310 人死亡，引起了全球的广泛关注。

4. 传播途径多样　如 SARS 传染性极强，可通过飞沫或近距离接触传播。2003 年，英国发现了因输血感染新变异型克-雅病的病例，打破了人们认为克-雅病仅经食物传播的认识。传染性较强，给防治带来极大难度。

5. 新发感染病的发生、流行，深刻地受社会因素、人类行为的影响　乱采滥伐森林会迫使野生动物离开生存领地，将病原体直接或间接带到人类社会。1999 年，马来西亚尼帕脑炎暴发就是由带有尼帕病毒的狐蝠将病毒传染给猪，猪又传给人引起的。

6. 不确定性　由于无法预测会在何时何地发生何种新发感染病，对新发传染病的病原体、发病机制、临床表现与传播规律认识不足，并且缺乏基线资料评估。因此，在对其早期发现、诊断、治疗，以及蔓延范围、发展速度、趋势和结局等方面的预测均存在一定程度的不确定性。

三、新发传染病出现的机制及影响因素

新发传染病（emerging infectious disease，EID）的发生与微生物进化及社会环境因素有关，微生物进化是导致出现新的病原体的内在因素。病原微生物通过基因突变重组或转移而形成的遗传进化，使一些不致病的微生物变为致病，弱毒株变为强毒株或演化为新的病原微生物，产生对人类的感染性。

过去认为缓慢进化是产生新的病原体的主要力量，需要时间较长。现在发现病原体可以在短时间内获得和缺失大片段基因，也就是说，基因的获得或丢失，可以在短时间内产生新的变异度，其中一部分可以是致病原，通过上述机制可以获得对抗生素的耐药性及产生毒素的能力等，还可以通过扔掉或缺失一部分基因，增强生命力，由弱毒株变为强毒株。微生物基因突变的机制，对人类的意义是，未来我们必须面对与新发传染病斗争这一重要任务。只要世界上有人的存在，我们就必须面对传染病的问题，任重而道远。

除了病原微生物本身的因素外，许多社会因素也起着重要作用，这些因素和社会经济发展相关。

1. 城市化　在经济发展阶段，大量的农村人口涌向城市，大城市周边出现许多居住条件、卫生条件等相对较差的居住区，容易造成呼吸道和消化道病原微生物的传播。

2. 人类不安全行为　如性生活混乱，静脉吸毒，不洁采血、输血、透析，大量应用糖皮质激素和其他免疫抑制剂等，容易造成 HIV 等传播。

3. 生态环境破坏　开垦荒地、砍伐森林、修建水坝等人类活动，可以造成生态环境的改变，引起传染病的发生和传播。砍伐森林或林区旅游，可以接触某些动物，使一些本来在动物间传播的病原微生物传给了人类，并造成人间传播。

4. 全球气候变暖　气候改变，有利于一些病原微生物在外环境中的生长和繁殖，也将为传播媒介（如蚊子、昆虫）提供理想的孳生环境，造成一些传染病发生地区的移动。

5. 免疫受损人群增多　人员老龄化、器官移植及免疫抑制剂的使用等因素，使免疫功能下降或受损，容易感染某种病原微生物。

6. 国际贸易及旅行　由于交通的发达，国际地区间交流日益广泛，一些病原微生物很容易被旅客或交通工具带到其他国家或地区。

7. 现代工业和技术文明　家用电器普遍进入家庭，有利于普通病原微生物的繁殖，如空调的使用，可造成嗜肺军团菌的传播。肉食品大规模加工，容易导致肠出血性大肠埃希菌感染。李斯特菌可在冰箱中生存很长时间，即引起食源性疾病等。

8. 战争　战争是传染病的催化剂，直到 20 世纪，在历次战争中死于瘟疫的士兵几乎都比死于敌人的士兵更多。在很多时候，军队是被致病菌而非敌人打败的。20 世纪 50 年代以来，撒哈拉以南的非洲多国战乱不断，卫生设施和卫生行政组织架构严重破坏，缺乏基本的医疗卫生服务，成为埃博拉出血热、艾滋病等多种新发传染病的发源地。

9. 生物武器　生物武器是以生物战剂杀伤有生力量和破坏植物生长的各种武器、器材的总称。与常规武器、核武器、化学武器相比，生物武器具有成本低、使用简便、杀伤面广等特点，容易引起公众的恐慌，影响社会稳定，危害极大，历来为国际社会所禁用。目前作为国家行为的生物武器使用可能性相对较低，然而近年来生物恐怖主义的出现值得关注和警惕。

四、我国近年流行的重要新发传染病

（一）传染性非典型肺炎（SARS）

2002 年 11 月，SARS 出现后数月内全球 32 个国家、地区流行。中国 25 个省、自治区、直辖市累计报告 5 327 例，死亡 349 例。SARS 的病原体为一种新型的冠状病毒。患者为主要传染源；传播途径主要通过近距离飞沫传播，其次为接触被患者分泌物或体液污染的物品；人群普遍易感，但青壮年发病为主，医护人员、与患者密切接触者为高危人群。预防控制采取严格控制传染源、切断传播途径为主的综合措施。

（二）人禽流感

1997 年，人禽流感被报道后，我国内地报告散发病例的省份多达十几个。人禽流感病原体为甲型流感 H5N1、H9N2、H7N7、H7N9，多数感染者病情重，病死率高。传染源主要为家禽；通过密切接触受感染的家禽及其分泌物、排泄物，受病毒污染的水等被感染，目前尚未证实人与人之间的传播；人群普遍易感，从事家禽业者为高危人群。防控措施的关键是

控制禽流感的发生，严格进行引种检疫，开展禽流感普查和监测，严防禽流感传入，加强职业暴露人员的个人防护。

（三）艾滋病

1981 年 6 月，AIDS 在美国首次被报道，1982 年 9 月，美国疾病控制与预防中心（Centers for Disease Control and Prevention，CDC）正式将其命名为"获得性免疫缺陷综合征"。目前全球 HIV/AIDS 感染最多的地区为撒哈拉以南的非洲地区，其次为东南亚和拉丁美洲。我国于 1985 年 6 月首次发现输入性病例。目前，我国累计报告病例数已经超过 100万。本病的病原体为 HIV，传染源为患者和无症状感染者。通过血液和血制品、性接触、母婴传播等途径传播。人群普遍易感，以 20～40 岁的青壮年男性发病率较高，同性恋者、静脉吸毒者、性生活混乱者和接触血液者为高危人群。

（四）莱姆病

1975 年，美国首次报道。1982 年从病原学上确认，其病原体为伯氏疏螺旋体。莱姆病为人兽共患传染病。全世界已有 20 多个国家发现该病，每年感染及发患者数大约 30 万人。我国首例莱姆病于 1985 年在黑龙江省海林县发现。中国 CDC 调查发现，莱姆病在我国 29个省、自治区、直辖市都有，在 19 个省市自治区存在自然疫源地。本病传染源为患病及带菌动物，储存宿主为啮齿类动物和蜱类，人因被携带螺旋体的硬蜱叮咬而感染，人与人之间不传播。人群普遍易感，无年龄和性别差异，但多见于进入或居住于林区及农村的人群中，男性略多于女性。预防措施主要是加强个人防护及灭蜱灭鼠。

（五）军团菌肺炎

军团菌肺炎是嗜肺军团菌所致的急性呼吸道传染病。因 1976 年美国召开退伍军大会时暴发而得名。我国自 1982 年以来，多地相继报告本病出现。据 WHO 资料表明，从本病发现至今，全球已发生近 50 起暴发流行。病原菌主要来自土壤、污水，中央空调的冷却水和管道系统中，由空气传播，呼吸道侵入，不存在人与人之间接触传播。人群普遍易感，中老年多见，男性多于女性，一年四季均可发病。预防的关键是加强饮水消毒和空调系统的清洗消毒。

（六）新型冠状病毒感染

2019 年 12 月开始，全球相继发现了新型冠状病毒感染的病例。随着疫情的蔓延，短短半年，全球超过千万人感染，死亡超过 50 万。该病以发热、乏力、干咳为主要表现。少数患者伴有鼻塞、流涕、咽痛和腹泻等症状。重症患者多在发病 1 周后出现呼吸困难和 / 或低氧血症，严重者快速进展为急性呼吸窘迫综合征、脓毒症休克、难以纠正的代谢性酸中毒和凝血功能障碍等。传染源主要是新型冠状病毒感染的患者，无症状感染者也可能成为传染源。经呼吸道飞沫和接触传播是主要的传播途径，人群普遍易感。

五、我国应对新发传染病的措施

中华人民共和国成立以来，在党中央、国务院高度重视和各方共同努力下，我国公共卫生和传染病防治工作成绩显著，尤其在重大新发传染病防控领域成绩卓著，有效保障了公众健康和社会稳定，为经济发展作出了重要贡献。从 2003 年 SARS 的暴发到 2013 年人感染H7N9 禽流感肆虐，新发传染病已成为全球重大公共卫生问题，日益受到中国乃至全世界各国医疗卫生机构及广大医务工作者的重视和关注。我国党中央、国务院对新型冠状病毒感染疫情高度重视，国务院批准将其纳入《中华人民共和国传染病防治法》规定的乙类传染病，但采取甲类传染病的预防与控制措施，全国各地联防联控、群防群控、严防严控，全力以赴开展疫情防控的阻击战、人民战。在疫情防控中，我国近 400 万基层医务工作者作为基层联防联控的主力军，在社区防控中发挥了重要的网底作用、中坚力量。基层医务人员筑起了社区的抗疫防线，彰显了居民健康"守门人"的担当，为打赢这场没有硝烟的战争做出了积极贡献。新发传染病的社区随访是整个传染病防控的重要环节。由于新型冠状病毒感染是新发传染病，采取的控制措施都来自以往的经验以及少数病例积累；因此，社区随访将有利于提高治疗水平，有利于了解新发传染病的传染源和传播途径，有利于积累新发传染病的临床及预后资料。

为有效预防和控制新发传染病，中国政府及有关部门制订了一系列新发传染病防控策略、方案和指南，构建和完善了疾病监测网络体系。通过落实对新发传染病的早发现、早报告、早隔离、早治疗的四早防治工作基本要求，重大新发传染病（如 SARS 及人禽流感）的阴霾已被驱散，在国际流行病学史上留下了辉煌的记载，从而推动了"健康中国"的目标向前迈进。

（王晓涛）

第二章

传染病相关的全科未分化疾病

　　未分化疾病是指医学上无法解释的躯体症状或指疾病早期尚未明确归属于某一系统的疾病。如何科学地处理未分化疾病，使疾病早期得到及时正确的诊治，是全科医生必须掌握的最基本技能。本章主要围绕发热、咳嗽、皮疹、黄疸等常见的传染病相关、多系统的未分化疾病以及头痛、腹痛等与各专科相关、全科医生常见并可以帮助解决的相关未分化疾病进行介绍。此外，还介绍了全科医生临床诊疗活动中常见的急症，如呼吸困难、意识障碍等未分化疾病的诊疗处理。

第一节　发热

一、概述

当机体在致热原或各种原因作用下引起体温调节中枢的功能障碍时，体温升高超出正常范围，为发热。

发热的病因很多，临床上主要分为感染性发热与非感染性发热两大类，其中以感染性发热为多见，占发热病因的 50%～60%。

二、发热的社区识别

感染性发热，主要是由各种病原体，如病毒、细菌、支原体、立克次体、螺旋体、真菌、寄生虫等感染所致，不论是急性、亚急性或慢性，局部性或全身性，均可出现发热。非感染性发热主要包括血液病、结缔组织病、恶性肿瘤等所致发热。

详尽的病史采集（要特别询问流行病学史）和循环系统、消化系统、神经系统、皮肤黏膜等检查在发热的识别中非常重要，辅助检查重点是血常规、病毒及细菌学检查、血培养及影像学等。

（一）问诊要点

1. 起病特点　包括起病时间、季节、情况（缓急）、病程、程度（热度高低）、频度（间歇性或持续性）、诱因等及有无畏寒、寒战、大汗或盗汗等伴随症状。一般来说，热程短，高热、寒战等中毒症状明显者，有利于感染性疾病的诊断；如热程中等，但呈渐进性消耗、衰竭者，以结核和恶性肿瘤多见；热程长，无菌血症状，发作与缓解交替出现，则有利于结缔组织病的诊断。

2. 多系统症状询问　如是否伴有咳嗽、咳痰、咯血、胸痛，腹痛、呕吐、腹泻，尿频、尿急、尿痛，皮疹、出血、头痛、肌肉及关节痛等。

3. 患病以来一般情况　如精神状态、食欲、体重改变及睡眠。

4. 诊治经过　药物、剂量、疗效，特别是对抗生素、退热药、糖皮质激素、强心药、抗结核药等进行合理药效评估。

5. 个人史　传染病接触史、疫水接触史等流行病学资料及手术史、流产或分娩史、服药史、职业特点等可对相关疾病的诊断提供重要线索。

（二）主要体格检查

1. 生命体征　体温、脉搏、呼吸、血压。问诊时询问患者家中体温监测情况及有无使用退热药物等。发热伴有相对缓脉提示伤寒、布鲁氏菌和钩端螺旋体病、药物热等。若出现低血压情况，需警惕感染性休克等。

2. 皮肤黏膜及淋巴结检查　有头痛、腰痛、眼痛者如果出现脸红、颈红、胸红的充血表现，强烈提示流行性出血热。皮疹常见于急性传染病，如麻疹、流行性脑脊髓膜炎（简称

"流脑"）、风疹、水痘、登革热、猩红热、手足口病、伤寒等，或风湿热、结缔组织病、药物热等。发热伴皮肤黏膜出血可见于重症感染及某些急性传染病，如病毒性肝炎、斑疹伤寒、败血症。也可见于某些血液病，如急性白血病、重型再生障碍性贫血、恶性组织细胞病。口唇单纯疱疹多出现于急性发热性疾病，常见于大叶性肺炎、流行性脑脊髓膜炎、间日疟、流行性感冒等。淋巴结肿大常见于传染性单核细胞增多症、风疹、淋巴结结核、局灶性化脓性感染、丝虫病、白血病、淋巴瘤、转移癌等。

3. 头颈部检查　结膜充血多见于流行性出血热、斑疹伤寒、麻疹；扁桃体肿大，其上有黄白色渗出物可以拭去，为化脓性扁桃体炎；外耳道流出脓性分泌物为化脓性中耳炎；乳突红肿伴压痛为乳突炎；鼻窦压痛点有压痛提示鼻窦炎。检查颈部时注意有无阻力，阻力增加或颈项强直提示为脑膜刺激，见于脑膜炎或脑膜脑炎。甲状腺弥漫性肿大、质软（血管杂音）提示甲状腺功能亢进。

4. 心脏检查　心脏瓣膜区闻及杂音须考虑感染性心内膜炎，胸骨下段压痛提示白血病、恶性组织细胞病。

5. 肺部检查　一侧肺局限性叩诊浊音、语颤增强、有湿啰音，提示肺炎；下胸部或背部固定或反复出现湿啰音，见于支气管扩张伴继发感染；一侧肺下部叩诊浊音、呼吸音及语颤减低，提示胸腔积液；大量积液时患侧胸廓饱满，气管移向健侧，在年轻患者中以结核性胸膜炎多见，也可见于恶性肿瘤侵犯胸膜或结缔组织病。

6. 腹部检查　右上腹压痛、墨菲征（Murphy sign）阳性伴皮肤巩膜黄染，提示为胆囊炎、胆石症发热；中上腹明显压痛、胁腹部皮肤见灰紫斑（Grey-Turner征）或脐周皮肤青紫（Gullen征），甚至上腹部可触及肿块，见于坏死性胰腺炎；转移性腹痛伴麦氏点压痛，多为阑尾炎；全腹压痛、反跳痛见于腹膜炎；季肋点压痛、肾区叩击痛，提示上尿路感染。肝肿大、质硬、表面有结节或巨块，提示为肝癌；肝脾同时肿大，可见于白血病、淋巴瘤、恶性组织细胞病、系统性红斑狼疮、败血症等。

7. 四肢检查　杵状指/趾伴发热，可见于肺癌、肺脓肿、支气管扩张、感染性心内膜炎等。多关节红肿、压痛，见于风湿热、系统性红斑狼疮、类风湿性关节炎。化脓性关节炎、结核性关节炎、痛风的早期常侵犯单个关节。发热伴多发性肌肉显著疼痛可见于多发性肌炎或皮肌炎。

8. 神经系统　发热伴意识障碍和/或脑膜刺激征见于中枢神经系统感染、中枢神经系统白血病或其他肿瘤。先发热后昏迷者常见于流行性乙型脑炎、斑疹伤寒、流行性脑脊髓膜炎、中毒型菌痢、中暑等，先昏迷后发热者见于脑出血、巴比妥类药物中毒等。

三、辅助检查
（一）实验室检查
1. 血常规　白细胞计数与分类对发热的鉴别诊断有重要初筛价值。白细胞总数及中性粒细胞升高，提示细菌性感染，尤其是化脓性感染，也见于某些病毒性感染，如流行性出血热；成人Still病、风湿热亦有白细胞增多；极度白细胞增多见于白血病及类白血病反应。白细胞总数减少见于病毒感染及疟原虫感染，若同时伴嗜酸性粒细胞减少或消失，见伤寒或副伤寒。嗜酸性粒细胞增多见于急性血吸虫感染；分类中有不成熟细胞出现，见于急性白血病、骨髓增生异常综合征；有异常淋巴细胞出现，见于传染性单核细胞增多症等病毒感染；有异常组织细胞出现，见于恶性组织细胞病；若全血细胞减少伴发热，见于急性再生障碍性贫血、急性白细胞不增多性白血病等。

2. 尿常规　尿中白细胞增多，考虑尿路感染，当出现白细胞管型，提示急性肾盂肾炎；蛋白尿伴或不伴管型尿提示系统性红斑狼疮、流行性出血热、钩端螺旋体病等；蛋白尿也见于轻链型多发性骨髓瘤。

3. 粪常规检查　隐血试验阳性、大便有红细胞、白细胞均提示胃肠道病变。

4. 血培养　对败血症、伤寒或副伤寒、布鲁氏菌病、感染性心内膜炎等疾病的病因学诊断有决定性意义。对不明原因发热患者，尤其是感染性血象者，建议常规检查血培养。

5. 结缔组织病相关检查　不明原因发热，病程较长，疑有结缔组织病者需进行相关检查，包括血沉、自身抗体、类风湿因子、抗中性粒细胞胞质抗体等。

（二）影像学检查

根据临床提示可选择 B 超、X 线、CT、MRI 等用于诊断。

四、发热的社区处理原则

（一）对症处理

有以下情况应作紧急降温处理：①体温超过 40℃；②高热伴惊厥或谵语；③高温伴休克或心功能不全；④高温中暑。

1. 首选物理降温　包括冰袋或冷毛巾冷敷、35% 左右酒精擦浴。

2. 退烧药物　物理效果不佳时，可选择布洛芬、对乙酰氨基酚等。

3. 识别报警症状，紧急对症治疗并迅速联系转诊上级医院。

4. 如果怀疑传染病，根据《中华人民共和国传染病防治法》等相关法律和规定要求，按照时限、流程完成上报工作，并按照要求做好隔离、转运、消毒等相关工作。

（二）对疾病的治疗

首先要明确发热原因，是感染性还是非感染性，对于社区检查条件或专业所限不能明确病因者，及时转诊专科进一步检查。

1. 感染性发热　根据临床诊断经验性选用抗感染治疗药物，完善病原学检查，必要时根据药敏试验调整药物。

2. 非感染性发热　明确病因后专科治疗。

五、社区管理

（一）转诊

发热的转诊指征如下。

1. 经处理高热不退。

2. 发热，伴病情危重，如有神志不清、抽搐、呼吸衰竭、发绀、休克、心力衰竭、严重心律失常、黄疸等严重并发症。

3. 经初步检查，对发热诊断不清，需要做进一步检查的患者。

4. 疑为风湿、肿瘤、血液系统疾病等非感染性原因导致的发热。

5．疑为传染病所致发热。

（二）健康宣教与疾病管理

1．患者教育

（1）就诊教育　若出现体温超过 40℃；严重的健康问题，如糖尿病、心脏病、癌症等；出现以下症状，如皮疹、呼吸困难、剧烈头痛或颈痛、癫痫发作或意识模糊、严重呕吐或腹泻、腹部、背部剧烈疼痛、其他少见或令人担忧的症状，要及时就医。

（2）预防措施　注意休息，避免劳累，加强体格锻炼，注意营养，家里经常开窗通风。在感冒流行期或冬春季尽量减少去人口聚集地和公共场所。养成勤洗手的习惯，饭前便后及户外活动回来要洗手。

（3）教会患者体温测量方法、发热的家庭处理，了解常用退热药物的用法、应用时机、不良反应等知识。

2．疾病管理

（1）对急性起病、短期病程的发热患者，通过问诊、体格检查以及必要的辅助检查，评估病情，分层处理，确认转专科还是在基层治疗，如果留在基层治疗，观察并评估治疗效果。

（2）对慢性病程，有消耗性等症状或无毒血症状、发作与缓解交替出现，考虑非感染性原因所致发热或发热原因不明，转诊至上级专科诊治。专科诊治后的患者，定期随访，提供心理咨询，减少焦虑，提高患者自我管理技能，如情绪管理、控制压力、运动计划、饮食改变等。

（赵费敏）

第二节　乏力

一、概述

乏力是一种持续存在的主观的身体、精神、认知方面的身体疲倦、没有力气或衰竭的感觉，是临床上最常见的主诉症状之一，属于非特异性疲惫感觉。

二、乏力的社区识别

引起乏力的原因很多，按照病程乏力可分为急性和慢性，急性起病者多为病理性原因，如感染性疾病（流行性感冒、新型冠状病毒感染、病毒性肝炎、病毒性肺炎、细菌性心内膜炎、结核病、伤寒、斑疹伤寒、钩端螺旋体病等）、电解质紊乱、急性中毒、急性失血、发热性疾病、急性应激障碍等。慢性病程的乏力包括生理性、病理性及其他，生理性乏力主要有过度疲劳、睡眠不足、精神紧张、心理压力、饮食过于清淡、饮酒、进食不足、缺乏运动等，病理性乏力包括精神疾患（抑郁症、焦虑症、精神分裂症）、特异性与非特异性感染（单核细胞增多综合征、病毒性肝炎、HIV 感染、亚急性细菌性心内膜炎或结核病等）、发热性疾病、中毒、恶性肿瘤、各系统疾病（内分泌代谢疾病，呼吸、心血管、消化、血液、泌尿、神经系统等），其他原因包括药物、自身免疫疾病等。

乏力涉及健康问题广泛，因此，需要详细了解病史、必要的体格检查，以便寻找病因、确定检查方向、明确诊断。

（一）问诊要点

见表 2-2-1。

表 2-2-1　乏力的问诊要点

问诊要点	思考
起病急缓	
急性	病理性原因
慢性	生理性或病理性原因
乏力对生活状态的影响	对患者行动能力、社交和职业功能方面的影响（躯体性疾病、精神疾患、精神紧张、心理压力）
时间过程	
能够明确开始时间	病毒感染性疾病、急性中毒、失血、应激障碍
近期经历重大突发事件	急性应激障碍、精神疾患
起居饮食情况	电解质紊乱、低血糖、酮症酸中毒、精神疾患、睡眠呼吸暂停低通气综合征

问诊要点	思考
持续时间长、逐渐进展	恶性肿瘤、慢性感染、风湿免疫性、血液系统疾病
诱因、加重因素	
早晨更加乏力	抑郁、睡眠呼吸暂停低通气综合征、睡眠不足
全天乏力	躯体性疾病、抑郁
晨轻暮重	重症肌无力
体力活动加重	心功能不全、心绞痛、COPD、间质性肺疾病、贫血等
毒物接触史	一氧化碳中毒、重金属中毒、有机溶剂中毒等
缓解因素	
周末乏力缓解	职业性压力
良好的睡眠后乏力缓解	睡眠剥夺
体力活动后减轻	抑郁、心理压力、精神紧张
休息后乏力减轻	早期重症肌无力
伴随情况	
发热、皮疹	病毒感染等传染性疾病（麻疹、风疹、猩红热、出血热、单核细胞增多症、水痘等）、风湿免疫性疾病（血管炎、皮肌炎、系统性红斑狼疮）、药物过敏、细菌感染（心内膜炎、丹毒）、恶性肿瘤（淋巴瘤、恶性组织细胞症）
盗汗	结核病、恶性肿瘤、布鲁氏菌病、HIV 感染
体重下降	恶性肿瘤、糖尿病、甲状腺疾病、进食不足、感染、吸收不良、抑郁症
淋巴结肿大	HIV 感染、传染性单核细胞增多症、淋巴瘤、其他感染性疾病
咽痛	传染性单核细胞增多症，上呼吸道感染、流行性感冒、禽流感、新型冠状病毒感染
胸痛	冠状动脉粥样硬化性心脏病、肥厚型心肌病、结核性胸膜炎、肺癌、抑郁、焦虑
气短	心肺疾病（心功能不全、慢性阻塞性肺疾病）、贫血、焦虑
心慌、胸闷	冠状动脉粥样硬化性心脏病、心律失常、甲状腺功能亢进、焦虑、低血糖、贫血
关节痛	病毒感染、风湿免疫疾病、HIV 感染
水肿	心功能不全、甲状腺功能减退、肾功能不全

问诊要点	思考
口渴、多尿、多食善饥	糖尿病、甲状腺功能亢进
呕吐	糖尿病酮症酸中毒、电解质紊乱、病毒性肝炎、药物中毒
腹痛	消化性溃疡、炎症性肠病、腹腔内恶性肿瘤、肠易激综合征，消化不良、铅中毒
腹泻	病毒或细菌感染、炎症性肠病、吸收不良、肠易激综合征
黄疸	肝炎、胰腺癌、药物不良反应
黑便、血便	肝硬化、消化性溃疡、炎症性肠病、恶性肿瘤、血液系统疾病、细菌性痢疾、伤寒
言语或咀嚼困难	重症肌无力、多发性硬化症等神经肌肉疾病
睡眠障碍、打鼾	睡眠剥夺、睡眠呼吸暂停低通气综合征、抑郁、焦虑
既往病史	手术史、输血史、感染史（HIV、肝炎或结核病史）、心血管疾病、内分泌疾病、结缔组织病等
用药史	引起乏力的药物包括镇静安眠药、抗抑郁药、抗焦虑药、非甾体抗炎药、利尿剂、降压药（甲基多巴、可乐定、β受体拮抗剂）、抗组胺药、肾上腺皮质激素、某些抗生素、口服避孕药、质子泵抑制剂、精神疾病治疗药物等
个人史	
疫区旅游史	传染病、寄生虫
工作家庭压力或者重大事件	压力相关或精神相关疲劳
饮酒、咖啡情况	酗酒、咖啡因过量
毒品、多位性伴侣、同性恋	HIV感染、丙型肝炎等
情绪低落、悲观厌世、遇事激动或紧张焦虑	焦虑、抑郁、惊恐发作
婚孕史	
末次月经时间、月经周期	妊娠、更年期综合征
产后大出血	希恩综合征
家族史	遗传相关疾病

注：HIV：人类免疫缺陷病毒；COPD：慢性阻塞性肺疾病。

（二）主要体格检查

对乏力未被识别疾病的患者，应进行全面系统的体格检查，可能会为乏力的原因提供相关证据，确认潜在疾病，指导诊断性检查。

1. 生命体征　体温、脉搏、呼吸、血压。发热提示感染性疾病（流行性感冒、新型冠状病毒感染、病毒性肺炎、细菌性肺炎、结核病、毒性肝炎、HIV 感染、伤寒、斑疹伤寒、钩端螺旋体病等）、非感染性疾病（风湿免疫疾病、恶性肿瘤等）。

2. 一般情况　皮疹提示病毒感染等传染性疾病（如麻疹、风疹、出血热、单核细胞增多症、水痘等）、风湿免疫性疾病（皮肌炎、系统性红斑狼疮）、药物过敏、细菌感染（猩红热、心内膜炎、丹毒等）；贫血貌者则要寻找血液系统疾病或慢性消耗性疾病等原因。肥胖、腭垂肥大、小下颌者考虑睡眠呼吸暂停低通气综合征。皮肤色素沉着者要考虑肾上腺功能不全。头发干枯、眉毛部分缺失、表情淡漠提示有甲状腺功能减退、希恩综合征的可能。

3. 淋巴结　全身淋巴结肿大需考虑淋巴瘤、白血病、多发性骨髓瘤、HIV 感染、传染性单核细胞增多症、风湿免疫疾病等。局部淋巴结肿大则需考虑恶性肿瘤、淋巴结结核等。

4. 心、肺、腹部检查　发热伴肺部湿啰音提示肺部感染，肺气肿体征伴肺部干湿啰音提示慢性阻塞性肺疾病（chronic obstructive pulmonary disease，COPD）。心界扩大、奔马律、随体位变化的湿啰音提示心功能不全，心脏杂音提示心脏疾病。肝脾以及淋巴结肿大提示传染性单核细胞增多症，肝大、黄疸提示肝炎，脾肿大、腹水、蜘蛛痣以及腹壁静脉曲张提示肝硬化，脾肿大提示血液病、感染性心内膜炎、布鲁氏菌病等可能。

5. 脊柱四肢　风湿免疫疾病常常出现脊柱和四肢关节变形、活动受限。

6. 神经系统检查　重症肌无力患者可以有眼睑下垂、复视、构音障碍、肌力减低等体征。

（三）辅助检查

1. 常规检查

（1）血常规　白细胞增高提示细菌感染，病毒感染表现为白细胞总数一般不高或降低，淋巴细胞增高。红细胞、血红蛋白、血小板以及细胞形态学可以鉴别血液系统疾病。

（2）血沉　感染、贫血等血沉增快。

（3）尿常规　对泌尿系统疾病、酮症酸中毒的诊断有意义。

（4）便常规＋潜血　对消化道感染及出血疾病的诊断有意义。

（5）病原学相关检查　对于传染病的诊断至关重要，如病毒分离、病毒抗原、核酸和抗体检测。病毒分离为实验室检测的"金标准"，病毒的抗原和核酸检测可以用于早期诊断。

（6）血生化检查（肝肾功能、血糖、电解质、肌酶）　对肝脏疾病、肾脏疾病、糖尿病、电解质紊乱、多发性肌炎的诊断有帮助。

（7）甲状腺功能　诊断甲状腺相关疾病。

（8）胸部影像学检查　肺部相关疾病（COPD、肺炎、间质性肺疾病、肺结核等）。

（9）心电图＋心脏超声　心脏相关疾病（冠心病、心肌病、先天性心脏病）、心律失常等。

（10）抑郁焦虑量表　排除器质性疾病后，根据量表得分及临床表现诊断抑郁症、焦虑症。

2．进一步选择性检查

（1）慢性感染筛查（HIV、HCV 抗体、PPD 试验） 感染性疾病、传染病。

（2）免疫血清学检查 风湿免疫疾病。

（3）尿 HCG 育龄妇女的早孕检查。

（4）多导睡眠监测 睡眠呼吸暂停低通气综合征。

（5）肿瘤标志物检测 辅助诊断恶性肿瘤。

（6）中毒检测 怀疑药物过量或中毒、吸毒、酒精中毒、重金属中毒等。

（7）肌电图 怀疑肌肉神经系统疾病，必要时需要肌肉活检确定诊断。

三、乏力的社区处理原则

（一）对症处理

1．识别报警症状 在紧急对症治疗的同时，迅速联系转诊上级医院。

2．如果怀疑传染病，例如新型冠状病毒感染、肺结核、病毒性肝炎、HIV 感染等，根据《中华人民共和国传染病防治法》等相关法律和规定要求，按照时限、流程完成上报工作，按照要求做好隔离、转运、消毒等相关工作。

3．生理性乏力者 注意休息，保证睡眠，放松心情，均衡饮食，保证摄入热量及营养。

（二）对疾病的治疗

1．精神疾病 按照专科的治疗方案开展心理疏导、药物治疗及随访。

2．躯体性疾病 针对原发疾病，采取专科全科合作的方式进行治疗和管理。

四、社区管理

（一）转诊指征

1．社区初步筛查，原因不明的乏力，需要明确诊断。

2．乏力伴有报警症状者 如重度贫血、急性失血、糖尿病急性并发症、甲状腺疾病急症、急性中毒、新发现的恶性肿瘤、严重心律失常、急性充血性心力衰竭、严重的低钾血症或高钾血症、重症肌无力影响呼吸、抑郁症有自杀倾向等。

3．诊断已经明确，需要确定治疗方案。

4．社区治疗效果不明显或者病情加重，需要专科治疗。

5．需要定期专科复查、评估者。

（二）健康宣教与疾病管理

1．患者教育

（1）就诊教育 如果短期内出现显著乏力，伴有发热、气短、心慌、头晕、复视或吞咽困难、行动困难、胸痛等，要及时就医。

（2）如何预防 如避免过劳、压力、紧张，放松心情、学会自我情绪管理，规律睡眠，坚持有氧锻炼，避免应用咖啡因、非甾体抗炎药、阿片类，不饮酒，保证足够热量及营养饮食。

（3）坚持规律治疗，了解药物的用法、不良反应等知识。

2．疾病管理

（1）家庭医生确立支持性关系，共同确立治疗目标。胜任日常生活活动，维持人际关系，恢复工作。

（2）定期随访评估监测患者症状的改善情况，如果没有改善，需要进一步评估以确定未遗漏其他可能的诊断。监测治疗药物的不良反应，及时调整治疗方案。

（李月）

第三节 头痛

一、概述

头痛是指头颅上半部（眉弓、耳郭上部和枕外隆突连线以上）的疼痛。

国际头痛分类（ICHD-3，2013）将头痛分为三大类：原发性头痛（包括偏头痛、紧张型头痛、三叉自主神经性头痛、其他原发性头痛），继发性头痛，痛性脑神经病、其他类头痛。

二、头痛的社区识别

原发性头痛是一种慢性的、复发性、良性疾病，一般不会危及生命，本节不做详细叙述。继发性头痛的病因繁多，颅内、颅外及各种躯体疾病、精神疾病等可引发；颅内疾病包括炎症、占位、脑血管病、低颅压、癫痫以及脑外伤；颅外疾病包括脑附近眼耳鼻口腔病变；躯体疾病主要有急性传染病、感冒、发热性疾病、中毒、代谢疾病等。

详尽的病史采集（包括流行病学史）和神经系统、眼底检查、其他系统（特别是血压、皮肤黏膜、五官等）的检查在传染病的识别中非常重要，辅助检查重点是血常规、病毒及细菌学抗原抗体检查、影像学、脑脊液等。

（一）问诊要点

1. 性别及年龄 偏头痛女性患者的数量4倍于男性，丛集性头痛男性患者多于女性。偏头痛多在青春期发病，呼吸道感染和发热是儿童头痛的常见原因，中、老年人出现异常头痛要警惕颞动脉炎、颅内占位病变、脑血管疾病。

2. 起病急缓 急起新发的剧烈头痛多属器质性，如蛛网膜下腔出血、脑出血、流行性脑脊髓膜炎等；偏头痛多为周期性发作性头痛；持续进展性头痛见于颅内占位性疾病；亚急性进展见于硬膜下血肿、脑脓肿、鼻旁窦炎、脑转移瘤等；慢性头痛见于慢性紧张型头痛或神经精神疾病。

3. 头痛部位 颅外病变导致的头痛多较局限及表浅，常在刺激点附近或神经分布区内；颅内病变导致的头痛多较弥散及深在。单侧头痛见于偏头痛、三叉神经痛、带状疱疹后神经痛等，弥漫性全头痛常见于颅内的感染、外伤、占位、高颅压、出血，枕、颈部痛多考虑枕神经痛、颈源性头痛及蛛网膜下腔出血。

4. 头痛性质及程度 偏头痛呈搏动性中重度疼痛，紧张型头痛的特点是紧缩、压迫感、钝痛，丛集性头痛是锐痛、钻痛、重度或极重度疼痛，蛛网膜下腔出血呈雷击头痛，神经痛的特征是电击样锐痛。

5. 头痛的出现和持续时间 女性偏头痛可能与月经期有关；丛集性头痛常在夜间入睡后发作；晨起头痛多见于偏头痛、颈椎病、鼻窦炎、抑郁症、高血压、睡眠呼吸暂停、夜间低血糖、颅内占位等疾病；三叉神经痛多在日间发生；额窦炎头痛一般是上午开始，中午达到高峰，之后逐渐缓解；紧张性头痛则长年累月，其间有波动性。头痛持续时间，偏头痛通常 2~4 小时、紧张型头痛 30 分钟~7 天，丛集性头痛 15 分钟~3 小时。与季节有关的头痛要警惕传染病，如流行性脑脊髓膜炎、流行性乙型脑炎、流行性感冒等。

6. 加重 / 缓解或诱发因素　咳嗽、打喷嚏、大笑、摇头、俯身等动作可促使颅内高压性头痛、偏头痛、颅内感染性头痛、脑肿瘤等导致的头痛加剧；偏头痛常在日常体力活动加重；颅内低压性头痛可在直立时出现或加重，卧床减轻或消失；丛集性头痛在直立时可缓解；三叉神经痛可因触碰扳机点而诱发。

7. 伴随症状　头痛伴发热见于感染性疾病，流行性出血热典型症状有"三红三痛"（三红是脸红、颈红、胸红，三痛是头痛、腰痛、眼眶痛）；伴有剧烈呕吐者提示颅内压增高；偏头痛的先兆可有发作性视力受损；偏头痛常伴有恶心、呕吐、畏光、畏声；伴视力障碍见于青光眼、脑肿瘤；剧烈头痛伴有脑膜刺激征或意识障碍可见于脑膜炎、蛛网膜下腔出血、流行性脑脊髓膜炎、流行性乙型脑炎等；伴有流泪、流涕、眼和 / 或该侧面部充血等，提示三叉神经痛；伴神经系统定位体征提示脑肿瘤、脑卒中。

8. 流行病史　到过流行病疫区、与传染病患者有密切接触史对于传染病相关的头痛有诊断意义。

（二）主要体格检查

1. 生命体征　体温、脉搏、呼吸、血压。发热提示感染性疾病（脑炎、脑膜炎、脑脓肿、其他发热性疾病或传染病）、非感染性疾病（中暑、阿托品中毒），头痛伴低温提示酒精或镇静剂中毒。高血压 / 低血压均可以引起头痛。头痛伴呼吸急促见于缺氧、呼吸系统感染等。

2. 皮肤黏膜　有头痛、腰痛、眼痛者如果出现脸红、颈红、胸红的充血表现，强烈提示流行性出血热；伴皮肤黏膜斑丘疹、玫瑰疹，提示急性传染病（如麻疹、流行性脑脊髓膜炎、登革热、猩红热、手足口病、伤寒等）。伴有贫血貌则要寻找血液系统疾病或慢性消耗性疾病等原因。

3. 头面部检查　头部触痛、颞动脉触痛，眼压、视力、视野、瞳孔、眼球运动、眼底视乳头、面部和颈部肌肉、颈椎棘突、鼻窦、口腔和颞下颌关节的检查，以判断相关引起头痛的疾病。

4. 神经系统检查　意识、言语、精神行为（有无认知功能障碍、抑郁、焦虑、紧张）、面肌运动、肢体肌力、脑膜刺激征、共济运动。

5. 心肺及腹部检查　根据不同疾病有针对性地进行相关检查。

三、辅助检查

（一）实验室检查

1. 血常规　白细胞增高提示细菌感染；白细胞总数不高或降低，淋巴细胞增高提示病毒感染。血红蛋白水平鉴别是否贫血。

2. 血沉　感染、颞动脉炎等血沉增快。

3. 病原学相关检查　对于传染病的诊断至关重要，如病毒分离、病毒抗原、核酸和抗体检测。病毒分离为实验室检测的"金标准"，病毒的抗原和核酸检测可以用于早期诊断，抗体检测对早期诊断意义不大。

4. 脑脊液检查　对颅内感染性、出血性疾病的诊断有重要意义，例如细菌性脑膜炎、结核性脑膜炎、真菌性脑膜炎、病毒性脑膜炎、蛛网膜下腔出血、神经梅毒等疾病。

（二）影像学检查

1. 继发性头痛　根据病情选择相应检查，如鼻窦摄片、颈椎片、头颅 CT/MRI/MRA 等。

2. 怀疑呼吸系统传染病　选择胸部 X 线摄片检查、肺部 CT 检查，流行性感冒、新型冠状病毒感染、严重急性呼吸综合征（SARS）、肺结核等有相应的表现。

四、头痛的社区处理原则

（一）对症处理

1. 识别报警症状，紧急对症治疗并迅速联系转诊上级医院。

2. 如果怀疑传染病，根据《中华人民共和国传染病防治法》等相关法律和规定要求，按照时限、流程完成上报工作，并按照要求做好隔离、转运、消毒等相关工作。

（二）对疾病的治疗

对所有患者首先要明确头痛病因，是原发性头痛还是继发性头痛，对于社区检查条件或专业所限不能明确病因者，及时转诊专科进一步检查。

1. 原发性头痛

（1）镇痛　用对乙酰氨基酚、阿司匹林等镇痛药物，偏头痛患者还可选择麦角胺咖啡因镇痛。

（2）止吐　甲氧氯普胺等药物止吐。

（3）休息　安置患者在安静、光线较暗、凉爽房间休息，避免过多走动。

（4）中医治疗　按摩、针灸对偏头痛急性期的治疗有一定效果。

2. 继发性头痛　多数患者需要专科治疗，慢性疾病由专科出具治疗方案社区随访。

五、社区管理

（一）转诊

头痛的转诊指征如下。

1. 头痛发作频繁。

2. 原发性头痛，经社区处理无效。

3. 继发性头痛诊断不明确。

4. 怀疑急性传染病。

5. 有头痛报警症状，有急性或亚急性头痛，出现下列相关危险征象。

（1）全身性症状　如发热、寒战、肌痛、盗汗、体重减轻、癌症、感染、巨细胞动脉炎、妊娠/产后或免疫功能受损状态（包括 HIV 感染）。

（2）神经系统症状或异常体征　如意识障碍、精神行为或人格改变、复视、搏动性耳鸣、有定位的神经系统体征、脑膜刺激征或癫痫发作。

（3）突然发作剧烈头痛　霹雳性头痛、第一次出现的剧烈头痛。

（4）发病年龄较大。

（5）儿童反复出现的头痛。

（6）进展性头痛。

（7）既往头痛模式改变　发作频率、严重程度、诱发因素等。

（二）健康宣教与疾病管理

1. 患者教育

（1）就诊教育　如果出现以下情况要立即就诊，如：突发剧烈头痛，逐渐加重的头痛，头痛伴有发热、呕吐和颈部僵硬，头痛伴有抽搐或者意识模糊，外伤后头痛，反复发作的严重头痛等。

（2）如何预防原发性头痛　避免诱发头痛的因素，如：避免过劳、压力、紧张，放松心情，学会自我情绪管理，规律睡眠，坚持有氧锻炼，避免应用麦角胺、咖啡因、非甾体抗炎药或阿片类药物，不饮酒。

（3）了解常用镇痛药物的用法、应用时机、不良反应等知识。

2. 疾病管理

（1）急性头痛患者　通过问诊、体格检查以及必要的辅助检查，评估病情，分层处理，确认转专科还是在基层治疗，如果留在基层治疗，观察并评估治疗效果。

（2）原发性头痛患者　要学会记录头痛日记，以便于识别头痛的诱发和加重因素，在日后的生活中避免接触诱因。

（3）慢性头痛患者　定期随访，提供心理咨询，减少焦虑，提高患者自我管理技能（如情绪管理、控制压力、肌肉松弛技术、运动计划、饮食改变等）。

（4）继发性头痛者　治疗原发病，针对原发疾病的管理计划，传染病的随访计划（如结核性脑膜炎的化疗督导，HIV 患者的随访跟踪、心理支持等）。

（5）预防性治疗　对于频繁发作或经期头痛的患者可以采取口服阿替洛尔 / 普萘洛尔、维生素 B_2 等药物预防。

（李月）

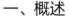

第四节　咽喉痛

一、概述

咽喉痛是指咽（鼻咽、口咽、喉咽）和喉的疼痛。根据程度可以分为轻度、中度和重度，疼痛的原因包括感染、创伤、溃疡、异物、骨骼异常、肿瘤以及全身疾病等。

二、咽喉痛的社区识别

咽喉痛多数情况下属于复杂的上呼吸道感染的一部分，如普通感冒和流行性感冒，这时咽喉痛通常表现为单一的症状，并在吞咽时加剧。咽部感染多由急性扁桃体炎、急性咽扁桃体脓肿、咽部脓肿、白喉、HIV相关机会性感染等引起，创伤性咽喉痛由外伤灼伤导致，溃疡导致的咽喉痛多由贝赫切特综合征导致，异物导致的咽痛多有异物吞咽史或昏迷醉酒误吸史，骨骼异常主要包括茎突综合征、颈椎病，肿瘤导致的咽痛多源自鼻咽癌、扁桃体恶性肿瘤和喉咽恶性肿瘤，全身性疾病主要为白血病。

详尽的病史采集（包括流行病学史的询问）和口咽、双侧扁桃体、咽腭弓以及咽后壁的检查和全身检查（皮疹、皮肤瘀点、瘀斑、浅表淋巴结、肝脾等）在咽喉痛的识别中非常重要。辅助检查重点是血常规、鼻咽喉镜检查以及影像学检查。

（一）问诊要点

1. 咽喉痛相关的一般情况　包括性别、年龄、职业；儿童急性咽喉炎通常意味着喉、咽、扁桃体的病毒感染，细菌感染也偶有发生，另外4岁以下儿童少有咽喉痛；老年人咽喉痛大多由病毒感染引起，需要慎重对待，主要排除咽癌。

2. 常见诱因　吞咽时的疼痛大多是由于上呼吸道感染导致的咽痛，询问家属有无类似症状，尤其可通过飞沫、亲密接触者；咽部感染时，上呼吸道感染、进食刺激性食物、抽烟以及喝酒为咽喉痛的常见诱因；急性喉炎可由说话诱发疼痛；颈动脉血管性疼痛可因吞咽口水诱发；舌咽神经痛多由吞咽、咳嗽及讲话诱发；体力活动之后的咽喉痛需考虑心肌梗死。

3. 咽喉痛的性质　突然发作、疼痛剧烈的多为咽部感染导致的咽痛；早期症状不明显，多以咽部不适、异物感为主要表现的考虑慢性炎症或肿瘤（除外反流性食管炎等消化系统疾病）；咽痛不明显，早期出现高热、贫血、出血、全身衰竭的表现应考虑白血病可能。

4. 咽喉痛的部位　通常来说病变部位多与疼痛部位一致，但必须重视由心肌梗死导致的咽喉痛；若单侧咽痛可考虑舌咽神经痛等。

5. 咽喉痛持续时间　多数咽痛为自发性咽痛、继发性咽痛以及心肌梗死导致的咽痛，一般在休息后或治疗原发疾病后得到一定缓解。

6. 常见伴随症状　感染性咽喉痛多有发热，扁桃体周围脓肿可有口角流涎，急性会厌炎可出现呼吸困难，慢性扁桃体炎常有口臭，白念珠菌感染常伴有口内金属味、舌痛及吞咽困难，链球菌扁桃体咽炎常有口臭及吞咽困难，颈动脉血管性疼痛综合征可同时伴有同侧头痛、耳部不适感，肿瘤可有压迫症状，白血病可有贫血、出血、全身衰竭等表现。

7. 缓解或加重因素 急性咽炎、上呼吸道感染、咽部溃疡时疼痛可因进食或饮水加重，慢性咽炎可适当饮水缓解疼痛。

8. 既往史 患者过去是否暴露于有刺激物的环境，有无吸烟以及白喉病史、上呼吸道感染病史、糖尿病史、哮喘病史、HIV 感染病史等有助于诊断。

（二）主要体格检查

1. 体温 有发热症状者大多是感染性咽喉痛。白喉会有轻微的发热症状，念珠菌咽炎、器质性因素以及肿瘤引起的咽喉痛多无发热症状。

2. 口腔与咽部 腭、口腔、牙龈周围、咽部和舌背出现乳白色物质，刮掉后出现血性溃疡表面，表明白念珠菌感染；扁桃体红肿，有黄白色的分泌物，腭垂肿大，软腭有出血斑表明传染性单核细胞增多症；扁桃体普遍红肿表示 A 组乙型溶血性链球菌感染；扁桃体和咽部红肿，其上形成一层厚厚的灰绿色薄膜，并向周围扩散提示白喉。

3. 颈部检查 颈部淋巴结肿大常为局部或全身炎症引起，但警惕白喉（出现喉内蔓延广泛的薄膜，颈部淋巴结肿大、软组织水肿，俗称"公牛脖"）、恶性肿瘤可能。

4. 特征性体格检查 白血病可因贫血而皮肤苍白，也可致淋巴结和脾脏肿大；链球菌感染可有口臭；出现皮疹、淋巴结肿大或肝脾肿大可考虑传染性单核细胞增多症。

三、辅助检查

1. 实验室检查

（1）血常规 白细胞与中性粒细胞增多提示细菌感染，白细胞减少提示病毒感染，单纯淋巴细胞增多提示传染性单核细胞增多症，外周血中出现幼稚细胞或者外周血中出现二系或三系减少应警惕白血病可能。

（2）血液涂片 异型淋巴细胞增多提示传染性单核细胞增多症。

（3）咽喉拭子 可以分离出 A 组乙型溶血性链球菌，可提示相关有细菌感染。

（4）特殊检测 对于某些细菌或病毒进行血清学检测可协助诊疗，如念珠菌感染可行免疫双抗法测定血清念珠多糖抗体，怀疑 EB 病毒感染可直接测定 EB 病毒 DNA 定量。

2. 鼻咽镜检查 鼻咽喉镜的检查可对咽喉部有一个直观的了解，如是否有红肿、有无化脓样改变、是否有异物及有无肿瘤的生长等；必要时可取标本进行组织活检，协助诊断；还可进行一些简单治疗，如异物的取出、出血部位的止血或协助其他医疗器材进行手术治疗。

3. 影像学检查 CT 及 MRI 有助于颈椎病、茎突综合征以及咽喉肿瘤的诊断，而且对咽喉异物的定位及诊断有一定帮助。

四、咽喉痛的社区处理原则

（一）对症处理

在排除镇痛药物禁忌后可予以对症止痛；识别报警症状，如急性咽喉痛有呼吸困难症状，予以紧急处理后并转诊上级医院；慢性感染性咽喉痛难以控制者、考虑恶性肿瘤无法进行确诊或下一步治疗者均可考虑转诊，若疼痛程度重、一般情况差可紧急转诊。

（二）对疾病的治疗

1. 药物治疗

（1）感染性疾病，如急性咽炎、扁桃体炎可给予抗感染治疗，病原体以链球菌属、葡萄球菌属等革兰氏阳性球菌为主，可选择第一代、第二代头孢菌素或氧氟沙星、诺氟沙星等喹诺酮类抗菌药物。创伤使用抗生素主要为了预防感染，轻度创伤一般无需预防细菌感染。

（2）异物如合并感染，可在控制感染后取出异物。

（3）肿瘤可使用化疗药物。

（4）因强碱灼伤咽部，可给予牛奶、鸡蛋、醋、柠檬汁等；如为强酸可给予镁剂、牛奶等中和酸剂，切勿使用碳酸氢钠。

2. 手术治疗

（1）咽部脓肿，可行手术切口引流。

（2）可在鼻咽喉镜的协助下行各种手术治疗，如肿瘤切除。

五、社区管理

（一）转诊

1. 急性会厌炎。

2. 普通器械难接触、取出的异物。

3. 溃疡　扁桃体周围或咽喉部前方的溃疡。

4. 扁桃体炎复发和淋巴组织增生，可考虑是否进行扁桃体切除术和增殖腺切除术。

5. 怀疑或确诊 HIV 感染或白喉等传染病。

6. 患者不配合治疗。

7. 患有多种疾病的患者尚未确诊。

8. 怀疑心绞痛、心肌梗死、恶性肿瘤、口咽癌、鼻咽癌等严重疾病。

（二）健康宣教与疾病管理

1. 患者教育

（1）就诊教育　如果伴有 38.4℃、咽痛在最初 2 日内较严重或者在 5～7 日内没有开始好转者，请及时就医。如果出现严重咽喉痛、呼吸困难、难以张口、流涎和颈部无法活动等情况要紧急就医或者呼叫 120。

（2）如何预防　增强体质，做好预防呼吸道感染的个人防护与隔离，如避免飞沫的直接接触、吸入、私人物品消毒处理等；对婴幼儿、昏迷、醉酒等人群加强看护，防止误吸；看护好儿童，预防异物误吸。

2. 疾病管理

（1）通过对患者的问诊、体格检查以及必要的辅助检查，评估病情，判断转专科还是留在基层治疗。如果留在基层，观察并评估治疗效果。

（2）对糖尿病、咽部肿瘤的患者定期随访，提供心理咨询，减少焦虑，提高患者自我管理能力。

（肖雪）

第五节　咳嗽

一、概述

咳嗽是一种反射性保护动作，由于延髓咳嗽中枢受刺激所引起。通过咳嗽能有效地清除呼吸道内的分泌物以及进入气道内的异物。长期、频繁、剧烈的咳嗽则属于病理现象。

二、咳嗽的社区识别

按病程咳嗽可分为急性咳嗽（<3 周）、亚急性咳嗽（3~8 周）和慢性咳嗽（>8 周），按性质又可分为干咳与湿咳（每天痰量 >10ml）。

急性咳嗽的常见病因为普通感冒和急性气管、支气管炎，其次为哮喘、慢性支气管炎和支气管扩张等原有疾病的加重，或者为环境因素或职业因素暴露。亚急性咳嗽最常见的原因是感染后咳嗽（post-infection cough，PIC），其次为慢性咳嗽的亚急性阶段，少部分为迁延性感染性咳嗽。慢性咳嗽常见病因包括咳嗽变异性哮喘（cough variant asthma，CVA）、上气道咳嗽综合征（upper airway cough syndrome，UACS）、嗜酸性粒细胞性支气管炎（eosinophilic bronchitis，EB）、胃食管反流性咳嗽（gastroesophageal reflux cough，GERC）和变应性咳嗽（atopic cough，AC），共占慢性咳嗽病因的 70%~95%；其他病因有慢性支气管炎、支气管扩张症、气管/支气管结核、血管紧张素转化酶抑制剂（angiotensin converting enzyme inhibitor，ACEI）等药物性咳嗽、支气管肺癌和心理性咳嗽等。少见和罕见咳嗽病因所占比例很少，但涉及病因繁多。少部分慢性咳嗽患者即使经全面检查和治疗，病因仍无法明确，称为不明原因慢性咳嗽或特发性咳嗽，近年来亦称之为"咳嗽高敏综合征"。

详细的病史采集（包括流行病学史）、呼吸系统查体，以及生命体征的检查在疾病的诊断中非常重要，重点的辅助检查是血常规、C 反应蛋白（CRP）、红细胞沉降率（ESR）、胸部 X 线摄影、胸部 CT 等。

（一）问诊要点

1. 咳嗽的性质　干咳常见于急性咽喉炎、喉及肺结核、急性支气管炎初期、支气管异物、支气管肿瘤、肺间质病变、胸膜炎、二尖瓣狭窄等。心因性咳嗽亦常为干咳。湿性咳嗽常见于支气管炎、支气管扩张症、肺炎、慢性阻塞性肺疾病、肺脓肿、空洞性肺结核等。

2. 咳嗽的时间与节律　突发的咳嗽常由于吸入刺激性气体所致急性上呼吸道炎症、气管与支气管异物、百日咳、支气管内膜结核、气管或支气管分叉部受压迫刺激（如淋巴结结核、肿瘤或主动脉瘤）等引起。支气管哮喘有时也可表现为长时间（3 个月以上）发作性咳嗽，在嗅到各种异味、吸入冷气、运动或夜间更易出现，而并无明显呼吸困难（咳嗽变异性哮喘）。长期的慢性咳嗽多见于慢性呼吸道病变，如慢性支气管炎、支气管扩张症、肺结核等。清晨起床及夜间睡眠时咳嗽明显，多见于慢性支气管炎。夜间咳嗽多见于左心衰竭、肺结核等。餐后咳嗽或平卧、弯腰、夜间阵发性咳嗽，与季节无关，见于胃食管反流病。

3. 咳嗽的音色 金属音调的咳嗽，多见于纵隔肿瘤、支气管肺癌等气管受压的疾病。声音嘶哑的咳嗽，多见于喉炎、喉结核、喉癌和喉返神经麻痹等。声音低微或无声的咳嗽，多见于声带麻痹、极度衰弱等。阵发性连续剧咳伴高调吸气回声（鸡鸣样咳嗽）多见于百日咳、会厌和喉部疾患及气管受压等。

4. 痰的性状和量 黏液性痰多见于急性支气管炎、支气管哮喘。黏液泡沫样痰多见于慢性阻塞性肺疾病，当痰量增多，且转为脓性，常提示急性加重。浆液性或泡沫样痰多见于肺水肿。黏液脓性痰见于支气管炎、肺结核。脓性痰见于肺脓肿、支气管扩张症。急性咽喉炎、急性支气管炎痰量较少。支气管扩张症、肺脓肿痰量较多，且排痰与体位有关，清晨与睡前增多，痰量多时静置后出现分层现象：上层为泡沫，中层为浆液或浆液脓性，底层为坏死组织碎屑。日咳数百至上千毫升浆液泡沫样痰，还应考虑弥漫性肺泡癌的可能。

5. 伴随症状

（1）发热 多见于急性呼吸道感染、急性胸膜炎、肺炎、肺脓肿、结核等。

（2）胸痛 多见于肺炎、胸膜炎、自发性气胸、支气管肺癌、肺梗死、肺脓肿、肺结核等。

（3）呼吸困难 多见于喉头水肿、喉肿瘤、气管与支气管异物、支气管哮喘、慢性阻塞性肺疾病、重症肺炎、肺结核、肺淤血、肺水肿、大量胸腔积液、自发性气胸等。

（4）咯血 多见于结核、支气管扩张、支气管肺癌、肺梗死等。

（5）哮鸣音 多见于支气管哮喘、心源性哮喘等。

（6）杵状指／趾 主要见于支气管扩张症、慢性肺脓肿、支气管肺癌、脓胸等。

（7）剑突下烧灼感、反酸、饭后咳嗽明显 提示为胃食管反流性咳嗽。

6. 流行病史 到过流行病疫区、与传染病有密切接触史对于传染病相关的咳嗽有诊断意义。

（二）主要体格检查

1. 生命体征 体温、脉搏、心率、呼吸、血压。体温对疾病的诊断有重要提示意义，发热往往提示感染性疾病引起的咳嗽（肺炎、肺脓肿、结核等），不发热则主要考虑非感染性疾病（支气管哮喘、慢性阻塞性肺疾病、支气管扩张等）。

2. 呼吸系统 胸廓外形、呼吸节律、呼吸节律、胸廓扩张度、语音震颤、胸膜摩擦感、干湿啰音等。

3. 循环系统 心界、心脏异常搏动、心率、心律、心音、异常心音、额外心音等。慢性阻塞性肺疾病导致的肺动脉高压，会使右心房的后负荷增加，久之右心会增大，这是慢性阻塞性肺疾病引起咳嗽的重要提示之一。

4. 皮肤黏膜 口唇、皮肤黏膜发绀提示慢性缺氧。

5. 四肢末端 杵状指／趾，主要见于慢性肺脓肿、支气管扩张和支气管肺癌。

（三）辅助检查

1. 实验室检查

（1）血常规 白细胞增高提示细菌感染，病毒感染白细胞总数一般不高或降低，淋巴细胞增高。

（2）血沉 血沉增快也是炎症的表现。

（3）病原学检查 对于传染病的诊断非常重要，如病毒分离、病毒抗原、核酸和抗体检测。病毒分离为实验室检测的"金标准"，病毒的抗原和核酸检测可以用于早期诊断。例如痰找结核分枝杆菌有助于肺结核的诊断，咽拭子查核酸检测有助于新型冠状病毒感染的诊断，血清麻疹抗体检测有助于诊断麻疹等。

（4）痰液检查　痰液检查对呼吸系统疾病如肺结核、肺吸虫、肺肿瘤、支气管哮喘、慢性支气管炎、支气管扩张等疾病的诊断、疗效观察和预后判断有一定价值。痰液检查主要包括一般性状检查、显微镜检查、免疫学检查、微生物学检查等。

2. 影像学检查

（1）胸部X线　胸部X线摄片有助于判断肺部病变特征。胸部X线是诊断肺结核的常规首选方法，病变多位于上叶尖后段、下叶背段和后基底段，呈多态性，即浸润、增殖、干酪、纤维钙化性病变可同时存在，病变密度不均匀、边缘较清楚和变化速度较慢，易形成空洞和传播灶。

（2）胸部CT　胸部CT比胸部X线更加敏感，例如新型冠状病毒感染，早期线不敏感，但是胸部CT显示肺部多发小斑片影及间质改变，以肺外带明显，进而发展为双肺多发磨玻璃影、浸润影，严重者可出现肺实变。

三、咳嗽的社区处理原则

（一）对症处理

1. 对于病情危重的需及时转诊。

2. 如果怀疑传染病，根据《中华人民共和国传染病防治法》等相关法律和规定要求，按照时限、流程完成上报工作，并按照要求做好隔离、转运、消毒等相关工作。

3. 止咳、化痰等对症处理。剧烈干咳者可适当应用镇咳剂，有痰而不易咳出者使用祛痰剂或黏痰溶解剂可在一定程度上缓解咳嗽症状。

（二）对因治疗

引起咳嗽的病因非常多，对患者进行详细的问诊、体格检查以及必要的辅助检查后，针对引起咳嗽的病因进行对因治疗。例如感染是引起慢性阻塞性肺疾病急性发作而咳嗽最常见的诱因，因此控制感染尤其重要，应在积极控制感染的基础上进行止咳、化痰平喘等对症支持治疗。

四、咳嗽的社区管理

（一）转诊时机

1. 紧急转诊　气胸、气管支气管异物、肺栓塞、肺水肿、急性心肌梗死等。

2. 普通转诊　治疗无效；治疗仅部分有效；未能排除某些严重或恶性病变；症状虽缓解，但频繁反复发作，影响患者生命质量；传染病患者。

（二）健康宣教与疾病管理

1. 健康宣教

（1）相关传染病知识的健康教育　以咳嗽为表现的常见传染病，如肺结核、流行性感冒、新型冠状病毒感染等。正确辨识传染性疾病的相关特点，有利于早就诊，早干预，早治疗。

1）肺结核　肺结核是由结核分枝杆菌引起的慢性传染病。排菌者为其重要的传染源。主要表现为，有较密切的结核病接触史，起病可急可缓，多为低热（午后为著）、盗汗、乏力、纳差、消瘦、女性月经失调等；呼吸道症状有咳嗽、咳痰、咯血、胸痛、不同程度胸闷或呼吸困难。咳嗽作为肺结核的常见症状，应引起居民的重视，一旦怀疑肺结核可能，应及时就诊。

2）流行性感冒　流行性感冒（简称"流感"）是流感病毒引起的急性呼吸道感染，也是一种传染性强、传播速度快的疾病。其主要通过空气中的飞沫、人与人之间的接触或与被污染物品的接触传播。典型的临床症状是：急起高热、全身疼痛、显著乏力和轻度呼吸道症状。一般秋冬季节是其高发期，所引起的并发症和死亡现象非常严重。因此，怀疑由于流感引起的咳嗽，应立即做好隔离、防护，及时就诊，减少健康与经济损失。

3）新型冠状病毒感染　新型冠状病毒感染（corona virus disease 2019，COVID-19）是指 2019 新型冠状病毒（SARS-CoV-2）感染导致的肺炎。传染源主要为新型冠状病毒感染的患者。传播途径主要为经呼吸道飞沫和密切接触传播，在相对封闭的环境中长时间暴露于高浓度气溶胶情况下存在经气溶胶传播的可能，同时也应注意粪便及尿对环境的污染造成气溶胶或接触传播。因此在有流行病学史和 / 或临床表现时，应及时做好防护，及时到指定医疗单位就诊。

（2）戒烟、避免酗酒、保证充足营养、保持口腔健康。保持良好卫生习惯，有咳嗽、喷嚏等呼吸道症状时戴口罩或用纸巾、肘部衣物遮挡口鼻有助于减少呼吸道感染病原体播散。

（3）改善生活卫生环境，避免过度吸入环境中的过敏原和污染物。例如，做好勤开窗通风，勤更换床单被罩并且定期除螨。远离工业粉尘、有毒有害吸入物等。

（4）慢性支气管炎、支气管扩张以及慢性阻塞性肺疾病等患者应避免感染；哮喘、咳嗽变异性哮喘应避免接触过敏原；食管反流性咳嗽应避免饮食过多、过快、过饱，避免睡前进食、餐后立即卧床等；传染性疾病应做好自我防护以及提醒他人防护避免交叉感染。

（5）普及疫苗接种相关知识。例如秋冬季好发流行性感冒、肺炎，向居民普及流行性感冒、肺炎疫苗的接种相关知识。目前经国家卫生健康委批准使用的预防呼吸道感染的疫苗有防感灵疫苗和多价肺炎球菌多糖疫苗。因每年引起流行性感冒的流行性感冒病毒类型不同，每年的防感灵疫苗也会随之更新，多价肺炎球菌多糖疫苗可以预防由肺炎球菌引起的肺炎，但此疫苗仅适用于体弱儿童、老年人以及慢性病患者。

2. 疾病管理

（1）首先，详细收集患者资料，如一般情况：包括家庭档案号码和联系方式、存在的主要问题、诊断依据和引发疾病的危险因素；然后，对患者健康状况包括疾病目前的情况（并发症、伴发症）危险度的评估。

（2）接诊患者并进行初步诊断后，必要时转至二级及以上医院确诊，对诊断为非传染病的咳嗽患者，根据病因判断能否纳入分级诊疗服务，对可以纳入分级诊疗服务的，经患者知情同意后签约，建立健康档案，纳入慢病管理。

（3）传染病的社区管理，若发现传染病，应当首先报告当地卫生防疫站等部门，并且与患者及其主管医生保持联系，及时关注患者的诊断、化验检查、治疗情况以及疾病转归。待出院后及时与患者取得联系，进行随访追踪。

（葛彩英）

第六节　腹痛

一、概述

腹痛（abdominal pain）是指上起横膈，下至骨盆范围内的疼痛不适感，是临床常见的一种症状。根据发病缓急和病程长短，一般将其分为急性腹痛（acute abdominal pain）和慢性腹痛（chronic abdominal pain）。急性和慢性腹痛没有截然的时间分界线，一般将疼痛持续时间超过 6 个月的患者视为慢性腹痛。急性和慢性腹痛的病因构成和诊疗原则差异较大，急性腹痛应首先排除需要外科手术治疗的各类急腹症，而慢性腹痛的诊治重点在于区分器质性和功能性疾病，在明确病因的基础上给予相应治疗。

二、腹痛的社区识别

腹痛是一种主观感觉和情感体验，可分内脏性腹痛、躯体性腹痛和牵涉痛。

1. 内脏性腹痛　是腹内某一种器官的痛觉信号由交感神经传入脊髓引起。其疼痛特点为：①疼痛部位不确切，接近腹中线；②疼痛感觉模糊，多为痉挛、不适、钝痛、灼痛；③常伴有恶心、呕吐、出汗等其他自主神经兴奋症状。

2. 躯体性腹痛　是由来自腹膜壁层及腹壁的痛觉信号，经体神经传至脊神经根，反映到相应脊髓节段所支配的皮肤所引起。其特点是：①定位准确，可在腹部一侧；②程度剧烈而持续；③可有局部腹肌强直；④腹痛可因咳嗽、体位改变而加重。

3. 牵涉痛　指内脏性疼痛牵涉到身体体表部位，即内脏痛觉信号传至相应脊髓节段，引起该节段支配的体表部分疼痛。特点是：①定位明确；②疼痛剧烈；③有压痛、肌紧张及感觉过敏等。

（一）问诊要点

1. 腹痛部位　一般腹痛部位多为病变所在部位。如胃、十二指肠和胰腺疾病，疼痛多在中上腹部；胆囊炎、胆石症、肝脓肿等疼痛多在右上腹部；急性阑尾炎疼痛在右下腹麦氏点（McBurney point）；小肠疾病疼痛多在脐部或脐周；结肠疾病疼痛多在下腹或左下腹部；膀胱炎、盆腔炎及异位妊娠破裂，疼痛亦在下腹部。弥漫性或部位不定的疼痛见于急性弥漫性腹膜炎、机械性肠梗阻、急性出血坏死性肠炎、血卟啉病、铅中毒、腹型过敏性紫癜等。

2. 诱发因素　胆囊炎或胆石症发作前常有进油腻食物史，急性胰腺炎发作前常有酗酒和 / 或暴饮暴食史，部分机械性肠梗阻多与腹部手术有关，腹部受暴力作用引起的剧痛并有休克者，可能是肝、脾破裂所致。

3. 腹痛性质和程度　突发的中上腹剧烈刀割样痛或烧灼样痛，多为胃、十二指肠溃疡穿孔；中上腹持续性隐痛多为慢性胃炎或胃、十二指肠溃疡；上腹部持续性钝痛或刀割样疼痛呈阵发性加剧多为急性胰腺炎；持续性、广泛性剧烈腹痛伴腹壁肌紧张或板样强直，提示急性弥漫性腹膜炎。临床常见为肠绞痛、胆绞痛、肾绞痛，鉴别如下（表 2-6-1）。

表 2-6-1 临床常见腹痛的鉴别

疼痛类别	疼痛部位	其他特点
肠绞痛	多位于脐周围、下腹部	常伴恶心、呕吐、腹泻、便秘等
胆绞痛	位于右上腹，放射至右背、右肩胛区	常有黄疸、发热、墨菲征阳性等
肾绞痛	位于腰部可放射腹股沟、外生殖器等	常有尿频、尿急、尿蛋白或红细胞等

4．发作时间　餐后疼痛可能由于胆胰疾病、胃部肿瘤或消化不良所致；周期性、节律性上腹痛见于胃、十二指肠溃疡；子宫内膜异位者腹痛与月经来潮相关；卵泡破裂者腹痛发生在月经间期。

5．与体位的关系　某些体位可使腹痛加剧或减轻。如胃黏膜脱垂患者左侧卧位疼痛可减轻；十二指肠淤积症患者膝胸位或俯卧位可使腹痛及呕吐等症状缓解；胰腺癌患者仰卧位时疼痛明显，前倾位或俯卧位时减轻；反流性食管炎患者烧灼痛在躯体前屈时明显，直立位时减轻。

（二）体格检查

1．生命体征　体温、脉搏、心率、呼吸、血压，体温改变常提示感染相关性腹痛，若合并休克，需通过生命体征快速识别。

2．腹部　首先应查明是全腹压痛还是局部压痛，全腹压痛表示病变弥散，如弥漫性腹膜炎；局部压痛往往提示病变所在部位，如麦氏点压痛为阑尾炎的特有体征。腹部压痛伴肌紧张、反跳痛表示病变涉及腹膜壁层。腹块边界模糊伴压痛，多考虑炎症；腹块质地较硬，边界清晰，无明显压痛，提示肿瘤；肠套叠、肠扭转、肠梗阻者可触及病变的肠曲；老年人结肠中的粪块需与腹块鉴别；腹部呈现胃型、肠型，多为幽门梗阻、肠梗阻；肠鸣音亢进提示机械性肠梗阻，肠鸣音减弱或消失提示肠麻痹腹外脏器的病变亦可引起腹痛，须加以鉴别。

（三）辅助检查

1．实验室检查

（1）血、尿、粪的常规检查　外周血白细胞总数及中性粒细胞增高提示炎症性病变；尿中出现大量红细胞，提示泌尿系统结石、肿瘤或外伤；有蛋白尿和尿白细胞增多，则提示泌尿系统感染；脓血便提示肠道感染，血便提示结直肠癌、绞窄性肠梗阻、肠系膜血栓栓塞、出血性肠炎等。

（2）血液生化检查　血清淀粉酶增高提示为胰腺炎，是急性腹痛鉴别诊断中常用的血生化检查；血糖与血酮的测定可用于排除糖尿病酮症引起的腹痛；血清胆红素增高提示胆道疾病；肝、肾功能及电解质的检查偶可提示诊断的方向，对判断病情亦有帮助。

2．影像学检查

（1）腹腔穿刺液的常规及生化检查　腹痛诊断未明而发现腹腔积液时，必须做腹腔穿刺检查。穿刺所得液体应送常规及生化检查，必要时还需作细菌培养、结核菌培养和脱落细胞检查。

（2）X 线检查　腹部 X 线平片检查在腹痛的诊断中应用最广。膈下发现游离气体，考虑为胃肠道穿孔；肠腔积气扩张、肠内见多个液平则可诊断肠梗阻；输尿管部位的钙化影可提示输尿管结石；腰大肌影模糊或消失的，提示后腹膜炎症或出血；X线钡餐造影或钡灌肠检查可发现胃肠溃疡、肿瘤，当疑有肠梗阻时禁忌钡餐造影。

（3）腹部B型超声检查　常用于肝、胆、胰、脾、肾脏、卵巢等疾病的检查。超声定位下行肝穿刺，通过生化、细菌学及病理检查可确诊肝囊肿、肝脓肿或肝癌。

（4）腹部CT及磁共振检查　对肝、胆、胰、脾、肾脏、卵巢、腹腔内包块等鉴别诊断有重要作用，磁共振胆胰管造影、经内镜逆行胆胰管成像及经皮穿刺胆管造影可显示胆道及胰管是否通畅，判断由结石、肿瘤或炎症等因素导致的梗阻。

（5）内镜检查　在胃肠道疾病的鉴别中起重要作用，内镜检查同时可取活组织检查，病理结果对疾病性质的确定具有决定性意义。

三、诊断与治疗

（一）诊断

1. 急性腹痛　各种原因引起的腹腔内外脏器的病变而表现为腹部的急性疼痛。其特点为发病急、变化快、病情重。

2. 慢性腹痛　若有明确的腹痛症状，且持续时间超过6个月，可作出慢性腹痛的初步诊断。多数慢性腹痛系功能性疾病所致，包括IBS、FD、CAPS等。其中CAPS腹痛症状较为突出，患者常反复就诊，生命质量下降，并且严重消耗医疗资源。CAPS的诊断标准为患者腹痛症状出现至少6个月，且近3个月符合以下所有标准。

（1）疼痛持续或近乎持续。

（2）疼痛与生理行为（进食、排便、月经等）无关，或仅偶尔有关。

（3）疼痛造成日常活动受限（包括工作、社交、娱乐、家庭生活、照顾自己或他人、性生活等）。

（4）疼痛不是伪装的。

（5）疼痛不能用其他疾病来解释。

另外，需注意患者常合并心理疾病，但各类心理疾病缺少一致性表现，无法用于诊断；患者可同时存在一定程度的胃肠功能障碍，例如食欲下降、腹泻等。

（二）治疗

治疗原则　及时解除腹痛的病因是关键。为减轻腹痛患者疼痛可以应用镇静类、解痉类药或者一般的镇痛类药。诊断未明的腹痛患者不能给予强效镇痛类药吗啡或哌替啶等，以免延误诊治。

1. 急性腹痛患者　在密切观察生命体征及腹痛变化基础上给予对症处理和支持治疗。

（1）诊断明确的急性胃肠道感染者使用磺胺类、氟喹诺酮类为主的抗生素，必要时口服H_2受体拮抗剂以减轻黏膜炎症，也可应用抗酸药或黏膜保护剂。

（2）胆绞痛、肾绞痛等疾病可使用镇痛（盐酸哌替啶50~100mg，肌内注射1次）与解痉药（消旋山莨菪碱10~20mg，肌内注射1次），如腹痛未缓解需及时转诊。

（3）伴有水、电解质代谢紊乱和酸碱平衡失调者，应静脉补液扩充血容（每日静脉补充2 500~3 000ml液体，可以选择乳酸钠林格液、生理盐水、5%~10%葡萄糖）、改善水电解质紊乱（0.9% 氯化钠 500ml 静脉滴注可以满足氯化钠生理需要、10% 氯化钾 30ml 加入补液中可以满足钾生理需要量）并纠正酸碱平衡（酸中毒可予 5% 碳酸氢钠 250ml 静脉滴注）。

（4）急性肠梗阻、穿孔时应禁食、胃肠减压。伴出血、休克等重症者予止血升压等应急措施维持生命体征并及时转诊。胸腔疾病和全身疾病引起的急腹症针对原发治疗。

2. 慢性腹痛患者　主要针对病因治疗。

（1）慢性胆囊炎患者需限制油腻食物并服用消炎利药。

（2）消化性溃疡患者可口服 H_2 受体拮抗剂或质子泵抑制剂抑制胃酸分泌、口服剂或弱性抗酸剂保护胃黏膜；

（3）幽门螺杆菌阳性者（根据指征）给予规范化抗菌治疗。

（4）晚期肿瘤患可酌情使用吗啡、哌替啶等缓解疼痛。

疼痛的对症治疗方面，镇痛药物对某些器质性疾病有效，例如慢性胰腺炎等。应用这类药物须遵循 WHO 的疼痛三阶梯治疗原则：Ⅰ类用药首选非甾体抗炎药（NSAIDs）或对乙酰氨基酚，后者不良反应较 NSAIDs 更少；Ⅱ类用药可选择弱阿片类药物，如曲马多；Ⅲ类用药可考虑强阿片类药物，但应控制剂量，注意不良反应并避免成瘾。

四、社区管理

在接诊腹痛患者时及时对其进行临床评估，并迅速对可能导致生命危险的患者实施判断和安排转诊。临床评估与诊断尽快完成临床评估，对于处于紧急状况患者尽快迅速完善可及，必要时留观或再评估。实验室检查，如血常规、C 反应蛋白和 / 或其他项目已排除妊娠等。再根据病情决定是否需要进完善超声、CT 等明确诊断。对于非紧急状况的患者，综合病史及体格检查，常规实验室检查无效时往往不需要特殊处置，或诊室留观、再评估；常规实验室检查发现异常情况，则需要进一步检查。

处理原则包括：①迅速排查处于紧急状况的腹痛患者，特别是危及生命，避免造成严重后果；②区分处于非紧急状况的腹痛患者，必要时留观或再评估；③给出合理的转诊建议。

（一）转诊指征

1. 普通转诊

（1）怀疑有器质性疾病，且需要较为复杂的诊断评估。

（2）对初步经验性治疗反应不佳。

（3）需要影像、内镜等复杂检查来帮助诊断。

（4）患者需要接受心理评估或干预。

2. 紧急转诊

（1）有明显的报警征象发生时，如进行性吞咽困难、消化道出血、腹部包块、体重减轻、贫血等。

（2）合并严重的心理或精神异常，有自残、自杀风险者。

（二）健康宣教与疾病管理

急性腹痛以快速解除患者疼痛为主，而慢性腹痛常与患者的不良生活嗜好有关，例如过度疲劳、饮食不当、嗜好烟酒等，应予以纠正。

社会环境因素如工作压力增大、人际关系紧张、负性生活事件等，是慢性腹痛发病机制的重要环节。应向患者说明腹痛不会引起生命危险，加强对患者的心理辅导，同时向其解释实验室检查的结果、问题的实质，并描述疼痛是如何产生的、患者又是如何感受的。重要的是不要让患者记住慢性疼痛的不良心理社会后果（如工作或学习的长期缺席，不参加社会活动等），并促进患者的独立性、社会参与和自我依靠。这些策略能帮助患者在全面参加日常活动的同时能控制或耐受那些症状，帮助他们合理应对生活不良事件，及时排解压力，保持身心健康。

疾病管理上，首先患者和医生应在无障碍的前提下充分交流，医生主动倾听并认可患者的症状，医患双方共同努力以构建良好的医患关系。在详细了解病情的基础上，医生应重点询问有无报警征象，有针对性地查体，并合理选择辅助检查。根据病史、体征和检查结果，医生对器质性疾病或功能性疾病作出初步判断，并针对病因给予相应治疗，多数患者可以见效。部分慢性腹痛患者病程迁延，常合并心理疾病，处理较为棘手，可能需要心理行为干预，甚至消化、心理、疼痛等多学科团队协作诊疗。

（杜振双）

第七节 呕吐

一、概述

（一）定义

呕吐是指通过胃的强烈收缩，使胃内容物或一部分小肠内容物，经食管逆流出口腔而排出体外的一种复杂的反射动作。一般恶心后随之呕吐，但也可仅有恶心而无呕吐，或仅有呕吐而无恶心。呕吐可将胃内的有害物质吐出，从而起到反射性保护作用；而频繁剧烈的呕吐可引起水、电解质紊乱，酸碱平衡失调和营养障碍等。

（二）呕吐的分类

1. 反射性呕吐 咽刺激，胃肠道疾病，肝、胆、胰与腹膜疾病，来自胃肠道外的刺激，如休克、青光眼、肾绞痛以及各种急性传染病。

2. 中枢性呕吐 中枢神经系统感染、脑血管病、颅内高压、偏头痛、颅脑外伤，药物或化学毒物的作用，代谢障碍（如糖尿病酮症酸中毒、尿毒症）及妊娠反应等。

3. 前庭障碍性呕吐 迷路炎、梅尼埃病、良性位置性眩晕等。

4. 神经官能性呕吐 胃神经官能症、癔症等。

二、呕吐的社区识别

恶心与呕吐两者可单独发生，但在多数情况下相继出现，一般先恶心后呕吐。胃部器质性病变如胃癌、胃炎、幽门痉挛与梗阻，最易引起恶心与呕吐。先腹泻继而喷射性呕吐，需警惕霍乱。其他消化器官包括肝、胆囊、胆管，胰腺、腹膜的急性炎症均可引起恶心与呕吐，而炎症合并梗阻的管腔疾病如胆总管炎、肠梗阻几乎无例外地发生呕吐。在其他系统疾病中，必须鉴别心因性、药物性、颅内压增高（有无恶心的喷射性呕吐）、迷路炎、尿毒症、酮症酸中毒、心力衰竭、早期妊娠等易致呕吐的情况。

应仔细询问病史，重点询问起病经过、呕吐特点、呕吐物性质、体重减轻及其他系统症状，还要询问诊治经过，同时兼顾既往病史、手术史、服药史、心理因素等问诊。育龄女性应询问月经史。要根据患者提供的信息，进一步询问可能疾病的诊断及鉴别要点。还有注意流行病学史的相关询问。

（一）问诊要点

1. 呕吐的方式 首先须明确是否是真正的呕吐。某些食管疾病如反流性食管炎、食管裂孔疝也有酸性液体或食物反流到口腔吐出，但无呕吐动作。呕吐的方式有一般性呕吐和喷射性呕吐，后者系颅内高压症引起，常无恶心的先兆，呕吐后症状无缓解。

2. 发生时间和诱发因素 妊娠呕吐常于清晨发生；餐后较久或数餐后呕吐，见于幽门梗阻；神经症（精神性胃肠道反应）所致呕吐多与精神刺激相关，进食无障碍。餐后近期呕吐，特别是集体发病者，多由食物中毒所致，同时还要考虑到诸如病毒、甲型肝炎病毒感染引发传染病的可能，询问患者本人及近期接触者有无进食相同食物、有无类似症状、密切接触方式等，肝炎患者呕吐多为厌油、进食后恶心不适。药物引起呕吐多有服药史。

3. 呕吐次数和量　幽门梗阻和肠梗阻引起的呕吐，量较多，可导致失水和电解质紊乱、酸碱平衡失调。幽门梗阻每日呕吐次数少，量大，可达 1 000 ~ 2 000ml，而高位小肠梗阻呕吐次数频繁而剧烈；神经症引起的呕吐，每日吐出量不多，呕吐后可再进食，营养状态无明显改变。

4. 呕吐物性状　幽门梗阻的呕吐物常有宿食，一般不含胆汁；高位小肠梗阻呕吐常伴胆汁，低位肠梗阻呕吐物可伴胆汁，甚至带粪臭的肠内容物；无酸味者可能为贲门狭窄或贲门失弛缓症；带血见于食管、胃、十二指肠出血；咖啡样物见于胃、十二指肠出血。

5. 伴随症状　前庭障碍性呕吐常伴眩晕和眼球震颤；颅内压增高、偏头痛和青光眼引起的呕吐多伴剧烈头痛；急性胃肠炎和细菌性食物中毒者，常有腹泻；急性全身感染性疾病多伴发热，注意腹痛、腹泻性质，如里急后重感、排泄物有无黏血便；急性胆囊炎或胆石症者多伴右上腹痛及发热、寒战或有黄疸；胃轻瘫患者伴有早饱、餐后饱胀、腹痛或腹胀感；甲型肝炎伴有发热、黄疸；霍乱表现剧烈吐泻伴有血压下降、脉搏微弱；消化道恶性肿瘤伴有体重减轻。

（二）主要体格检查

重点体格检查，注意鉴别查体。关注消化系统查体，如有无腹部包块、压痛、振水音、肠鸣音等。神经系统应注意眼震、眼底、脑膜刺激征等阳性。

1. 生命体征　血压、脉搏、呼吸、体温。发热可见于感染、肿瘤等疾病，但恶性肿瘤发热多为低热，高热多合并感染。

2. 一般状况　发育、营养、神志、面容。体重进行性下降提示肿瘤。

3. 皮肤、黏膜　注意有无脱水、苍白、黄疸。

4. 浅表淋巴结　肿瘤可有淋巴结肿大。

5. 头颈部　观察外耳道溢液、溢脓；有无鼻后滴脓。

6. 胸部　鉴别心肌梗死、心功能不全。

7. 腹部

（1）视诊　观察腹部有无包块、异常隆起、弥漫性胀气，胃型、肠型、蠕动波、腹壁静脉曲张。

（2）触诊　压痛、反跳痛、肌紧张及部位和程度，肿块大小、位置及活动性，肝脾大或触痛墨菲征、麦氏征。

（3）叩诊　局限性或移动性浊音、肝浊音界、肝脾叩痛、振水音。

（4）听诊　有无肠鸣音、血管杂音。

8. 神经系统　观察瞳孔、眼球震颤、有无运动与感觉障碍、脑膜刺激征。

三、辅助检查

（一）实验室检查

1. 三大常规

（1）血常规　考虑有无感染、贫血、脱水等。

（2）尿常规　提示肾脏病变、酮症酸中毒等。

（3）便常规　提示肠道感染、消化道溃疡、肿瘤等。

2. 血液及呕吐物检查

（1）常规生化检查（血糖、电解质、肝功能、肾功能）、甲状腺功能　可以提示内分泌系统、重要脏器以及电解质紊乱等改变。

（2）心肌酶及肌红蛋白、肌钙蛋白　鉴别心肌梗死。

（3）血、尿淀粉酶、脂肪酶　鉴别急性胰腺炎。

（4）肿瘤标志物　考虑肿瘤可能。

（5）血沉　感染、肿瘤或是结缔组织类疾病均可增快。

（6）呕吐物检查　提示出血、寄生虫等。

（7）妊娠实验　早期妊娠及行彩色多普勒超声协助诊断。

3. 特殊检查　脑脊液常规、免疫学检查提示颅内出血、感染、免疫、肿瘤等疾病。怀疑传染病要进行相关病原学及血清学检查。

（二）影像学检查

1. 头部及腹部 CT、MRI 等检查　提示颅内肿瘤等占位性病变及幽门梗阻、肠梗阻、胆囊炎、胆结石等腹部病变。

2. 心电图、心脏、腹部、盆腔彩色多普勒超声　提示心源性疾病、腹部疾病、妇科疾病。

3. 胃肠镜检查　消化系统疾病的明确诊断。

四、呕吐的社区处理原则

1. 初步评估患者病情，对于病情危重者，应给予积极治疗，维持生命体征平稳的同时，转诊至上级医疗机构。大量呕吐者，特别是伴有意识障碍很可能出现误吸，应保持头低位、侧卧位及呼吸道通畅。

2. 对症处理可酌情给予止吐治疗，酌情给予补液，纠正循环血量不足、电解质紊乱和酸碱失衡。

3. 对病因明确者，应同时治疗原发病。怀疑恶心、呕吐由药物引发时，停用该药物。如恶心、呕吐与精神心理因素相关，需对患者进行心理疏导，必要时酌情转诊。

4. 如果怀疑传染病，根据《中华人民共和国传染病防治法》等相关法律和规定要求，按照时限、流程完成上报工作，并按照要求做好隔离、转运、消毒等相关工作。

五、社区管理

（一）转诊

1. 大量呕吐特别是伴有意识障碍者。

2. 呕吐导致误吸、呕血休克者。

3. 糖尿病酮症或电解质紊乱、酸碱失衡且社区医院难以纠正的患者。

4. 反复恶心、呕吐发作，诊断不明确者。

5. 诊断明确，但治疗效果不佳。

6. 疑似梗阻性疾病、严重感染、恶性肿瘤、颅内病变、胰腺炎、心肌梗死者均需转诊。

7. 疑似传染病者。

（二）健康宣教与疾病管理

1. 患者教育

（1）就诊教育　如果出现以下情况要立即就诊，如喷射性呕吐伴突发剧烈头痛提示可能存在颅内压增高，警惕脑出血甚至脑疝形成；伴有眼部胀痛的恶心、呕吐，提示青光眼可能；伴有反复发作眩晕、出现听力下降、耳鸣和耳闷胀感，提示内耳病变可能；有不洁饮食史，伴反复腹泻、腹痛或发热，提示急性胃肠炎可能；存在持续加重的腹胀、腹痛、排便排气减少到停止，警惕肠梗阻可能；育龄期女性，有停经史，反复清晨起床后呕吐，提示怀孕早孕反应的可能。

（2）如何预防　预防呕吐的关键在于治疗原发病和去除病因。

1）中枢性呕吐多与颅内高压有关，降颅内压治疗可缓解和预防呕吐。

2）胃肠道或肝胆胰等疾病所致呕吐须积极治疗原发病。

3）良性位置性眩晕患者应注意缓慢改变体位。

4）神经官能性呕吐须去除刺激因素，并结合心理治疗。

5）知晓餐饮卫生知识，生熟分开，食品清洗，不吃变质食物、毒蘑菇、河鲀、发芽土豆等，四季豆煮熟食用，不生吃海鲜、河鲜、肉类。

（3）了解止吐药的用法、不良反应等知识，以及发生吸入、窒息的急救措施。

2. 疾病管理

（1）病史　仔细询问患者的病史，重点询问患者的服药史、心因性因素包括自发性呕吐、体重减轻，其他消化道症状或者其他系统疾病的症状。

（2）身体检查　如果患者伴有发热要检查是否有感染（如中耳、脑膜和泌尿系统）。大多数情下要仔细检查腹部，包括尿检；皮肤较规则的瘢痕表明患者以前可能手术过，检查有无振水音，考虑幽门梗阻可能性大。在检查神经系统时，如眼底，判断患者有无颅内压升高。

先评估完患者的体能后再进行其他各项检查，包括患者有无脱水，尤其是儿童和老年人。儿童和老年人的病史可能比较难获得，并且体液检查结果分析也是很复杂的；对育龄期女性患者考虑有无怀孕的可能。

（3）药物治疗　出现呕吐症状时可对症止吐，如静脉或肌内注射甲氧氯普胺，对于剧烈呕吐难以忍受的情况排除相关禁忌后可予以镇静类药物，针对腹胀、消化不良引起的呕吐可予以促进胃肠蠕动的药物；中枢性呕吐应积极治疗原发病，如颅内压升高者可积极降颅内压等对症处理。

（4）建立健康档案，长期呕吐患者定期随访，提供心理咨询，减少焦虑，提高患者自我管理技能，制订定期复查计划。

（5）积极寻找原发病，尽可能治疗原发疾病。

（肖雪）

第八节 腹泻

一、概述

腹泻（diarrhea）指排便次数增多，粪质稀薄，或带有黏液、脓血或未消化的食物。如解液状便，每日 3 次以上，或每天粪便总量大于 200g，其中粪便含水量大于 80%，则可认为是腹泻。

临床上根据病程可分为急性和慢性腹泻两大类，病程短于 4 周者为急性腹泻（acute diarrhea），超过 4 周或长期反复发作者为慢性腹泻（chronic diarrhea）。

二、腹泻的社区识别

腹泻的发病机制相当复杂，有些因素又互为因果，从病理生理角度可归纳为分泌性腹泻、渗出性腹泻、渗透性腹泻、动力性腹泻、吸收不良性腹泻五种类型，其中以分泌性腹泻、渗出性腹泻较为常见，其病因多见由病毒、细菌、真菌、原虫、蠕虫等感染所引起的肠炎及急性出血性坏死性肠炎。此外，还有克罗恩病或溃疡性结肠炎急性发作、急性缺血性肠病等，亦可因抗生素使用不当而发生的抗生素相关性小肠、结肠炎。

（一）问诊要点

1. 起病及病程　急性腹泻起病急骤，病程较短，多为感染或食物中毒所致，注意有无疫区、疫水接触史。慢性腹泻起病缓慢，病程较长，多见于慢性感染、非特异性炎症、吸收不良、消化功能障碍、肠道肿瘤或神经功能紊乱等。

2. 腹泻次数及粪便性质　急性感染性腹泻常有不洁饮食史，于进食后 24 小时内发病，每天排便数次甚至数十次，多呈糊状或水样便，少数为脓血便；慢性腹泻表现为每天排便次数增多，可为稀便，亦可带黏液、脓血，见于慢性细菌性痢疾、炎性肠病及结肠、直肠癌等；阿米巴痢疾的粪便呈暗红色或果酱样。霍乱表现为每天数十次腹泻，"米泔水"样大便；粪便中带黏液而无异常发现者常见于肠易激综合征；老年人急性血水样便，有急性缺血性肠炎的可能。

3. 腹泻与腹痛的关系　急性腹泻常有腹痛，尤以感染性腹泻较为明显。小肠疾病的腹泻，疼痛常在脐周，便后腹痛缓解不明显。结肠病变疼痛多在下腹，便后疼痛常可缓解。分泌性腹泻往往无明显腹痛。

4. 伴随症状　伴发热可见于急性细菌性痢疾、伤寒或副伤寒、肠结核、肠道恶性淋巴瘤、克罗恩病、溃疡性结肠炎急性发作期、败血症、HIV 感染者等。伴里急后重提示病变以直肠乙状结肠为主，如细菌性痢疾、直肠炎、直肠肿瘤等。伴明显消瘦提示病变位于小肠，如胃肠道恶性肿瘤、肠结核及吸收不良综合征。伴皮疹或皮下出血见于败血症、伤寒或副伤寒、麻疹、过敏性紫癜、糙皮病等。伴腹部包块见于胃肠道恶性肿瘤、肠结核、克罗恩病及血吸虫病性肉芽肿。伴重度失水常见于分泌性腹泻，如霍乱、细菌性食物中毒或尿毒症。伴关节痛或关节肿胀见于克罗恩病、溃疡性结肠炎、系统性红斑狼疮、肠结核、惠普尔病等。

5. 既往史 有无糖尿病、甲状腺功能亢进、肾病、肝胆胰腺等脏器疾病史，有无胃肠道手术史，近期是否使用抗生素情况，是否有药物、食物过敏史。

6. 流行病史 有以腹泻为主要表现的相关传染病地区旅居史，例如与霍乱、细菌性痢疾患者曾有过密切接触和生活史，同性恋、吸毒者，或在同一地区、同一时间暴发大量食物中毒病例，对于传染病相关的腹泻具有诊断意义。

（二）体格检查

1. 生命体征精神状态 腹泻量大并伴有呕吐时，表现精神差、心率快时应考虑水电解质紊乱，如脱水、低钾血症、低镁血症、低钙血症等。

2. 头颈部 慢性腹泻者，甲状腺肿大、甲状腺闻及血管杂音、突眼等提示腹泻和甲状腺功能亢进有关。

3. 腹部 腹部有包块者，如慢性炎症或肿瘤、肠结核或克罗恩病肿块常有压痛，而恶性肿瘤包块常常质硬、固定，且无明显压痛；脐周压痛者常提示小肠病变，而下腹压痛多与结肠病变有关，右上腹压痛则和肝胆疾病有关；肝脾大、黄疸、腹水、腹泻者提示与肝脏疾病有关；直肠指检发现肛门瘘管，考虑肠结核或克罗恩病；触及肿块或结节活动性差、指套染血，考虑直肠癌；直肠周围压痛提示有盆腔炎、阑尾炎或阑尾周围脓肿可能。

4. 皮肤、关节 关节肿胀压痛、杵状指／趾、皮肤结节性红斑等，提示克罗恩病或溃疡性结肠炎。

（三）辅助检查

1. 实验室检查

（1）便常规＋潜血试验有白细胞，提示肠道炎症；潜血试验阳性排除假阳性后考虑有消化道病变，常见消化性溃疡或炎性病变，若长期潜血试验阳性要考虑恶性肿瘤可能。

（2）粪便查找寄生虫 疑似寄生虫感染行此检查。样本应连续3日采集3次送检。

（3）粪便细菌培养 对于有免疫功能受损、有增加并发症风险的共存疾病、基础炎性肠病建议及早行此检查，诸如病毒粪便检测多在发病日，最多不超过48小时检测率较高。

（4）血常规 血红蛋白考虑有无消化道出血倾向，白细胞及中性粒计数可考虑肠道炎症。

（5）生化检查 肝功能、肾功能、电解质检查。

（6）甲状腺功能检查。

（7）其他血液检查 HIV抗体检查，乳糜泻测定IgA、抗肌内膜抗体等。

（8）病原学及血清学 如粪便悬滴试验及制动试验检测霍乱弧菌，肥达试验、外斐反应以及伤寒菌培养，轮状病毒可通过血清学检测其抗体协助诊断。

2. 特殊检查

（1）胃肠镜检查 对诊断胃肠道肿瘤、炎性肠病等有重要价值，目前常用的内镜检查包括直肠乙状结肠镜、结肠镜、胃十二指肠镜等（必要时可进行黏膜活检）。

（2）胃肠钡餐检查 可显示小肠功能性与器质性病变，对于不宜行结肠镜检查者或结肠镜不能到达的部位，胃肠钡餐检查有突出的优势。

（3）腹部X线片 对肠道梗阻类疾病适用，但价值有限。

（4）B型超声 检查为无创性和无放射性检查方法，宜优先采用。

三、腹泻的社区处理原则

（一）判断腹泻类型及其可能病因

如果怀疑传染病，根据《中华人民共和国传染病防治法》等相关法律和规定要求，按照时限、流程完成上报工作，并按照要求做好隔离、转运、消毒等相关工作。

（二）对症处理

1. 急性腹泻以病毒感染多见，若明确，进行上报后，转肠道门诊进一步治疗；治疗先从补液和改变饮食等一般措施开始，大多数情况下不需要使用抗生素治疗。有细菌性腹泻的症状和体征，可考虑进行经验性抗生素治疗。

（1）调节饮食 避免高脂饮食，水样泻者需要进食煮熟的含盐淀粉和谷类食品。

（2）多饮水 成人一天内需补充2~3L液体，对腹泻、呕吐较严重者，可给予口服补液盐冲水口服，必要时静脉补液。

（3）解痉治疗 对于急性腹泻伴有肠痉挛者，可用山莨菪碱、阿托品、溴丙胺太林等，但对有青光眼、前列腺肥大者慎用；胃肠道选择性钙通道阻滞剂匹维溴铵等副作用较少。

（4）黏膜保护剂 常用的有蒙脱石散、硫糖铝等，感染性或非感染性腹泻均可使用。

（5）微生态制剂 如双歧杆菌、丁酸梭菌等可以调节肠道菌群，可用于急慢性腹泻。

（6）止泻剂 常见的有活性炭、地芬诺酯、氢氧化铝凝胶等，未明确病因之前，尤其老年患者，要慎重使用止泻药。

2. 对于慢性腹泻或经对症治疗无好转者应寻找病因，针对病因治疗或转诊。

四、社区管理

（一）腹泻的转诊指征

1. 伴有急性或慢性血便、贫血、肛瘘或合并严重腹痛者。

2. 腹泻症状严重引起水、电解质紊乱或酸碱平衡失调，在补充血容量、升高血压等应急处理后及时转诊。

3. 疑似肿瘤难以确诊者。

4. 特殊病原体感染者，均按照我国传染病规定进行上报，并转肠道门诊治疗。霍乱属于甲类传染病，2小时内通过传染卡上报；病毒性肝炎、细菌性痢疾、阿米巴性痢疾、伤寒和副伤寒、疟疾、艾滋病属于乙类传染病，24小时内进行网络报告。不具备网络报告条件的医疗机构及时向属地乡镇卫生院、城市卫生服务中心或疾病预防控制中心上报，并于24小时内寄出传染病报告卡。

5. 慢性腹泻病因不明或治疗效果不佳者。

6. 怀疑急性缺血性肠炎、肠梗阻、肠套叠、严重腹腔及盆腔感染等疾病。

（二）健康宣教与疾病管理

1. 患者教育

（1）就诊教育 如果出现以下情况要立即就诊，如暴发大量群体性腹泻，腹泻伴有明显腹痛；腹泻伴有发热，里急后重；腹泻伴有伴皮疹或皮下出血，腹泻伴有腹部包块，慢性腹泻难以控制等。

（2）饮食指导 对于轻、中度腹泻患者，在最初的一两天内，都应该少食多餐，宜多进食一些清淡、富有营养，容易消化的食物，待病情好转后逐步过渡到正常饮食；忌生冷食物。

（3）生活护理指导 保持病室阳光充足、空气新鲜、定期开窗 2 次、每次 15~30min，仔细观察记录大便的次数、性质、颜色及量，了解大便变化过程。每次便后及时清理臀部，减少大便对皮肤的刺激。

（4）用药指导 无脱水或轻、中度脱水的情况下，着重病因治疗和液体疗法，一般不宜用止泻剂。急性感染性腹泻主要是在毒素作用下，小肠分泌水和电解质增多，与肠道动力学关系不大，止泻剂不但无治疗作用，而且延缓肠内容物的排出，可增加毒性产物的吸收，加重病情。

2. 疾病管理

（1）对急性腹泻患者，通过问诊、简单必要的体格检查以及辅助检查，应迅速判断腹泻类型，并根据病情严重程度决定是否进行分层处理，确认转专科还是在基层治疗，如果留在基层治疗，观察并评估治疗效果。

（2）急性腹泻中较为多见的感染性腹泻者，须针对患者开展健康教育，避免不洁饮食，注意卫生消毒，防止口粪传播；肠易激综合征患者：建立良好的生活习惯，饮食上避免产气的食物，如奶制品、大豆等。慢性腹泻伴有焦虑者可采取心理治疗或用药；乳糖不耐受者，不宜食用牛奶等乳制品；针对服药所致腹泻者，应及时停用有关药物。

（肖雪）

第九节　血尿

一、概述

血尿包括镜下血尿和肉眼血尿。每升尿液中含有 1ml 以上血液尿色就会明显变红，肉眼血尿可能是鲜血，也可能有血块，也可能如洗肉水样。肉眼血尿的颜色因出血量多少和尿酸碱度的不同而有差异。出血量多时尿色深浓，酸性尿液呈棕黑色、棕色、酱油色或深茶色，碱性尿液呈鲜红色、粉红色或洗肉水样。镜下血尿是尿液离心沉淀（1 500r/min）后取沉渣镜检，当 RBC≥3 个 /HP，或 Addis 计数 >50 万 /12h 或 >10 万 /h，表明肾脏和 / 或尿路系统有异常出血。

二、血尿的社区识别

患者以"血尿"就诊，首先应确定是否为真性血尿，除外使尿液呈现红色的干扰因素。某些食物（如甜菜、辣椒、番茄叶等）和某些药物及其代谢产物（如利福平、苯妥英钠、吩噻嗪等）可导致红色尿液。

泌尿系统本身疾病是引起血尿的主要原因。此外，某些全身性疾病累及肾脏也可导致血尿。泌尿系病变占血尿病因的 95% ~ 98%，常见于感染、非感染性炎症、结石和肿瘤等因素。泌尿外科疾病包括：泌尿系统结石、肿瘤、结核、外伤、异物、血管变异、手术或导尿损伤、介入性器械检查治疗、肾下垂和游走肾等。肾内科疾病包括：肾实质性病变，各型原发性或继发性肾小球肾炎、肾小管间质性肾炎、遗传性肾炎、薄基底膜肾小球病、溶血性尿毒综合征、多囊肾、海绵肾、肾乳头坏死等；尿路感染；血管疾病：肾梗死、肾皮质坏死、肾动脉硬化、动静脉瘘、肾静脉血栓形成、动脉炎及肾小球毛细血管坏死等。

详细的病史采集（包括流行病学史）、查体，以及生命体征的检查在疾病的诊断中非常重要，重点的辅助检查是尿常规、泌尿系统超声，泌尿系统 X 线检查等。

（一）问诊要点

1. 性别和年龄

（1）儿童和青少年镜下血尿常见原因为于急性上呼吸道感染、急性肾小球肾炎、泌尿系统畸形和梗阻或小儿特发性高钙尿症。

（2）青壮年血尿以尿路结石和慢性肾炎多见，育龄期女性血尿多为尿路感染。

（3）老年男性出现血尿以前列腺肥大继发尿路感染、前列腺癌、肾盂膀胱肿瘤、肾或输尿管结石发病率为高，老年女性则以膀胱肿瘤和尿路感染常见。

2. 肉眼血尿发生方式

（1）排尿初血尿多为前尿道病变，如炎症、异物、结石、息肉或阴茎段尿道损伤。

（2）排尿终末血尿或滴血常见于后尿道、精囊、膀胱三角区和前列腺的炎症、息肉和肿瘤等。

（3）全程血尿常见于肾炎、肾脏、输尿管和膀胱的炎症、结石和肿瘤。

3．血尿出现前驱感染

（1）上呼吸道感染或腹泻后数小时或 1~3 日内出现血尿（多为肉眼血尿），主要见于急性肾炎综合征，肾活检病理诊断以 IgA 肾病多见。

（2）血尿于皮肤或上呼吸道感染后 1~3 周内发生者是急性肾小球肾炎的诊断标准之一。

（3）部分新月体肾炎患者常于起病前 1 个月左右有上呼吸道感染史。

（4）感染性心内膜炎后出现血尿可见于肾小球肾炎。

4．体重变化

（1）体重减轻应考虑泌尿系统结核或肿瘤。

（2）体重增加伴水肿是肾小球肾炎和肾病综合征的临床表现，且以后者为甚。

5．伴随症状

（1）发热、尿路刺激征　提示尿路感染。

（2）肾绞痛　须确定有无尿路结石。

（3）无痛性肉眼血尿　反复发作性或持续性无痛性肉眼血尿，伴血块或坏死组织；或初为持续镜下血尿，后呈持续肉眼血尿；尿红细胞大小均一，形态正常。此时应警惕肾盂癌、膀胱癌或前列腺癌的可能。后者部分病例以转移病灶表现为首发症状，如肺部阴影或锥体病变。

6．流行病史

到过流行病疫区、与传染病有密切接触史对于传染病相关的血尿有诊断意义。

（二）主要体格检查

1．生命体征　体温、脉搏、心率、呼吸、血压。

2．皮肤

（1）紫癜　紫癜性肾炎。

（2）面部蝶形红斑、盘状红斑　狼疮性肾炎。

（3）红色斑丘疹伴淋巴结肿大　药物过敏。

（4）出血点、瘀斑　出血性疾病。

（5）苍白（贫血）　肾功能损害、狼疮性肾炎或出血性疾病等。

3．听力粗测听力减退　遗传性肾炎。

4．心脏听诊

（1）杂音　感染性心内膜炎所致肾小球肾炎。

（2）心律不齐（心律绝对不齐、第一心音强弱不等，心房纤颤）。

（3）附壁血栓脱落引起肾栓塞。

5．腹部触诊

（1）触及肾脏且位置较低、活动度较大　游离肾。

（2）双侧巨大肾脏　多囊肾。

（3）输尿管压痛点压痛、膀胱区压痛　尿路感染。

（4）肋脊角压痛、肾区叩痛　急性肾盂肾炎（急性上尿路感染）。

6．关节指间关节畸形　类风湿性关节炎肾损害。

7．肛门指诊前列腺肥大　前列腺增生或前列腺癌。

（三）辅助检查

1．实验室检查

（1）尿常规　尿常规显示尿中有红细胞是血尿的重要提示。

（2）尿沉渣中的管型　尿中观察到红细胞管型及颗粒管型等主要见于肾小球肾炎，用相位差显微镜检查阳性率较高。

（3）尿蛋白检测　尿蛋白检测对血尿病因的定位诊断极有帮助。

（4）尿红细胞相位差镜检　在新鲜离心尿 RBC 计数≥3/HP 或 >10 000/ml 的基础上，采用相位差显微镜观察，如 RBC 70% 以上为异常形态（畸形或多型性）可确定为肾小球性血尿。

1）尿红细胞容积分布曲线　利用血细胞自动分析仪检测新鲜尿标本 RBC 平均容积和分布曲线，以横坐标代表尿 RBC，纵坐标代表相应容积 RBC 的数量。如尿 RBC 平均容积小于 72fl 且分布曲线呈小细胞性分布，则表明血尿多来源于肾小球。用尿红细胞容积分布曲线区别血尿来源，可避免相位差显微镜观察者的主观误差。

2）尿三杯试验　虽然此检查方法临床已不多用，但对诊断或除外下路血尿仍有一定帮助。具体方法为患者在排尿过程中，不间断地分别收集初、中、终段尿液置于 3 个玻璃杯中进行肉眼观察和显微镜检查。初段血尿来自尿道口括约肌以下的前尿道；终末血尿多为膀胱基底部、前列腺、后尿道和精囊出血；三杯均有程度相同的血尿，则来源于膀胱颈以上的部位。

2．影像学检查

（1）肾脏 B 超检查　对肾脏的实质性及囊性占位、结石、肾盂积水、肾周围脓肿或血肿有诊断价值。此外，显示弥漫性肾实质回声增强者，可提示肾实质病变。

（2）腹部平片　约 90% 的尿路结石不透 X 线，因而腹部平片对诊断尿路结石有较大的帮助，还可了解肾脏的形态、大小和位置。

（3）静脉肾盂造影　静脉肾盂造影（intravenous pyelography，IVP）是检查尿路解剖结构良好方法，能清晰地显示肾盏、肾盂、输尿管和膀胱的形态，并反映肾脏的排泌功能。对肾脏先天性发育畸形、慢性肾盂肾炎、肾结核、多囊肾、肾乳头坏死、肾盂积液和输尿管狭窄等疾病的诊断均有意义。

（4）肾脏细胞学及组织学检查　细针穿刺抽吸肾脏占位性病变组织细胞做细胞学检查，明确恶性或良性病变；血尿原因为肾实质病变者有必要进行粗针肾穿刺活检，以明确病理诊断。

三、血尿的社区处理原则

（一）对症处理

1．对于病情危重的需及时转诊。

2．如果怀疑传染病，根据《中华人民共和国传染病防治法》等相关法律和规定要求，按照时限、流程完成上报工作，并按照要求做好隔离、转运、消毒等相关工作。

（二）对因治疗

引起血尿的原因很多，对患者进行详细的问诊、体格检查以及必要的辅助检查后，针对引起血尿的病因进行对因治疗。如感染性疾病，败血症、流行性腮腺炎、流行性出血热和感染性心内膜炎等引起的血尿应立即将患者转诊至具备诊治条件的综合性医院进行诊治。

四、血尿的社区管理

（一）转诊

传染性疾病应转诊至定点医院或具备诊治能力的综合性医院。生命体征不稳定，一般情况差的患者立即转诊；治疗后症状反复出现，病情没有好转的患者转诊上级医院。

（二）健康宣教与疾病管理

1. 健康宣教

（1）传染病相关知识教育　容易导致血尿的传染病有，流行性出血热、恶性疟疾、钩端螺旋体病等。正确辨识传染性疾病的相关特点，有利于早就诊，早干预，早治疗。

1）流行性出血热　是危害人类健康的重要传染病，是由流行性出血热病毒（汉坦病毒）引起的，以鼠类为主要传染源的自然疫源性疾病，以发热、出血、充血、低血压休克及肾脏损害为主要临床表现。因此当患者有类似流行病接触史，又出现类似症状时，应及时就医。

2）恶性疟疾　在国内目前少见但高发于非洲热带地区。此种由恶性疟原虫感染所致的传染病，常以畏寒、发热、头痛为首发症状，并发症多，若不及时治疗，可危及生命。在流行区，成人反复感染的机会多，可呈带虫状态，而易感者主要是儿童。孕妇生理功能特殊，免疫力低，易感疟疾。此外，非疟区的无免疫力人群进入疟区，也为易感者，且可引起疟疾暴发流行。溶血性血尿也为该病一个临床表现，出现类似症状、怀疑该病应及时就诊。

3）钩端螺旋体病（简称钩体病）　是由各种不同型别的致病性钩端螺旋体（简称钩体）所引起的一种急性全身性感染性疾病，属自然疫源性疾病，鼠类和猪是两大主要传染源。其流行几乎遍及全世界，在东南亚地区尤为严重。临床特点为起病急骤，早期有高热、全身酸痛、软弱无力、结膜充血、腓肠肌压痛、表浅淋巴结肿大等钩体毒血症状；中期可伴有肺出血，肺弥漫性出血、心肌炎、溶血性贫血、黄疸，全身出血倾向、肾炎、脑膜炎，呼吸功能衰竭、心力衰竭等靶器官损害表现。因此血尿是该病出血倾向的一个表现，一旦有类似流行病接触史，出现类似症状，应及时就诊。

（2）就诊教育　引导患者出现以下情况应就诊，肉眼见到尿液呈现鲜红色、或者有血块、或者呈现洗肉水样。

（3）如何预防　防止尿道损伤；积极控制高血压、糖尿病，防治高血压肾病、糖尿病肾病引起的血尿；积极治疗尿路结石、尿路结核；预防易引起血尿的感染性疾病，如流行性出血热、猩红热、钩端螺旋体、败血症等。

2. 疾病管理

（1）对患者进行整体评估

1）详细收集患者资料　如一般情况，包括家庭档案号码和联系方式、存在的主要问题、诊断依据和引发疾病的危险因素。

2）对患者健康状况进行详细评估，包括疾病目前的情况（是否合并其他疾病，是否有并发症）危险程度的评估。

（2）传染性疾病，如流行性出血热、猩红热、钩端螺旋体等，应上报传染病卡，将患者转诊至定点医院进行诊治。

（3）接诊患者并进行初步诊断，必要时转至二级及以上医院确诊，对诊断为非传染病的血尿患者，根据病因判断能否纳入分级诊疗服务，对可以纳入分级诊疗服务的，经患者知情同意后签约，建立健康档案，纳入慢病管理。

（葛彩英）

第十节 皮疹

一、概述

皮疹多为全身性疾病的表现之一，其种类和发病原因较多，常见于传染病、皮肤病、药物及其他物质所致的过敏反应等。皮疹变化迅速，有的瞬间消退，有的同病异质。

二、皮疹的社区识别

（一）问诊要点

1. 麻疹 由麻疹病毒引起的具有高度传染性出疹性呼吸道传染病，常有麻疹患者接触史，有发热、流涕、畏光、流泪、眼分泌物增多、鼻塞、咳嗽、打喷嚏等，发热 2~3 天后，黏膜处可见细小点状白色麻疹膜，发热 3~4 天后全身丘疹，压之褪色，从耳后、颜面自上而下迅速漫布全身，4 天出齐，7 天消退。热退疹出。疹退后糠样脱屑，并留有棕色色素沉着为临床特征。目前由于麻疹疫苗的普遍接种，可能临床症状不典型。

2. 风疹 风疹病毒引起的一种急性呼吸道传染病，有风疹接触史，上呼吸道轻度炎症、发热、流泪、发热当天出现充血性红色丘疹，比较散在，量少，消失快，不留痕迹，伴有耳后、枕后淋巴结肿大。出疹特点为先发自头脸部，迅速遍及躯干和四肢，1 日内出齐，手足心无皮疹。一般 3 日内皮疹消失，疹退后皮肤无色素沉着。

3. 水痘 由水痘-带状疱疹病毒引起，有水痘接触史，发热当天出现高出皮面的红色疹子，1 天后变成丘疹和水疱，疱疹壁易破，疱液先为透明而后浑浊，水痘周围发红、有红晕，2~3 天水痘结痂几天后脱干痂，一般不留瘢痕。水痘皮疹分批发生，在前一批皮疹损害逐步演变愈合的过程中，新的一批疱疹又次第出现，导致红斑、丘疹、疱疹和结痂等各阶段损害可在同一时间内并存于同一患者。尤其是在发疹第 2~3 天，同一部位常可见到各阶段的皮疹，此为水痘皮疹的另一重要特征。

4. 幼儿急疹 是由病毒引起的急性发疹性传染病，多见于 6 个月~2 岁的小儿，尤以 1 周岁以下婴儿更多见。冬春季最常见，本病传染性不大，是婴儿常见的急性发热出疹性疾病，特点是热退疹出，疹型类似玫瑰，故称婴儿玫瑰疹。

5. 猩红热 患者常伴有发热、咽痛、头痛，1 天后出皮疹，先从颈部开始，1 天全身出齐，皮疹是细小的猩红色丘疹，发痒，压之褪色，患者的腕部、肘部拐弯处可见深红的条状充血，面部充血发红，口唇边发白，舌头肿大发红，临床称为杨梅舌，皮疹消退时有小片的脱屑，手掌和足底大片脱皮。

6. 药疹 药物通过各种途径进入体内，引起皮肤黏膜的炎症反应，患者常有明确的用药史，有一定的潜伏期，瘙痒明显，药疹的临床表现多种多样，如皮疹、荨麻疹、严重可以导致剥脱性皮炎等。

（二）体格检查

1. 全身检查　体温、脉搏、呼吸、血压、眼结膜、口舌咽部黏膜、心肺、肝脾、淋巴结、关节等。

2. 皮疹检查　皮疹的形态、色泽、大小、界限、是否高于或低于皮表、是否渗液、是否触痛。

（三）辅助检查

1. 血常规　嗜酸性粒细胞升高见于变态反应性疾病、寄生虫性皮肤病；白细胞升高见于细菌性皮肤病，减少见于系统性红斑狼疮。

2. 皮肤免疫病理检查　适用于天疱疮、类天疱疮、红斑狼疮、皮肌炎、皮肤血管炎等免疫皮肤病。

（1）直接免疫荧光　检查病变组织和细胞中免疫球蛋白或补体的出现及分布，用于诊断鉴别或辅助诊断免疫性皮肤病。

（2）间接免疫荧光　检查血清中自身抗体的性质、类型和滴度，诊断、鉴别或辅助诊断免疫性皮肤病，观察病情变化和药物疗效。

3. 显微镜检查　可发现疥疮、螨虫、真菌菌丝、细菌等。

4. 斑贴试验　检测变应性接触性皮炎的变应原。

5. 皮肤划痕试验　用于诊断荨麻疹。

三、诊断与治疗

（一）诊断

根据对病史体格检查和辅助检查（血常规、斑贴试验、皮肤划痕试验等）等资料综合分析，注意既往病史、接触史、流行病学史（社区内是否有类似疾病）此次发病表现和治疗经过，皮疹和其他疾病之间的联系等，进行诊断。

（二）治疗

1. 皮疹护理常规

（1）皮疹较重、伴有发热等症状者应卧床休息。

（2）应避免进食辛辣刺激性及油腻食物。

（3）病情观察注意观察生命体征，意识状态，皮疹性质、数量、部位的变化，伴随症状的变化及治疗效果等。

（4）病房或家庭要求保持整洁，定时通风，定时空气消毒。

（5）皮肤护理　①注意保持皮肤清洁，每日用温水轻擦皮肤，禁止用肥皂水、酒精等擦拭皮肤。②有皮肤瘙痒者应避免搔抓，防治抓伤后皮肤感染；应注意修剪指甲，幼儿自制能力差，可将手包起来；皮肤剧痒者可局部涂抹5%碳酸氢钠或炉甘石洗剂等。③皮肤结痂后让其自行脱落，不要强行撕脱，翘起的痂皮可用消毒剪刀剪掉。疹退后若皮肤干燥可涂抹凡士林或甘油等润滑皮肤。

2. 皮疹治疗

（1）根据患者症状、体征及辅助检查明确诊断后，给予病因治疗。

（2）辅助治疗激光治疗、紫外线治疗、心理治疗等。

（3）皮疹的中医中药治疗。

四、社区管理

（一）转诊指征

1. 皮疹原因诊断不明。

2. 药物治疗效果不佳，或出现药物不良反应。

3. 皮疹程度重，甚至危及生命者。

（二）疾病管理

皮疹是社区常见疾病，小则不痛不痒，大则命之危以，尤其是小儿，免疫系统尚未健全，更需要快速识别皮疹类别。在疾病管理上，首先，需要向广大居民们普及常见皮疹的科普知识，尤其是合并有发热情况，更需要及时就诊；其次，做好规范化、按时按计划的预防接种工作，如果患者诊断为幼儿急疹、水痘、风疹、麻疹、猩红热等传染性疾病需要上报并隔离，做好消毒工作。

（杜振双）

第十一节 黄疸

一、概述

黄疸是由于血清中胆红素升高致使皮肤、黏膜和巩膜发黄的症状和体征。正常血清总胆红素为 1.7 ~ 17.1μmol/L（0.1 ~ 1mg/dl）。胆红素在 17.1 ~ 34.2μmol/L（1 ~ 2mg/dl），临床不易察觉，称为隐性黄疸；超过 34.2μmol/L（2mg/dl）时出现临床可见黄疸，也称为显性黄疸。

二、黄疸的社区识别

（一）问诊要点

1. 溶血性黄疸　凡能引起溶血的疾病都可引发溶血性黄疸。常见病因有：①先天性溶血性贫血，如珠蛋白生成障碍性贫血、遗传性球形红细胞增多症；②后天性获得性溶血性贫血，如自身免疫性溶血性贫血、新生儿溶血、不同血型输血后的溶血，以及葡萄糖 -6- 磷酸脱氢酶缺乏症、伯氨喹、蛇毒、毒蕈、阵发性睡眠性血红蛋白尿等引起的溶血。实验室检查血清中非结合胆红素（UCB）增加为主，结合胆红素（CB）基本正常。

2. 肝细胞性黄疸　多由各种致肝细胞严重损害的疾病引起，如病毒性肝炎、肝硬化、中毒性肝炎、钩端螺旋体病、败血症等。实验室血中的 UCB 增加，CB 亦增加而出现黄疸。

3. 胆汁淤积性黄疸　可分为肝内性和肝外性。肝内性又可分为肝内阻塞性胆汁积和肝内胆汁淤积，前者见于肝内泥沙样结石、癌栓、寄生虫病（如华支睾吸虫病）。后者见于病毒性肝炎、药物性胆汁淤积（如氯丙嗪、甲睾酮、避孕药等）、原发性胆汁性肝硬化、妊娠期肝内胆汁淤积症等。实验室中血清 CB 增加为主，尿胆红素试验阳性。

4. 先天性非溶血性黄疸　系由肝细胞对胆红素的摄取、结合和排泄有缺陷所致的黄疸，临床较少见，有以下四种类型。

（1）吉尔伯特综合征　系由肝细胞摄取 UCB 功能障碍及微粒体内葡萄糖醛酸转移酶不足，致血中 UCB 增高而出现黄疸。一般黄疸较轻，呈波动性，肝功能检查正常。

（2）迪宾 – 约翰逊综合征　系由肝细胞对 CB 及某些阴离子（如靛氰绿、X 线造影剂）向毛细胆管排泄发生障碍，致血清 CB 增加而发生的黄疸。

（3）克纳综合征　系由肝细胞缺乏葡糖醛酸转移酶，致 UCB 不能形成 CB，导致血中 UCB 增多而出现黄疸。本病由于血中 UCB 甚高，故可产生胆红素脑病（bilirubin encephalopathy），见于新生儿预后极差。

（4）罗托综合征　系由肝细胞摄取 UCB 和排泄 CB 存在先天性缺陷致血中胆红素增高而出现黄疸。

（二）伴随症状

黄疸主要表现为巩膜、皮肤、黏膜等部位发黄，伴随症状对黄疸的鉴别诊断有重要意义。

1. 发热 黄疸伴发热多见于急性胆管炎，同时还伴有畏寒。肝脓肿、败血症、钩端螺旋体病均有中度发热，甚至高热；急性病毒性肝炎或急性溶血时常先有发热，而后才出现黄疸。

2. 腹痛 黄疸伴上腹部剧烈绞痛或疼痛者，多见于胆道结石、胆道蛔虫症或肝脓肿、原发性肝癌等。病毒性肝炎者多表现为右上腹持续性胀痛与钝痛；肝脓肿或肝癌也可表现为上腹部或右上腹的隐痛或胀痛。

3. 皮肤瘙痒 黄疸伴皮肤瘙痒者多见于肝内、外胆管梗阻（胆汁淤积）性黄疸，如胆总管结石、癌肿或原发性胆汁性肝硬化、妊娠复发性黄疸等。部分肝细胞性黄疸者也可伴有皮肤瘙痒，而溶血性黄疸常无皮肤瘙痒。

4. 食欲减退、上腹饱胀、恶心与呕吐 病毒性肝炎者在黄疸出现前常伴有食欲减退、恶心、呕吐、上腹饱胀等消化不良症状，多数患者同时厌油腻食物。长期厌油腻食物或者进食油腻食物后诱发右上腹疼痛或绞痛发作者，多为慢性胆囊病变；老年黄疸患者伴食欲减退等消化不良症状时应考虑系癌肿所致，且常伴有体重呈进行性减轻，甚至发生高度营养不良的表现。

5. 消化道出血 黄疸伴有消化道出血时，多见于肝硬化、肝癌、胆总管癌、壶腹癌或重症肝炎等。

6. 巩膜及皮肤黄疸的色泽 根据黄疸的色泽可初步判断黄疸的病因或种类。巩膜皮肤黄疸呈柠檬色多提示为溶血性黄疸；呈浅黄色或金黄色时多提示为肝细胞性黄疸；呈暗黄色或黄绿色时多提示为梗阻性黄疸（梗阻时间愈长，黄疸呈黄绿色愈明显）。

7. 皮肤其他异常 如面部及暴露部位皮肤有色素沉着，同时有肝掌、蜘蛛痣或颈胸部皮肤毛细血管扩张、腹壁静脉显露曲张等表现时，多提示为活动性肝炎、肝硬化或原发性肝癌。如皮肤有瘙痒抓痕、色素沉着及眼睑黄疸等表现时，多提示为梗阻性黄疸。溶血性黄疸患者一般皮肤色泽较苍白。

8. 肝脏肿大 病毒性肝炎、急性胆道感染时，肝脏呈轻度或中等肿大，质地软，表面光滑，常有压痛；肝脏轻度肿大、质地较硬、边缘不整齐或表面有小结节感多见于早期肝硬化（晚期肝硬化者肝脏多呈变硬缩小表现）；肝脏明显肿大或呈进行性肿大、质地坚硬、表面凹凸不平、有结节感时，多提示为原发性肝癌。

9. 脾脏肿大 黄疸伴脾脏肿大时，多见于病毒性肝炎、各型肝硬化、肝癌、溶血性贫血以及败血症、钩端螺旋体病等疾病。

10. 胆囊肿大 黄疸伴胆囊肿大时，多提示胆总管下端有梗阻存在，多见于胆总管癌、胰头癌、壶腹部癌，或肝门部有肿大的淋巴结或肿块压迫胆总管。所触及的胆囊其特点是表面较平滑，无明显压痛，可移动，这种胆囊肿大常称为库瓦西耶征（Courvoisier sign）。而在胆囊癌或者胆囊内巨大结石时，肿大的胆囊常表现为坚硬而不规则，且多有压痛。

11. 腹水 黄疸伴有腹水时，多考虑为重型病毒性肝炎、肝硬化晚期或系肝癌，或者胰头癌、壶腹癌等发生腹膜转移等。

（三）辅助检查

1. 实验室检查

（1）血、尿常规 溶血性黄疸患者常常有贫血。不同类型的黄疸，尿胆红素和尿胆原发生相应的改变。

（2）肝功能

1）胆红素代谢　血清非结合胆红素增高、尿胆红素阴性为高非结合胆红素血症的共同特征；但在溶血性黄疸时，由于肝脏代偿性处理胆红素增加，尿胆原可显著增高；血清结合胆红素增高、尿胆红素阳性、尿胆原及粪中尿胆原减少或缺如为高结合胆红素血症的特征；但在肝细胞性黄疸时，尿胆原也常表现为增加。

2）血清酶学检查　同时测定 ALT、AST、ALP、GGT，如前两种酶明显增加常为肝细胞损害的特征，而后两种明显增加则常为胆汁淤积的特征。

3）血浆凝血酶原时间测定　胆汁淤积性黄疸时，肌内注射维生素 K 10mg，24 小时后可使延长的凝血酶原时间恢复或接近正常。严重肝病时凝血酶原合成障碍，凝血酶原时间延长，即注射维生素 K 也不能纠正。

4）血脂测定　胆汁淤积时胆固醇和甘油三酯均可增高；肝细胞损伤严重时，胆固醇水平明显降低。

（3）免疫学检查　慢性活动性肝炎时 IgG 明显增高；原发性胆汁性肝硬化时 IgM 显著上升，而且血清 M2 型抗线粒体抗体阳性。肝炎病毒标志物及 AFP 检测有助于病毒性肝炎及肝癌的诊断。

（4）血液学检查　主要用于协助诊断溶血性黄疸。遗传性溶血性黄疸时，除贫血外，外周血中晚幼红细胞和网织红细胞可显著增多、骨髓红系细胞明显增生活跃。遗传性球形红细胞增多症时，红细胞脆性增加；珠蛋白生成障碍性贫血（亦称地中海贫血）时，红细胞降低。抗球蛋白试验［库姆斯试验（Coombs test）］在自身免疫性溶血性贫血和新生儿溶血性贫血时呈阳性反应。

2. 影像学检查

（1）B 超　对了解肝脏的大小、形态、肝内有无占位性病变、胆囊大小及胆道系统有无结石及扩张、脾脏有无肿大、胰腺有无病变等有较大帮助。

（2）X 线腹部平片及胆道造影 X 线检查　腹部平片可发现胆道结石、胰腺钙化等病变。X 线胆道造影可发现胆管结石、狭窄、肿瘤等异常，并可判断胆囊收缩功能及胆管有无扩张。

（3）内镜逆行胰胆管造影术（ERCP）　可通过内镜直接观察壶腹区与乳头部有无病变，可经造影区别肝外或肝内胆管阻塞的部位，也可间接了解胰腺有无病变。

（4）经皮穿刺肝胆道成像（PTC）　能清楚显示整个胆道系统，可区分肝外阻塞性黄疸与肝内胆汁淤积性黄疸，并对胆道阻塞的部位、程度及范围进行了解。

（5）上腹部 CT 扫描　对显示肝、胆、胰等病变，特别对发现肝外梗阻有较大帮助。

（6）放射性核素检查　应用金 -198 或锝 -99 肝扫描可了解肝内有无占位性病变。用碘玫瑰红扫描对鉴别肝外阻塞性黄疸与肝细胞性黄疸有一定帮助。

（7）磁共振胰胆管成像（MRCP）　是利用水成像原理进行的一种非介入性胰胆管成像技术可清晰显示胆管系统的形态结构。对各种原因引起的梗阻性黄疸胆道扩张情况可以作出比较客观的诊断。特别适用于 B 超或 CT 有阳性发现，但又不能明确诊断的患者。

（8）肝穿刺活检及腹腔镜检查　对疑难黄疸病例的诊断有重要帮助。但肝穿刺活检用于胆汁淤积性黄疸时可发生胆汁外溢造成胆汁性腹膜炎，伴肝功能不良者亦可因凝血机制障碍而致内出血，故应慎重考虑指征。

三、诊断与治疗

（一）诊断

确定是否为黄疸必须除外下列情况：①老年人球结膜下脂肪积聚，其特征是分布不均匀；②进食过多的胡萝卜素后，往往会出现皮肤黄染，多累及手掌、足底、鼻及前额等处，但巩膜正常；③某些药物可引起假性黄疸，如米帕林、新生霉素等。溶血性黄疸一般皮肤黏膜呈浅柠檬色，不伴皮肤瘙痒。

1. 急性溶血性黄疸　可有发热、寒战、头痛、呕吐、腰痛，并有不同程度的贫血和血红蛋白尿（尿呈酱油色或茶色），严重者可有急性肾衰竭；慢性溶血多为先天性，除伴贫血外尚有脾肿大。

2. 肝细胞性黄疸　皮肤、黏膜浅黄至深黄色，可伴有轻度皮肤瘙痒，其他为肝脏原发病的表现，如疲乏、食欲减退，严重者可有出血倾向、腹腔积液、昏迷等。实验室检查血清中 CB 与 UCB 均增加。

3. 胆汁淤积性黄疸　一般皮肤黏膜呈暗黄色，胆道完全阻塞者颜色呈深黄色，甚至呈黄绿色，并有皮肤瘙痒及心动过缓，尿色深，粪便颜色变浅或呈白陶土色。实验室检查血清CB 增加为主，尿胆红素（urine bilirubin）试验阳性。

（二）治疗

1. 药物治疗　补充足够的热量及维生素、必需氨基酸及脂肪酸，根据病因，合理用药，如伴有肝损伤的肝细胞性黄疸者可保肝治疗。

2. 输血治疗　对于红细胞破坏、血红蛋白低，可采用输血治疗。

3. 外科手术　如肿瘤、结石引起胆道阻塞时采用手术治疗。

4. 新生儿黄疸的治疗　新生儿黄疸时应用光照治疗，光疗可使胆红素化学结构发生改变易溶于水，由肾脏排出。

四、社区管理

（一）转诊指征

1. 普通转诊

（1）黄疸病因不明者。

（2）胆囊炎、胆道感染严重，经药物治疗反应不佳或出现严重并发症者。

（3）需要影像、内镜等复杂检查来帮助诊断。

（4）胆石症、肝癌、胰腺癌等需手术治疗者。

2. 紧急转诊　有明显的报警征象发生时，如溶血性黄疸伴重度贫血、休克、肾衰竭等。

（二）健康宣教

黄疸是疾病发生、发展过程中的一种临床症状，因此，只有预防相关疾病才能起到预防作用。

1. 去除获得性溶血性贫血的病因。

2. 胆囊结石或胆管结石的患者平时少食或禁食过于油腻的食物，可以适当应用保肝利胆药物。采用手术或微创手术去除结石可预防反复发作所致黄疸。

3. 避免使用对肝脏损害的药物，预防药物性肝损所致的黄疸。

4. 针对病毒性肝炎相关黄疸需进行传染病学预防，如：接种乙肝疫苗，避免粪口传播、血行传播、性传播、垂直传播、密切接触等。

（杜振双）

第十二节　呼吸困难

一、概述

（一）定义与分类

1. 定义　呼吸困难是指患者主观上感到空气不足、呼吸费力，客观上表现为呼吸费力，严重时可出现张口呼吸、鼻翼煽动、端坐呼吸，甚至发绀、呼吸肌辅助参与呼吸运动，并可有呼吸频率、深度与节律的改变。

2. 分类　对呼吸困难性质的分类有多种，按病程分为急性呼吸困难与慢性呼吸困难；按病因可分为肺源性呼吸困难、心源性呼吸困难、中毒性呼吸困难、血源性呼吸困难和神经精神性呼吸困难，其中肺源性呼吸困难又分为呼气性、吸气性和混合性呼吸困难。

（二）病因与发病机制

1. 呼吸困难的病理机制　呼吸困难的病理机制尚未完全阐明。可能与呼吸系统的机械负荷增加、神经肌肉功能下降、呼吸驱动异常增加、呼吸反射异常及精神异常等综合因素有关。人体存在精细的呼吸自我调节功能，有许多感受器参与调节，呼吸困难的某些性质可能与特定的病理机制相关。

2. 常见病因　依据病理机制，呼吸困难的常见病因如下。

（1）通气机械功能障碍：①腹部或胸部巨大肿块；②支气管哮喘、肺气肿、支气管炎；③气管内肿瘤；④肺间质纤维化；⑤脊柱后凸及侧弯；⑥淋巴管性肿瘤；⑦肥胖；⑧中枢及外周气流受限；⑨胸膜肥厚；⑩胸壁及膈肌扩展受限或膈肌麻痹；⑪肺扩张受限。

（2）呼吸泵功能减退：①重度过度充气；②神经肌肉疾病；③肥胖；④胸腔积液；⑤气胸；⑥脊髓灰质炎。

（3）呼吸驱动增加：①心输出量减少；②有效 Hb 减少，如中毒等；③低氧血症；④肾脏疾病；⑤肺内呼吸感受器兴奋增加。

（4）无效通气：①肺毛细血管毁损；②肺大血管阻塞。

（5）心理异常因素：①焦虑；②躯体化障碍；③抑郁；④癔病。

3. 呼吸困难相关的传染性疾病　呼吸困难相关的传染性疾病包括流行性出血热、败血症、急性血行播散性肺结核、中毒性细菌性痢疾、细菌性肺炎、病毒性肺炎、霉菌性肺炎、胆道感染、尿路感染、腹膜炎、新型冠状病毒感染、严重急性呼吸综合征、H7N9 禽流感、甲型 H1N1 流感、H5N1 禽流感等。

二、临床表现

呼吸困难常表现为胸闷、气短、喘息、呼吸费力、憋气、胸部紧缩感、窒息感等。呼吸困难的描述常对病因有提示作用。如：劳力性呼吸困难，常提示心肺疾病，见于心功能不全、慢性阻塞性肺疾病、支气管哮喘等。表现为胸部发紧感的呼吸困难，常提示存在支气管收缩。具有空气渴求感、吸气不足感、吸气相不适感多于呼气相的呼吸困难常无疾病特异性。

三、体格检查

生命体征　血压、脉搏、呼吸、体温，注意发现生命体征不稳定的危重患者。注意呼吸频率和节律，注意呼吸时有无鼻翼煽动。注意神志有无障碍。

1. 皮肤黏膜　有无发绀或贫血，有无皮肤湿冷或干燥，有无皮肤弹性下降等脱水征象。

2. 颈部　注意有无颈静脉充盈或怒张，有无气管偏移，有无胸骨上窝、锁骨上窝吸气时的凹陷，该表现与肋间隙凹陷合称"三凹征"。

3. 胸部　是重点，要注意有无桶状胸，胸廓有无单侧隆起，有无呼吸音改变以及哮鸣音、湿啰音等。有无心界扩大、心音减弱、病理性第三心音杂音及心包摩擦音等。

4. 腹部　注意有无肝脏肿大，是否有肝颈静脉回流征。

5. 其他　注意有无杵状指征象，有无神情焦虑、紧张等。

四、辅助检查

1. 实验室检查

（1）血常规　用于检查有无贫血，有无白细胞增高。

（2）尿常规　尿糖、尿酮阳性提示糖尿病酮症存在。

（3）脑利尿钠肽（BNP）　用于鉴别心源性与肺源性呼吸困难。BNP 增高超过 500pg/ml 提示心功能不全，支持心源性病因。BNP 小于 100pg/ml 则不支持心功能不全。可作为急诊科鉴别不典型呼吸困难患者的首选检测指标。

（4）动脉血气分析　用于检查动脉血氧分压、二氧化碳分压、pH、碳酸氢盐等指标，有助于直观了解有无二氧化碳潴留、低氧血症。

（5）血尿素氮与肌酐　用于检查肾功能，可发现是否有尿毒症的因素存在。

（6）血糖与血酮　用于发现糖尿病与糖尿病酮症。

（7）血电解质　低血钾也可导致呼吸困难，该项检测可确诊。

（8）D-二聚体　增高对怀疑由肺栓塞导致的呼吸困难诊断有一定的支持价值，阴性可排除肺栓塞。

2. 心电图　是呼吸困难的常规检查。能够发现有无心脏扩大，有无心肌缺血或梗死，有无心律失常，有无心包积液等导致呼吸困难的心源性病因。

3. 胸部 X 线　有助于判断有无胸廓畸形、肺气肿、气胸、胸腔积液、肺炎、肺尘埃沉着病、肺纤维化等肺源性呼吸困难的病因；如果显示肺动脉高压、心影扩大、肺淤血或肺水肿则提示心源性病因。

4. 继续检查项目

（1）肺功能测定　病情稳定后，病因仍不明确者，该项检查可明确肺活量、残留气量，明确是否存在限制性或阻塞性通气障碍有助于证实肺源性呼吸困难。

（2）超声心动图　用于明确心脏各腔室大小、瓣膜功能、心肌收缩情况、心室射血分数以及心包积液等心脏情况，有助于证实心源性呼吸困难。

五、诊断与治疗

呼吸困难的病因诊断与鉴别诊断。

首先要全面详细地询问病史，包括呼吸困难的特征、起病时间、持续时间、诱发因素、加重或恶化因素（活动、体位、接触史、饮食史等）、缓解因素（药物、体位、活动等）以及伴随症状、过去史等，再进行体格检查和恰当的辅助检查通常可为诊断提供线索。

（一）呼吸困难最常见于心血管、呼吸和神经肌肉疾病

1. 首先，区分急性、慢性和发作性呼吸困难。如急性呼吸困难可见于急性左心衰竭、肺血栓栓塞等；慢性呼吸困难可见于慢性阻塞性肺疾病，特别是慢性阻塞性肺疾病急性加重；发作性呼吸困难可见于支气管哮喘发作等；这关系到呼吸困难处理的轻重缓急。

2. 其次，应区分两类呼吸困难。一类为病因尚未明确的新发呼吸困难；另一类为已有心肺及神经系统等基础疾病的呼吸困难加重。

（二）呼吸困难的伴随症状和体征也有助于病因的鉴别诊断

1. 心功能不全呼吸困难者常有劳力性、夜间突发性呼吸困难、端坐呼吸等，体检可见高血压、颈静脉怒张、心脏杂音、听诊可闻及第 3 心音或舒张期奔马律、肺部啰音、肝颈静脉回流征阳性、下肢水肿等。

2. 急性心肌梗死者常有放射性胸部压迫感、出汗和气短感，体检可发现心律失常及心力衰竭表现。

3. 肺栓塞患者常有发热、胸膜性胸痛、突发性气短和晕厥，体检听诊可闻及肺部哮鸣音、胸膜摩擦音及下肢肿胀等。

4. 慢性阻塞性肺疾病和支气管哮喘患者常伴有咳嗽、气短或喘息，应用支气管舒张剂后呼吸困难可不同程度缓解等。

5. 肺炎患者常有发热、咳嗽、咳痰和气短，查体可有体温升高、听诊可闻及湿啰音等。

6. 气胸患者常有突发胸膜性胸痛、气短，吸氧不易缓解，体检可发现患侧呼吸音消失、叩诊过清音或鼓音、颈静脉怒张和气管移位等。

7. 精神性呼吸困难主要表现为呼吸浅快、常伴叹息样呼吸、口唇及手足麻木，体检无阳性体征表现等。

急性呼吸困难的常见病因及诊断要点见表 2-12-1。

对呼吸困难的鉴别诊断主要依靠患者的病史与体检。正确运用、理解、判断相关辅助检查的临床意义，对鉴别呼吸困难的原因十分重要。常见的普通检查如血常规、动脉血气分析或脉搏血氧饱和度、X 线胸片、心电图、心脏超声、肺功能等可以帮助缩小鉴别诊断范围，甚至可明确病因。

表 2-12-1 急性呼吸困难常见病因的提示诊断要点

病因	提示诊断要点
气道阻塞	有异物吸入或呛咳史；听诊可在喉部或大气道闻及吸气相哮鸣音
急性呼吸窘迫综合征	有肺部感染、误吸、脓毒症等高危因素；呼吸增快、窘迫；胸部 X 线：浸润阴影；PaO_2/ 吸入氧浓度（FiO_2）≤300mmHg；除外心源性肺水肿

病因	提示诊断要点
肺栓塞	有制动、创伤、肿瘤、长期口服避孕药等诱发因素；合并深静脉血栓形成的症状与体征；血 D- 二聚体测定有排除意义
肺炎	伴有咳嗽、咳痰、发热、胸痛等；肺部听诊闻及湿啰音及哮鸣音
慢性阻塞性肺疾病	有吸烟史、粉尘接触史；慢性咳嗽、咳痰及其急性加重及喘息病史；进行性呼吸困难；桶状胸、肺气肿体征等
支气管哮喘	呼气相延长，支气管哮喘病史及其过敏史，双肺呼气相哮鸣音
气胸	有抬举重物等用力动作或咳嗽、屏气等诱发因素；合并一侧胸痛；体检发现气管向健侧移位，患侧胸部膨隆，呼吸运动减弱，叩诊呈过清音或鼓音，听诊闻及呼吸音减弱或消失
间质性肺疾病	有职业及环境暴露；进行性呼吸困难：干咳；肺部吸气相湿啰音；杵状指 / 趾
心功能不全	多有高血压、冠心病、糖尿病等基础疾病；感染、劳累、过量或过快输液等诱因；体检发现双肺湿啰音，左心扩大，可闻及奔马律或心脏杂音；X 线胸片：肺淤血、心脏增大等征象
精神性	有情绪异常、神经质、焦虑和抑郁病态；伴有叹气

注：1mmHg=0.133kPa。

（三）呼吸困难的处理

1. 对于有红色预警信号如突然出现的严重呼吸困难伴有血流动力学紊乱和意识改变的呼吸困难，需要紧急处理可能会危及生命的疾病，需立即送往医院急诊室（图 2-12-1）。

2. 对于非急症患者，须详细询问病史并进行体格检查。

（1）患者的体位，有无发绀、杵状指，有无贫血征，有无脱水及水肿，颈静脉是否怒张，有无奇脉，咽喉及器官体征，胸廓的情况。

（2）呼吸困难的类型，呼吸的频率、节律、深浅，有无三凹征，是否有胸腹部辅助呼吸肌参与。

（3）有无心脏病及呼吸系统疾病的体征。

3. 对于未危及患者生命的详细病史询问，针对具体的疾病给予针对性治疗，肺部和支气管疾病及心脏病是引起呼吸困难的最多见病因，占呼吸困难病因的75%。这些患者出现症状时应保持半坐体位，如确定是支气管哮喘可服用茶碱类药物或异丙托溴铵、沙丁胺醇、倍氯米松等吸入治疗，左心功能不全可应用呋塞米口服、硝酸甘油舌下含服。避免应用镇静剂以免发生危险，有条件时可吸氧，呼吸困难一般可以改善。

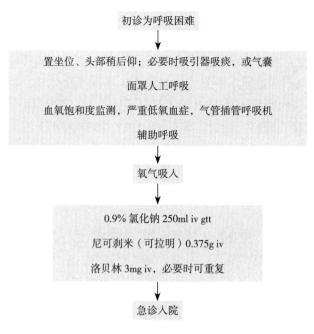

图2-12-1　呼吸困难处理流程图

4. 如条件允许，可给予患者辅助检查。

5. 急性呼吸困难治疗

（1）治疗原则　对急性呼吸困难患者的处理需要遵循一个原则，首先改善缺氧状态，然后寻找病因。对所有急性呼吸困难患者，都应尽可能明确病因，并针对病因进行治疗，而不能只局限于处理呼吸困难症状本身。

（2）治疗方案　对急性呼吸困难患者的最终治疗方案取决于导致呼吸困难的具体病因。在病因明确之前，急诊处理流程如下。

1）首先判断病情严重性，对生命体征不稳定的患者，应立即开始稳定生命体征的治疗，这是所有急症的第一步处理要求。

2）对低氧血症显著的患者，首先予以氧疗；根据患者的缺氧程度可选择鼻导管给氧、面罩给氧、无创机械通气和有创机械通气。

3）询问呼吸困难的发作病史、发作特征、伴随症状及相关疾病病史。

4）进行有针对性的体格检查和辅助检查。

5）病因明确的患者立即开始针对性治疗。急性左心衰竭者立即予以扩张血管、利尿、强心、镇静；对心脏压塞者立即予以行心包穿刺引流；气胸或胸腔积液则立即予以胸腔穿刺抽气和抽液；支气管哮喘者立即予以扩张气管、类固醇激素吸入；酸中毒者予以纠正酸中毒等。

6）病因不能明确的患者，暂时予以氧疗，保证血氧分压在允许的水平，留院观察，继续积极寻找病因，直至呼吸困难缓解。

六、社区管理

（一）转诊

对急性呼吸困难病因暂不明确者，首先评估其生命体征，迅速对其呼吸、循环和气道状况进行判断，同时详细询问病史、有重点体格检查。根据生命体征、初步检查结果来判断患者是否要转院诊治。若急性呼吸困难患者生命体征不平稳、病情危急，应立即监测生命体征、吸氧、建立静脉输液通路，针对可能的病因进行初步处理后立即转诊；若患者症状紧急，但生命体征尚平稳，须立即给予监测生命体征，同时针对可能的病因进行初步治疗，处理后若患者症状减轻者可留在社区进一步诊治，若生命体征或症状恶化，应吸氧并建立静脉输液通路，同时转上一级医院进一步治疗。

（二）预防

日常生活中要调整心态，避免较大情绪波动，消除顾虑、放松心情，培养乐观豁达的性格；注意气候变化，防止受凉、感冒；坚持长期体育锻炼，增强体质，运动能明显改变人的情绪、改善心血管功能，调节自主神经功能，使自主神经功能恢复。平时生活规律，保持良好精神状态。

（三）健康宣教与疾病管理

1. 针对患者的情况给予运动指导　从低剂量可承受的有氧运动锻炼开始，逐渐增加运动量，运动后微微出汗即可，不能剧烈运动，坚持每周 3～5 次，每次不少于 10～30 分钟；多做扩胸运动，增加肺活量，增强肺功能；可以采用步行、太极拳等，在步行中可以停下来深吸一口气，然后再步行，同时缓慢地呼气。

2. 饮食指导　饮食宜清淡，不宜食用生冷刺激性食物；多食含钾镁元素的食物，促进心肺功能；多食富含纤维素的食物，减少便秘；少食海鲜等容易过敏的食物；保持充足的热量，但是三餐不宜过饱、过甜，饭后尽量半坐位 10～30 分进行闭目养神。

3. 身心指导　避免过于疲劳，合理安排作息时间，积极参与社会活动，愉悦心情，乐观开阔，杜绝焦虑情绪，避免情绪失常，并交代家属需要关心体贴，消除不良心理刺激。

4. 防疫指导　寒冷季节注意保暖，预防感冒，有条件的可以接种流感疫苗和肺炎疫苗。

5. 行为指导　冬季屋内取暖绝对不能使用煤炭生火，拒绝烟草，远离烟雾，避免接触容易过敏的花和物；多晒太阳，或可以适量补充维生素 D；密闭的浴室空间内洗澡最好有家属陪伴，不能洗桑拿浴；有条件者可以定期家庭氧疗；居室空气新鲜，屋内温度 20℃，湿度 60% 为宜。

6. 呼吸操锻炼　取卧位，全身放松，一手放于胸部，一手放于腹部，嘴唇缩拢呈吹哨状，缓慢呼气，使腹壁下陷，胸部尽量不动，然后用鼻子吸气，腹部膨隆，呼气与吸气的时间比例为 2：1，每分钟呼吸次数较平时稍慢，每日锻炼 2 次，每次 10～20 分钟。

7. 患者入院或住院治疗，与专科医生取得联系，详细了解患者的临床诊断、治疗经过、检查结果以及医嘱，并于患者病后第一天或出院后第一天进行访视，询问疾病改善康复情况。

8. 对于需长期出院调理患者，应监督其遵嘱执行，定期检测。

（柳沙利）

第十三节　意识障碍

一、概述

意识障碍（disturbance of consciousness）是指人对周围环境及自身状态的识别和觉察能力出现障碍。意识的维持依赖大脑皮质的兴奋，而脑干上行网状激活系统接受各种感觉信息的侧支传入，使整个大脑皮质保持兴奋，维持觉醒状态。因此，上行网状激活系统或双侧大脑皮质损害均可导致意识障碍。各种传染病的病原菌侵入神经系统引起中毒性症状，临床上可有意识障碍的表现。

根据意识障碍表现形式的不同，分为以觉醒程度改变为主的意识障碍，以意识内容改变为主的意识障碍和特殊类型的意识障碍。

（一）以觉醒程度改变为主的意识障碍

1. 嗜睡（somnolence）　是意识障碍的早期表现。患者表现为睡眠时间过度延长，但能被唤醒，醒后可勉强配合检查及回答简单问题，但停止刺激后，很快又再入睡。

2. 昏睡（sopor）　是比嗜睡严重的意识障碍。患者处于沉睡状态，正常的外界刺激不能使其觉醒，但在强烈的刺激下，如高声呼唤或其他强烈刺激等可被唤醒，对语言的反应能力尚未完全丧失，可作含糊、简单而不完全的对话，停止刺激后很快再次入睡。

3. 昏迷（coma）　是最严重的一种意识障碍。患者意识完全丧失，各种刺激都不能使其觉醒，不能自发睁眼，无有目的的自主活动。

昏迷按严重程度可分为三级。

（1）浅昏迷　意识完全丧失，但仍有较少的无意识自发动作。对周围事物及声光刺激全无反应，对强烈的刺激如疼痛刺激，可出现痛苦表情及回避动作，但不能觉醒。角膜反射、瞳孔对光反射、咳嗽反射、吞咽反射等仍存在。生命体征无明显改变。

（2）中昏迷　对于外界的正常刺激均无反应，自发动作很少。对强烈刺激的防御反射、角膜反射和瞳孔对光反射减弱，大小便潴留或失禁。生命体征已经出现改变。

（3）深昏迷　对外界任何刺激均无反应，全身肌肉松弛，无任何自主运动。各种反射消失，眼球固定，瞳孔散大，大小便多失禁，呼吸不规则血压或有下降，生命体征明显改变。

（二）以意识内容改变为主的意识障碍

1. 意识模糊（confusion）　表现为注意力下降，定向力障碍，情感反应淡漠，语言连贯性差，活动减少，对外界刺激可有反应，但低于正常水平。

2. 谵妄（delirium）　是一种急性高级神经中枢功能失调状态，临床上表现为意识模糊、定向力丧失、感觉错乱、幻觉、错觉、躁动不安、言语杂乱、睡眠觉醒周期紊乱等。患者可有紧张、恐惧和兴奋不安，甚至可有冲动和攻击行为。病情呈波动性，夜间加重，白天减轻，持续数小时和数天。谵妄可发生于脑炎、脑外伤、代谢性脑病以及酸碱失衡、水电解质紊乱、高热、中毒等。

（三）特殊类型的意识障碍

1. 去皮质综合征（decorticated syndrome） 因双侧大脑皮质广泛损害而导致皮质功能减退或丧失，而皮质下功能保存。患者意识丧失，但睡眠和觉醒周期存在，能无意识地睁眼、闭眼、转动眼球，但眼球不能随光线转动，貌似清醒，但对外界刺激无反应。对光反射、角膜反射、吞咽、防御反射均存在，可有吸吮、强握等原始反射，但无自发动作。大小便失禁。四肢肌张力增高，双侧锥体束征阳性。身体姿势为上肢屈曲内收，腕及手指屈曲，双下肢伸直，足屈曲，也称为去皮质强直。该综合征常见于缺氧性脑病、脑炎、中毒和严重颅脑外伤等。

2. 去大脑强直（decerebrate rigidity） 病灶位于中脑水平或上位脑桥。身体姿势表现为角弓反张、牙关紧闭、双上肢伸直旋内、双下肢伸直趾屈，病理征阳性，可有双侧瞳孔散大固定，随着病变损伤程度的加重，患者可表现为意识障碍的程度加深。

3. 无动性缄默症（akinetic mutism） 又称睁眼昏迷。患者脑干上部和丘脑的网状激活系统受损，但大脑半球及其传出通路无病变。患者貌似清醒，存在觉醒睡眠周期，能注视周围环境及人物，但不能活动或言语，二便失禁，肌张力减低，无锥体束征，本症常见于脑干梗死。

4. 植物状态（vegetative state） 是指大脑半球严重受损而脑干功能相对保留的一种状态。患者对自身和外界的认知功能全部丧失，呼之不应，但有自发或反射性睁眼，偶可发现事物追踪，可有无意识哭笑，存在吸吮、吞咽等原始反射，有觉醒睡眠周期，大小便失禁。

二、意识障碍的社区识别

各种引起脑细胞代谢紊乱的因素，如脑缺血、缺氧、葡萄糖供给不足、酶代谢异常等，均可导致网状结构功能损害和脑活动功能减退，产生意识障碍。意识障碍的病因较为复杂，约 1/3 由神经系统疾病所致，如各种脑血管病、颅内肿瘤、感染、外伤等，而 2/3 则是非神经系统疾病导致的，如药物中毒、肺性脑病、肝性脑病、内分泌系统疾病是导致意识障碍的较为常见的全身性疾病。

意识障碍的病因很多，全科医生若能在较短时间内迅速明确意识障碍的病因，对于进行有效的治疗和改善预后十分有利。

（一）问诊要点

1. 病因 如慢性肝病患者起病前有无大量使用利尿剂，有无服用镇静安眠类药物等。有无病毒、细菌或其他病原体全身性感染。有无传染病接触史。

2. 发病缓急 急性发作的意识障碍多见于急性中毒、急性脑血管病、心脏疾病导致的阿 – 斯综合征（Adams-stokes syndrome）、颅脑外伤等。缓慢起病并逐渐加重的意识障碍多见于中毒性或代谢性脑病、中枢神经系统感染等，患者在意识障碍前多伴有原发病的症状，如流行性乙型脑炎、中毒型细菌性痢疾、脑型疟疾等。

3. 病程经过 意识障碍呈间歇性还是持续性，病情是否有波动。意识障碍波动性大，时轻时重者，以中毒性或代谢性脑病居多。以高热起病，进展迅速，可见于中毒型菌痢脑病。

4. 伴随症状 意识障碍伴发热可见于颅脑外重症感染性疾病以及传染病；伴高血压可

见于高血压脑病、脑血管意外、尿毒症等；伴四肢抽搐、口吐白沫，可见于癫痫发作。

5. 既往病史　既往有无感染、头部外伤、心脏病、高血压病、糖尿病、慢性肝病、肾病等，有无毒物接触史，有无类似意识障碍发作史。

（二）主要体格检查

体格检查对于意识障碍病因的诊断和鉴别诊断起到了提供线索的作用，在意识障碍患者中，须观察全身体征和神经系统体征，其中神经系统需要重点观察局灶神经系统体征、脑膜刺激征、颅内压等。

1. 皮肤　皮肤有出血点需警惕流行性脑脊髓膜炎可能；出现玫瑰疹提示伤寒可能；一氧化碳中毒患者口唇呈樱桃红色；黄疸多见于肝病患者。

2. 呼吸　呼吸带有烂苹果味见于糖尿病酮症酸中毒；带有大蒜味见于有机磷中毒，带有肝臭味见于肝性脑病；吗啡、巴比妥类药物中毒时呼吸中枢受抑制，呼吸缓慢；急性感染性疾病、代谢性酸中毒时呼吸深快。

3. 眼症状　包括眼球运动、瞳孔及眼底改变。

眼球运动可反映意识障碍的损害水平，判断损害部位，并提示病变性质。双侧大脑半球病变时可出现眼动，中脑背侧损害可有垂直性眼球运动异常；两眼球凝视患侧肢体提示病变位于对侧脑干，两眼球凝视健侧肢体提示病变位于同侧大脑半球。

瞳孔改变是意识障碍患者极为重要的体征。双侧瞳孔散大多见于药物或食物中毒，如颠茄类、氰化物、肉毒梭菌等；双侧瞳孔针尖样缩小是脑桥出血的特征性表现；双侧瞳孔不等大提示脑疝形成。

对意识障碍患者，必要时应进行眼底检查，观察视盘变化。视盘水肿是颅内压增高重要而客观的体征。

4. 神经系统局灶体征　检查意识障碍患者有无神经系统局灶体征，有助于鉴别是全身性疾病还是颅内病变。如伴有偏瘫体征，可见于脑血管病、颅内占位性病变等。有些神经系统病变可能缺乏局灶性体征，如癫痫发作后的意识障碍，局灶神经系统体征常缺如。

5. 脑膜刺激征　颈项强直是各种脑膜炎和蛛网膜下腔出血常见而有诊断意义的征象。

三、辅助检查

对于意识障碍患者，须结合其基础疾病和临床判断有针对性地选择辅助检查。

（一）实验室检查

1. 常规检查　怀疑代谢性脑病、中毒性脑病、中枢神经系统感染、全身性感染等所致的意识障碍时，要进行血、尿、便等常规检查。一些传染病要进行血培养和便培养，如可培育出伤寒杆菌。

2. 血生化检查　如血糖检查可以明确糖尿病高渗性昏迷、低血糖引起的意识障碍；肝功能、血氨检查可以明确慢性肝病引起的意识障碍；肾功能检查可以明确尿毒症引起的意识障碍；动脉血气分析可判断是否肺性脑病引起的意识障碍。

3. 脑脊液检查　怀疑中枢神经系统感染时，要进行脑脊液检查。从脑脊液中分离出病原体是确立病因诊断的重要依据。脑脊液常规检查对于早期进行病因分析和鉴别诊断有重要参考价值。

（二）影像学检查

1. 脑电图 怀疑癫痫引起的意识障碍者应进行脑电图检查。

2. 头颅 CT 和 MRI 考虑是颅内局灶性病变时，要进行头颅 CT 检查。当 CT 未见异常时，可进一步行 MRI 检查。头颅 CT 或 MRI 检查对于明确颅内占位性病变、脑血管病、颅脑损伤及其严重程度具有重要意义。

四、意识障碍的社区处理原则

对于意识障碍的患者，首先要维持患者生命体征，避免各脏器尤其是脑损伤的进一步加重。还要尽快明确病因，针对病因进行治疗，必要时及时转诊至专科医院进一步诊治。传染患者要进行隔离，对可能有传染性的环境及物品进行有效的消毒。

（一）对症处理

1. 保持呼吸道通畅 立即检查口腔及咽喉部有无分泌物，并用吸引器吸除，以保持呼吸道通畅。必要时可行气管插管，呼吸机辅助通气。一氧化碳中毒者应尽早进行高压氧治疗。

2. 建立静脉通道 尽早开通静脉通道，维持循环血量，改善微循环，维持正常血压，并保持酸碱、渗透压和电解质平衡。

3. 降低颅内压 意识障碍患者多伴有脑水肿，快速静脉滴注甘露醇可降低颅内压，减轻脑水肿。合并心功能不全或肾病者，可静脉使用利尿剂以减轻脑水肿。

4. 控制癫痫发作 癫痫发作时脑组织缺血缺氧，癫痫持续状态时脑组织损害进一步加重，应及时处理。首选地西泮 10～20mg、静脉注射，抽搐停止后静脉滴注苯妥英钠 0.5～1g，4～6 小时后可重复应用。

5. 控制高热 高热会加重脑组织的损害，可采用物理降温方法，如戴冰帽或氯丙嗪和异丙嗪各 25mg，溶于生理盐水 200ml 中，静脉滴注进行人工冬眠。

（二）对疾病的治疗

在患者生命体征稳定的情况下，应合理安排检查，尽快明确病因后针对病因进行治疗。如明确为中毒的患者，应尽早使用解毒剂或毒物拮抗剂。对于肝性脑病，患者应积极给予保肝治疗及促进体内氨代谢治疗等。对于低血糖引起的意识障碍，应补充葡萄糖，尽快纠正低血糖。

五、社区管理

（一）转诊指征

1. 病因不明的意识障碍患者。

2. 经积极治疗后意识障碍无好转者。

3. 颅脑病变引起的意识障碍。

4. 严重全身性疾病引起的意识障碍

（二）健康宣教与疾病管理

1. 患者教育 全科医生应详细了解病情，针对患者存在的问题给予指导。

2. 积极治疗原发病 积极治疗引起意识障碍的原发疾病是防止再次发生意识障碍的最

好办法，不同疾病治疗方式各异。全科医生应与各个科室医师配合，鼓励患者坚持治疗。

3. 生活方式干预　对于有不良生活方式的患者应制订有针对性的干预计划，全科医生还应进行阶段性干预评估，及时更新干预计划，以求取得最大干预效果。

4. 定期监测　不同疾病需要监测的指标各异，全科医生应督促患者定期复查。

（高展）

第三章 病毒性疾病

病毒性传染病危害人类的历史已有数千年，在漫长的人类历史长河中病毒一直是人类健康的主要杀手之一，21世纪人类将面临更为严峻的传染病防治的挑战。全科医生是社区卫生服务队伍的主要力量，是社区广大居民健康的"守门人"，肩负着预防与控制病毒性传染病的重担。本章节就社区常见病毒性传染病的病因、发病机制、流行病学特点、临床表现、诊断标准、预防与治疗措施、社区疾病管理与健康教育进行阐述，旨在帮助社区医疗机构内的全科医生掌握病毒性传染病的基本知识，在实际工作中能进一步发现人类自身活动与病毒性传染病发病的关系，建立适合社区医疗机构实施的防控病毒性传染病的科学体系与方法，从而有效保障广大人民群众的身心健康。

第一节 流行性感冒病毒感染

流行性感冒

一、概述

流行性感冒（influenza，简称流感）是指在人群中，由流感病毒感染引起的急性呼吸道传染病。流感传染性强，是世界卫生组织规定的全球监测疾病之一。流感病毒容易发生基因重组和变异，导致流行或大流行。流感大流行一般每隔 10～20 年发生。每年 10 月我国各地陆续进入流感冬春季流行季节。

（一）病原学与流行病学

1. 病原学　流感病毒是有包膜的单股、负链、分节段 RNA 病毒，属正黏病毒科，可分为四种，分别为甲（A）、乙（B）、丙（C）型和丁（D）型。目前流行的主要毒株是甲型流感病毒中的 H1N1（pdm09）、H3N2 亚型及乙型流感病毒中的 Victoria 和 Yamagata 系。甲型流感病毒在动物中广为分布，抗原性易发生变化，能造成世界大流行。

流感病毒不耐热，56℃条件下 30 分钟可灭活。对常用消毒剂敏感，如甲醛、乙醇、聚维酮碘、过氧乙酸和含氯消毒剂等。对紫外线敏感，耐低温和干燥，真空干燥或 –20℃以下仍可存活。

2. 流行病学

（1）传染源　患者和隐性感染者是主要传染源。从潜伏期末到急性期都具有传染性，病毒在人呼吸道分泌物中一般持续排毒 3～7 天，免疫水平低下者排毒时间可超过 1 周甚至更长。

（2）传播途径　以飞沫传播为主，可通过感染者咳嗽和打喷嚏等方式导致传播，也可通过气溶胶形式传播；也可以通过接触带有流感病毒的物体，再接触口鼻而导致感染。

（3）易感人群　季节性流行时，近期感染过相同类型或相近类型流感病毒的人群具有一定免疫力和交叉免疫力。接种流感疫苗可降低人群易感性；当出现新的亚型导致大流行时，人群普遍易感。

2 岁以下儿童、65 岁以上老年人、肥胖者、孕妇、慢性病患者［如慢性心脏病、肺部疾病、肾脏疾病、血液或代谢疾病（如糖尿病）］，或任何原因导致的免疫功能不全者是流感的高危人群，感染流感后易进展为重症。

（二）发病机制与病理生理

1. 发病机制　甲、乙型流感病毒经呼吸道吸入后，病毒表面血凝素（hemagglutinin，HA）特异性识别并结合宿主细胞表面受体，侵入呼吸道的纤毛柱状上皮细胞，在细胞内复制，借助神经氨酸酶（neuramidinase，NA）的作用，使病毒从细胞内释放，再侵入其他纤毛柱状上皮细胞，引起细胞变性坏死和脱落，从而发生局部炎症，进而出现全身毒性反应。变形脱落的细胞随呼吸道分泌物排出体外引起传播流行。病毒亦可向下侵犯气管、支气管，直至肺泡，导致流感病毒性肺炎。当病毒在呼吸道上皮增殖时，也会感染单核－巨噬细胞及粒细胞。受感染细胞会产生炎症性的细胞因子、趋化因子、黏附分子等的表达与活化，引起机体对病毒的特异免疫反应，这些特异免疫反应会作用于宿主，导致免疫系统功能失调，而损伤宿主的组织器官，出现全身中毒症状，甚至导致死亡。病毒在上呼吸道存在的时间与年龄有关，成人一般 3~5 天，儿童则可持续到第 2 周。

2. 病理改变　主要表现为呼吸道纤毛上皮细胞呈簇状脱落、上皮细胞化生、固有层黏膜细胞充血、水肿伴单核细胞浸润等病理变化。流感病毒性肺炎的病理特征为肺充血，黏膜下层局部炎性反应，细胞间质水肿，周围巨噬细胞浸润，肺泡细胞出血、脱落，重者可见支气管黏膜坏死、肺水肿以及毛细血管血栓形成。合并脑病时出现脑组织弥漫性充血、水肿、坏死；合并心脏损害时出现间质出血、淋巴细胞浸润、心肌细胞肿胀和坏死等心肌炎的表现。

二、临床表现

1. 潜伏期　一般为 1~7 天，多为 1~3 天，最短为数小时，最长可达 4 天。

2. 症状及体征　流感的全身症状通常较普通感冒重，在临床上可分为单纯型、胃肠型、肺炎型和中毒型四种表现类型。

（1）单纯型　主要表现为起病急，高热、寒战、头痛、乏力、食欲减退、全身肌肉酸痛等全身症状，上呼吸道卡他症状相对较轻或不明显。少数病例可有咳嗽、鼻塞、流涕、咽干痛、声嘶等上呼吸道症状，体温 1~2 天达到高峰，3~4 天后逐渐下降，热退后全身症状好转，乏力可持续 1~2 周，上呼吸道症状持续数日后消失。此型最为常见，预后良好。

（2）胃肠型　主要症状为呕吐、腹泻腹痛、食欲下降等，多见于儿童，较少见。

（3）肺炎型　患者可表现为高热不退、气急、发绀、咯血、极度疲乏等症状，甚至呼吸衰竭，此型少见，主要发生于婴幼儿、老年人、孕妇、慢性心肺疾病患者和免疫功能低下者。病初与单纯性流感相似，1~2 天后病情加重。体检双肺呼吸音低，布满湿啰音，但无实变体征。痰液中可分离到流感病毒。对抗菌药物治疗无效。本型病死率高，最后多因呼吸及循环衰竭于 5~10 天内死亡。

（4）中毒型　有全身毒血症表现，可有高热或明显的神经系统和心血管系统受损表现，晚期亦可出现中毒型心肌损害，严重者可出现休克、弥散性血管内凝血、循环衰竭等，病死率较高，预后不良，极少见。

此外，在非流感流行季节，流感症状与普通感冒极为相似，常难于区别；在流感流行期间，可根据当地的流行状况，结合患者症状、体征、实验室检查和流行病学史做出诊断。

三、辅助检查

（一）实验室检查

1. 血常规　外周血白细胞总数一般不高或降低，淋巴细胞相对升高。若合并细菌感染，白细胞总数与中性粒细胞百分比升高。重症病例淋巴细胞计数明显降低。

2．血清学检查　应用血凝抑制试验或补体结合试验等测定急性期和恢复期血清中和抗体，其中急性期血清标本应在发病 7 天内留取，恢复期血清标本可在发病后 2～4 周或更长时间留取。如有 4 倍以上升高或单次检测抗体滴度 >1 ： 80，则有诊断意义。

3．病原学检查

（1）病毒分离　在疾病的第 2～3 天，可从鼻咽部、气管分泌物中直接分离流感病毒。上呼吸道标本应在发病 3 天内留取，下呼吸道标本可随时留取。

（2）核酸检测　用普通反转录聚合酶链反应（RT-PCR）或者实时反转录聚合酶链反应技术（real-time RT-PCR）直接检测患者上呼吸道分泌物中的病毒 RNA，该检测方法快速、灵敏且特异。

（二）影像学检查

肺炎型患者 X 线可出现散在絮状阴影、肺内斑片状、磨玻璃影、多叶段渗出性病灶；进展迅速者可发展为双肺弥漫的渗出性病变或实变，个别病例可见胸腔积液。

四、诊断与治疗

（一）诊断

结合流行病学史、临床表现和病原学检查进行诊断。在流感流行季节，即使临床表现不典型，特别是有重症流感高危因素或住院患者，仍须考虑流感可能，应行病原学检测。在流感散发季节，对疑似病毒性肺炎的住院患者，除检测常见呼吸道病原体外，还须行流感病毒检测。

1．临床诊断病例　有流行病学史（发病前 7 天内在无有效个人防护的情况下与疑似或确诊流感患者有密切接触，或属于流感样病例聚集发病者之一，或有明确传染他人的证据）和上述流感临床表现，且排除其他引起流感样症状的疾病。

2．确诊病例　在临床诊断病例基础上，具有下列之一或以上病原学检测结果者即可确诊。

（1）流感病毒核酸检测阳性。

（2）流感抗原检测阳性。

（3）流感病毒培养分离阳性。

（4）急性期和恢复期双份血清的流感病毒特异性 IgG 抗体呈 4 倍及以上升高。

（二）治疗

1．一般治疗　对于临床诊断病例和确诊病例应及早隔离治疗。患者应卧床休息，多饮水。高热与中毒症状重者应给予吸氧和补充液体。

2．对症治疗　包括解热、镇痛、止咳、祛痰及支持治疗。儿童患者应避免应用阿司匹林，以免诱发致命的瑞氏综合征（Reye syndrome，又称脑病合并肝脂肪变性综合征，系感染甲型和乙型流感病毒患者肝脏、神经系统所发生的并发症，发病年龄一般为 2～16 岁，机制不清，可能与服用阿司匹林有关）。

3．抗病毒治疗　奥司他韦能特异性抑制甲、乙型流感病毒的 NA，从而抑制病毒的复制和释放，减少病毒传播，应尽早使用，推荐口服剂量为成人每日 2 次，每次 75mg，连服 5 天。儿童体重 15kg 者推荐剂量 30mg，15～23kg 者推荐剂量为 45mg，24～40kg 者推荐剂量为 60mg，大于 40kg 者可用 75mg，1 岁以下儿童不推荐使用。

4. 抗菌治疗　并不常规使用，但当出现继发性细菌感染时，抗菌药物对其控制十分重要，可根据送检标本培养结果合理使用抗菌药物，因老年患者病死率高，故应积极给予适当治疗。

5. 重症病例治疗　尽快转诊到有条件的医院治疗。

6. 中医辨证论治　轻症辨证治疗方案。

（1）风热犯肺

主症　发病初期，发热或未发热，咽红不适，轻咳少痰，无汗。

舌脉　舌质红，苔薄或薄腻，脉浮数。

治法　疏风解表，清热解毒。

基本方药　银翘散合桑菊饮加减。

银花 15g、连翘 15g、桑叶 10g、菊花 10g、桔梗 10g、牛蒡子 15g、竹叶 6g、芦根 30g、薄荷（后下）3g、生甘草 3g。

煎服法　水煎服，每剂水煎 400ml，每次口服 200ml，每日 2 次；必要时可日服 2 剂，每 6 小时口服 1 次，每次 200ml。

加减　苔厚腻加藿香 10g、佩兰 10g；咳嗽重加杏仁 10g、炙枇杷叶 10g；腹泻加黄连 6g、木香 3g；咽痛重加锦灯笼 9g、玄参 15g。若呕吐可先用黄连 6g，苏叶 10g 水煎频服。

常用中成药　疏风解表、清热解毒类，如金花清感颗粒、连花清瘟胶囊（颗粒）、清开灵颗粒（胶囊、软胶囊、片、口服液）、疏风解毒胶囊、银翘解毒类、桑菊感冒类等。儿童可选儿童抗感颗粒、小儿豉翘清热颗粒等。

（2）热毒袭肺

主症　高热，咳嗽，痰黏，咳痰不爽，口渴喜饮，咽痛，目赤。

舌脉　舌质红，苔黄或腻，脉滑数。

治法　清热解毒，宣肺止咳。

基本方药　麻杏石甘汤加减。

炙麻黄 5g、杏仁 10g、生石膏（先煎）30g、知母 10g、浙贝母 10g、桔梗 10g、黄芩 15g、柴胡 15g、生甘草 10g。

煎服法　水煎服，每剂水煎 400ml，每次口服 200ml，每日 2 次；必要时可日服 2 剂，每 6 小时口服 1 次，每次 200ml。

加减　便秘加生大黄（后下）6g；持续高热加青蒿 15g、丹皮 10g。

常用中成药　清热解毒、宣肺止咳类，如连花清瘟胶囊（颗粒）、银黄类制剂、连花清热类制剂等。儿童可选小儿肺热咳喘颗粒（口服液）、小儿咳喘灵颗粒（口服液）、羚羊角粉冲服。

（三）预后

患者预后与自身健康和免疫状况以及病毒毒力有关。单纯型流感预后好，肺炎型、中毒型、脑炎型流感患者预后差，若出现并发症，如流感病毒肺炎或继发性细菌性肺炎，尤其是老年人和慢性病患者，则预后较差，甚至出现死亡。

五、预防

（一）疫苗接种

接种流感疫苗是预防流感最有效的手段，可降低接种者罹患流感和发生严重并发症的风险。推荐 60 岁及以上老年人、6 月龄至 5 岁儿童、孕妇、6 月龄以下儿童家庭成员和看护人员、慢性病患者和医务人员等重点人群，每年优先接种流感疫苗。

（二）药物预防

药物预防不能代替疫苗接种。建议对有重症流感高危因素的密切接触者（且未接种疫苗或接种疫苗后尚未获得免疫力）进行暴露后药物预防，建议不要迟于暴露后 48 小时用药。可使用奥司他韦和扎那米韦等（剂量同治疗量 / 次，每日 1 次，使用 7 天）。

（三）一般预防措施

保持良好的个人卫生习惯是预防流感等呼吸道传染病的重要手段，主要措施包括：增强体质；勤洗手；保持环境清洁和通风；在流感流行季节尽量减少到人群密集场所活动，避免接触呼吸道感染患者；保持良好的呼吸道卫生习惯，咳嗽或打喷嚏时，用上臂或纸巾、毛巾等遮住口鼻，咳嗽或打喷嚏后洗手，尽量避免触摸眼睛、鼻或口；出现流感样症状应注意休息及自我隔离，前往公共场所或就医过程中需戴口罩。

六、社区管理

（一）筛查与转诊

1. 筛查　出现发热或流感样症状时，及时进行流感筛查。

2. 转诊　早期识别重症病例和危重病例尤为关键，社区医生一旦识别出重症病例或危重病例需尽快将患者转诊到有条件救治的医院。

（1）出现以下情况之一者为重症病例。

1）持续高热 >3 天，伴有剧烈咳嗽，咳脓痰、血痰，或胸痛。

2）呼吸频率快，呼吸困难，口唇发绀。

3）神志改变：反应迟钝、嗜睡、躁动、惊厥等。

4）严重呕吐、腹泻，出现脱水表现。

5）合并肺炎。

6）原有基础疾病明显加重。

7）需住院治疗的其他临床情况。

（2）出现以下情况之一者为危重病例。

1）呼吸衰竭。

2）急性坏死性脑病。

3）脓毒症休克。

4）多器官功能不全。

5）出现其他须进行监护治疗的严重临床情况。

（二）健康宣教与疾病管理

1. 制作宣传册、宣传画对社区居民普及流行性感冒防控相关知识。

2. 对于临床诊断病例和确诊病例应及早隔离治疗。

3. 非住院患者居家隔离，保持房间通风，佩戴口罩。充分休息，多饮水，饮食应当易于消化和富有营养。密切观察病情变化，尤其是儿童和老年患者。

4. 落实门急诊预检分诊制度，做好患者分流。提供手卫生、呼吸道卫生和咳嗽礼仪指导，引导有呼吸道症状的患者及陪同人员佩戴医用外科口罩。

5. 加强病房通风，并做好诊室、病房、办公室和值班室等区域物体表面的清洁和消毒。

（朱立国）

甲型 H1N1 流感

一、概述

甲型 H1N1 流感在 2009 年出现全球暴发，它是由变异后的新型甲型 H1N1 流感病毒亚型所引起的急性呼吸道传染病。临床主要表现为发热、咳嗽、流涕等流感样症状，多数患者病情温和，少数病例病情重，进展迅速，甚至出现死亡。

（一）病原学与流行病学

1. 病原学　结构与其他甲型流感病毒类似，属于正黏病毒科，为单股负链 RNA 病毒。其中六个片段 PB2、PB1、PA、HA、NP、NS 来自禽、猪和人流感病毒三重重组病毒，其中 HA、NP、NS 起源于"经典的猪流感病毒"，而 NA、M 基因来源于欧亚猪流感病毒。

流感病毒不耐热，$100℃$条件下 2 分钟或者 $56℃$条件下 30 分钟灭活。对常用消毒剂敏感，如甲醛、乙醇、过氧乙酸、含氯消毒剂等。对紫外线敏感，耐低温和干燥，真空干燥或 $-20℃$以下仍可存活。

2. 流行病学

（1）传染源　甲型 H1N1 流感病毒在人与人之间传播，患者和无症状感染者为传染源，人可传染给猪，但目前尚无动物传染人类的证据。

（2）传播途径　主要通过飞沫经呼吸道传播，也可通过呼吸道分泌物、体液和被病毒污染的物品直接或间接接触传播。不会通过猪肉类产品传播，也不会通过食物传播。通过气溶胶经呼吸道传播的途径有待进一步确证。

（3）易感人群　人群普遍易感。新型甲型 H1N1 重症患者主要以青年人居多，肥胖者或病态肥胖者更易发展为重症。

（二）发病机制与病理生理

1. 发病机制　流感病毒经呼吸道吸入后，病毒表面 HA 特异性识别并结合宿主细胞表面受体，侵入呼吸道的纤毛柱状上皮细胞，在细胞内复制，借助 NA 的作用，使病毒从细胞内释放，再侵入其他纤毛柱状上皮细胞，引起细胞变性坏死和脱落，从而发生局部炎症，进而出现全身毒性反应。单纯流感时主要损害呼吸道的上部和中部。变形脱落的细胞随呼吸道分泌物排出体外引起传播流行。病毒亦可向下侵犯气管、支气管，直至肺泡，导致流感病毒性肺炎。当病毒在呼吸道上皮增殖时，也会感染单核巨噬细胞及粒细胞。受感染细胞会产生炎症性的细胞因子、趋化因子、黏附分子等的表达与活化，引起机体对病毒的特异免疫反应，这些特异免疫反应会作用于宿主，导致免疫系统功能失调，而损伤宿主的组织器官，出现全身中毒症状，甚至导致死亡。病毒在上呼吸道存在的时间与年龄有关，成人一般 3~5 天，儿童则可持续到第 2 周。

2. 病理改变　流感病毒性肺炎的病理特征为肺充血，黏膜下层局部炎性反应，细胞间质水肿，周围巨噬细胞浸润，肺泡细胞出血、脱落，重者可见支气管黏膜坏死、肺水肿以及毛细血管血栓形成。

二、临床表现

1. 潜伏期　潜伏期 1~7 日，多为 1~3 日。

2. 症状及体征　典型的流感症状为发热、咳嗽、咽痛、头痛、全身酸痛等，可伴呕吐、腹泻等消化道症状。多数预后良好，少数急起高热、继发严重呼吸系统等疾病，最终出现多器官衰竭而死亡。病死率高于一般流感，患者群多为青年和儿童。

三、辅助检查

（一）实验室检查

1. 血常规　白细胞总数一般正常或降低。重症患者多有白细胞总数及淋巴细胞减少，并有血小板降低。合并细菌感染，白细胞总数与中性粒细胞百分比升高。

2. 血生化检查　部分病例出现低钾血症，少数病例肌酸激酶、谷草转氨酶、谷丙转氨酶、乳酸脱氢酶升高。

3. 病原学检查

（1）病毒核酸检测　以 RT-PCR（最好采用 real-time RT-PCR）法检测呼吸道标本（咽拭子、鼻拭子、鼻咽或气管抽取物、痰）中的甲型 H1N1 流感病毒核酸，结果可呈阳性。

（2）病毒分离　呼吸道标本中可分离出甲型 H1N1 流感病毒。

4. 血清抗体检查　动态检测双份血清甲型 H1N1 流感病毒的特异性中和抗体水平呈 4 倍及以上升高。

（二）影像学检查

影像上主要表现为磨玻璃影，单发或多发的斑片状实变影，病灶多分布在中下肺野中外带，气道较少受累。合并肺炎时肺内可见片状阴影，多表现为全肺叶、肺段或亚肺段实变影。

四、诊断与治疗

（一）诊断

在甲型 H1N1 流感流行时，有发病 7 天内曾到过疫点，与感染者有密切接触者等流行病学史，并结合临床表现和病原学检查易于诊断。从患者呼吸道标本分离出甲型 H1N1 流感病毒或检测到甲型 H1N1 流感病毒核酸检测阳性，或双份血清甲型 H1N1 流感病毒的特异性中和抗体水平呈 4 倍及以上升高是本病确诊的重要依据。早发现、早诊断是防控与有效治疗的关键。

1. 疑似病例 符合下列情况之一即可诊断为疑似病例。①发病前 7 天内与传染期甲型 H1N1 流感确诊病例有密切接触，并出现流感样临床表现。密切接触是指在未采取有效防护的情况下，诊治、照看传染期甲型 H1N1 流感患者；与患者共同生活；接触过患者的呼吸道分泌物、体液等。②出现流感样临床表现，甲型流感病毒检测阳性，尚未进一步检测病毒亚型。

2. 临床诊断病例 仅限于以下情况做出临床诊断：同一起甲型 H1N1 流感暴发疫情中，未经实验室确诊的流感样症状病例，在排除其他致流感样症状疾病时，可诊断为临床诊断病例。

甲型 H1N1 流感暴发是指一个地区或单位短时间出现异常增多的流感样病例，经实验室检测确认为甲型 H1N1 流感疫情。

3. 确诊病例 出现流感样临床表现，同时有以下一种或几种实验室检测结果：①甲型 H1N1 流感病毒核酸检测阳性（可采用 real time RT-PCR 和 RT-PCR 方法）；②分离到甲型 H1N1 流感病毒；③双份血清甲型 H1N1 流感病毒的特异性抗体水平呈 4 倍或 4 倍以上升高。

（二）治疗

1. 隔离 对疑似和确诊病例应隔离治疗，强调早期治疗，防止病情恶化和疾病扩散。

2. 对症治疗 患者应多注意休息，多饮水，注意营养，密切观察病情变化。对高热病例可给予退热治疗。

3. 病因治疗 最好在发病 48h 内用药，此型流感病毒对奥司他韦和扎那米韦敏感。现流感病毒对金刚烷胺及加甲基金刚烷胺基本耐药。

4. 抗菌治疗 并不常规使用，但当出现继发性细菌和 / 或真菌感染时，则给予相应抗菌和 / 或抗真菌药物治疗。

5. 重症病例治疗 尽快转诊到有条件的医院治疗。

（三）预后

轻症患者一般预后较好。若出现并发症，如流感病毒性肺炎或继发性细菌性肺炎，尤其是老年人和慢性病患者，则预后较差，甚至出现死亡。

五、预防

（一）监测与控制传染源

对患者和疑似病例应当进行呼吸道隔离，确诊的住院病例可多人同室。病例居家休息和隔离治疗期间，应密切监控陪护及其他家庭成员的健康状况。一旦家庭成员出现继发性的发热和急性呼吸道感染等异常症状，应远离公共场所并及时向当地疾病预防控制机构报告。

（二）切断传播途径

应当及时消毒处理可能被患者使用或污染的用品。接触病例脏衣物、日用品等后必须用肥皂洗手。

（三）保护易感人群

我国在 2009 年下半年开始应用国产甲型 H1N1 流感病毒灭活疫苗对流行区人群进行接种，证明是一种安全、有效的疫苗。

六、社区管理

（一）筛查与转诊

1. 筛查　出现发热或流感样症状时，及时进行甲型 H1N1 流感筛查。

2. 转诊　早期识别重症病例和危重病例尤为关键，社区医师一旦识别出重症病例或危重病例需尽快将患者转诊到有条件救治的医院。

（1）出现以下情况之一者为重症病例：①持续高热 >3d，伴有剧烈咳嗽，咳脓痰、血痰，或胸痛；②呼吸频率快，呼吸困难，口唇发绀；③神志改变，反应迟钝、嗜睡、躁动、惊厥等；④严重呕吐、腹泻，出现脱水表现；⑤合并肺炎；⑥原有基础疾病明显加重。

（2）出现以下情况之一者为危重病例：①呼吸衰竭；②感染中毒性休克；③多脏器功能不全；④出现其他须进行监护治疗的严重临床情况。

（二）健康宣教与疾病管理

1. 制作宣传册、宣传画对社区居民普及甲型 H1N1 流感防控相关知识。

2. 对于临床诊断病例和确诊病例应及早隔离治疗。

3. 落实门急诊预检分诊制度，做好患者分流。提供手卫生、呼吸道卫生和咳嗽礼仪指导，引导有呼吸道症状的患者及陪同人员佩戴医用外科口罩。

4. 加强病房通风，并做好诊室、病房、办公室和值班室等区域物体表面的清洁和消毒。

（朱立国）

人感染高致病性禽流感

一、概述

人感染高致病性禽流感（highly pathogenic avian influenza，HPAI）（简称人禽流感）是由禽流感病毒某些亚型中的一些毒株引起的人急性呼吸道感染性疾病，其临床表现跟其所感染的病毒亚型密切相关。目前报道的有 H7、H5、H9、及 H10 亚型病毒中的一些毒株，其中，尤以 H5N1 禽流感病毒传播范围广、疾病负担重。通常呈散发；四季均可发生，以冬、春为主。

（一）病原学与流行病学

1. 病原学　禽流感病毒结构自外而内可分为包膜、基质蛋白和核心三个部分。根据对禽致病性的强弱，禽流感病毒可分为高致病性、低致病性和非致病性。高致病性禽流感病毒主要为 H5 和 H7 亚型中一些毒株，感染者病情重，病死率高，其次为 H9 和 H4 亚型。高致病性 H5N1 病毒结构与其他甲型流感病毒结构相同，是一种人畜共患病，可感染人、家禽、野禽、迁徙水禽及一些哺乳动物，如猪等。

禽流感病毒为包膜病毒，对于所有能影响细胞膜的试剂都敏感，包括氯化剂和有机溶剂。75% 乙醇 5min 会使禽流感病毒灭活。禽流感病毒对低温环境有一定的抵抗力，但不耐热，56℃条件下 30min 即可使病毒灭活，室温下传染性下降明显。在紫外灯照射下，其传染性迅速失去。

2. 流行病学

（1）传染源　患禽流感或携带禽流感病毒的禽类是主要传染源。禽类及其排泄物分离出的禽流感病毒与人感染的禽流感病毒具有高度同源。

（2）传播途径　人类以呼吸道传播为主，主要是飞沫或气溶胶传播，亦可通过密切接触感染禽类的分泌物或排泄物而获得传播。

（3）易感人群　密切接触感染禽流感家禽的人员为高危人群。目前报道的人感染禽流感病例，多数在发病前 10d 内具有禽类等暴露史。

（4）人感染高致病性禽流感具有一定的季节性特征，一般为冬春季高发，每年 11 月至次年 3 月为发病高峰。

（二）发病机制与病理生理

1. 发病机制　禽流感病毒受体特异性是限制禽流感病毒直接感染人类的首要因素，禽流感与人流感病毒分别主要识别 α-2,3 唾液酸受体及 α-2,6 唾液酸受体。宿主细胞中有枯草杆菌蛋白酶类，该酶只能裂解高致病性毒株的 HA 蛋白，在体内广泛存在，使高致病性毒株能在大部分组织和细胞内复制，从而引起广泛的组织和器官损伤。呼吸道黏膜上皮细胞和免疫细胞迅速产生各种细胞因子（如 IL-6、IL-8、IL-10、TNF-α 等），造成"细胞因子风暴"。

2. 病理改变　人禽流感患者被感染的靶细胞主要是 II 型肺泡上皮细胞，病理解剖显示，支气管黏膜严重坏死；肺泡内大量淋巴细胞浸润，可见散在的出血灶和肺不张；肺透明膜形成。

二、临床表现

1. 潜伏期　潜伏期为 1~7d，通常为 2~4d。

2. 症状及体征　H5N1 亚型人禽流感多呈急性起病，始发症状一般为流感样症状，出现持续高热，其他症状有流涕、鼻塞、咳嗽、少痰、咽痛、全身不适、全身疼痛、头痛。部分患者可有消化道症状，部分病例初期出现胸闷、气短、呼吸困难等症状，胸部影像学表现为不同程度的肺部病变。一些患者病情发展迅速，多在发病 3~7d 内出现重症肺炎，病死率高达 50%。

三、辅助检查

（一）实验室检查

1. 一般检查　外周血白细胞计数一般不高，淋巴细胞比例降低，血小板正常。骨髓细胞学检查呈增生活跃，反应性组织细胞增生伴吞噬血细胞现象。

2. 血清学检查　采用血凝抑制试验进行病毒鉴定。ELISA 法检测 H5 血凝素特异性 IgG 或 IgM 抗体。阳性结果经 Western 印迹法确证。

3. 病原学检查　RT-PCR 或快速核酸模板等温扩增技术（NASBA）检测禽流感病毒亚型的特异性基因。采用免疫荧光法（或酶联免疫法）检测甲型流感病毒核蛋白抗原（NP）及禽流感病毒 H 亚型抗原。

（二）影像学检查

对肺炎患者具有一定辅助诊断意义，缺少特异性。

四、诊断与治疗

（一）诊断

在禽流感流行时，发病前10d曾到过疫点，有明确的病、死禽及其分泌物、排泄物接触史，或与人禽流感患者有密切接触者，结合临床表现、实验室检查、病毒分离和血清学抗体检测易于诊断。从患者呼吸道分泌物中分离出特定病毒或采用RT-PCR检测到禽流感H亚型病毒基因，且双份血清抗禽流感抗体滴度恢复期较发病初期有4倍或以上升高是本病确诊的重要依据。

根据《人感染高致病性禽流感诊断标准》，可分为人感染高致病性禽流感疑似病例、临床诊断病例、确诊病例和排除病例。

（二）治疗

1. 隔离防护和一般治疗 对疑似和确诊病例应进行隔离治疗，强调早期治疗，防止病情恶化和疾病扩散。注意卧床休息，增加营养，多饮水，对于不能进食者应给予静脉补液，高热与中毒症状重者应给予吸氧和补充液体，解热、镇痛、止咳、祛痰及支持治疗。

2. 抗病毒治疗 发病48h内应用抗病毒药物，神经氨酸酶抑制剂主要为奥司他韦和扎那米韦。现流感病毒对金刚烷胺广泛耐药，并无高效的治疗药物。

3. 重症病例治疗 尽快转诊到有条件的医院治疗。

（三）预后

人禽流感的预后与感染的病毒亚型相关。其中感染H5N1亚型者预后相对较差，感染H9N2、H7N7亚型者预后大多良好。本病预后还与患者的年龄，患者是否有基础性疾病等相关。

五、预防

（一）监测及控制传染源

加强禽类疾病的监测，加强对密切接触禽类人员的监测，加强多部门合作。患者应隔离治疗。

（二）切断传染途径

接触人禽流感患者应戴口罩、戴手套、穿隔离衣。患者用具及分泌物要彻底消毒。

（三）保护易感人群

注意个人卫生，养成良好卫生习惯。对密切接触者必要时应用药物和疫苗进行预防。

六、社区管理

（一）筛查与转诊

为早期、及时发现人感染高致病性禽流感病例，医务人员应详细询问患者的流行病学史，根据流行病学史和临床表现作出人感染高致病性禽流感疑似病例诊断。

对符合流感样病例定义的门急诊患者，及时采集患者急性期（发病3天以内）鼻、咽拭子样本上送疾病预防控制机构开展病毒分离与鉴定、PCR 等实验室检测，并主动发现是否有其他感染病例。

（二）健康宣教与疾病管理

1．制作宣传册（画）对社区居民普及人感染高致病性禽流感防控相关知识。

2．一旦发现人感染高致病性禽流感疑似病例、确诊病例后，应在 24 小时内进行传染病网络直报，如果符合突发公共卫生事件报告条件的还应该开展突发公共卫生事件报告。

（朱立国）

人感染 H7N9 禽流感

一、概述

由一种新型重组的 H7N9 亚型禽流感病毒引起的急性呼吸道传染病。冬春季是该病的发病高峰季节。病情轻重不一，重者可引起急性呼吸窘迫综合征（ARDS）、多器官功能衰竭等并发症而致人死亡。主要发生在冬春季，本地病例均发生在中国，外国偶见输入型病例，患者以老年人为主，死亡率高达 40%。

（一）病原学与流行病学

1．病原学　H7N9 病毒属于甲型流感病毒，其主要抗原为表面糖蛋白血凝素（HA）和神经氨基酸酶（NA），有证据表明新型 H7N9 病毒可能有至少有三种起源，均来源于禽流感病毒，不含任何人流感病毒的基因片段。它的主要特征之一是易发生基因重配和突变。

2．流行病学

（1）传染源　可能为携带 H7N9 禽流感病毒的禽类，目前已有有限的人际传播的个案报道。既往 H7N9 禽流感病毒一般对禽不致病，禽类动物可正常携带该病毒，但有报道，H7N9 禽流感病毒也能引起禽类发病甚至死亡。该病毒不具备持续的人间传播能力，有待进一步证实人能否作为传染源。

（2）传播途径　接触传播是主要传播途径，通过直接或间接暴露于感染的家禽或被病毒污染的环境而感染。不排除亲缘关系间有限的人与人密切接触传播，空气传播尚未证实。

（3）易感人群　人普遍缺乏免疫力，接触后均易感。高危人群为在发病前 1 周内接触过禽类或者到过活禽市场者。目前全国病例男性超过 65%，60 岁以上人群占 50%。患有基础疾病（高血压除外）是该病的危险因素。

（二）发病机制与病理生理

1．发病机制　H7N9 病毒出现部分氨基酸替代，使病毒不仅增加了与人类呼吸道上皮细胞唾液酸 α-2,6 型受体的亲和力，还保留了对禽类上皮细胞唾液酸 α-2,3 型受体的结合力。H7N9 病毒感染重症与细胞因子介导的严重炎性反应有关，危重患者 IL-6 与 IP-10 增加的比非危重患者更为显著，IP-10 增加很大程度上反映了肺炎较为严重。淋巴细胞减少症和细胞因子风暴与不良结局相关。

2. 病理改变　H7N9病毒能够同时累及肺泡Ⅰ型和Ⅱ型上皮细胞，对肺泡Ⅱ型上皮细胞的损害更为严重，造成肺组织再生和修复发生障碍。除表现为弥漫性肺损伤外，高致病性禽流感病毒感染患者后，可引起多系统损伤，如心脏、肝脏、肾脏等组织器官。

二、临床表现

1. 潜伏期　从接触活禽到发病的平均时间为5天（1天~15天）。

2. 症状及体征　患者多数病情较重，需要住院甚至收治ICU，轻症病例较少。主要表现为下呼吸道感染症状，如发热、咳嗽、咳痰、呼吸困难，可伴有头痛、肌肉酸痛、腹泻和全身不适，大多数患者出现肺炎。重症患者多在5~7天出现重症肺炎，体温39℃以上，呼吸困难，可伴有咳血痰、胸腔积液，可快速进展为ARDS、脓毒症、感染性休克、多器官功能障碍，严重者可致死亡。

儿童感染后症状相对较轻，甚至表现为无症状感染。

三、辅助检查

（一）实验室检查

1. 外周血象　白细胞总数一般不高或降低。重症患者多有白细胞总数及淋巴细胞降低，可有血小板减少。

2. 血生化检查　大部分病例会出现肌酸激酶、乳酸脱氢酶、D-二聚体、谷草转氨酶、谷丙转氨酶、C反应蛋白和肌红蛋白升高。

3. 病原学检查　抗病毒之前采集患者呼吸道和血清标本，送到上级医疗卫生机构检测相关抗原、抗体和核酸。

（二）影像学检查

发生肺炎的患者早期肺内出现小片状阴影，进展期双肺多发磨玻璃影及肺实变影像。出现ARDS者有白肺样类似影像。对有流行病学史，临床上怀疑有肺炎的患者，须及时行胸部X线或者CT检查。

四、诊断与治疗

（一）诊断

诊断主要结合流行病学接触史、临床表现及实验室检查结果。

1. 流行病学史　发病前10天内，有接触禽类及其分泌物、排泄物，或者到过活禽市场，或者与人感染H7N9禽流感病例有密切接触史。

2. 诊断标准

（1）疑似病例　符合上述流行病学史和临床表现，尚无病原学检测结果。

（2）确诊病例　有上述临床表现、流行病学史以及病原学检测阳性。

（二）治疗

1. 隔离　对疑似病例和确诊病例应尽早隔离治疗。

2. 对症治疗　根据患者缺氧程度可采用鼻导管、经鼻高流量氧疗、开放面罩及储氧面罩进行氧疗。高热者可进行物理降温，或应用解热药物。咳嗽咳痰严重者可给予止咳祛痰药物。

3. 抗病毒治疗 抗病毒治疗能改善患者症状并有效减少体内病毒含量，早治疗可减少死亡风险。对怀疑人感染 H7N9 禽流感的患者应尽早应用神经氨酸酶抑制剂，如奥司他韦、扎那米韦，但对离子通道阻滞剂耐药。据研究报道，部分 H7N9 病毒已对奥司他韦等神经氨酸酶抑制剂药物产生抗药性。抗病毒药物应尽量在 48 小时内使用。临床上认为需要使用抗病毒药物的流感样病例、其他不明原因肺炎病例，也应当及时进行抗病毒治疗。

4. 重症病例治疗 尽快转诊到有条件的医院治疗。

5. 中医辨证论治

（1）热毒犯肺，肺失宣降证（疑似病例或确诊病例病情轻者）。

症状 发热，咳嗽，甚者喘促，少痰，或头痛，或肌肉关节疼痛。舌红苔薄，脉数滑。

治法 清热解毒，宣肺止咳。

参考处方和剂量 银翘散、白虎汤、宣白承气汤。

金银花 30g、连翘 15g、炒杏仁 15g、生石膏 30g，知母 10g、桑白皮 15g、全瓜蒌 30g、青蒿 15g、黄芩 15g、麻黄 6g、生甘草 6g。

水煎服，每日 1~2 剂，每 4~6 小时口服 1 次。

加减 咳嗽甚者加枇杷叶、浙贝母。

中成药 可选择疏风解毒胶囊、连花清瘟胶囊、金莲清热泡腾片等具有清热解毒，宣肺止咳功效的药物。

中药注射液 痰热清注射液、喜炎平注射液、热毒宁注射液、血必净注射液、参麦注射液。

（2）热毒壅肺，内闭外脱证（临床表现高热、ARDS、脓毒性休克等患者）。

症状 高热，咳嗽，痰少难咯，憋气，喘促，咯血，或见痰中带血，伴四末不温，四肢厥逆，躁扰不安，甚则神昏谵语。舌暗红，脉沉细数或脉微欲绝。

治法 解毒泻肺，益气固脱。

参考处方和剂量 宣白承气汤、参萸汤、参附汤。

生大黄 10g、全瓜蒌 30g、炒葶苈子 30g、人参 15g，生石膏 30g、栀子 10g、虎杖 15g、制附子 10g、山萸肉 15g。

水煎服，每日 1~2 剂，每 4~6 小时口服或鼻饲 1 次。

加减 高热、神志恍惚，甚至神昏谵语者，上方送服安宫牛黄丸。

肢冷、汗出淋漓者加煅龙骨、煅牡蛎。

中成药 可选择参麦注射液、参附注射液、痰热清注射液、血必净注射液、喜炎平注射液、热毒宁注射液。

（3）以上中药汤剂、中成药和中药注射液不作为预防使用，宜尽早中医治疗。

（三）预后

人感染 H7N9 禽流感重症患者预后差。影响预后的因素可能包括患者年龄、性别、基础疾病、并发症和抗病毒治疗时机等。

五、预防

（一）强化监测，早期发现和控制传染源

各部门加强合作，构建完整的外环境监测体系，开展有针对性的防控措施。依靠全国流感症状和病原监测体系，在医疗机构建立住院肺炎监测体系，对于疑似病例应当单独病例隔离，应当及时向当地疾病预防控制部门报告。对病例采取隔离治疗，对密切接触者采取不限制活动的医学观察。

（二）关闭管理活禽市场，切断传播途径

活禽市场可能是 H7N9 禽流感病毒传播的重要环节，关闭活禽市场是降低人感染 H7N9 禽流感病例发病率的重要防控手段。

（三）保护易感人群

保持良好的个人卫生习惯及提倡健康的生活方式。积极开展健康教育，经常使用肥皂洗手；避免接触病死禽，避免去活禽市场。

六、社区管理

（一）筛查与转诊

为早期、及时发现人感染高致病性禽流感病例，医务人员应详细询问患者的流行病学史，根据流行病学史和临床表现作出人感染高致病性禽流感疑似病例诊断。

对符合流感样病例定义的门急诊患者，及时采集患者急性期（发病 3 天以内）鼻、咽拭子样本上送疾病预防控制机构开展病毒分离与鉴定、PCR 等实验室检测，并主动发现是否有其他感染病例。

早期识别重症病例尤为关键，社区医生一旦识别出重症病例需尽快将患者转诊到有条件救治的医院。易发展为重症的危险因素包括：年龄≥65 岁；合并严重基础病或特殊临床情况，如心脏或肺部基础疾病、高血压、糖尿病、肥胖、肿瘤、免疫抑制状态、孕产妇等；发病后持续高热（温度≥39℃）；淋巴细胞计数持续降低；CRP、乳酸脱氢酶（LDH）及肌酸激酶（CK）持续增高和胸部影像学提示肺炎快速进展。

（二）健康宣教与疾病管理

1. 制作宣传册（画）对社区居民普及人感染高致病性禽流感（H7N9）防控相关知识。

2. 一旦发现人感染高致病性禽流感（H7N9）疑似病例、确诊病例后，应在 24 小时内进行传染病网络直报，如果符合突发公共卫生事件报告条件的还应该开展突发公共卫生事件报告。

（朱立国）

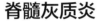

第二节 肠道病毒感染

脊髓灰质炎

一、概述

脊髓灰质炎（poliomyelitis）是由脊髓灰质炎病毒（poliovirus）所致急性的消化道传染病。6个月～5岁儿童易患该病，部分患者可发生弛缓性神经麻痹并留下瘫痪后遗症，俗称"小儿麻痹症"。

（一）病原学与流行病学

1. 病原学　脊髓灰质炎病毒，为小核糖核酸病毒科，肠道病毒属，根据抗原不同分为Ⅰ、Ⅱ、Ⅲ血清型，各型之间很少有交叉免疫。

脊髓灰质炎病毒在外界环境中有较强的生存力，在污水和粪便中可存活数月，冷冻条件下可保存几年，在酸性环境中较稳定，不易被胃酸、胆汁灭活，耐乙醚、乙醇。

56℃ 30分钟以上、紫外线照射1小时、含氯消毒剂（0.05mg/L）10分钟、甲醛、2%碘酊、各种氧化剂（过氧化氢、含氯石灰、高锰酸钾等）均可灭活病毒。

2. 流行病学

（1）传染源　人是脊髓灰质炎病毒的唯一宿主，隐性感染者和轻症瘫痪型患者为主要传染源，其中隐性感染者占90%以上，在传播过程中具有重要作用。

（2）传播途径　粪－口感染为主要传播方式。患者鼻咽部、粪便排出病毒，通过污染的水、食物及日常用品等引起感染；口服的减毒活疫苗通过粪便排出体外后在环境中可恢复毒力感染其他易感者。本病亦可通过空气飞沫传播。

（3）易感人群　人群普遍易感。感染后获持久免疫力。6个月内小儿通过被动免疫获得免疫力，6个月以上小儿体内抗体逐渐消失发病率增高。

（二）发病机制与病理生理

1. 发病机制

（1）隐性感染　病毒经口咽、消化道进入人体，复制后侵犯淋巴组织，机体产生相应保护性抗体，病毒不进入血流，不出现症状或症状轻微，表现为隐性感染。

（2）顿挫型　机体抵抗力较低，病毒入血，产生轻微病毒血症（第一次病毒血症），病毒未侵犯神经系统，同时机体免疫系统清除病毒，患者无神经系统症状为顿挫型。

（3）瘫痪型　病毒毒力较强或血中抗体不足，病毒随血流扩散至全身组织进一步增殖，大量复制并再次入血形成严重病毒血症（第二次病毒血症），通过血－脑屏障侵犯中枢神经系统，在脊髓前角运动神经细胞中增殖，引起运动神经元受损导致肌肉瘫痪。

2. 病理改变　早期镜检可见神经细胞内染色体溶解，尼氏体（Nissl bodies）消失，出现嗜酸性包涵体，伴周围组织充血、水肿和血管周围单核细胞浸润，严重者细胞核浓缩，细胞坏死。神经细胞不可逆严重病变导致瘫痪。

二、临床表现

1. 潜伏期　多为 5～35 天，一般 9～12 天。

2. 无症状型　该型多见，达 90% 以上，无临床症状。

3. 顿挫型　表现为发热、咽部不适、咽痛、恶心、呕吐、腹泻、腹部不适、流感样症状（乏力、头痛、全身酸痛等），症状持续 1～3 天后可逐渐恢复，一般无神经系统症状、体征。

4. 无瘫痪型　在顿挫型的基础上出现脑膜刺激征，全身症状较顿挫型为重。

5. 瘫痪型

（1）前驱期　可表现为发热、乏力、多汗、咽痛、咳嗽、恶心、呕吐、食欲下降、腹泻、腹痛等不适症状。

（2）瘫痪前期　前驱期直接进入，或症状消失 1～6 天出现体温再次升高，伴头痛、恶心、呕吐、烦躁或嗜睡，感觉过敏，肢体强直灼痛，体检脑膜刺激征阳性、病理征阳性、三脚架征阳性（患儿坐起时因颈背强直不能屈曲，坐起时需双手后撑床上呈"三脚架"样）、吻膝试验阳性（患者坐起、弯颈时不能以下颌抵膝）。可伴交感神经紊乱表现（面色潮红、多汗、括约肌功能障碍等），后期腱反射减弱或消失。

（3）瘫痪期　通常于起病后 3～10 天出现肢体瘫痪，多见于体温开始下降时，热退后瘫痪不再进展。

1）脊髓型麻痹　最常见，表现为四肢瘫痪，尤以下肢瘫多见，表现为弛缓性瘫痪，肌张力低下，腱反射消失，分布不对称，可累及任何肌肉或肌群。躯干肌群瘫痪时患者头不能竖直，颈背无力，不能坐起和翻身；膈肌、肋间肌受累时呼吸浅、声音低、咳嗽无力，讲话断续、吸气时上腹内凹。

2）延髓型麻痹　系脑桥和延髓受损，呼吸中枢受损表现为呼吸不规则、呼吸暂停、呼吸衰竭；血管运动中枢受累时表现为面颊潮红、脉细数、血压下降、皮肤发绀、四肢湿冷乃至循环衰竭；脑神经受损时表现为歪嘴、眼睑下垂或闭合不全、声音嘶哑、饮水呛咳、吞咽困难、颈肩无力、肩下垂、头后倾等。

3）脑炎型　极少见，可表现为高热、头痛、烦躁不安、失眠、嗜睡、惊厥等，可有神志改变。

4）混合型　以上几种类型同时存在。

（4）恢复期　急性期过后 1～2 周瘫痪肢体大多从远端起逐渐恢复，腱反射亦逐渐复常，持续数周及数月。轻症病例 1～3 个月可基本恢复，重症病例需 6～18 个月或更长时间。

（5）后遗症期　瘫痪 1～2 年后仍不能恢复为后遗症，表现为肌肉萎缩、肢体畸形。脊髓灰质炎后综合征（post-poliomyelitis syndrome，PPS），儿时患急性脊髓灰质炎的患者，其运动功能部分或全部恢复并稳定若干年后再次出现新的神经肌肉症状（肌肉软弱、肌肉萎缩、疼痛、受累肢体瘫痪加重）。

三、辅助检查

1. 血常规 白细胞计数多正常，早期及继发感染时可增高，以中性粒细胞为主。

2. 红细胞沉降率 急性期 1/3 ~ 1/2 的患者红细胞沉降率（简称血沉）增快。

3. 脑脊液 顿挫型脑脊液通常正常。大多于瘫痪前出现异常，类似于其他病毒所致的脑膜炎：颅内压略增高；细胞数稍增高（25 ~ 500mm³），早期以中性粒细胞为主，后期以淋巴细胞为主，体温正常后迅速降至正常；蛋白质可略增高，呈蛋白-细胞分离现象。少数患者脑脊液始终正常。

4. 病毒分离 起病 1 周内鼻咽部分泌物及粪便中可分离出病毒，也可以从脑脊液、血液中分离病毒。

5. 血清学检查 血及脑脊液中可检出特异性 IgM 抗体，在第 1 ~ 2 周即可呈阳性，4 周内阳性率可达 95%，可做早期诊断。双份血清抗体滴度呈 4 倍及 4 倍以上升高有诊断意义。

四、诊断与治疗

（一）诊断

结合当地流行病学资料、未服用疫苗者接触患者后出现发热、多汗、烦躁、感觉过敏、颈背疼痛、颈背强直、腱反射消失等应疑为本病。弛缓性瘫痪的出现有助于诊断。

流行病学资料对本病诊断其重要作用。

确诊 病毒分离和血清特异性抗体检测可确诊。

（二）治疗

本病无法治愈，目前无特效抗病毒治疗方法，隔离至少至起病后 40 日。治疗原则：对症治疗、缓解症状、促进恢复，预防及处理并发症，康复治疗。

1. 前驱期及瘫痪前期

（1）一般治疗 卧床至热退后 1 周，避免剧烈活动、肌内注射、手术等；保证补液量及热量供给，补充 B 族维生素和维生素 C。

（2）肌痛的治疗 局部湿热敷、镇静剂缓解疼痛。

（3）发热的治疗 使用退热药物退热；热不退者可使用人免疫球蛋白，连续 2 ~ 3 日（每日 3 ~ 6ml 肌内注射）；重症患者可使用激素治疗，泼尼松口服或氢化可的松静脉滴注，一般 3 ~ 5 天。

（4）继发感染时加用相应抗菌药物治疗。

2. 瘫痪期

（1）保持功能体位 卧床时保持身体呈一条直线，膝部略弯曲，髋部及脊柱用板或重物使之挺直，踝关节呈 90°。

（2）功能锻炼 疼痛消失后积极进行肢体功能锻炼。瘫痪重不能活动的肢体，可按摩、推拿，促进患肢血液循环，改善肌肉营养及神经调节，增强肌力；患肢能做轻微活动而肌力差者，可助其作伸屈、外展、内收等被动动作；肢体能活动而肌力差者，鼓励患者做主动运动，进行体育疗法，借助体疗工具锻炼肌力及矫正畸形。

（3）药物促进功能恢复 地巴唑片（每次 5 ~ 10mg，每日 3 次口服）、加兰他敏注射液[0.05 ~ 0.10mg/（kg·次），肌内注射，每日 1 次]；维生素 B₁（每次 1 片，每日 3 次口服）；

维生素 B_{12} 片（每次 25~50μg，每日 1 次口服）。一般在急性期后使用。

（4）延髓瘫痪型　采用头低位（床脚抬高 20°~30°），右侧卧位；加强吸痰，保持气道通畅；留置胃管，保证肠内营养供给，病初可给予静脉途径补充营养；延髓麻痹、声带麻痹、呼吸肌瘫痪者建议转上级医院诊治。

3. 恢复期及后遗症期

（1）针灸治疗　适用于年龄小，病程短，肢体萎缩不明显者，根据瘫痪部位取穴。

（2）推拿治疗　在瘫痪肢体上采用擦法来回擦 8~10 分钟，按揉松弛关节 3~5 分钟，搓受累脊柱及肢体 5~6 遍，在局部以擦法生热，每日或隔日 1 次，可教会家属，以便在家中进行。

（3）理疗　可采用水疗、电疗、蜡疗及光疗等促进病肌松弛，增进局部血流和炎症吸收。

（4）其他干预措施　设置家庭病床，全科医师定期到患者家中与患者进行沟通，了解患者心理状态及疾病恢复情况；签约家庭医生根据患者接受程度向患者普及该病的知识及康复知识；充分调动患者家属给予患者关爱，发挥家人在康复治疗中的作用；帮助患者培养生活兴趣，树立康复信心，转移患者对康复的消极注意力。

（三）预后

接种疫苗地区发病率下降，病情轻微，极少死亡。

五、预防

（一）管理传染源

早期发现患者，早期隔离，及时疫情报告，详细进行流行病学调查。患者隔离时间：自发病起隔离 40 天；第 1 周进行呼吸道、消化道隔离，1 周后进行消化道隔离；病毒携带者按患者要求进行隔离；密切接触者及发现患儿的幼托机构进行 20 天医学观察。

（二）切断传播途径

急性期患者粪便处理　20% 含氯石灰乳剂、含氯消毒剂将粪便浸泡 1~2 小时再进行排放；沾有粪便的尿不湿用含氯消毒剂浸泡 1~2 小时后按感染性废物处理；沾有粪便的衣裤应煮沸消毒；被服应日光暴晒。加强水、粪便和食品卫生管理。

（三）保护易感者

1. 本病流行期间，儿童少去人群密集场所，推迟各种预防注射和不急需的手术等。

2. 主动免疫　口服脊髓灰质炎疫苗（oral polio vaccine，OPV）、脊髓灰质炎灭活疫苗（poliovirus inactivated vaccine，IPV）。

（1）减毒活疫苗 OPV，不可用于免疫缺陷者和使用免疫抑制剂治疗者。我国政府免费提供作为国家计划免疫疫苗之一，2、3、4 个月各服 1 次，4 岁再加强免疫 1 次，体内保护性抗体可维持终身。

（2）灭活疫苗 IPV，较为安全，可用于免疫缺陷者和使用免疫抑制剂治疗者，免疫维持时间短，须重复注射，价格昂贵。

3. 被动免疫　未服用过疫苗的幼儿、老人、孕妇、免疫低下人群、扁桃体摘除术后、先天性免疫缺陷者，在接触脊髓灰质炎患者后，应尽早注射人免疫球蛋白：0.3~0.5mg/kg，每月 1 次，连用 2 次，免疫效果可维持 2 个月。

六、社区管理

（一）筛查与转诊

1. 筛查　脊髓灰质炎流行地区对未接种或未规范接种疫苗的儿童进行常规筛查。

2. 转诊　接诊到疑似脊髓灰质炎瘫痪型患者时及时转诊到有条件的上级医院，转诊过程需医生、护士陪伴患者，对患者进行生命体征监测，配备吸引器等设备保持呼吸道通畅，配备呼吸气囊、氧气，出现呼吸肌功能下降时及时给予人工通气。

（二）健康宣教与疾病管理

1. 辖区内所有小儿均需接种脊髓灰质炎疫苗，各种原因所致免疫功能低下的小儿建议使用灭活疫苗。

2. 向辖区内居民发放脊髓灰质炎疫苗的健康教育资料，全面详细的介绍疫苗的用途、接种程序、接种对象、常见的不良反应、禁忌证和注意事项内容。

3. 确诊脊髓灰质炎的患者严格按要求进行 40 天的隔离，居家隔离时粪便、被粪便污染的衣裤、被服需按要求进行消毒。

4. 在患者恢复期、后遗症期可开设家庭病床，为患者提供针灸、理疗、推拿治疗等肢体功能恢复治疗。

（蒙艳）

柯萨奇病毒感染

一、概述

柯萨奇病毒感染是由柯萨奇病毒（Coxsackie virus，CV）感染人体引起的一种或多种疾病的临床综合征。

（一）病原学与流行病学

1. 病原学　柯萨奇病毒为微小 RNA 病毒，肠道病毒属。分 A、B 两组，每组分若干个血清型，A 组病毒可使乳鼠发生广泛的骨骼肌肌炎，B 组病毒可使乳鼠发生局灶性肌炎、心肌炎、肝炎、脑炎等。柯萨奇病毒易感的宿主黏膜受体主要存在于上呼吸道和消化道，因此他们首先成为病毒入侵和复制的场所。

柯萨奇病毒对乙醚、乙醇、弱酸等有抵抗力，对多种氧化剂（1% 高锰酸钾、含氯消毒剂）、紫外线、干燥敏感；56℃半小时灭活病毒，煮沸时立即死亡；−70～−20℃可长期存活。

2. 流行病学

（1）传染源　患者及隐性感染者是主要传染源。

（2）传播途径　消化道和呼吸道是主要传播途径；亦可通过被污染的水源、食品、毛巾等生活用品传播；亦可通过胎盘传播，造成胎儿宫内感染或死胎。

（3）易感人群　0.5～15 岁儿童、孕妇及老年人易感，多为隐性感染。

（4）流行特征　在温暖、湿润的季节高发，易流行，有家庭聚集现象。

（二）发病机制与病理生理变化

1. 发病机制　柯萨奇病毒通过上呼吸道和肠道的上皮细胞黏膜侵入人体后，经过大量繁殖，进入血液循环形成两次病毒血症，感染各个组织和器官，如心脏、肝脏、皮肤黏膜、中枢神经系统，从而引起病变。

2. 病理生理变化　主要是单核细胞浸润及退行性变引起的脑膜炎、心肌炎、心包炎、肝炎等器官的病变。可以出现脑白质、灰质及心肌的水肿、变性、萎缩，甚至坏死。

二、临床表现

潜伏期 1~14 天，一般 3~5 天。柯萨奇病毒 A 组和 B 组不同的血清型可以引起同一疾病的发生，相同的血清型又可引起不同的临床表现。主要累及中枢神经系统、呼吸系统、心血管系统、消化系统、泌尿系统、其他（皮肤、结膜）等引起相应的疾病。

（一）症状

1. 中枢神经系统　可引起无菌性脑膜炎、脑炎、非麻痹性脊髓灰质炎等。可有发热、呕吐、头痛、肌痛、肌无力，严重者惊厥、意识障碍、昏迷、癫痫、一过性瘫痪。

2. 呼吸系统　可引起上呼吸道感染、疱疹性咽峡炎、肺炎等。可有发热、鼻塞、流涕、咽痛、口腔疼痛、咳嗽、咳痰、胸肋痛等。

3. 心血管系统　可引起心肌炎等。可有心悸、胸闷、呼吸困难、咳粉红色或血性泡沫痰等。

4. 消化系统　可引起感染性腹泻、肝炎、胆囊炎等。可有恶心、黄疸、腹痛，腹泻等症状。

5. 泌尿系统　可引起肾炎、膀胱炎等。可有腰痛、尿路刺激征、浮肿、血尿、蛋白尿等。

6. 皮肤黏膜　可有皮疹、斑丘疹、引起手足口病时可出现手、足、口腔疱疹，破溃时形成口腔溃疡。累及结膜时可出现充血、肿胀、畏光等。

（二）体征

可有脑膜刺激征、共济失调、面色苍白、发绀、双肺可闻及啰音，心包摩擦音、各种心律失常、皮疹、疱疹、扁桃体肿大等。

三、辅助检查

（一）实验室检查

1. 血常规　白细胞一般正常。

2. 肝肾功能　引起肝炎、肾炎等时，可致转氨酶、尿素氮、肌酐等升高。

3. 脑脊液检查　白细胞计数、压力、蛋白轻度增加，余正常。

4. 病毒分离　诊断金标准，早期采集样本（血液、脑脊液、心包液、肛拭子、咽拭子、疱疹液等）分离出病毒可确诊。咽拭子、肛拭子分离出病毒还需结合血清学检查方可确诊。

5. 特异性抗体检查

（1）IgM、IgG 抗体阳性。

（2）IgG 抗体由阴性转为阳性或双份血清抗体效价恢复期比急性期高 4 倍及以上，此法可用于流行病学调查。

6. 特异性核酸检测　RT-PCR 方法灵敏度、特异度均较高。可用于早期诊断，阳性可确诊。

（二）影像学检查

1. MRI 检查　引起中枢神经系统疾病时，头颅 MRI 可显示病变的程度。

2. 超声检查　可有肝脾肿大、心脏扩大、心包积液、胸腔积液等表现。

3. X 线检查　可见肺纹理增粗，有片状或条索状阴影等。

（三）心电图检查

可见心肌缺血及各种心律失常，如早搏、传导阻滞等。

四、诊断与治疗

（一）诊断

结合流行病学史、临床表现和病原学检查作出诊断。

1. 疑似病例　符合以下两条高度疑似。

（1）直接或间接接触了感染柯萨奇病毒的患者或隐性感染者；托幼机构、学校或周围人群有柯萨奇病毒感染流行。

（2）易感人群出现急性心肌炎、心包炎、无菌性脑膜炎、疱疹性咽峡炎、手足口病、感染性腹泻等疾病的症状和体征、孕妇出现感染、畸胎应警惕柯萨奇病毒感染。

2. 确诊病例　在疑似病例的基础上，符合以下条件之一可确诊。

（1）在体液或血液、脑脊液、心包液等中分离出病毒可确诊；咽拭子、肛拭子分离出病毒还需结合血清学检查方可确诊。

（2）特异性核酸检测阳性。

（3）特异性抗体 IgM 阳性。

（4）IgG 抗体由阴性转为阳性或双份血清抗体效价恢复期比急性期高 4 倍及以上。

（二）鉴别诊断

引起中枢神经系统疾病时需与流行性乙型脑炎、结核性脑膜炎鉴别；疱疹性咽峡炎、手足口病需与单纯性疱疹鉴别；心肌炎须与其他原因引起的鉴别。

（三）治疗

1. 一般治疗

（1）无症状感染者和轻型病例应居家隔离观察，做好消毒，可以对症治疗。

（2）急性期应卧床休息，加强护理，进食营养、易消化的食物，保证足够热量的摄入，多饮水，做好口腔、皮肤护理。

（3）发热患者，体温 <38.5℃，采取物理降温，如温水擦浴、冰袋冷敷；体温大于 38.5℃，小儿可以外用退热帖、退热栓，或者口服退热药，常用布洛芬、对乙酰氨基酚类药物口服。

（4）呕吐严重的注意补充水分及电解质；咽痛患者给予口服含片，如金嗓子喉片、西瓜霜润喉片等；继发感染的，可以口服或静脉滴注抗生素，注意避免使用青霉素类或者头孢类，以免过敏引起皮疹；发绀、呼吸困难者应给予吸氧；转氨酶升高者可以口服复方甘草酸苷片或双环醇片；黄疸者可以口服茵栀黄等；脑水肿、高颅压者应给予 20% 的甘露醇降颅内压；患儿出现惊厥或癫痫发作的，应及时给予抗惊厥等治疗；心肌炎合并急性心力衰竭的应给予强心、利尿、扩血管等对症治疗。

2. 病因治疗　目前没有特效的抗病毒药物，可以使用干扰素、利巴韦林、阿昔洛韦等抗病毒药物；可以肌内注射人免疫球蛋白，增强免疫力。

（四）预后

柯萨奇病毒感染，50%～80%为隐性感染，显性感染者大多数表现为上呼吸道感染，因此大多数预后好；只有极少数婴幼儿、免疫力低下者出现脑炎、全身严重感染、心肌炎合并严重心力衰竭、或短时间内出现多脏器损伤者，预后差，死亡率高。

五、预防

早期发现、早期报告、早期隔离、早期治疗是关键。

（一）控制传染源

1. 隔离隐性感染者，每日早晚监测体温，观察；若出现发热、皮疹、咳嗽、腹泻等症状，及时报告社区医师，在医师指导下进行消毒、治疗。

2. 隔离并治疗患者。

（二）切断传播途径

1. 保持良好的个人卫生习惯，饭前便后勤洗手；加强饮食管理，不吃被病毒污染的食品，不喝生水；跟人交谈保持1米以上的距离，戴口罩；打喷嚏、咳嗽用纸巾捂住嘴。

2. 儿童玩具和常接触的物品应当定期进行消毒，在托幼机构或学校等公共场所发生疾病流行时，应当停课并对场所进行消毒。

3. 为防止医源性及院内感染，医务人员应严格做好手卫生，每天对诊室地面、墙壁、电脑、门、把手及医疗器械等用品进行消毒，可以选用500mg/L或1 000mg/L的含氯消毒液进行擦拭，一般15～20分钟后用清水洗净，早晚各1次；用紫外线灯早晚照射诊室，每次30分钟，进行环境消毒。若有特殊情况，随时消毒。

（三）保护易感人群

1. 在疾病流行期间，尽量避免带婴幼儿、儿童及孕妇出入公共场所；避免与柯萨奇病毒感染患者及隐性感染者直接或间接接触。

2. 增强体质，多饮水，饮食应富有营养、易消化。

3. 目前无疫苗。

六、社区管理

（一）筛查与转诊

1. 筛查

（1）筛查对象　①柯萨奇病毒感染者绝大多数无症状，可自愈；显性感染者多为上呼吸道感染，预后好，因此常规不需要筛查；②若在同一托幼机构、学校等公共场所出现聚集性或暴发性病例，需要对密切接触者进行筛查。

（2）筛查方法　社区卫生机构常用以下方法。①流行病学史；②典型临床表现，如发热，皮疹，手、足、口出现典型疱疹等高度怀疑。转诊至上级医院确诊可用特异性核酸检测、特异性抗体检测及病毒分离。

2. 转诊 柯萨奇病毒感染重症患者及出现多器官损伤的患者，预后差，甚至危及生命，因此社区全科医师早期识别并转诊至上级医院至关重要。具体表现如下。

（1）持续高热，体温超过 39℃，肿大的扁桃体导致呼吸困难。

（2）出现头痛、意识障碍、昏迷、肌无力、或癫痫发作、脑膜刺激征阳性等中枢神经系统病变。

（3）心悸、发绀、出现严重心律失常、咳粉红色泡沫痰。

（4）出现浮肿、少尿，血尿等症状，肾功能损害严重。

（5）出现胸痛、咳嗽、胸腔积液或心包积液。

（6）婴幼儿出现全身性感染、短时间内病情进展迅速，出现多脏器损伤。

（7）孕妇感染柯萨奇病毒。

（8）重症手足口病患儿。

（二）健康宣教与疾病管理

1. 健康宣教

（1）通过社区展板、宣传画对社区居民定期开展常见传染病的知识宣传。

（2）建立社区微信群，在疾病高发季节定期推送相关传染病的科普知识，识别典型症状，指导科学就医。

（3）加强饮食管理及养成良好的卫生习惯，饭前便后勤洗手，不喝生水，不吃被蚊蝇污染的饮食；被病毒污染的物品要进行消毒，儿童玩具和常接触的物品也应当定期进行消毒。

（4）疾病高发季节，尽量避免带婴幼儿、儿童、孕妇出入公共场所，说话保持一定距离；去公共场所戴口罩；身边若有患病儿童及时采取隔离措施，出现发热、皮疹、疱疹、呼吸困难等症状及时就诊。

2. 疾病管理

（1）柯萨奇病毒感染可以引起手足口病、急性出血性结膜炎等，属于国家法定的丙类传染病，应严格按照《中华人民共和国传染病防治法》和《传染病信息报告管理规范》的规定在 24 小时内报告。社区全科医师应对患者做好各项登记。

（2）隐性感染者、轻症患者做好隔离及一般治疗。

（3）重症及短期内迅速出现多器官损伤的患者及时转诊至上级医院，进行隔离、抗病毒及支持对症治疗。

（黄贵华）

手足口病

一、概述

手足口病（hand foot mouth disease，HFMD）是由肠道病毒（enterovirus，EV）感染引起的一种儿童常见传染病，5 岁以下儿童多发，主要通过密切接触传播，一年四季均可发病。

（一）病原学与流行病学

1. 病原学　手足口病病原体多样，为小 RNA 病毒科，肠道病毒属。其中主要引起手足口病的有肠道病毒 71 型（enterovirus A71，EV-A71）、柯萨奇病毒（coxsackievirus，CV）A 组 4～7、9、10、16 型和 B 组 1～3、5 型，埃可病毒（ECHO virus）某些血清型等。其中以 CV-A16 和 EV-A71 最为常见，重症及死亡病例多由 EV-A71 所致。肠道病毒各型之间无交叉免疫力。

病毒对乙醚、脱氧胆酸盐、去污剂、弱酸等有抵抗力，能抵抗 70% 乙醇和 5% 甲酚皂溶液。对紫外线及干燥敏感，对多种氧化剂（1% 高锰酸钾、1% 过氧化氢、含氯消毒剂等）、甲醛、碘酒敏感；50℃可迅速灭活病毒；-4℃时病毒可存活 1 年，-20℃时可长期保存。

2. 流行病学

（1）传染源　患儿和隐性感染者为主要传染源，手足口病隐性感染率高。

（2）传播途径　密切接触是手足口病重要的传播方式，通过接触被病毒污染的手、毛巾、手绢、牙杯、玩具、食具、奶具以及床上用品、内衣等引起感染；还可通过呼吸道飞沫传播；饮用或食入被病毒污染的水和食物亦可感染。

（3）易感人群　婴幼儿和儿童普遍易感，以 5 岁以下儿童为主。

（二）发病机制与病理生理

1. 发病机制　肠道病毒感染人体后，主要与咽部和肠道上皮细胞表面相应的病毒受体结合，经细胞内吞作用进入细胞，病毒基因组在细胞质内脱衣壳、转录、组装成病毒颗粒。肠道病毒主要在扁桃体、咽部和肠道的淋巴结大量复制后释放入血液，可进一步播散到皮肤及黏膜、神经系统、呼吸系统、心脏、肝脏、胰、肾上腺等，引起相应组织和器官发生一系列炎症反应，导致相应的临床表现。少数病例因神经系统受累导致血管舒缩功能紊乱及 IL-10、IL-13、IFN-γ 等炎性介质大量释放引起心肺衰竭。神经源性肺水肿及循环衰竭是重症手足口病患儿的主要死因，病理生理过程复杂，是中枢神经系统受损后神经、体液和生物活性因子等多因素综合作用的结果。

2. 病理改变　死亡病例尸检和组织病理检查发现：淋巴细胞变性坏死，以胃肠道和肠系膜淋巴结病变为主；神经组织病理变化主要表现为脑干和脊髓上段有不同程度的炎性反应、噬神经细胞现象、神经细胞凋亡坏死、单核细胞及小胶质细胞结节状增生、血管套形成、脑水肿、小脑扁桃体疝；肺部主要表现为肺水肿、肺淤血、肺出血伴少量的炎细胞浸润；还可出现心肌断裂和水肿，坏死性肠炎，肾脏、肾上腺、脾脏和肝脏严重的变性坏死等。

二、临床表现

1. 潜伏期　多为 2～10 天，平均 3～5 天。

2. 症状及体征

（1）第 1 期（出疹期）　主要表现为发热，手、足、口、臀等部位出疹，可伴有咳嗽、流涕、食欲不振等症状。典型皮疹表现为斑丘疹、丘疹、疱疹。皮疹周围有炎性红晕，疱疹内液体较少，不疼不痒，皮疹恢复时不结痂、不留疤。不典型皮疹通常小、厚、硬、少，有时可见瘀点、瘀斑。某些型别肠道病毒如 CV-A6 和 CV-A10 所致皮损严重，皮疹可表现为大疱样改变，伴疼痛及痒感，且不限于手、足、口部位。部分病例仅表现为皮疹或疱疹性咽峡炎，个别病例可无皮疹。

（2）第2期（神经系统受累期） 少数病例可出现中枢神经系统损害，多发生在病程1~5天内，表现为精神差、嗜睡、吸吮无力、易惊、头痛、呕吐、烦躁、肢体抖动、肌无力、颈项强直等。此期属于手足口病重症病例重型。

（3）第3期（心肺功能衰竭前期） 多发生在病程5天内，表现为心率和呼吸增快、出冷汗、四肢末梢发凉、皮肤发花、血压升高。此期属于手足口病重症病例危重型。

（4）第4期（心肺功能衰竭期） 可在第3期的基础上迅速进入该期。临床表现为心动过速（个别患儿心动过缓）、呼吸急促、口唇发绀、咳粉红色泡沫痰或血性液体、血压降低或休克。亦有病例以严重脑功能衰竭为主要表现，临床可见抽搐、严重意识障碍等。此期属于手足口病重症危重型，病死率较高。

（5）第5期（恢复期） 体温逐渐恢复正常，神经系统受累症状和心肺功能逐渐恢复，少数可遗留神经系统后遗症。部分手足口病例（多见于CV-A6、CV-A10感染者）在病后2~4周有脱甲的症状。

三、辅助检查

（一）实验室检查

1. 血常规及C反应蛋白（CRP） 多数病例白细胞计数正常，部分病例白细胞计数、中性粒细胞比例及CRP可升高。

2. 血生化 ALT、AST、肌酸激酶同工酶（CK-MB）轻度升高，病情危重者肌钙蛋白、血糖、乳酸升高。

3. 血气分析 呼吸系统受累时或重症病例可有动脉血氧分压降低，血氧饱和度下降，二氧化碳分压升高，酸中毒等。

4. 病原学及血清学 肠道病毒特异性核酸检测阳性或分离到肠道病毒（咽拭子、粪便或肛拭子、血液等标本）。急性期血清相关病毒IgM抗体阳性。恢复期血清CV-A16、EV-A71或其他可引起手足口病的肠道病毒中和抗体比急性期有4倍及以上升高。

（二）影像学检查

胸部X线检查 轻症患儿肺部无明显异常。重症及危重症患儿并发神经源性肺水肿时，两肺野透亮度减低，磨玻璃样改变，局限或广泛分布的斑片状、大片状阴影，进展迅速。

（三）心电图

可见窦性心动过速或过缓，Q-T间期延长，ST-T改变。

四、诊断与治疗

（一）诊断

结合流行病学史、临床表现和病原学检查做出诊断。

临床诊断病例

（1）流行病学史 常见于学龄前儿童，婴幼儿多见。处于该病流行季节，当地托幼机构及周围人群有手足口病流行，发病前与手足口病患儿有直接或间接接触史。

（2）临床表现　符合上述临床表现。

皮疹不典型者、仅表现为脑炎或脑膜炎者，诊断需结合病原学或血清学检查结果。

（二）确诊病例

在临床诊断病例基础上，具有下列之一者即可确诊。

1. 肠道病毒（CV-A16、EV-A71 等）特异性核酸检查阳性。

2. 分离出肠道病毒，并鉴定为 CV-A16、EV-A71 或其他可引起手足口病的肠道病毒。

3. 急性期血清相关病毒 IgM 抗体阳性。

4. 恢复期血清相关肠道病毒的中和抗体比急性期有 4 倍及以上升高。

（三）治疗

1. 一般治疗

（1）普通病例门诊治疗　注意隔离，避免交叉感染；清淡饮食；做好口腔和皮肤护理。

（2）积极控制高热　体温超过 38.5℃者，采用物理降温（温水擦浴、使用退热贴等）或应用退热药物治疗。常用药物有：布洛芬口服，5～10mg/（kg·次）；对乙酰氨基酚口服，10～15mg/（kg·次）；2 次用药的最短间隔时间为 6 小时。

（3）保持患儿安静　惊厥病例需要及时止惊，常用药物首选咪达唑仑肌内注射，0.1～0.3mg/（kg·次），体重 <40kg 者，最大剂量不超过 5mg/ 次，体重 >40kg 者，最大剂量不超过 10mg/ 次；地西泮缓慢静脉注射，0.3～0.5mg/（kg·次），最大剂量不超过 10mg/ 次，注射速度 1～2mg/min（须严密监测生命体征，做好呼吸支持准备）；水合氯醛灌肠抗惊厥；保持呼吸道通畅，必要时吸氧。

2. 病因治疗　目前尚无特效抗肠道病毒药物，干扰素 α 喷雾或雾化、利巴韦林静脉滴注早期使用可有一定疗效，须关注药物不良反应和生殖毒性。不应使用阿昔洛韦、更昔洛韦、单磷酸阿糖腺苷等药物治疗。

3. 重症病例治疗　尽快转诊到有条件的医院治疗。

4. 中医药治疗

（1）出疹期

基本方　甘露消毒丹。

常用药物　生石膏、水牛角、银花、连翘、生大黄、黄连、丹皮、紫草、生地、钩藤，羚羊角粉。

中成药　可选用具有清热解毒、化湿透疹功效且有治疗手足口病临床研究报道的药物。

（2）风动期

基本方　清瘟败毒饮合羚角钩藤汤。

常用药物　生石膏、水牛角、银花、连翘、生大黄、黄连、丹皮、紫草、生地、钩藤，羚羊角粉。高热持续，伴有神昏者加用安宫牛黄丸，伴有便秘者加用紫雪散。

中成药　可选用具有解毒清热、息风定惊功效且有治疗手足口病临床研究报道的药物。

（四）预后

绝大多数患者预后良好，有中枢神经系统、心脏和肺脏并发症的重症患者是死亡的高危人群。

五、预防

（一）控制传染源

手足口病患儿隔离至体温正常、皮疹消退，一般需 1～2 周。患儿使用的物品使用含氯消毒剂浸泡或煮沸消毒。不宜蒸煮或浸泡的物品置于阳光下暴晒。患儿粪便使用含氯消毒剂浸泡 2 小时以上方可倾倒。

（二）切断传播途径

保持良好的个人卫生习惯是预防手足口病的关键。勤洗手，不要让儿童喝生水，吃生冷食物。儿童玩具和常接触到的物品应当定期进行清洁消毒。避免儿童与患手足口病儿童密切接触。

（三）保护易感人群

接种疫苗　EV-A71 型灭活疫苗可用于 6 月龄～5 岁儿童预防 EV-A71 感染所致的手足口病，基础免疫程序为 2 剂次，间隔 1 个月，鼓励在 12 月龄前完成接种。

六、社区管理

（一）筛查与转诊

1. 筛查　手足口病为儿童常见传染病，大多数患儿预后良好，不建议常规进行筛查。

2. 转诊　手足口病重症患儿病情进展凶猛，一旦出现肺水肿、肺出血等心肺功能衰竭，患儿可在短期内死亡，早期识别重症病例是关键，社区医生一旦识别出重症病例需尽快将患儿转诊到有条件救治的医院。重症病例的表现如下。

（1）持续发热大于 3 天、热峰大于 38.5℃、嗜睡、呕吐、头痛。

（2）四肢震颤或肌阵挛抽动。

（3）眼球异常运动（游动或上翻）。

（4）急性肢体无力。

（5）呼吸心率增快、四肢发凉、出冷汗、血压增高、皮肤湿冷等。

（6）白细胞 >15×10^9/L，分类以中性粒细胞占优势；血糖 >8.3mmol/L；胸部 X 线检查提示肺水肿。

（二）健康宣教与疾病管理

1. 制作宣传册、宣传画对社区居民普及手足口病相关知识。

2. 与社区儿童家长建立微信交流群，扩大疾病知识宣传面，指导科学就医。

3. 手足口病高发期，儿童尽量避免出入公共场所；监测儿童体温，发现患儿发热、流涎、皮疹、肢体抖动、嗜睡等症状及时就诊。

4. 开设相对独立诊室接诊手足口病疑似患儿。

5. 做好患儿接触隔离；医生采取标准预防措施，做好手卫生，避免医源性感染；做好皮肤、口腔护理。

（蒙艳）

病毒感染性腹泻

一、概述

病毒感染性腹泻主要是由诺如病毒、轮状病毒感染引起急性肠道传染病，具有发病急、传播速度快、涉及范围广等特点，可通过污染的水源、食物、物品、空气等传播，常在社区、学校、餐馆、医院、幼儿园、养老院及军队等人群聚集的单位暴发。其中诺如病毒是最常见的食源性和水源性急性感染性腹泻的病原体，轮状病毒是全球 5 岁以下婴幼儿急性胃肠炎的首要致病原，约 90% 的轮状病毒感染性腹泻病例发生在 2 岁以下婴幼儿。

（一）病原学与流行病学

1. 病原学

（1）诺如病毒　属于杯状病毒科、无包膜单股正链 RNA 病毒，直径大约 27～32nm。诺如病毒分 5 个基因组（GⅠ～GⅤ），其中只有 GⅠ、GⅡ和 GⅣ可以感染人。我国目前最常见的诺如病毒为 GⅡ、GⅠ型。诺如病毒相对耐受乙醇，含氯消毒剂可灭活。

（2）轮状病毒　轮状病毒属于呼肠病毒科轮状病毒属，无包膜双链核糖核酸 RNA 病毒，直径 70～75nm，分为外层衣壳、内层衣壳和核心三层包裹 11 条双链核酸（RNA）片段构成。根据内层衣壳蛋白 VP6 的血清型，将轮状病毒分为 A～J 群，目前已知 A、B、C 和 H 群轮状病毒可导致人类腹泻的发生，其中 A 群轮状病毒是 5 岁以下儿童急性水样腹泻最为常见的病原体。轮状病毒相对耐受洗手皂和酚类消毒剂，高浓度乙醇（70%）或游离氯的抗菌剂可灭活。

2. 流行病学

（1）传染源　患者、恢复期排毒者和无症状感染者。

（2）传播途径　主要通过粪－口途径传播，也可通过接触传播，手、污染物、污染的食品和水都可以作为病毒传播的载体。

（3）易感人群　人群普遍易感，我国 5 岁以下儿童约 90% 的轮状病毒胃肠炎发生于 6～24 月龄婴幼儿，因此，2 岁以下婴幼儿是轮状病毒胃肠炎重点预防发病的对象。

（二）发病机制与病理生理

1. 诺如病毒　人感染诺如病毒后，分析肠近端活组织切片发现完整的肠黏膜有特异性的组织变化，包括绒毛的扩大和钝化，微绒毛缩短，线粒体变大，胞质空泡化，细胞间水肿。电镜分析，这些细胞形态仍然是完整的。除了肠的变化，诺如病毒感染人类后还会在黏膜固有层产生微弱的炎症反应，十二指肠的上皮细胞毒性 T 细胞有所增加。

2. 轮状病毒　人体对轮状病毒免疫保护机制尚不明确，动物模型研究表明，获得性免疫主要和肠道黏膜表面抗轮状病毒免疫球蛋白 IgA 浓度、肠道轮状病毒抗体分泌细胞以及记忆细胞相关。

二、临床表现

1. 本病潜伏期常为 12 小时至 3 天不等。

2. 主要临床症状为腹泻，其特征为初始黏液便，继之为水样便，一般无脓血。常伴有发热、呕吐、腹痛、乏力等。

3. 水、电解质代谢紊乱和酸碱平衡失调 病毒感染性腹泻多见脱水和电解质代谢紊乱，伴呕吐者可有低氯、低钾性碱中毒；严重脱水、休克未得到及时纠正可引起代谢性酸中毒。

三、辅助检查

1. 血常规 常无特殊表现，白细胞及中性粒细胞计数常正常，淋巴细胞计数可升高。

2. 大便常规 大便常规镜检白细胞 <15 个 / 高倍镜视野，未见红细胞。

3. 生化指标 可表现为电解质紊乱，尤其是低钾血症，并发病毒性心肌炎时心肌酶谱可升高，部分患者表现为肝肾功能异常。

4. 分子生物学诊断技术的应用 病毒核酸检测及特异性抗原检测。

四、诊断与治疗

（一）诊断

主要依据流行季节、地区、发病年龄等流行病学资料、临床表现以及实验室常规检测结果进行诊断。

1. 临床诊断病例 在一次腹泻流行中符合上述临床表现和辅助检查，并能排除常见细菌、寄生虫及其他病原感染，即可做出临床诊断。

2. 确诊病例 除符合临床诊断病例条件外，在粪便标本或呕吐物中检测出病毒核酸或特异性抗体可确诊。

（二）治疗

病毒感染性腹泻为自限性疾病，以对症或支持治疗为主，一般不用抗病毒药物和抗菌药物。脱水是病毒感染性腹泻的主要死因，对严重病例尤其是幼儿及体弱者应及时输液或口服补液，以纠正脱水、电解质代谢紊乱及酸碱平衡失调。

1. 饮食治疗 绝大多数未发生脱水的患者可通过多饮含钾、钠等电解质且有一定含糖量的运动饮料，以及进食苏打饼干、肉汤等补充丢失的水分、电解质和能量。腹泻（尤其是水样便）患者的理想饮食以含盐的淀粉类熟食为主，饼干、酸奶、汤、熟制蔬菜也是较好的选择。粪便成形后，饮食可逐渐恢复正常，建议少食多餐（建议每日 6 餐），进食少油腻、易消化、富含微量元素和维生素的食物（谷类、肉类、水果和蔬菜）。

2. 补液治疗 轻度脱水患者及无临床脱水证据的腹泻患者也可正常饮水，同时适当予以口服补液治疗。水样便及已发生临床脱水的患者应积极补液治疗。推荐食用口服补液盐（oral rehydration salt，ORS）用于预防和治疗脱水。口服补液盐应间断、少量、多次，重度脱水和新生儿中重度腹泻患儿推荐静脉补液。

3. 其他治疗 益生菌对本病引起的水样便有显著效果，可改善病情及预后，建议疾病早期应用。适当选取胃肠黏膜保护剂（如蒙脱石散）可缩短腹泻病程，减少排便量，提高治愈率。必要时使用退热药，如有肠道内外并发症，酌情对症支持治疗。

（三）预后

本病整体预后良好，经积极对症处理死亡率低。婴儿、儿童、老年人以及有免疫缺陷疾病等基础疾病的人，因抵抗力较弱，易出现脱水和脏器功能衰竭而危及生命。

五、预防

（一）控制传染源

本病传染源为确诊患者、恢复期排毒者和无症状感染者，对确诊患者须隔离至大便培养阴性。

（二）切断传播途径

维护饮食、饮水及环境卫生，主要个人卫生，尤其是手部清洁是最主要的预防途径，养成饭前便后洗手的良好习惯。提倡喝开水，不吃生的、半生的食物，尤其是禁止生食贝类等水产品。

（三）保护易感人群

1. 目前诺如病毒抗体没有显著的保护作用，所以没有相应疫苗，对易感人群的保护主要通过加强宣传教育，养成健康生活习惯。

2. 人群（尤其是婴幼儿）可通过接种疫苗来预防轮状病毒感染性腹泻。目前国内已上市的轮状病毒疫苗有两种，一种是我国兰州生物制品研究所生产的单价口服轮状病毒活疫苗，另一种是美国默沙东公司生产的口服五价重配轮状病毒减毒活疫苗（Vero 细胞），均属国家非免疫规划疫苗（详见表 3-2-1）。

表 3-2-1　国内上市的轮状病毒疫苗种类及其特点

项目	口服轮状病毒活疫苗	口服五价重配轮状病毒减毒活疫苗（Vero 细胞）
毒株型别	G10P15	G1、G2、G3、G4、P1A
毒株来源	羊轮状病毒减毒株 LLR	人 - 牛轮状病毒重配株
接种对象	2 个月～3 岁	6～32 周龄
接种程序	2 月龄后可以服用，每年服用 1 剂，每剂 3ml	6～12 周龄服用第 1 剂，每剂间隔 4～10 周，全程 3 剂，第 3 剂不应晚于 32 周。每剂 2ml
作用与用途	预防婴幼儿 A 群轮状病毒引起的腹泻	预防血清型 G1、G2、G3、G4、G9 导致的婴幼儿轮状病毒胃肠炎

六、社区管理

（一）筛查与转诊

基层医务人员在接诊突发的严重腹泻患者时，须警惕本病，完善相关检查进行筛查，并进行流行病学调查，追踪可能患者进行密切随访。本病属丙类传染病，对于疑似及确诊患者，须根据《中华人民共和国传染病防治法》等相关法律和规定要求，按照时限、流程完成上报工作，及时转诊至定点医疗机构，并按照要求做好隔离、转运、消毒等相关工作。针对恢复期符合出院标准的患者，可转回基层医疗机构进行进一步的随访观察。

（二）健康宣教与疾病管理

1. 针对患者及密切接触人群　洗手、专用餐具用具、不随地大小便；处理患者排泄物要戴口罩和彻底洗手。隔离或观察期间不参加社会活动和从事特殊工作，如厨师、保育员等。

2．一般接触或无接触史人群　指导正确洗手法，养成洗手习惯：饭前便后洗手，加工食品前洗手，乘坐公共交通工具后洗手，照顾婴幼儿随时洗手；注意饮食和饮水卫生。

3．暴发单位管理者　应告知所有人员主动发现疑似病例，及时报告当地疾病预防控制机构，让病例立即去医院就诊，并停止其日常的工作和学习。全面卫生清洁，告知接触者注意事项。

4．普通人群　指导勤洗手，提倡喝开水，不吃生的、半生的食物，尤其是禁止生食贝类等水产品，生吃瓜果要洗净。

（黄凯）

第三节　麻疹

一、概述

麻疹（measles）是由麻疹病毒（measles virus）引起的急性出疹性呼吸道传染病，在我国法定传染病中属乙类传染病。主要临床表现为发热、咳嗽、流涕等上呼吸道卡他症状及眼结膜炎，口腔科氏斑（Koplik spot）和皮肤斑丘疹。

我国自 1965 年婴幼儿广泛接种麻疹疫苗以来，特别是 1978 年列入计划免疫实施以后，麻疹的发病率显著降低。

（一）病原学与流行病学

1. 病原学　麻疹病毒属副黏液病毒科，麻疹病毒属，只有一个血清型。电镜下病毒呈球状或丝状，直径约 100～250nm，中心单股负链 RNA 病毒，外有脂蛋白包膜，包膜的 3 种结构蛋白［分别是血凝素（hemagglutinin，H），融合蛋白（fusion protein，F）和基质蛋白（matrix protein，M）］是主要的致病物质。这 3 种结构蛋白可以刺激机体产生相应的抗体，用于临床诊断。麻疹病毒在体外抵抗力较弱，对热、紫外线及脂溶剂如乙醚、氯仿等极为敏感，煮沸、日照及一般消毒剂均易灭活。但对寒冷及干燥环境有较强的抵抗力，室温下可存活数天，–70℃可存活数年。

2. 流行病学

（1）传染源　人是麻疹病毒的唯一宿主，因此麻疹患者是唯一的传染源。急性期的患者是最重要的传染源，出疹前后 5 天均具有传染性，前驱期传染性最强，出疹后逐渐减低，疹退时已无传染性，但有并发症的患者可延长至 10 天。病毒主要存在于患者的口、鼻、咽、眼结膜分泌物中。无症状病毒携带者和隐性感染者较少见，作为传染源意义不大。

（2）传播途径　呼吸道飞沫是主要传播途径，患者咳嗽、打喷嚏时，病毒随排出的飞沫经口、咽、鼻部或眼结膜侵入易感者。少数密切接触者经污染的手传播，通过第三者或衣物间接传播很少见。

（3）易感人群　人群对麻疹病毒普遍易感，易感者接触患者后 90% 以上均可发病，病后可获得持久免疫力。该病主要在 6 个月至 5 岁小儿间流行，以显性感染为主。

20 世纪 60 年代麻疹疫苗产生以后，婴幼儿普种麻疹疫苗的国家发病率大大降低。近年来由于少数儿童没有接种麻疹疫苗或未强化麻疹疫苗再接种，出现的局部地区小流行。WHO 确定到 2020 年要消灭麻疹这种可预防性疾病。麻疹一年四季均可发病，但以冬、春季为高峰。

（二）发病机制与病理生理

麻疹病毒经空气飞沫到达呼吸道或眼结膜，在局部上皮细胞内复制，后侵入局部淋巴组织，迅速大量复制后入血，于感染后第 2～3 天引起第一次病毒血症。随后病毒进入全身单核吞噬细胞系统并大量增殖。感染后第 5～7 天，大量复制后的病毒再次侵入血流，形成第二次病毒血症。病毒随血流播散至全身各组织器官。主要部位有呼吸道、眼结膜、口咽部、皮肤、胃肠道等，此时引起一系列临床表现。在病程第15天以后，由于机体特异性免疫应答清除病毒，进入临床恢复期。感染麻疹病毒后，人体可产生补体结合抗体、血凝抑制抗体及中和抗体，前者为IgM（免疫球蛋白M），表示新近感染，后两者为IgG（免疫球蛋白G），表示对麻疹病毒具有免疫力。

麻疹的病理特征是感染部位数个细胞融合形成多核巨细胞。可见于皮肤、眼结合膜、呼吸道和胃肠道黏膜、全身淋巴组织、肝、脾等处。真皮和黏膜下层毛细血管内皮细胞充血水肿、增生、单核细胞浸润并有浆液性渗出而形成麻疹皮疹和科氏斑。由于皮疹处红细胞裂解，疹退后形成棕色色素沉着。麻疹的病理改变以呼吸道病变最显著，胃肠道黏膜病变相对较轻。麻疹病毒引起的间质性肺炎为Hecht巨细胞肺炎，继发细菌感染则引起支气管肺炎。亚急性硬化性全脑炎患者有皮质和白质的变性，细胞核及细胞质内均见包涵体。

二、临床表现

潜伏期多为6~18天，平均10天左右。接种过麻疹疫苗者可延长至3~4周。

（一）典型麻疹

典型麻疹临床过程可分为以下三期。

1. 前驱期　从发热到出疹为前驱期，常持续3~4天。此期主要为上呼吸道和眼结膜炎症所致的卡他症状，表现为发热、咳嗽、流涕、流泪、眼结膜充血、畏光等，多急性起病。婴幼儿可出现胃肠道症状如呕吐、腹泻。发病2~3天后，90%以上患者口腔可出现科氏斑（Koplik spots）（又称麻疹黏膜斑），它是麻疹前驱期的特征性体征，具有诊断意义。科氏斑位于双侧第二磨牙对面的颊黏膜上，为0.5~1.0mm大小的灰白色点状突起，周围有红晕。初起时仅数个。1~2天内迅速增多融合，扩散至整个颊黏膜及唇部黏膜，形成表浅的糜烂，似鹅口疮，2~3天后很快消失。前驱期一些患者颈、胸、腹部可出现一过性风疹样皮疹，数小时即退去，称麻疹前驱疹。

2. 出疹期　从病程的第3~4天开始，持续1周左右。此时患者体温持续升高至39~40℃，同时感染中毒症状明显加重，开始出现皮疹。皮疹首先见于耳后、发际，然后前额、面、颈部，自上而下至胸、腹、背及四肢，2~3天遍及全身，最后达手掌与足底。皮疹初为淡红色斑丘疹，大小不等，直径2~5mm，压之褪色，疹间皮肤正常。之后皮疹可融合成片，颜色转暗，部分病例可有出血性皮疹，压之不褪色。出疹同时可有嗜睡或烦躁不安，甚至谵妄、抽搐等症状。还可伴有表浅淋巴结及肝、脾大。并发肺炎时肺部可闻及干、湿啰音，甚至出现心功能衰竭。成人麻疹感染中毒症状常比小儿重，但并发症较少。

3. 恢复期　皮疹达高峰并持续1~2天后，疾病迅速好转，体温开始下降。全身症状明显减轻，皮疹随之按出疹顺序依次消退，可留有浅褐色色素沉着斑，1~2周后消失，皮疹退时有糠麸样细小皮肤脱屑。

无并发症的患者病程为10~14天。麻疹过程中，呼吸道病变最显著，可表现为鼻炎、咽炎、支气管炎及肺炎，还可并发脑炎和心肌炎。此外，麻疹病毒感染过程中机体免疫功能明显降低，可使原有的变态反应性疾病如湿疹、哮喘、肾病综合征得到暂时缓解，但患者易继发细菌感染，结核病灶可复发或恶化。

（二）非典型麻疹

由于患者的年龄和机体免疫状态不同，感染病毒数量及毒力不同和是否接种过麻疹疫苗及疫苗种类不同等因素，临床上可出现非典型麻疹。

1. 轻型麻疹 多见于对麻疹具有部分免疫力的人群，如6个月前婴儿、近期接受过被动免疫者，或曾接种过麻疹疫苗者。临床表现为低热且持续时间短，皮疹稀疏色淡，无口腔麻疹黏膜斑或不典型，呼吸道症状轻。一般无并发症，病程在1周左右。但病后所获免疫力与典型麻疹患者相同。

2. 重型麻疹 多见于全身状况差和免疫力低下人群，或继发严重感染者，病死率高，包括以下几种。

（1）中毒性麻疹 表现为全身感染中毒症状重，突发高热，体温可达40℃以上，伴有气促和发绀，心率加快，甚至谵妄、抽搐、昏迷等，皮疹也较严重，可融合成片。

（2）休克性麻疹 除具有感染中毒症状外，很快出现循环衰竭或心功能衰竭，表现为面色苍白、发四肢厥冷、心音弱、心率快、血压下降等。皮疹暗淡稀少或皮疹出现后又突然隐退。

（3）出血性麻疹 皮疹为出血性，形成紫斑，压之不褪色，同时可有内脏出血。

（4）疱疹性麻疹 皮疹呈疱疹样，融合成大疱，同时体温高、感染中毒症状重。

3. 异型麻疹 多发生在接种麻疹灭活疫苗后4~6年。表现为突起高热，头痛、肌痛或腹痛，而上呼吸道卡他症状不明显，无麻疹黏膜斑，病后2~3天出现皮疹，从四肢远端开始，逐渐扩散到躯干。皮疹为多形性，常伴四肢水肿，肝、脾均可肿大。异型麻疹病情较重，但多为自限性。其最重要的诊断依据是恢复期检测麻疹血凝抑制抗体呈现高滴度，但病毒分离阴性。一般认为异型麻疹无传染性。

肺炎是麻疹最常见的并发症，也可并发喉炎、心肌炎、脑炎等，脑炎发病率约为1‰~2‰，临床表现与麻疹轻重无关，病死率高，存活者中可伴有智力障碍、瘫痪、癫痫等后遗症。而亚急性硬化性全脑炎是少见的麻疹远期并发症，发病率约为1/100万~4/100万。

三、辅助检查

（一）实验室检查

1. 血常规 白细胞总数减少，淋巴细胞比例相对增多。如果白细胞数增加，尤其是中性粒细胞增加，提示继发细菌感染。若淋巴细胞严重减少，常提示预后不好。

2. 血清学检查 酶联免疫吸附试验（ELISA）或化学发光法测定血清麻疹特异性IgM和IgG抗体，其中IgM抗体在病后5~20天最高，阳性即可确诊，IgG抗体恢复期较早期增高4倍以上即为阳性，也可诊断麻疹。

3. 病原学检查

（1）病毒分离 取早期患者眼鼻、咽分泌物或血、尿标本接种于原代人胚肾细胞，分离麻疹病毒，但不作为常规检查。

（2）病毒抗原检测 取早期患者鼻咽分泌物、血细胞及尿沉渣细胞，用免疫荧光或免疫酶法查麻疹病毒抗原，如阳性，可早期诊断。上述标本涂片后还可见多核巨细胞。

（3）核酸检测 采用反转录聚合酶链反应（RT-PCR）从临床标本中扩增麻疹病毒

RNA，是一种非常灵敏和特异的诊断方法，尤其对免疫力低下而不能产生特异抗体的麻疹患者。

（二）影像学检查

若麻疹并发肺炎、脑炎或亚急性硬化性全脑炎时，胸部 X 片、脑 CT 及 MRI 会有相应的影像学改变。

四、诊断与治疗

（一）诊断

1. 诊断　典型麻疹根据临床表现即可诊断。根据当地有麻疹流行，没有接种过麻疹疫苗且有麻疹患者的接触史。同时出现典型麻疹的临床表现，如急起发热、上呼吸道卡他症状、结膜充血、畏光、口腔麻疹黏膜斑及典型的皮疹等即可诊断。非典型患者主要依赖于实验室检查。

2. 鉴别诊断　应与猩红热、风疹、幼儿急疹等发热、出疹性疾病鉴别见表 3-3-1。

表 3-3-1　麻疹与其他出疹性疾病的鉴别

	结膜炎	咽痛	麻疹黏膜斑	出疹时间	皮疹特征
麻疹	+	+	+	发热 3~4 天	红色斑丘疹由耳后开始
风疹	±	±	—	发热 1~2 天	淡红色斑丘疹，由面部开始
幼儿急疹	—			热骤降出疹	散在，玫瑰色，多位于躯干
猩红热	±	+		发热 1~2 天	全身针尖大小红色丘疹，疹间皮肤充血
药物疹				用药时出疹	

（1）风疹　前驱期短，全身症状和呼吸道症状较轻，无口腔麻疹黏膜斑。发热 1~2 天出疹，皮疹分布以耳、颈躯干为主。1~2 天皮疹消退，疹后无色素沉着和脱皮，常伴耳后、颈部淋巴结肿大。

（2）幼儿急疹　突起高热，持续 3~5 天，上呼吸道症状轻，热骤降后出现皮疹，皮疹散在分布，呈玫瑰色，多位于躯干，1~3 天皮疹退尽，热退后出皮疹为其特点。

（3）猩红热　前驱期发热，咽痛明显，1~2 天后全身出现针尖大小红色丘疹，疹间皮肤充血，压之褪色，面部无皮疹，口周围呈苍白圈，咽充血、杨梅舌，皮疹持续 4~5 天随热降而退，出现大片脱皮。外周血白细胞总数及中性粒细胞增高显著。

（4）药物疹　近期服药史，皮疹多有瘙痒，低热或不发热，无麻疹黏膜斑及卡他症状，停药后皮疹渐消退。外周血嗜酸性粒细胞可增多。

（二）治疗

麻疹为自限性疾病，目前尚无特效药物。麻疹的治疗主要为对症治疗，加强护理，预防和治疗并发症。没有并发症的患儿大多在发病后的 2~3 周内康复。

1. 一般治疗　患者应单病室按照呼吸道传染病隔离至体温正常或至少出疹后 5 天；卧床休息，保持室内适当的温度、湿度和空气流通，避免强光刺激。注意皮肤和眼、鼻、口腔清洁。鼓励多饮水，给予易消化和营养丰富的食物。

2. 对症治疗　高热时可酌情使用退热剂，但应避免急骤退热，特别是在出疹期。烦躁可适当给予镇静剂。频繁剧咳可用镇咳剂或雾化吸入。体弱病重患儿可早期注射免疫球蛋白；必要时可以吸氧，保证水电解质及酸碱平衡等。WHO 推荐给予麻疹患儿补充大剂量维生素 A 20万~40万 U，每日 1 次口服，共用 2 天，可减少并发症的发生，有利于疾病的恢复。

3. 并发症治疗

（1）喉炎　雾化吸入稀释痰液，使用抗菌药物。对喉部水肿者可试用肾上腺皮质激素。梗阻严重时及早行气管切开。

（2）肺炎　治疗同一般肺炎，合并细菌感染较为常见，主要为抗菌治疗。

（3）心肌炎　出现心力衰竭者应及早静脉注射强心药物，同时应用利尿药，重症者可用肾上腺皮质激素。

（4）脑炎　处理同一般病毒性脑炎。亚急性硬化性全脑炎目前无特殊治疗。

（三）预后

无并发症的单纯麻疹预后良好，重型麻疹病死率较高。

五、预防

预防麻疹的关键措施是对易感者接种麻疹疫苗，提高其免疫力。

（一）控制传染源

麻疹患者应做到早诊断、早报告、早隔离、早治疗，患者隔离至出疹后 5 天，伴呼吸道并发症者应延长到出疹后 10 天。易感的接触者检疫期为 3 周，并使用被动免疫制剂。流行期间，儿童机构应加强检查，及时发现患儿。

（二）切断传播途径

流行期间避免去公共场所或人多拥挤处，出入应戴口罩；无并发症的患儿在家中隔离，以减少传播和继发医院感染。

（三）保护易感人群

1. 主动免疫　主要对象为婴幼儿，但未患过麻疹的儿童和成人均可接种麻疹减毒活疫苗。目前发达国家初种麻疹疫苗的年龄大多定在 15 个月。而发展中国家由于仍常有麻疹流行，初种年龄为 8 个月。第 1 次皮下注射 0.2ml，儿童和成人剂量相同。易感者在接触患者 2 天内若接种疫苗，仍有可能预防发病或减轻病情。接种后 12 天出现 IgM 抗体，阳性率可达 95%~98%，2~6 个月后渐降；IgG 抗体仍维持一定水平，4~6 年后部分儿童已完全测不出抗体，故须复种。接种疫苗的禁忌为妊娠、过敏体质、免疫功能低下者（如肿瘤、白血病、使用免疫抑制剂及放射治疗者等）；活动性结核应治疗后再考虑接种；发热及一般急、慢性疾病者应暂缓接种；凡 6 周内接受过被动免疫制剂者应推迟 3 个月接种。

2. 被动免疫　体弱、妊娠女性及年幼的易感者接触麻疹患者后，应立即采用被动免疫。在接触患者 5 天内注射人免疫球蛋白 3ml 可预防发病。若 5 天后注射，则只能减轻症状，免疫有效期 3~8 周。

六、社区管理

基层医疗卫生服务机构主要负责普通病例的临床诊断、报告及治疗，社区患儿的随访以及托幼机构等易感人群集中单位聚集性病例的监测报告及处置。

（一）筛查与转诊

1. 对发现的发热、出疹性病例及时筛查及诊断。早期患者、密切接触者及疑似病例，取其呼吸道分泌物、血标本或尿沉渣，采用免疫荧光法检测麻疹病毒抗原，协助早期诊断。出疹早期可进行血清学检查麻疹病毒血清 IgM 抗体阳性或分离到病毒可确诊。

2. 若已确诊麻疹患者，无并发症可居家隔离及治疗，若病情重或有并发症应立即转诊到定点医院进行治疗。

（二）健康宣教与疾病管理

1. 健康宣教　采取多种形式，对患者及其家长进行麻疹防治知识的宣传。指导家长掌握"勤洗手、吃熟食、喝开水、勤通风、晒太阳"15 字的预防知识。宣传注射麻疹减毒活疫苗对预防麻疹的重要性，告知患者和家属麻疹是传染性强、传播快，对儿童健康有严重威胁的一种传染病。流行期间应避免带易感儿童到公共场所。患者居室应及时消毒，开窗通风，暴晒被褥、消毒室内物品。对单纯麻疹患者的居家隔离、治疗及护理给予具体指导，以促进患者顺利恢复。

2. 疾病管理　加强麻疹的监测管理。

（1）早发现、早诊断、早隔离和早治疗，做好疫情报告。确诊患者应立即隔离至出疹后 5 天，有并发症者延长至 10 天，对接触麻疹患者的易感儿童应隔离检疫 3 周。流行期间，儿童机构应加强晨间检查，及时发现患者。

（2）加强麻疹的监测管理，麻疹监测的目的是根据麻疹的流行病学特征，评价免疫等预防控制措施的效果，制订有效的麻疹控制策略。

（3）若出现聚集性病例，应依据《突发公共卫生事件应急条例》，立即采取相应措施来控制疫情的进一步扩散蔓延。立即组织对易感人群（患者周围的 8 月龄～15 岁儿童）进行麻疹疫苗应急接种。

（严琴琴）

第四节 风疹

一、概述

风疹（rubella）是由风疹病毒引起的急性出疹性传染病。1752年由德国医生 De Bergen 首先描述了该病，并被误认为是麻疹的变异型，所以又称德国麻疹。本病以前驱期短、皮疹出现及消退较快和耳后、枕后和颈部淋巴结肿大为其临床特征。一般病情较轻，病程短，预后良好。但风疹极易引起暴发传染，一年四季均可发生，以冬春季发病为多，易感年龄以1~5岁为主，故流行多见于学龄前儿童。孕早期感染可致严重先天畸形。因此，风疹的早期诊断及预防极为重要。目前没有特异性方法治疗风疹，但是可通过免疫接种预防疾病发生。

（一）病原学与流行病学

1. 病原学　风疹病毒为披膜病毒科、风疹病毒属唯一成员。基因组为单股正链 RNA。包膜含 E_1 和 E_2 蛋白。E_1 具有中和抗原决定簇和凝血活性，E_2 亦能诱导中和抗体。风疹病毒只有一个血清型，与其他披膜病毒之间无抗原交叉。

2. 流行病学

（1）传染源　风疹患者是风疹唯一的传染源，包括亚临床型或隐性感染者，亚临床型或隐性感染者的实际数目比发病者高，因此是易被忽略的重要传染源。患者或隐性感染者可从鼻咽分泌物（出疹前7天和疹退后14天内）、血、粪和尿中检出病毒，先天性风疹综合征患者生后排病毒达数月至数年。传染期在发病前5~7天和发病后3~5天，起病当天和前一天传染性最强。

（2）传播途径　主要通过空气飞沫传播，或经污染物－手－呼吸道或手－手－呼吸道途径传播；孕妇病毒血症期可将病毒经胎盘传给胎儿。

（3）易感人群　人群普遍易感，以1~5岁为主。风疹一般多见于儿童，流行期中青年、成人和老人中发病也不少见。

高发年龄在发达国家为5~9岁，发展中国家为1~5岁，可在集体机构中流行。一年四季均可发病，较多见于冬、春季。近年来春夏发病较多，可流行于幼儿园、学校、军队等聚集群体中。

（二）发病机制与病理生理

1. 发病机制　病毒侵入上呼吸道，在黏膜和局部淋巴结内增殖，形成二次病毒血症，然后侵犯皮肤等靶器官组织。病毒直接细胞毒作用和病毒相关性免疫复合物形成参与其致病机制，如风疹病毒抗原抗体复合物引起真皮上层毛细血管炎，形成皮疹。孕妇原发感染后，无论有无症状，病毒都会在病毒血症期感染胎盘，进而侵及胎儿。先天性风疹致病机制可能是：①病毒直接导致感染细胞坏死；②病毒引起血管内皮受损导致胎儿供血不足和组织细胞代谢失调；③病毒抑制细胞有丝分裂并使染色体断裂导致器官组织分化发育障碍；④特异性免疫复合物和自身抗体形成导致自身免疫性损伤；⑤持续性感染引起迟发性疾病。

2. 机体免疫反应 特异性 IgM 和 IgG 抗体先后或几乎同时出现，前者一般在 8 周内消失，先天性风疹患儿可持续 1~2 年，后者持续数年至数十年。特异性细胞免疫在抗体反应前 1 周开始形成。病后获持久的免疫力，但可能发生再感染。孕妇易发生再感染，但多无病毒血症，极少引发先天性风疹。

3. 病理改变 淋巴结可见水肿、滤泡细胞增生和结构特征丧失；呼吸道见轻度炎症；皮疹处真皮上层毛细血管充血和轻微炎性渗出；并发脑炎时，可见弥漫性肿胀、非特异性变性、血管周围和脑膜单核细胞性渗出；并发关节炎时，滑膜可见散在纤维蛋白性渗出、滑膜细胞增生、淋巴细胞浸润和血管增生。先天性风疹患儿可发生脑、心血管、眼、耳、肺、肾、肝、脾、骨骼等多脏器病理改变。

二、临床表现

潜伏期一般 14~21 天。

（一）获得性风疹

典型临床经过分为以下两期。

1. 前驱期 短暂或不明显，易被忽略。可有低热、不适和轻微上呼吸道感染表现。部分患者软腭和腭垂可见细小红疹，能融合成片。

2. 出疹期 常于发热第 1~2 天开始出疹，并于 1 天内出齐。出疹顺序：面部 – 颈部 – 躯干 – 四肢。呈浅红色小斑丘疹，面部和四肢皮疹可融合。疹退后无脱屑或有细小脱屑，无色素沉着。出疹期平均为 3 天（1~5 天），可伴有低至中度发热和上呼吸道感染症状，随疹退而消失。与麻疹相比较，风疹的出疹、扩散和消退过程进展更快，且掌跖部一般无皮疹。

获得性风疹除发热、皮疹外，临床上还有淋巴结肿大和其他表现。枕后、耳后或颈部淋巴结肿大为风疹另一典型表现，可在皮疹出现前发生，持续 1 周或更久。部分患者可无皮疹而仅有淋巴结肿大。可有轻度脾肿大，多在 3~4 周恢复正常。

（二）先天性风疹综合征

先天风疹病毒感染可有以下 4 种结局和表现。

1. 宫内异常 包括流产、死胎、发育迟缓和畸形。

2. 出生时缺陷性疾病 包括低出生体重、听力障碍、先天性心脏病（多见动脉导管未闭和肺动脉发育不良）、肝脾肿大、白内障和视网膜病、小头畸形、血小板减少性紫癜、骨发育不良等，可呈单一或多重缺陷。

3. 迟发性疾病 包括听力丧失、内分泌病（包括糖尿病、甲状腺功能障碍和生长激素缺乏）、白内障或青光眼和进行性全脑炎等。

4. 不显性感染 出生时及生后保持正常。

儿童风疹很少有并发症，继发细菌感染亦较麻疹少见，主要并发症有关节痛和关节炎，神经系统并发症如风疹脑炎、心肌炎、血小板减少性紫癜等。

三、辅助检查

（一）实验室检查

1. 外周血象　白细胞总数减少，淋巴细胞增多，并出现异形淋巴细胞及浆细胞。部分患者在病程 1 周内血沉增快。

2. 病原学检查

（1）病毒分离　取出疹前 5 天至出疹后 3 天鼻咽分泌物分离病毒，阳性率较高。取羊水或胎盘绒毛分离病毒是诊断胎儿风疹病毒感染最可靠的方法之一。先天性风疹应在发病后数月内取鼻咽分泌物、尿、脑脊液、骨髓或病变组织等标本分离病毒。

（2）特异性抗体检测　特异性 IgM 是近期感染指标。双份血清（间隔 1～2 周采血）特异性 IgG≥4 倍升高有诊断意义。先天风疹患儿特异性 IgM 在生后 6 个月内持续升高；脐血（孕 20 周后）中检出特异性 IgM 可证实胎儿感染。

（3）病毒抗原和基因检测　采用免疫印迹法检测胎盘绒毛或胎儿活检标本中风疹病毒抗原，还可用核酸杂交技术或 PCR 法检测羊水或绒毛中病毒基因。二者联合应用可提高检出率。

（二）影像学检查

并发心肌炎的患者心电图及心酶谱均有改变，并发关节炎、风疹脑炎等，关节 X 片、头颅 CT 会有相应的影像学改变。

四、诊断与治疗

（一）诊断

典型风疹根据接触史、前驱期短、皮疹特点及枕后和耳后淋巴结肿大等易做临床诊断；不典型病例常需借助病原学诊断手段。对先天性风疹，若已知孕母妊娠期有明确风疹病史时诊断并不困难。否则，亦须依赖病原学诊断。

典型的风疹患者的诊断，主要依据病因、临床表现和检查加以诊断。

1. 与确诊的风疹患者在 14～21 天内有接触史。

2. 具有以下主要临床症状

（1）发热。

（2）全身皮肤在起病 1～2 天内出现红色斑丘疹。

（3）耳后、枕后、颈部淋巴结肿大，结膜炎，或伴有关节痛（关节炎）。

3. 实验室诊断

（1）咽拭子标本分离到风疹病毒，或检测到风疹病毒核酸。

（2）1 个月内未接种过风疹减毒活疫苗而在血清中查到风疹 IgM 抗体。

（3）恢复期患者血清风疹 IgG 抗体滴度较急性期有 4 倍或 4 倍以上升高，或急性期抗体阴性而恢复期抗体阳转。

4. 临床上须与其他出疹性疾病如麻疹、猩红热、幼儿急疹、川崎病、传染性核细胞增多症、肠道病毒感染和药物疹等进行鉴别。

（二）治疗

1. 对症处理　风疹病毒感染无特殊治疗，主要为对症治疗。宜卧床休息，给予富营养又易于消化的食物，可使用清热解毒类中药。

2. 并发症处理　有严重关节炎时，阿司匹林治疗可缓解症状，不必使用皮质激素。风疹脑炎治疗同其他病毒性脑炎。血小板减少性紫癜者若有严重出血可静脉用人免疫球蛋白。

3. 先天性风疹的治疗　无症状感染者无须特别处理。但应随访观察，以期及时发现迟发性缺陷。若有严重症状者应相应处理：①有明显出血者可考虑静脉用人免疫球蛋白治疗；②肺炎并呼吸窘迫、黄疸、心脏畸形、视网膜病等处理原则同其他新生儿；③充血性心力衰竭和青光眼者须积极处理，白内障治疗最好延至 1 岁以后；④早期和定期进行脑干听觉诱发电位检查，以早期诊断耳聋而及时干预如戴助听器和特殊培训。

（三）预后

本病症状多轻，一般预后良好，严重血小板减少所致颅内出血引起死亡者仅属偶见。妊娠前 3 个月内的孕妇患风疹，其胎儿可发生先天性风疹，引起死产、早产及各种先天性畸形，预后严重。

五、预防

风疹的预防是以疫苗接种为主的综合性措施。

（一）控制传染源

由于患者是风疹唯一的传染源，因此需要对患者进行规范的治疗以及隔离，减少将病毒传染给他人的机会。出疹后 5 天内都应进行隔离。

（二）切断传播途径

在风疹流行季节尽量不要接触风疹患者，在呼吸道疾病高发季节，注意做好呼吸道个人防护，尤其是妊娠早期的妇女更应注意，以免引起胎儿患先天性风疹综合征。

（三）保护易感人群

对儿童及对风疹缺乏免疫力的人群接种风疹疫苗是最有效预防风疹的方法。接种风疹疫苗后，95% 以上的人可产生抗体，使人体获得对风疹病毒的免疫力，并存在长达 20 年时间。

所有的幼儿都应该接种风疹疫苗。根据《国家免疫规划疫苗儿童免疫程序说明（2021版）》，分别于婴幼儿 8 月龄及 18 月龄各接种 1 次麻腮风联合减毒活疫苗。如果儿童入学时还没有进行第 2 剂接种，应尽快接种，最迟不应超过 11、12 岁。

1. 一般预防　预防重点是妊娠期妇女，尤其在孕早期，无论是否患过风疹或种过风疹疫苗，均应尽量避免与风疹患者接触，以免原发感染或再感染。

2. 主动和被动免疫　风疹减毒活疫苗有单独和麻疹、流行性腮腺炎、风疹三联疫苗两种。接种者95% 产生特异性抗体，有效免疫保护期为 7~10 年。尚无疫苗致畸的证据。免疫缺陷或正在应用免疫抑制剂者禁忌接种。使用血制品者应间隔 3 个月后再接种。孕早期的孕妇接触风疹患者 3 天内肌内注射人免疫球蛋白有预防作用，剂量 0.55ml/kg。

3. 接种后的不良反应　一般较轻微。可能出现的反应有：注射部位疼痛、发红，低热、皮疹、肌肉疼。

六、社区管理

基层医疗卫生服务机构主要负责普通风疹病例的临床诊断、报告及治疗，社区患儿的随访以及托幼机构等易感人群集中单位聚集性病例的监测报告及处置。

（一）筛查与转诊

1. 对发现发热、出疹性病例时及时筛查及诊断。早期患者、密切接触者及疑似病例，取其呼吸道分泌物、血标本等，检测风疹病毒抗原，协助早期诊断。出疹早期可进行血清学检查风疹病毒血清 IgM 抗体阳性或分离到病毒可确诊。

2. 若已确诊风疹患者，无并发症可居家隔离及治疗，若病情重或有并发症应立即转诊到定点医院进行治疗。

（二）健康宣教与疾病管理

1. 健康宣教 采取多种形式，对患者及其家长、孕妇进行风疹防治知识的宣传教育，了解风疹的危害、传播途径与预防方法，自觉接种疫苗，提高公众防护意识。指导幼儿和育龄妇女正确接种风疹疫苗，孕妇在妊娠早期（孕 3 个月内）避免与风疹患者接触。患病期间尽量减少患儿外出；风疹流行期间，不带易感儿童去公共场所，避免与风疹患儿接触。对风疹的家庭护理应注意休息，加强营养，保持皮肤清洁，防止抓搔破皮肤引起感染。指导各学校、托幼机构等公共活动场所的通风换气。

2. 疾病管理 早期发现、及时隔离患者。一般风疹患者可在家内隔离治疗，须隔离至出疹后 5 天。

对密切接触者加强医学观察，注意皮疹与发热，以便及早发现患者。与风疹患者密切接触的易感者应医学观察 21 天。如为孕妇密切接触者，尤其是妊娠前 3 个月的孕妇，应进行血清学检测，包括易感性或早期感染指标（IgM 抗体）和相应指标的检查。确诊有风疹病毒感染的早期孕妇，为防止可能产生胎儿先天性畸形，建议及时终止妊娠。

（严琴琴）

第五节　幼儿急疹

一、概述

幼儿急疹（exanthema subitum），又称婴儿玫瑰疹（roseola infantum），是常见于婴幼儿的急性出疹性传染病。临床特点为高热 3～5 天后热度突然下降，皮肤出现玫瑰红色的斑丘疹，病情减轻，如无并发症可很快痊愈。

（一）病原学与流行病学

1. 病原学　原发性感染人类疱疹病毒 6 型（human herpesvirus 6，HHV-6）和 7 型（HHV-7）是本病的主要病因，前者约占 66%，后者约占 23%，其余由其他病毒如埃可病毒 16 型、腺病毒和副流感病毒等引起。HHV-6 和 HHV-7 属于疱疹病毒科 β 疱疹病毒亚科玫瑰疹病毒属。基因组均为线状双股 DNA，与人巨细胞病毒（HCMV）有较高同源性。HHV-6 与 HCMV 之间存在抗原交叉反应。

2. 流行病学

（1）传染源　患者是唯一的传染源。

（2）传播途径　大多数成人从唾液腺排出 HHV-6 和 HHV-7，作为主要传染源经唾液将病毒传给易感儿童。HHV-6 可经胎盘传给胎儿，但罕见先天性感染。尚无先天性 HHV-7 感染的报道。母乳亦不是传播 HHV-6 的重要途径。

（3）易感人群　人群普遍易感，95% 以上幼儿急疹发生于 3 岁以内，6～18 月龄为发病高峰年龄段。

全年均可发生，以春季和秋季高发，大多为散在发病。

（二）发病机制与病理生理

1. 发病机制　已知两种病毒的主要靶细胞是 CD4$^+$ T 细胞。HHV-6 还能感染 CD8$^+$ T 细胞、NK 细胞、δγ T 细胞、神经胶质细胞、上皮和内皮细胞、单核和巨噬细胞。病毒经口、鼻黏膜和眼结合膜侵入，局部增殖后入血，感染外周血单个核细胞（主要是 CD4$^+$ T 细胞），使感染细胞病变和溶解，还能改变受染细胞表面与 T 细胞信号传递相关蛋白表达并影响其细胞因子表达，进而影响免疫系统功能，并形成高水平病毒血症，临床出现高热，其间可侵入神经系统，引起惊厥或脑炎。当病毒血症消退时发生皮疹。病毒核酸可以潜伏在外周血单核细胞和唾液腺及支气管的腺上皮细胞内，在一定条件下可激活引起再感染。

2. 机体免疫反应　HHV-6 特异性 IgM 抗体在病后第 5～7 天出现，2 个月内消失；特异性 IgG 出现稍晚，但长期存在。HHV-6 与 HHV-7 的特异性免疫无交叉保护作用。有报道经历 HHV-6 相关幼儿急疹者又发生 HHV-7 相关性幼儿急疹。

3. 病理改变　皮疹可见充血和渗出改变。

二、临床表现

HHV-6 相关性幼儿急疹潜伏期一般为 5～15 天，平均 10 天。

HHV-6 相关性幼儿急疹临床经过如下。

1. 前驱期　通常无症状。也可有少量流涕、轻微咽部和眼结膜充血。体检可发现颈部淋巴结轻度肿大和轻度眼睑水肿。

2. 发热期　常突起高热，体温可达 40℃（平均 39℃），持续 3～5 天。伴随症状（食欲减退、轻咳、烦躁不安或激惹）和体征（咽部、扁桃体轻度充血和头颈部浅表淋巴结轻度肿大）轻微，与高热不平行。高热初期可伴惊厥，发生率为 5%～10%。

3. 出疹期　典型病例在发热第 3～5 天体温骤退，少数在 24～36 小时内缓退，在热退同时或稍后出现皮疹，为玫瑰色斑疹或斑丘疹（直径 2～5mm），压之褪色，很少融合，先见于躯干，迅速波及颈面部和近端肢体。皮疹持续 1～2 天内很快消退，无色素沉着和脱屑。

部分原发性 HHV-6 感染患儿（约占 1/3）无典型皮疹发生，仅表现为非特异性发热性疾病；少数婴儿仅有皮疹，而无发热。

HHV-7 相关性幼儿急疹与 HHV-6 感染相比稍有差别，发病年龄要大一些，平均热度稍低，热程稍短，也可发生热性惊厥，有并发偏瘫的报道。

本病临床经过良好，偶见并发热性惊厥、脑炎或脑膜脑炎，血小板减少性紫癜。

三、辅助检查

（一）实验室检查

1. 常规检查　外周血白细胞总数减少，伴淋巴细胞相对增多（70%～90%）。

2. 脑脊液检查　伴热性惊厥患儿脑脊液检查正常。并发脑膜脑炎和脑炎时，脑脊液细胞数和蛋白轻度增加。

3. 病原学检查

（1）病毒分离　在发热期内取患者外周血单个核细胞或唾液，接种于新鲜人脐血单个核细胞，观察细胞病变。

（2）病毒抗原和基因检测　采用免疫酶法检测患者外周血单个核细胞、唾液或病变组中病毒早期抗原；或用 PCR 技术检测血浆中病毒基因。

（3）特异性抗体测定　主要是取双份血清（间隔 2～3 周）检测特异性 IgG 抗体，若发现其由阴性转为阳性是诊断原发感染的可靠指标；若抗体滴度 ≥4 倍增高提示活动性感染（包括原发感染和再发感染）。由于约 5% 成人抗 HHV-6 IgM 持续阳性，一般不单靠抗 HHV-6 IgM 诊断原发性 HHV-6 感染。

（二）影像学检查

一般病例无须特殊检查，必要时可做 X 线胸片、心电图等检查，并发脑膜脑炎和脑炎时，头颅 CT 或 MRI 会出现相应的影像学改变。

四、诊断与治疗

（一）诊断

临床上，本病在发热期诊断比较困难，一旦高热骤退同时出疹，很容易建立诊断。非典型病例可借助病原学诊断。

最常需要鉴别的疾病是风疹，其次为麻疹。风疹常有前驱症状、低热同时出皮疹、皮疹更广泛并常见耳后淋巴结肿大；麻疹除有明显前驱期症状外，麻疹黏膜斑、热高疹出、明显卡他症状和结膜炎等特点有助于鉴别。

（二）治疗

由于本病临床经过和预后大多良好，一般无须抗病毒治疗，主要是对症处理。轻型患儿可卧床休息，给予适量水分和营养丰富易消化饮食。尤其对有高热惊厥史者应及时予以退热镇静剂；并发脑炎或脑膜脑炎时，应给予相应降低颅内压、止惊等对症处理，但对免疫缺陷的婴幼儿或病情严重者，可考虑抗病毒治疗，目前尚无疗效十分肯定的抗病毒药。更昔洛韦和膦甲酸钠对 HHV-6 感染有一定疗效，可考虑选用。

（三）预后

本病几乎都能自愈，预后良好，无须特殊治疗。严重的并发症很少发生，有报道患儿可出现 HHV-6 脑病、肝炎、噬血细胞综合征等。

五、预防

尚无特异性预防措施。隔离患儿至出疹后 5 天。本病传染性不强，预防措施同呼吸系统疾病的预防方法。

六、社区管理

（一）筛查与转诊

1. 对发现发热及热退出疹的病例，应及时筛查及诊断。早期患者、密切接触者及疑似病例，从其血液或唾液，分离到病毒或检测幼儿急疹病毒抗原，协助早期诊断。

2. 若已确诊一般患者，选择居家隔离治疗，若病情较重或有并发症应立即转诊到定点医院进行治疗。

（二）健康宣教与疾病管理

1. 健康宣教　目前没有预防幼儿急疹的疫苗。家长通过避免让孩子接触到其他患儿，同时做好日常的卫生防护，如教育孩子认真洗手、注意个人卫生，做好餐具消毒，家具、玩具清洁等，对于疾病的预防具有一定意义。

2. 疾病管理

（1）日常生活管理　采取居家隔离，应避免去人多的公众场合，以防传染给其他孩子。虽然幼儿急疹会自行好转，但发热可能会让孩子感到不舒服，强调多休息，直到体温正常。补充适量的液体，鼓励孩子多喝水。孩子出疹期间，可能会出现烦躁、易怒、难以安抚等情况，家长应给予更多的关注、支持和陪伴。

（2）病情监测　密切监测体温、精神状态等具体表现以及用药之后的状态变化等，预防并发症。如有持续高热，应去医院进一步检查治疗。

（严琴琴）

第六节　水痘与带状疱疹

水痘

一、概述

水痘（varicella，chickenpox）是由于感染水痘 – 带状疱疹病毒引起的急性传染病，多见于儿童。其临床特征为全身皮肤黏膜出现斑疹、丘疹、疱疹及结痂。

（一）病原学与流行病学

1. 病原学　水痘 – 带状疱疹病毒（varicella–zoster virus，VZV）属于疱疹病毒。病毒直径 150～200nm，形状为球形，其外层为脂蛋白包膜，核心为双链 DNA。病毒感染细胞后在细胞核内增生，可存在于患者疱疹的疱浆、血液及口腔分泌物中，传染性强，人是自然界中的唯一宿主。病毒对外界抵抗力弱，能被乙醚等消毒剂灭活，不耐热，不耐酸，不能在痂皮中存活。

2. 流行病学

（1）传染源　感染水痘的患者是唯一的传染源。传染期可以从发病前 48 小时到皮疹全部结痂为止。传染性最强的时期是前驱期和皮损的早期。带状疱疹患者也可能将水痘 – 带状疱疹病毒传给易感者，易感儿童在接触带状疱疹患者后也可发病。

（2）传播途径　主要通过呼吸道飞沫和直接接触传染，也可以通过接触被污染的用品间接传染。

（3）人群易感性　人群对水痘普遍易感，学龄前及学龄儿童发病最高，新生儿通过胎盘获得先天免疫，因此 6 个月以下婴儿少见。孕妇患水痘时，胎儿也可被感染。偶见成年患者。

（4）流行特征　本病全年均可发生，以冬天、早春季为高峰，患病后可获得持久免疫，再次患病极少见，但可以反复发生带状疱疹。

（二）发病机制与病理生理

1. 发病机制　病毒经上呼吸道侵入人体后，先在鼻咽部呼吸道黏膜细胞中增殖，2～3天后侵入血液，形成第一次病毒血症。随后在单核巨噬细胞系统中增殖，并向全身扩散，形成第二次病毒血症，引起全身皮肤和各器官病变。皮疹分批出现的时间与间隙性病毒血症发生的时间吻合。皮疹出现 1～4 天后，机体产生了特异性细胞免疫，从而产生了特异性抗体。随着病毒血症的消失，症状也随之缓解。

2. 病理生理　水痘的病变主要在皮肤的表皮棘细胞层，细胞内水肿伴气球样变性，形成疱疹。水痘疱疹内含嗜酸性包涵体。真皮层表现为毛细血管扩张和单核细胞浸润。黏膜病变表现与皮疹类似，疱疹经常破裂形成小溃疡。开始时水疱液为透明状，随着上皮细胞脱落及炎性细胞浸润，疱疹内液体减少并变混浊，最后下层的上皮细胞再生，形成结痂，结痂脱落后一般不留瘢痕。患者感染病愈后可获得持久免疫力。但部分病毒会从感觉神经纤维入侵，并潜伏于神经根及神经节的神经细胞内，造成慢性潜在性感染，导致患者成年后反复发生带状疱疹。此外，对于免疫功能缺陷者，病变可累及多脏器，包括食管、肺、肝、胰、脾、肾上腺、肠道、输尿管、膀胱等，表现为局灶型坏死、嗜酸性包涵体形成、炎性细胞浸润。水痘脑炎可出现脑组织水肿、充血和出血等。

二、临床表现

（一）潜伏期

潜伏期通常为 10~21 天，一般为 14~16 天。

（二）前驱期

小儿常无前驱期症状或症状轻微，皮疹和全身症状大多同时出现，表现为低热、烦躁、拒乳等。成人出疹前 24 小时可出现发热、畏寒、头痛、咽痛、四肢酸痛、乏力、恶心、呕吐、腹痛等症状。

（三）出疹期

皮疹先出现在躯干部，逐渐蔓延至头面部及四肢。皮疹分布呈向心性分布，以躯干为多，其次为头面部，四肢远端较少。开始为红色斑疹，数小时后变为丘疹，在经过数小时发展成为疱疹。疱疹呈椭圆形，直径 3~5mm，基底部有一圈红晕，疱疹壁较薄易破，疱疹液初为透明，后变混浊。疱疹处往往瘙痒明显。1~2 天后从疱疹中心开始干结，红晕消失，结痂。经 1~2 周左右痂皮脱落，无继发感染者脱痂后不留瘢痕。如发生继发感染，则形成脓疱，结痂和脱痂时间均延长。水痘皮疹分批出现，因此在病程中可见各期皮疹同时存在。

口腔、咽喉部、眼结膜和生殖器等黏膜处也可见疱疹，早期为红色丘疹，变为疱疹后易破裂形成溃疡。成人比儿童更多见于黏膜疹。

水痘多为自限性疾病，10 天左右可自愈。儿童水痘患者症状和皮疹均较轻。成人水痘常属重型，易并发水痘肺炎。以上均为典型水痘，除此之外还有不典型水痘，少见，包括以下类型。

1. 新生儿水痘和先天性水痘综合征　孕母在产前数日内感染水痘可导致新生儿水痘，易形成播散性水痘，甚至引起死亡。孕母在妊娠早期患过水痘，其新生儿约 1% 表现为先天性水痘综合征，可表现为低出生体重、视神经萎缩、肢体萎缩、瘢痕性皮肤病变、智力低下等。妊娠期感染甚至可致胎儿畸形、早产或死胎。

2. 出血性、进行性水痘和播散性水痘　常见于免疫缺陷患者或应用肾上腺皮质激素的患者，疱疹内有出血，皮肤、黏膜有瘀点、瘀斑和内脏出血等，病情严重。水痘也可反复发作。

3. 大疱型水痘和坏疽型水痘　疱疹可融合形成大疱。继发细菌感染时，疱疹处皮肤及皮下组织坏死引起坏疽型水痘，甚至导致脓毒症而死亡。

（四）并发症

1. 继发性细菌感染　典型的是链球菌和葡萄球菌感染导致的局部皮肤化脓性感染、蜂窝织炎、急性淋巴结炎、丹毒、败血症，甚至中毒性休克。

2. 水痘肺炎　在成人水痘患者、免疫缺陷患者、新生儿中多见。肺炎表现轻者可无症状，或干咳，重者可表现为发热、咳嗽、咯血、气急、发绀、胸痛等。

3. 水痘脑炎　发生率低于 1/1 000，一般发生在出疹后 1 周左右，也可见于出疹前 2 周或出疹后 3 周。临床表现和脑脊液所见和一般病毒性脑炎类似。

4. 其他　其他并发症还有心肌炎、关节炎、肝炎、肾炎等，伴发肝性脑病即出现瑞氏综合征（Reye syndrome），重者可导致死亡。

三、辅助检查

（一）病原学检查

1. 核酸检测　是敏感、快速的早期诊断方法，用聚合酶链反应（PCR）检测患者鼻咽部分泌物和外周血白细胞中的病毒 DNA。

2. 抗原检查　是敏感、快速，并容易与单纯疱疹病毒感染相鉴别的方法，用免疫荧光法检测皮损皮肤刮取物处的病毒抗原。

3. 病毒分离　在病程 3 ~ 4 天，取疱疹液接种人胚羊膜组织，分离出病毒后鉴定。

（二）血清学检查

常用的为酶联免疫吸附法或补体结合试验。在出疹后 1 ~ 4 天水痘患者的血清中可出现补体结合抗体，2 ~ 6 周后达高峰，6 ~ 12 个月后逐渐下降。

四、诊断与治疗

（一）诊断

出现典型的皮疹可以明确诊断为水痘。如果是非典型患者或者出现与其他病毒感染引起的皮疹难以鉴别时，可借助于实验室检查来确定。

（二）鉴别诊断

1. 脓疱疮　是细菌感染性疾病，常见于鼻唇周围或四肢暴露部位，初为疱疹，转而成为脓疱，最后结痂，黏膜处无皮损，无全身症状，无皮疹分批出现的特点。

2. 丘疹样荨麻疹　是皮肤过敏性疾病，为红色丘疹，顶端有针尖或粟粒大小水疱或丘疱疹，有瘙痒，周围无红晕，不结痂。分布在四肢和躯干，不累及头部和口腔。

3. 手足口病　是病毒感染引起。皮疹多为红色丘疹，部分丘疹顶部为疱疹。皮疹主要分布于手掌、足底和口腔，常伴有咽痛、口腔疱疹溃疡。通常发生于肠道病毒高发的夏末和初秋。

4. 带状疱疹　疱疹沿神经干分布，不超过躯干的中线，局部有显著的灼痛。

（三）治疗

1. 一般对症治疗　首先应隔离患者至全部疱疹干燥结痂为止。治疗主要采取对症处理。一般不需要用药，加强护理，发热期应卧床休息，给予补充水分和易消化食物。保持皮肤清洁，防止抓破水疱引起继发感染。皮肤瘙痒的患者可口服抗组胺药物、炉甘石洗剂涂擦或湿敷。疱疹破裂的患者可以外涂 1% 甲紫，有继发感染时可局部外用抗生素软膏。

2. 抗病毒治疗　在刚开始出现皮疹的 24 小时内口服抗病毒药物可以稍微减轻发病的严重程度，控制皮疹发展，有助于病情恢复。其中，早期应用阿昔洛韦（Acyclovir）是首选的抗病毒药物，每日 400~800mg，分次口服，疗程 7~10 天。阿糖腺苷（Ara-A）、干扰素或转移因子也有一定效果。

（四）预后

水痘的预后一般都良好，结痂脱落后大多不留瘢痕，重症或并发心肌炎、脑炎、肺炎者可致死亡。

五、预防

（一）控制传染源

应将患者呼吸道隔离至全部疱疹结痂为止。

（二）切断传播途径

加强消毒，对被患者呼吸道分泌物或疱疹内容物污染的物品、用具、被服和空气等，利用煮沸、暴晒、紫外线照射等方法消毒。

（三）保护易感人群

感染水痘后可获得终身免疫。所有的健康儿童和易感人群都应该接种减毒活疫苗。对于免疫缺陷或使用免疫抑制剂治疗的患者、孕妇在接触水痘患者后可注射水痘 – 带状疱疹免疫球蛋白（varicella-zoster immune globulin，VZIG）来预防。易感儿童、免疫缺陷者与孕妇也要避免与带状疱疹的患者接触。

六、社区管理

（一）筛查与转诊

1. 筛查　水痘是儿童常见传染病，一般预后良好，不建议常规进行筛查。

2. 转诊　儿童患者较少发展为水痘重症。重症或致死型病例大多见于成人，如接受激素治疗、化疗和 T 细胞免疫低下者（如网状淋巴瘤）。社区全科医生一旦发现重症病例须第一时间将患者转诊到有条件救治的医院。重症病例的表现如下。

（1）合并有水痘肺炎、水痘脑炎、水痘肝炎等。

（2）发生出血性、进行性和播散性水痘。患者皮肤、黏膜出现瘀点、瘀斑和内脏出血等，疱疹内有血性渗出。

（3）发生坏疽性水痘。患者疱疹融合成为大疱。患处皮肤和皮下组织坏死，甚至发生脓毒症导致死亡。

此外，在以下特殊情况家庭医生亦需要协助患者转诊。①发生妊娠期水痘。妊娠期感染水痘，可能会导致胎儿畸形、死胎或早产。②发生新生儿水痘和先天性水痘综合征。新生儿感染水痘，病情通常较危重。可能表现为出生体重低、瘢痕性皮肤病变、视神经萎缩、肢体萎缩、智力低下等，容易继发细菌感染。

（二）健康宣教与疾病管理

1. 健康宣教　社区基层医疗卫生机构必须贯彻"预防为主"的方针，在水痘高发的重点场所（学校、幼托机构等）深入、持续地开展健康教育，提高相关人员的健康意识和防病能力，并积极配合医务人员开展水痘的防控。

（1）水痘的传染性极强，一年四季均可发病，以冬春季节高发，流行期间应避免易感人群去公共场所。

（2）一旦发现疑似水痘的症状，应尽早至医院就诊，有利于早诊断、早报告、早隔离、早治疗。

（3）水痘患者是传染源，应该将患者隔离至疱疹结痂。

（4）要经常开窗通风，保持环境清洁、空气流通。

（5）发热患者应卧床休息，给予易消化食物并补充充足水分。

（6）患者应保持皮肤清洁、干燥。避免搔抓皮疹，引起继发感染或产生瘢痕。

（7）避免患者用手揉眼，因而感染眼睛，引起角膜炎，影响视力。

2．疾病管理

（1）报告制度　根据《中华人民共和国传染病防治法》，水痘属于其他法定管理以及重点监测传染病。社区基层医疗卫生机构责任报告人在首次诊断或发现法定传染病患者、疑似患者、病原携带者时，应该立即填写"传染病报告卡"（初次报告）。一般报告时限为24小时，通过网络进行信息的录入报告。没有网络直报的机构应在24小时内，将传染病报告卡以最快的方式报告属地代报机构［如乡防保站、县（区）疾病预防控制机构等］。诊断变更或因传染病死亡时，应立即填写"传染病报告卡"（订正报告）。

如果1周内，同一学校、幼儿园等集体单位中发生10例及以上水痘病例时，社区基层医疗卫生机构责任报告人应当参照国家突发公共卫生事件报告和处理流程在2小时内以电话、传真、网络直报或以最快的通信方式将《突发公共卫生事件相关信息报告卡》报送至属地卫生行政部门指定的专业机构。

（2）流行病学调查　社区基层医疗卫生机构应配合各级疾病预防控制机构开展流行病学调查。配合开展散发疫情调查、聚集与暴发病例调查以及突发公共卫生事件的现场调查。

（3）水痘患者的管理　社区基层医疗卫生机构应当根据传染病防治法和相关规范要求，对水痘患者、疑似患者及时隔离、治疗。对不具备传染病救治能力的基层医疗卫生机构，应及时转诊至指定的医疗机构。对可能被患者污染的场所、物品、医疗废物及污水，按照规定进行消毒和无害化处置。对于居家隔离的水痘患者做好随访等医疗服务。

（4）日常预防性措施　水痘疫苗是目前唯一可预防水痘感染的方法。社区基层医疗卫生机构应当做好水痘的预防接种工作，应当遵守预防接种规范，实施安全接种。建议对易感人群，包括易感儿童和一些易感高危人群接种疫苗。

（朱兰）

带状疱疹

一、概述

带状疱疹（herpes zoster）是由于潜伏在脊髓后根神经节的水痘‐带状疱疹病毒引起的急性炎症性皮肤病。其临床特征为沿单侧周围神经分布的相应皮肤区域出现的呈带状的疱疹和神经痛。

（一）病原学与流行病学

1. 病原学　本病的病原与水痘病毒一致，称为水痘－带状疱疹病毒（varicella-zoster virus，VZV），具有亲神经和皮肤的特性。

2. 流行病学

（1）传染源　水痘和带状疱疹患者是传染源。

（2）传播途径　主要通过呼吸道飞沫和直接接触传染，一般认为主要是由于婴幼儿期感染水痘后病毒潜伏性感染再激活引起。

（3）人群易感性　人群对带状疱疹普遍易感，痊愈后可复发。老年人群、HIV 患者、系统性红斑狼疮、白血病、淋巴瘤、长期接受免疫抑制剂、皮质激素和放射治疗的患者等，较正常人明显易感，表现比较严重，病程较长，后遗神经痛比较明显。

（4）流行特征　本病与机体免疫功能有关，常呈散发性。

（二）发病机制与病理生理

1. 发病机制　病毒经呼吸道入侵引起原发感染，发生水痘或隐性感染。水痘痊愈后病毒潜伏于脊髓后神经节或脑神经的神经节内。当机体免疫功能下降时，病毒被激活而复制，病毒从神经节沿各自支配的周围神经到达皮肤，引起皮肤疱疹。同时受累的神经节和神经均产生炎症反应和疼痛。

2. 病理生理　病变部位主要在皮肤和神经。水疱位于表皮的深层，可见肿胀的气球状表皮细胞。变性的细胞核内可见嗜酸性核内包涵体。受累神经节病变可表现为炎症反应。真皮内的感觉神经纤维在皮疹出现后出现变性。

二、临床表现

起病早期可有轻度的前驱症状，表现为头痛、畏光、低热、乏力、全身不适，患处皮肤感觉异常，疼痛、灼热感，局部淋巴结肿痛等。

1~3 天后沿着周围神经分布区域出现成簇的红色斑丘疹，继而变为水疱，水疱周围有红晕，疱液澄清，疱疹群之间的皮肤正常。因疱疹沿外周神经分布，呈带状排列，伴有显著的神经痛，具有特异性，有诊断价值。如无继发感染，水疱在数日后干涸结痂脱落，疼痛消失，一般不留瘢痕。本病病程约为 2~3 周。老年人及免疫功能受损者，病程可延长。

神经痛是带状疱疹很重要的特征，常发生在出疹前或出疹时，可能会逐渐加重。老年患者疼痛常难以忍受，呈阵发性加重，在皮疹消退后可发生持续数月、数年，甚至长期的疱疹后神经痛，令人无法忍受。儿童患者不痛或者有较轻的疼痛。

带状疱疹可累及任何感觉神经分布区，最易累及肋间神经，表现为胸部皮疹，约占50%，其次为腰部和面部。疱疹常呈典型的单侧分布，一般不超过躯体中线，多神经或双侧受累是罕见的。

水痘－带状疱疹病毒也可累及三叉神经，以眼支最多见，皮损出现于单侧额面部，常伴剧痛。如鼻尖部出现水疱（Hutchinson 征），则表明病变累及三叉神经鼻睫支，可出现角膜炎、虹膜炎、虹膜睫状体炎，严重者可致失明。病毒累及面、听神经后可出现耳带状疱疹，可表现为外耳道或鼓膜水疱并出现耳聋、耳鸣、眩晕、面瘫、舌前 2/3 处味觉丧失等症状。由此引起的耳痛、面瘫和外耳道疱疹三联症又称为 Ramsay Hunt 综合征。

病毒累及脑神经或颈神经节后向上蔓延，可发生带状疱疹性脑膜脑炎，产生头痛、呕吐等。病毒累及脊髓后根神经侵犯自主神经的内脏神经纤维后，可产生相对应系统的症状，如胸膜炎、腹膜炎、胃肠炎、膀胱炎等表现。

三、辅助检查

基本同水痘，如出现带状疱疹脑膜炎、脑炎、脊髓炎时，脑脊液细胞数和蛋白略有增加，糖和氯化物正常。

四、诊断与治疗

（一）诊断

根据单侧沿外周神经分布、呈带状排列的疱疹并伴有神经痛，可以明确诊断。如果是非典型患者，可借助于实验室检查来确定。

（二）鉴别诊断

本病应当与单纯疱疹鉴别。单纯疱疹常与外周神经的分布无关，分布无规律，好发于皮肤黏膜交界处，无明显疼痛，容易复发。在出现不典型病例时也可通过病原学检查、血清学检查来进行鉴别。

（三）治疗

1. 抗病毒治疗　口服抗病毒药物可以有效缩短带状疱疹病程，减轻皮疹严重程度，加快皮疹恢复，减轻急性期疼痛。宜尽早应用抗病毒药物，皮疹出现 72h 内。目前缺少皮疹出现 72h 后用药疗效的实验数据。口服阿昔洛韦 400～800mg，每 4 小时 1 次，疗程 7～10 天；口服泛昔洛韦 1 500mg/d，每日 3 次，疗程 7 天；口服伐昔洛韦 1g，每日 3 次，疗程 7 天；或静脉滴注阿糖腺苷，10～20mg/kg，每日 1 次，疗程 5～10 天。

2. 糖皮质激素　通常认为糖皮质激素可减轻炎症，降低神经元损伤，缓解疼痛，有利于预后。但无法降低带状疱疹后神经痛的发生，应注意早期给予中等剂量泼尼松（20～40mg/d）。

3. 止痛药　可选用吲哚美辛、卡马西平（0.1g，每日 3 次）、加巴喷丁等。严重的可做普鲁卡因局部封闭。

4. 局部疗法　治疗原则为消炎止痛、收敛水疱、防止继发感染。保持患处干燥清洁，防止继发感染。疱疹未破时可予炉甘石洗剂或外涂阿昔洛韦乳膏。疱疹破溃时可予 3% 硼酸溶液或 1∶5 000 呋喃西林溶液湿敷，或新霉素软膏、莫匹罗星软膏等外涂。若合并眼部损害，应请眼科医师会诊，外用 3% 阿昔洛韦眼膏。

5. 物理疗法　紫外线照射、氦氖激光照射和射频电疗等均有一定的消炎止痛效果。

（四）预后

带状疱疹为自限性疾病，预后良好，疱疹愈合后一般不留瘢痕。

五、预防

首先是预防水痘，目前尚无直接预防带状疱疹的有效方法。可以加强锻炼，均衡营养，提高自身抵抗力。

六、社区管理

（一）筛查与转诊

1. 筛查 带状疱疹为自限性疾病，大多预后良好，不建议常规进行筛查。

2. 转诊 通常情况下，带状疱疹可以在社区进行诊治。以下情况社区全科医生需要协助患者转诊。

（1）不典型带状疱疹需要明确诊断者。

（2）合并有眼带状疱疹、耳带状疱疹、带状疱疹性脑炎、带状疱疹性脑膜脑炎或播散性带状疱疹者。其中播散性带状疱疹的临床表现除了皮损外，还伴有高热和毒血症，病死率高。

（3）难治性带状疱疹，即药物治疗 10～21 天无效者。

（4）特殊人群带状疱疹，即孕妇、儿童、免疫缺陷患者、肾功能障碍患者等人群的治疗需要转诊至上级医院接受谨慎用药和密切观察。

（二）健康宣教与疾病管理

1. 一旦发现疑似带状疱疹的症状，应尽早至医院就诊，及时治疗以减轻相关或后遗神经痛。

2. 适当隔离患者，患者应避免接触易感人群（儿童、老人、免疫缺陷人群等）。

3. 要保持室内空气清新，温、湿度适宜，每天定时开窗通风，保持环境清洁，舒适。

4. 患者应多休息，保持充足的睡眠。为防止压破水疱可采用健侧卧位。

5. 患者宜进食清淡、易消化的食物，保持均衡营养。多吃蔬菜水果，保持大便通畅。

6. 患者应每日清洗皮肤，保持清洁、干燥。勤剪指甲，穿宽松衣物，避免搔抓及摩擦皮疹，以防水疱破溃及继发感染。

（朱兰）

第七节　流行性腮腺炎

一、概述

流行性腮腺炎是常见于儿童和青少年中的急性呼吸道传染病，由腮腺炎病毒引起，主要表现为腮腺的非化脓性肿胀和疼痛。病毒可侵犯各种腺体组织和神经系统，常常引起胰腺炎、睾丸炎、卵巢炎、脑膜炎、脑膜脑炎等。

（一）病原学与流行病学

1. 病原学　腮腺炎病毒属副黏病毒科，单股负链 RNA 型，呈不规则圆形，直径 85~300nm，平均 140nm。病毒对理化因素敏感，乙醇、甲醛溶液、甲酚皂溶液等 2~5 分钟即失去活力，在紫外线下可迅速死亡。但是病毒耐低温，加热到 55~60℃约 10~20 分钟可灭活，37℃时仅存活 1 天，4℃时可存活 2 个月，−70℃时能存活数年。人类是目前已知的腮腺炎病毒唯一的自然宿主。

腮腺炎病毒抗原结构稳定，分别为可溶性抗原（S 抗原）和病毒抗原（V 抗原），S 抗原和 V 抗原均有各自相对应的抗体。S 抗体在发病 1 周后出现，2 周内达高峰，之后逐渐降低，保持 6~12 个月，无保护性，但是可用于诊断。V 抗体在发病 2~3 周才出现，1~2 个月达高峰，体内存在时间较长，有保护性，是检测免疫反应的最好指标。

2. 流行病学

（1）传染源　主要传染源为早期患者和隐性感染者。患者唾液中病毒存在时间较长，具有高度的传染性。隐性感染者由于无临床症状，不能够及时发现，容易造成传播。

（2）传播途径　主要传播途径为飞沫经过呼吸道传播，也有接触被病毒污染物品导致的传播。在妊娠早期感染，亦可通过胎盘传播至胎儿，引起胎儿发育畸形或死亡。

（3）易感人群　人类对腮腺炎病毒普遍易感，但是常见于儿童和青少年中，大约 90% 的病例发生在 1~15 岁儿童，以 5~9 岁最为多见，易感性随着年龄的增加而下降。

（4）流行特征　在全球内流行，全年都可发病，但是以春、冬季节为主，夏季较少发生。感染后大部分人群获得持久性免疫甚至终身免疫，再次发病者极为少见。

（二）发病机制与病理生理

1. 发病机制　腮腺炎病毒首先从口腔黏膜和鼻黏膜侵入人体，在上皮细胞和淋巴结中繁殖，然后进入血液循环（第一次病毒血症）。病毒通过血流累及腮腺和其他组织，在其中进一步复制，再次进入血液循环（第二次病毒血症），同时侵入第一次病毒血症时未累及的器官，从而引起相应的临床症状。因此流行性腮腺炎是一种多系统、多器官受累的疾病。

2. 病理生理　主要病理改变是腮腺的非化脓性炎症。腺体呈弥漫性水肿，浆液纤维蛋白渗出物，淋巴细胞浸润，腺上皮水肿、坏死、脱落，管内充塞破碎细胞残余及少量中性粒细胞，腺泡间血管充血。当胰腺受累时，腺体充血水肿，胰岛轻度退化和脂肪性坏死。当睾丸或卵巢受累时，亦可见上皮充血，淋巴细胞浸润，间质水肿，浆液纤维蛋白渗出物等改变。

二、临床表现

（一）潜伏期

流行性腮腺炎的潜伏期为 8～30 天，平均 18 天。

（二）症状及体征

大部分患者无前驱症状，少数患者有发热、畏寒、乏力、头痛、食欲不佳、肌肉酸痛等前驱症状。起病急骤，发病数小时至 1～2 天后，出现颧骨弓或耳部疼痛，伴腮腺明显肿大，体温在 38～40℃不等。

腮腺肿痛为特征性的临床表现。通常一侧腮腺肿大 1～4 天后累及对侧，双侧腮腺肿大者约占 75%，且腮腺肿大以耳垂为中心，向前、后、下发展。肿大的腮腺边缘不清，有明显的胀痛，张口咀嚼或进食酸性食物时疼痛加剧。腮腺肿大在 1～3 天达高峰，持续 4～5 天后逐渐消退而恢复正常。

（三）并发症

流行性腮腺炎是一种全身性感染疾病，病毒可累及全身多个器官，从而产生相应的症状。

1. 神经系统并发症　最常见的为脑膜炎、脑膜脑炎、脑炎等，一般发生在腮腺肿大后 4～5 天，可出现头痛、呕吐、嗜睡和脑膜刺激征，脑脊液检查白细胞计数升高，主要是淋巴细胞增高，大部分预后良好。

2. 生殖系统并发症　小儿少见，多见于青春期后的患者。男性表现为睾丸炎，多为单侧，突发高热、寒战、睾丸胀痛和触痛，可并发附睾炎、鞘膜积液和阴囊水肿，很少引起不育症。女性表现为卵巢炎，下腹部酸痛、月经周期失调，严重者可触及肿大的卵巢，基本不影响生育能力。

3. 胰腺炎　多发生在腮腺肿大后 3～4 天至 1 周，可有恶心、呕吐、中上腹疼痛和压痛，伴发热、腹胀、腹泻或便秘等，血尿淀粉酶和血清脂肪酶指标升高，有助于胰腺炎的诊断。

4. 肾炎　大部分患者在发病早期能够从尿液中分离出腮腺炎病毒，是肾脏受损的直接证据。尿常规可出现蛋白、红白细胞等，但大多数预后良好。

5. 心肌炎　多发生在腮腺肿大后 5～10 天，表现为面色苍白、心率增快或减慢、心音低钝或心律不齐，严重者可导致猝死。

6. 其他　其他并发症如乳腺炎、前列腺炎、骨髓炎、肺炎、肝炎、甲状腺炎、关节炎等均较少见。

三、辅助检查

（一）常规检查

血常规白细胞总数和尿常规一般正常。患者出现并发症时，血常规可有白细胞总数增高。肾脏受累时，尿常规可出现蛋白、红白细胞等。

（二）血、尿淀粉酶检查

大约 90% 患者出现血、尿淀粉酶轻中度升高，淀粉酶升高的程度与腮腺肿胀的程度成正比。

（三）血清学检查

1. 中和抗体试验　低效价 1∶2 即提示现正感染。

2. 补体结合试验　双份血清（病程早期和第 2～3 周）效价 4 倍以上的升高，或一次血清效价 1∶64 即存在诊断意义。

3. 血凝抑制试验　疾病早期血清的抑制凝集作用很弱，但是恢复期血清的抑制凝集作用很强，两次效价相差 4 倍以上即提示阳性。

（四）病原学检查

1. 抗体检查　在病程第 2 周后，能够用 ELISA 法检测出特异性抗体，血清中 IgM 抗体可作为近期感染的诊断依据。

2. 抗原检查　近年来应用 PCR 技术对病毒 RNA 进行检测，对疑似患者的诊断得到明显提高。

3. 病毒分离　在患者早期的唾液、血、尿、脑脊液、甲状腺等组织中，均可分离出腮腺炎病毒，但是由于过程复杂，目前无条件普遍开展。

四、诊断与治疗

（一）诊断

根据当地疾病流行情况，发病前 2～3 周有接触史，伴发热、腮腺肿大等临床表现，明确诊断并不难。若遇到症状不典型的可疑病例，如无腮腺肿大的睾丸炎、脑膜炎、脑膜脑炎等，则需要依靠血清学检查和病原学检查进一步明确诊断。

（二）鉴别诊断

1. 化脓性腮腺炎　表现为单侧腮腺肿大，伴局部明显的红肿热痛，挤压腮腺时有脓液从腮腺管口流出，血常规白细胞总数和中性粒细胞明显增高。

2. 其他病毒所致腮腺炎　单纯疱疹病毒、副流感病毒、甲型流感病毒、A 型柯萨奇病毒、巨细胞病毒等，均可引起腮腺肿大，须病原学检查进一步鉴别。

3. 其他原因所致腮腺肿大　糖尿病、营养不良、慢性肝病、慢性肾病等慢性疾病，或过敏性腮腺炎、腮腺导管阻塞等，或应用碘化物等一些特殊药物，亦可引起腮腺肿大，不伴急性感染的临床表现，局部肿痛也不明显。

4. 局部淋巴结炎　颈部或耳部淋巴结炎，淋巴结肿大局限在颈部或耳部，伴局部口腔或咽部炎症，血常规白细胞总数和中性粒细胞增高。

（三）治疗

1. 一般治疗　适当多饮水，给予有营养、易消化的流质或半流质，避免进食酸性食物，进餐后用生理盐水漱口。卧床休息至腮腺肿胀完全消退。

2. 对症治疗　发热、头痛、腮腺肿痛时，可用解热镇痛药减轻症状。高热脱水或食欲不佳时，注意补充水电解质和能量。

3. 抗病毒治疗　发病早期可尝试使用利巴韦林静脉滴注［成人 1g/d，儿童 15mg/（kg·d）］，疗程 5～7 天，具体疗效有待确定。

4. 并发症治疗

（1）流行性腮腺炎重症或并发脑膜脑炎、心肌炎患者，可短期应用肾上腺皮质激素，使用地塞米松静脉滴注（5~10mg/d），疗程3~5天。若出现剧烈头痛、呕吐等高颅压症状，使用20%甘露醇静脉注射（1~2g/kg，4~6次/d），直到症状缓解。

（2）青春期后的男性患者，早期可使用己烯雌酚口服（2~5mg/次，3次/d），预防睾丸炎的发生。若发生睾丸炎，可局部冷敷，用棉花垫或丁字带托起睾丸，减轻睾丸胀痛。使用干扰素治疗，可较快缓解腮腺炎和睾丸炎的症状，但是目前无确切的循证医学依据。

（四）预后

流行性腮腺炎大部分预后良好，个别出现严重并发症，如重症腮腺炎病毒性脑炎或心肌炎等预后不佳，但是病死率仅0.5%~2.3%。

五、预防

（一）控制传染源

由于腮腺炎病毒在患者唾液中存在时间较长，自腮腺肿大前7天至肿大后2周内均可检测出病毒，因此患者须隔离至腮腺消肿后5天。

（二）切断传播途径

腮腺炎病毒主要通过飞沫经过呼吸道传播，也有接触被病毒污染物品导致的传播，及早隔离患者切断病毒的传播。

（三）保护易感人群

人类对腮腺炎病毒普遍易感，因此应用疫苗对易感人群进行主动免疫是预防的重点。目前国内外采用麻疹腮腺炎风疹联合减毒活疫苗，但是疫苗禁用于孕妇、严重免疫功能低下者、鸡蛋蛋白过敏者。

六、社区管理

（一）筛查与转诊

1. 筛查　流行性腮腺炎为常见传染病，大部分预后良好，不建议进行常规的筛查。

2. 转诊　流行性腮腺炎是全身性感染疾病，尽管主要病变在腮腺，亦可累及中枢神经系统和其他腺体、器官出现相应的症状。当患者出现并发症时，如脑膜脑炎、胰腺炎、肾炎、心肌炎、睾丸炎或卵巢炎等，基层医疗卫生机构应及时将患者转诊到有条件的上级医疗机构进行救治。

（二）健康宣教与疾病管理

1. 健康宣教　基层医疗卫生机构广泛、深入、持续地开展健康教育，提高大众健康意识和防病能力，积极参与流行性腮腺炎的防控。

（1）接种流行性腮腺炎疫苗是最科学、最经济、最有效的预防措施。

（2）流行性腮腺炎高发季节避免到人多拥挤的公共场所，以免交叉感染。

（3）一旦出现疑似流行性腮腺炎的症状，应及时至医院就诊，有利于"早发现、早报告、早隔离、早治疗"。

（4）流行性腮腺炎具有传染性，确诊后应采取隔离措施，防止传染给其他人，隔离期间限制探视，入室陪护者应佩戴口罩，防止交叉感染。

（5）隔离房间内注意开窗通风，保持空气流通，患者的餐具及洗漱用品应专用，定期消毒。

（6）鼓励患者多饮水，进食有营养、易消化的流质或半流质，以减少咀嚼引起的疼痛，避免酸辣硬等刺激性食物，忌食油炸类食物。

（7）患者注意口腔卫生，进食后用生理盐水或温开水漱口，清除口腔内食物残渣，预防继发感染。

2. 疾病管理

（1）流行性腮腺炎的报告制度　根据《中华人民共和国传染病防治法》，流行性腮腺炎属于丙类传染病。基层医疗卫生机构在首次诊断或发现确诊患者、疑似患者、病毒携带者时，应在24小时内填写或网络直报"传染病报告卡"（初次报告）；诊断变更或死亡时，应填写"传染病报告卡"（订正报告）；发现未报或漏报时，应随时补报；发现重复报告时，应及时删除。传染病报告卡及相关资料至少保存3年。

1周内，同一学校、幼儿园等集体单位中发生10例及以上流行性腮腺炎病例，基层医疗卫生机构需按照突发公共卫生事件的相关要求，在2小时内以电话或传真、网络直报等方式报告属地卫生行政部门指定的专业机构。

（2）流行性腮腺炎患者的管理　按照"四早"的原则，依据传染病防治法的有关规范要求，对确诊患者、疑似患者采取隔离治疗。对被患者污染的场所、物品以及医疗废物，按规定实施消毒及无害化处置。同时协助做好居家隔离患者的随访与医疗服务工作，出院患者的随访与医疗服务工作，康复期患者的各项预防控制措施。

（3）密切接触者的管理　协助开展密切接触者的追踪、查找和医学观察，对密切接触者做好健康教育和心理疏导，进行防护知识指导，对居家环境消毒措施的指导和督导。

（4）流行病学调查　配合各级疾病预防控制机构开展流行病学调查，查明传染源和可疑传播途径，判断密切接触者，划定疫点疫区范围。调查的目的是核实诊断和个案调查，为明确流行自然史提供线索。

（5）疫点疫区处理　配合专业防治机构确定疫点疫区的范围，开展主动监测，做好管辖区域内的管理工作，对确诊患者、疑似患者、密切接触者及家庭成员进行管理，为专业防治机构提供基本信息。

（6）落实预防性措施　按照上级卫生部门的要求，做好预防接种工作，依据疫苗接种实施方案，遵守预防接种规范，实施安全接种，有效预防流行性腮腺炎的发生。

（朱兰）

第八节 流行性出血热

一、概述

流行性出血热（epidemic hemorrhagic fever，EHF）又称肾综合征出血热（hemorrhagic fever with renal syndromes，HFRS），是由汉坦病毒引起的、经鼠类传播的自然疫源性疾病。临床上以发热、低血压、出血、急性肾损害等为特征，主要病理变化是全身小血管和毛细血管广泛性损害，是我国较常见的急性病毒性传染病，属乙类传染病。

（一）病原学与流行病学

1. 病原学 本病毒属布尼亚病毒科汉坦病毒属，现统称为汉坦病毒。本病毒为有包膜、单链负股的 RNA 病毒，呈圆形、卵圆形或长形，直径为 70~210nm。病毒基因组 RNA 分大（L）、中（M）、小（S）三个基因片段，分别编码 RNA 多聚酶、包膜糖蛋白 G1 和 G2 及核衣壳蛋白。核衣壳蛋白含补体结合抗原，抗原性强，可刺激机体产生强烈的体液及细胞免疫应答，且其抗体出现最早，可用于早期诊断。

汉坦病毒对脂溶剂敏感，如乙醚、三氯甲烷（氯仿）、丙酮、苯、氟化碳、去氧胆酸盐等均可灭活该病毒。一般消毒剂及戊二醛、水浴 60℃ 1 小时及紫外线照射 30 分钟也可灭活病毒。

2. 流行病学

（1）传染源 鼠类是主要传染源，在国内农村的主要传染源是黑线姬鼠和褐家鼠，东北林区则为大林姬鼠，城市的主要传染源是褐家鼠。此外，黄胸鼠、小家鼠、巢鼠、普通田鼠等亦可为本病的传染源。

（2）传播途径 本病的传播途径迄今还未完全阐明，可能有以下 3 种。

1）虫媒传播 革螨、小盾恙螨为出血热疫区黑线姬鼠鼠窝和鼠体的优势螨种。螨能自然感染、叮刺传播和经卵传递汉坦病毒，为病毒的储存宿主。

2）接触传播 人类由于接触带病毒的宿主动物或其排泄物而感染。呼吸道是传播本病的重要途径，其次是通过消化道传播，人摄入被鼠排泄物污染的食物或水后，病毒经破损的口腔黏膜进入人体而致病；另可通过与动物的接触传播，被鼠咬伤或破损伤口接触带病毒的鼠类排泄物、血液后可导致感染。

3）垂直传播 在患病孕妇所流产胎儿的肝、肾、肺等脏器内，能分离到本病毒，说明该病毒可经胎盘垂直传播。

（3）易感人群 人群普遍易感，但以青壮年、农民多见，儿童发病极少见。隐性感染较少。发病后 2 周血清抗体可达高峰，持续时间较长。

（二）发病机制与病理生理

1. 发病机制 本病的发病机制迄今仍未完全阐明。近年来研究提示汉坦病毒感染为本病发病的启动因子，但病毒本身并不引起细胞的直接损伤，而是病毒感染后，机体天然免疫与适应性免疫的超强反应和严重失衡、细胞或炎症因子风暴等所产生的免疫病理损害，从而导致一系列复杂的病理生理过程。

2. 病理生理　本病的基本病理变化是全身小血管（包括小动脉、小静脉和毛细血管）的广泛性损害和血管渗漏，血管内皮细胞肿胀、变性、坏死。重者管壁可发生纤维蛋白样坏死和破裂等，内脏毛细血管高度扩张淤血，导致血栓形成，引起各组织、器官的充血、出血、变性，甚至坏死，以肾脏、腺垂体、肾上腺皮质、右心房内膜、皮肤等处病变尤为显著。

二、临床表现

本病潜伏期 8~39 日，一般为 2 周。约 10%~20% 的患者有前驱症状，表现为上呼吸道卡他症状或胃肠道功能失调。临床上可分为发热期、低血压期、少尿期、多尿期、恢复期五期，但也有交叉重叠。

1. 发热期　起病急骤，有畏寒、发热，体温一般为 39~40℃，热型以弛张型为多，体温越高、热程越长，则病情越重。典型的患者可出现"三红三痛"，即面部、颈部、胸部潮红和头痛、腰痛、眼眶痛，颜面及眼眶区有明显充血，似酒醉貌，同时伴有恶心、呕吐、腹痛、腹泻等消化道症状。肋椎角有叩痛，尿中含大量蛋白质，镜下可见红细胞、白细胞及管型。本期一般持续 3~7 日。

2. 低血压休克期　一般于病程第 4~6 日出现，也可出现于发热期。收缩压 <90mmHg 或成人收缩压下降 >40mmHg。休克早期患者的皮肤潮红、温暖、出汗多，以后出现脸色苍白、发绀、四肢厥冷、口渴加重、尿量减少，脉搏细速。同时有烦躁不安、谵语等精神症状，重者有狂躁、精神错乱等。若休克长时间不能纠正，可向弥散性血管内凝血（DIC）、脑水肿、急性呼吸窘迫综合征（ARDS）和急性肾衰竭等方向发展。本期一般持续 1~3 日。

3. 少尿期　多出现于病程第 5~7 日。尿量明显减少（24 小时内 <400ml），甚至无尿（24 小时尿量 <100ml）。此期胃肠道症状、神经精神症状和出血症状最为显著。血压大多升高，脉压增大。病情严重者可出现尿毒症、酸中毒、高钾血症、DIC 等。由于尿少或无尿加上血浆等的大量再吸收，可出现高血容量综合征而引起心力衰竭、肺水肿等。本期一般持续 1~4 日。

4. 多尿期　多始于病程第 10~12 日。尿量每日 >2 000ml，甚至可达 10 000ml 以上。尿液的大量排出可导致失水和电解质紊乱，特别是低钾血症，同时易继发细菌感染。本期一般持续数日至数周。

5. 恢复期　一般在病程的第 4 周开始恢复，尿量逐渐恢复正常，夜尿症消失，尿浓缩功能恢复。一般情况好转，无明显自觉症状。整个病程约 1~2 个月。

三、辅助检查

1. 血、尿常规　外周血白细胞总数增多，可达（15~30）× 10^9/L，分类中早期以中性粒细胞为主，以后淋巴细胞增多，并出现异形淋巴细胞；从发热至低血压期因血液浓缩，红细胞总数和血红蛋白升高；血小板明显减少。尿常规中有明显的蛋白、红细胞、白细胞、管型等。

2. 血液生化　多数患者在低血压休克期，少数患者在发热后期开始出现血肌酐、尿素氮增高，多尿后期开始下降。部分患者出现转氨酶、淀粉酶及脂肪酶升高。血钾在发热期和低血压休克期偏低、少尿期偏高、多尿期又降低；血钠和氯化物在全病程均降低。

3. 凝血功能　在低血压休克期及少尿期，不少患者有 DIC 倾向或出现 DIC，血浆凝血酶时间及凝血酶原时间延长，纤维蛋白原下降、纤维蛋白（原）降解产物及 D- 二聚体升高。

4. 血清学检测　若患者血清中抗 HV-IgM 阳性（1：20 阳性）或 IgG 双份血清（间隔 1 周以上时间采集）滴度 4 倍以上升高有诊断意义。

5. 病毒核酸检测　采用逆转录酶聚合酶链式反应（reverse transcriptase polymerase chain reaction，RT-PCR）、PCR-ELISA、实时荧光定量 PCR 或 DNA 微阵列技术等分子生物学方法检测患者血或尿中病毒核酸，具有特异度强、灵敏度高等特点，有助于疾病的早期诊断。

四、诊断与治疗

（一）诊断

根据流行病学资料、临床表现和实验室检查结果可作出诊断。

1. 流行病学　包括流行地区、流行季节，与鼠类直接和间接接触史，进入疫区或两个月以内有疫区居住史。

2. 临床表现　包括早期典型的临床表现和病程的 5 期经过。早期典型的临床表现为起病急、"三红三痛"、出血倾向、肋椎角叩击痛及肾功能损害等。病程的 5 期经过包括发热期、低血压休克期、少尿期、多尿期及恢复期。

3. 实验室检查　血常规可见白细胞总数及分类中异形淋巴细胞增多，红细胞总数和血红蛋白上升，血小板明显减少，血肌酐、尿素氮增高，凝血功能异常，血特异性抗体或汉坦病毒核酸检测阳性。

无特异性实验诊断条件的医疗单位，在流行病学、临床表现、常规实验室检查和病期经过 4 项中 3 项阳性者，也可确诊为本病。

（二）治疗

早诊断、早休息、早治疗、就地或就近治疗是降低病死率的重要因素。

1. 发热期的治疗

（1）一般治疗　患者应卧床休息，给予高热量、高维生素、半流质饮食。应充分补液，输液宜用平衡盐液、葡萄糖盐水。

（2）抗病毒治疗　早期抗病毒治疗，有利于减轻病毒引起的病理损伤，阻断病程的进展，可选用广谱抗病毒药物利巴韦林。

（3）预防 DIC　为防止 DIC 发生，可予低分子右旋糖酐。中毒症状重者或渗出明显者，应定期复查凝血功能，若出现高凝状态，可酌情使用低分子肝素。

（4）肾上腺皮质激素　具有抗炎、退热、抗渗出、改善中毒症状等作用，对高热中毒症状重者，可选用氢化可的松或地塞米松。

2. 低血压期的治疗　一旦休克发生，应积极补充血容量，调整血浆胶体渗透压，纠正酸中毒，调节血管舒缩功能，防止 DIC 形成，提高心输出量等。

（1）液体复苏　早期补充血容量是治疗低血压休克的关键性措施，首先补充生理盐水、乳酸林格液等晶体液。

（2）纠正酸中毒 休克时常伴有代谢性酸中毒。一般首选碳酸氢钠，用量不宜过大，以防水钠潴留而加重组织水肿和心脏负担。

（3）血管活性药物和正性肌力药物的应用 如经液体复苏、纠正酸中毒、强心等治疗后仍不能纠正休克，应及时加用血管活性药物。

（4）强心药物的应用 适用于心功能不全而休克持续者，可选用去乙酰毛花苷强心治疗。

（5）其他 可酌情使用氢化可的松静脉抗休克治疗，如发生 DIC，可予抗凝和抗纤溶治疗。

3. 少尿期的治疗 患者出现少尿现象时，必须严格区别是肾前性或肾性少尿。确定肾性少尿后，可按急性肾衰竭处理。

（1）一般治疗 通常给高热量、高维生素半流质饮食，限制入液量，每日入量为前一日尿量、大便与呕吐量加 400ml。当发生少尿或无尿时，液体要严格控制，24 小时进液量不宜超过 1 000ml，并以口服为主。

（2）适当利尿 可选用呋塞米或托拉塞米。

（3）改善肾功能

1）导泻疗法 可使体内液体、电解质和尿素氮等通过肠道排出体外，但必须无消化道出血者可用，药物选择包括 20% 甘露醇、50% 硫酸镁或中药大黄、芒硝等。

2）透析疗法 腹膜透析、连续性肾脏替代治疗（CRRT）和血液透析，目前大多采用血液透析。

（4）出血的治疗 少尿期出血现象最为突出，出血明显者需输给新鲜血或血小板。消化道出血者可予质子泵抑制剂，如反复大量出血内科疗法无效时，可考虑手术治疗。

4. 多尿期的治疗 主要是纠正电解质紊乱，应补充足量的液体和钾盐，以口服为主，静脉为辅。患者恢复后，需继续休息 1～3 个月，病情重者，休息时间宜更长。体力活动需逐步增加。

（三）预后

本病的病死率一般在 1.0%～1.5% 左右，与病型轻重、治疗是否及时得当密切相关。重型患者主要死于难治性休克、出血（主要是脑出血和肺出血）等。

五、预防

（一）控制传染源

灭鼠和防鼠。灭鼠是防治本病流行的关键，在流行地区要组织群众，在规定的时间内同时进行灭鼠。灭鼠时机应选择在本病流行高峰（5～6 月份和 10～12 月份）前进行。春季应着重灭家鼠，初冬应着重灭野鼠。灭鼠常用方法有机械法和毒饵法等。防鼠要注意床铺不靠墙，睡高铺，屋外挖防鼠沟等。

（二）切断传播途径

1. 灭螨和防螨 要保持屋内清洁、通风和干燥，经常用杀虫剂喷洒灭螨。清除室内外草堆。

2. 做好消毒工作 对发热患者的血、尿和宿主动物尸体及其排泄物等，均应进行消毒处理，防止污染环境。

（三）保护易感人群

迄今研制的疫苗有灭活疫苗、基因工程疫苗（包括以痘苗病毒为表达载体的重组痘苗病毒活病毒、多肽疫苗及核酸疫苗）和减毒活疫苗。目前灭活疫苗已用于人群预防。免疫程序为：根据当地流行的出血热病毒血清型选择疫苗，0、14 日基础免疫 2 针后，第 6 个月强化 1 次。

六、社区管理

（一）筛查与转诊

1. 筛查 流出热疫区的发热患者需常规进行汉坦病毒筛查。

2. 转诊 本病属乙类传染病，基层医务人员接诊可疑流出热患者时，根据《中华人民共和国传染病防治法》等相关法律和规定要求，按照时限、流程完成上报工作，及时转诊至定点医疗机构，并按照要求做好隔离、转运、消毒等相关工作。对于康复期的流出热患者，可转回基层医疗卫生服务机构，进行疾病的康复期管理和随访。

（二）健康宣教与疾病管理

1. 饮食指导

（1）发热期 应给予高热量、高维生素、高营养、易消化的饮食，如鲜橘子汁、藕粉等。鼓励患者多饮水，以补充机体体液消耗。

（2）低血压休克期 给予高热量、高维生素、营养丰富的饮食，如鸡蛋、瘦肉鱼类等。

（3）少尿期 因肾衰竭、氮质血症，应限制蛋白的摄入，如鸡蛋、瘦肉、鱼类等。少尿易合并高血钾，应限制含钾高的食物及钾盐的摄入。如出现少尿或无尿时，应严格控制进入体内液体量。

（4）多尿期 随着尿量的增多、电解质丢失多，应多饮水，补充含钠、钾高的食物，待氮质血症改善，恢复蛋白质的摄入。

（5）恢复期 食欲恢复正常，应加强营养，给予高热量、高蛋白、多种维生素饮食，促进机体康复，但严禁暴饮暴食。

2. 休息与活动的方法指导 因本病是以发热、出血倾向及肾损害为主要临床特征，嘱患者全程卧床休息，尤其是低血压休克期的患者，严禁活动、搬动，保持安静，防止加重出血和休克。至恢复期才能逐渐增加活动量，出院后可根据病情恢复情况休息 1~3 个月。

3. 加大个人防护意识，提高人们预防水平 嘱咐群众避免直接用手接触老鼠，同时注意防止食用被鼠类破坏的食品；劳动过程中，应尽量避免皮肤受伤，如果出现破伤情况，则应立即消毒并包扎；在野外时，应注意使用绳带等物品系紧袖、裤及领口，同时穿戴手套等防护措施。

4. 增强宣传教育力度，改善人群自我防护力 应采用广播、宣传手册或者宣传单及电视等方法宣传流行出血热的发病原因、危害及预防手段等内容，使人们了解该疾病的注意事项、传播途径及防治相关知识，从而提高人们的防范意识；同时建议人们注意保持屋内的卫生清洁，定期清除室内外垃圾，尽量降低鼠的食物及隐藏聚集点。

（黄凯）

第九节 流行性乙型脑炎

一、概述

流行性乙型脑炎（epidemic encephalitis B）（简称乙脑），又称日本脑炎（Japanese B encephalitis），是由乙型脑炎病毒（Japanese encephalitis virus，JEV）引起的以脑实质炎症为主要病变的中枢神经系统急性传染病。本病经蚊传播，常流行于夏、秋季，主要分布于亚洲。临床上以高热、意识障碍、抽搐、病理反射及脑膜刺激征为特征，病死率高，部分病例可留有严重后遗症。

（一）病原学与流行病学

1. 病原学　乙脑病毒属虫媒病毒（arbovirus）乙组的黄病毒科（Flaviviridae），直径 40 ~ 50nm，呈球形，有包膜，其基因为含 10 976 个碱基对的单股正链 RNA，RNA 包被于单股多肽的核衣壳蛋白中组成病毒颗粒的核心。

乙脑病毒易被常用消毒剂所杀灭，不耐热，100℃ 2 分钟或 56℃ 30 分钟即可灭活，对低温和干燥抵抗力较强，用冰冻干燥法在 4℃ 冰箱中可保存数年。乙脑病毒为嗜神经病毒，在细胞质内繁殖，在蚊体内繁殖的适宜温度为 25 ~ 30℃。

2. 流行病学

（1）传染源　乙脑是人畜共患的自然疫源性疾病，人与许多动物（如猪、牛、马、羊、鸡、鸭、鹅等）都可成为本病的传染源。人被乙脑病毒感染后，可出现短暂的病毒血症，但病毒数量少且持续时间短，所以人不是本病的主要传染源。动物中的家畜、家禽和鸟类均可感染乙脑病毒，特别是猪的感染率高，感染后血中病毒数量多，病毒血症期长，加上猪的饲养面广，更新率快，因此猪是本病的主要传染源。病毒通常在蚊 – 猪 – 蚊等动物间循环。一般在人类乙脑流行前 1 ~ 2 个月，先在家禽中流行，故检测猪的乙脑病毒感染率可预测当年在人群中的流行趋势。

（2）传播途径　乙脑主要通过蚊叮咬而传播。库蚊、伊蚊和按蚊的某些种类都能传播本病，而三带喙库蚊是主要传播媒介。由于蚊可携带病毒越冬，并且可经卵传代，所以蚊不仅为传播媒介，也是长期储存宿主。此外，被感染的候鸟、蠛蠓、蝙蝠也是乙脑病毒越冬宿主。

（3）易感人群　人对乙脑病毒普遍易感，感染后多数呈隐性感染，显性与隐性感染之比为 1 ：（300 ~ 2 000），感染后可获得较持久的免疫力。病例主要集中在 10 岁以下儿童，以 2 ~ 6 岁组发病率最高，大多数成人因隐性感染而获得免疫力，婴儿可从母体获得抗体而具有保护作用。近年来由于儿童和青少年广泛接种疫苗，成人和老年人的发病率则相对增加。

（二）发病机制与病理生理

1. 发病机制　带有乙脑病毒的蚊叮咬人后，病毒进入人体内，先在单核吞噬细胞系统内繁殖，随后进入血液循环，形成病毒血症。感染病毒后是否发病及引起疾病的严重程度一方面取决于感染病毒的数量及毒力，而更重要的则是取决于人体的免疫力。当被感染者机体免疫力强时，只形成短暂的病毒血症，病毒很快被清除。不侵入中枢神经系统，临床上表现为隐性感染或轻型病例，并可获得终身免疫力。当被感染者免疫力弱，而感染的病毒数量大及毒力强，则病毒可侵入中枢神经系统，引起脑实质病变。脑寄生虫病、癫痫、高血压、脑血管病和脑外伤等可使血-脑脊液屏障功能降低，使病毒更易侵入中枢神经系统。

乙脑的发病机制在于病毒入侵宿主细胞，病毒破坏血脑屏障及中枢神经系统炎性细胞浸润3个方面。乙脑脑组织的损伤机制与病毒对神经组织的直接侵袭有关，致神经细胞坏死、胶质细胞增生及炎性细胞浸润。脑损伤的另一机制则与免疫损伤有关，当体液免疫诱导出的特异性IgM与病毒抗原结合后，就会沉积在脑实质和血管壁上，激活补体及细胞免疫，引起免疫攻击，导致血管壁破坏，附壁血栓形成，脑组织供血障碍和坏死。免疫反应的强烈程度与病情的轻重及预后密切相关。

2. 病理改变 乙脑的病变范围较广，可累及整个中枢神经系统灰质，但以大脑皮层及基底核、丘脑最为严重，脊髓的病变最轻。肉眼可见软脑膜充血、水肿、出血，镜检可出现以下病变。①神经细胞变性、坏死表现为细胞肿胀，尼氏体消失，胞质内空泡形成，核偏位。②灶性神经细胞的坏死、液化形成镂空筛网状软化灶，对本病的诊断具有一定的特征性。③血管高度扩张充血，血管周围间隙增宽，脑组织水肿。灶性炎症细胞浸润以淋巴细胞、单核细胞和浆细胞为主，多以变性坏死的神经元为中心，或围绕血管周围间隙形成血管套。④小胶质细胞增生明显，形成小胶质细胞结节，后者多位于小血管旁或坏死的神经细胞附近。

二、临床表现及临床分型

（一）临床表现

1. 潜伏期 潜伏期为4~21天，一般为10~14天。

2. 症状及体征 典型的临床表现可分为以下四期。

（1）初期 为病初的1~3天。起病急，体温在1~2天内上升至39~40℃。伴有头痛、精神倦怠、食欲差、恶心、呕吐和嗜睡，少数患者可出现神志淡漠和颈项强直。

（2）极期 病程的第4~10天，除初期症状加重外，突出表现为脑实质受损的症状。

1）高热 体温常高达40℃，一般持续7~10天，重型者可达3周以上。发热越高，热程越长，病情越重。

2）意识障碍 表现为嗜睡、谵妄、昏迷、定向力障碍等。神志不清最早可见于病程的第1~2天，但多发生于第3~8天，通常持续1周左右，重型者可长达1个月以上。昏迷的深浅、持续时间的长短与病情的严重程度和预后呈正相关。

3）惊厥或抽搐 发生率约40%~60%，是病情严重的表现，主要系高热、脑实质炎症及脑水肿所致。长时间或频繁抽搐，可导致发绀、脑缺氧和脑水肿，甚至呼吸暂停。

4）呼吸衰竭 主要为中枢性呼吸衰竭，表现为呼吸节律不规则及幅度不均。多见于重型患者，由于脑实质炎症、缺氧、脑水肿、颅内高压、脑疝和低血钠脑病等所致。此外，因脊髓病变导致呼吸肌瘫痪可发生周围性呼吸衰竭。呼吸衰竭为引起死亡的主要原因。

5）其他神经系统症状和体征 多在病程10天内出现，常有浅反射消失或减弱，深反射先亢进后消失，病理征阳性。还可出现脑膜刺激征，但婴幼儿多无脑膜刺激征而有前囟隆起。深昏迷者可有大小便失禁或尿潴留，昏迷患者尚可有肢体强直性瘫痪，偏瘫较单瘫多见，或者全瘫，伴有肌张力增高。

6）循环衰竭　少见，常与呼吸衰竭同时出现。

（3）恢复期　患者体温逐渐下降，神经系统症状和体征日趋好转，一般患者于2周左右可完全恢复，但重型患者需1~6个月才能逐渐恢复。此阶段的表现可有持续性低热、多汗、失眠、痴呆、失语、流涎、吞咽困难、颜面瘫痪、肢体强直性瘫痪或不自主运动，以及癫痫样发作等。经积极治疗大多数患者能恢复，如半年后上述症状仍不能恢复，称为后遗症。

（4）后遗症期　约5%~20%的重型乙脑患者留有后遗症，主要有失语、肢体瘫痪、意识障碍、精神失常及痴呆等，经积极治疗后可有不同程度的恢复。癫痫后遗症有时可持续终身。

（二）临床分型

1. 轻型　体温在39℃以下，神态清楚，可有轻度嗜睡，无抽搐，头痛及呕吐不严重，脑膜刺激征不明显。1周左右可恢复。

2. 普通型　体温在39~40℃之间，有意识障碍如昏睡或浅昏迷，头痛、呕吐、脑膜刺激征明显，偶有抽搐，病理征可阳性。病程约7~14天，多无恢复期症状。

3. 重型　体温持续在40℃以上，昏迷，反复或持续抽搐，瞳孔缩小，浅反射消失，深反射先亢进后消失，病理征阳性，常有神经系统定位症状和体征，可有肢体瘫痪和呼吸衰竭。病程多在2周以上，常有恢复期症状，部分患者留有不同程度后遗症。

4. 极重型（暴发型）　起病急骤，体温于1~2天内升至40℃以上，反复或持续性强烈抽搐，伴深度昏迷，迅速出现中枢性呼吸衰竭及脑疝，病死率高，多在极期中死亡，幸存者常留有严重后遗症。

流行期间以轻型和普通型患者多见。

三、辅助检查

实验室检查

1. 血象　白细胞总数增高，一般在（10~20）×10^9/L，个别甚至更高，中性粒细胞在80%以上，部分患者血象始终正常。

2. 脑脊液　外观无色透明或微混浊，压力增高，白细胞多在（50~500）×10^6/L，少数可高达1 000×10^6/L以上。早期以中性粒细胞为主，随后则淋巴细胞增多。白细胞计数的高低与病情轻重及预后无关。蛋白轻度增高，糖正常或偏高，氯化物正常。少数病例在病初脑脊液检查正常。

3. 血清学检查

（1）特异性IgM抗体测定　该抗体在病后3~4天即可出现，脑脊液中最早在病程第2天即可检测到，2周时达高峰，可作为早期诊断指标。检测的方法有酶联免疫吸附试验（ELISA）、间接免疫荧光法、2-巯基乙醇（2-ME）耐性试验等。

（2）补体结合试验　补体结合抗体为IgG抗体，具有较高的特异性，多在发病后2周出现，5~6周达高峰，抗体水平可维持1年左右，不能用于早期诊断，主要用于回顾性诊断或流行病学调查。

（3）血凝抑制试验　血凝抑制抗体出现较早，一般在病后第 4~5 天出现，2 周时达高峰，抗体水平可维持 1 年以上。该试验阳性率高于补体结合试验，操作简便，可用于临床诊断及流行病学调查。由于乙脑病毒的血凝素抗原与同属病毒登革热病毒和黄热病病毒等有弱的交叉反应，故可出现假阳性。

4. 病原学检查

（1）病毒分离　由于乙脑病毒主要存在于脑组织中，血及脑脊液中不易分离出病毒，在病程第 1 周内死亡病例的脑组织中可分离到病毒。

（2）病毒抗原或核酸的检测　在组织、血液或其他体液中通过直接免疫荧光或聚合酶链反应（PCR）可检测到乙脑病毒抗原或特异性核酸。

四、诊断、治疗及预后

（一）诊断

结合流行病学史、临床表现和病原学检查作出诊断。

1. 流行病学资料　严格的季节性（夏秋季），10 岁以下儿童多见，但近年来成人病例有增加趋势。

2. 临床特点　起病急，高热、头痛、呕吐，意识障碍，抽搐，病理反射及脑膜刺激征阳性等。

3. 实验室检查　血象白细胞及中性粒细胞增高；脑脊液检查呈无菌性脑膜炎改变；对乙脑诊断主要是依赖血清或脑脊液中的抗体检测，病原分离等。临床早期诊断多使用 ELISA 法检测 IgM，发病 4~7 天就可进行血清学检查，特异性 IgM 抗体阳性可助确诊。另外，如恢复期血清中抗乙脑病毒 IgG 抗体或中和抗体滴度比急性期有大于 4 倍升高者，或急性期抗乙脑病毒 IgM/IgG 抗体阴性，而恢复期阳性者；或检测到乙脑病毒抗原、特异性核酸者均可确诊。

（二）治疗

目前尚无特效的抗病毒治疗药物，早期可试用利巴韦林、干扰素等。应采取积极的对症和支持治疗，维持体内水和电解质的平衡，密切观察病情变化，重点处理好高热、抽搐、控制脑水肿和呼吸衰竭等危重症状，降低病死率和减少后遗症的发生。

1. 一般治疗　患者应隔离于有防蚊和降温设施的病房，室温控制在 30℃以下。注意口腔和皮肤清洁。昏迷患者应定时翻身、侧卧、拍背、吸痰，以防止肺部感染和压疮的发生。昏迷、抽搐患者应设栏以防坠床。重型患者应静脉输液，但不宜过多，以免加重脑水肿。一般成人每日补液约 1 500~2 000ml，儿童每日约 50~80ml/kg，并酌情补充钾盐，纠正酸中毒。昏迷者可采用鼻饲。

2. 对症治疗　高热、抽搐及呼吸衰竭是危及患者生命的三大主要症状，且互为因果，形成恶性循环。及时控制高热、抽搐及呼吸衰竭是抢救乙脑患者的关键。

（1）高热　应以物理降温为主，药物降温为辅，同时降低室温，使肛温保持在 38℃左右。具体措施如下。

1）物理降温　包括冰敷额部、枕部和体表大血管部位，如腋下、颈部及腹股沟等处。

用 30%～50% 乙醇或温水擦浴、冷盐水灌肠等。降温不宜过快、过猛，禁用冰水擦浴，以免引起寒战和虚脱。

2）药物降温　适当应用退热药，应防止用药过量致大量出汗而引起循环衰竭。

3）亚冬眠疗法　适用于持续高热伴反复抽搐者，具有降温、镇静、止痉作用。以氯丙嗪和异丙嗪每次各 0.5～1mg/kg 肌内注射，每 4～6 小时 1 次，疗程一般为 3～5 天。因为该类药物可抑制呼吸中枢及咳嗽反射，故用药过程中应保持呼吸道通畅，密切观察生命体征变化。

（2）抽搐　应去除病因及镇静解痉。

1）因高热所致者，以降温为主。

2）脑水肿所致者，应加强脱水治疗可用 20% 甘露醇静脉滴注或推注（20～30 分钟内）、每次 1～2g/kg。根据病情可每 4～6 小时重复使用，必要时可加用 50% 葡萄糖、呋塞米、肾上腺皮质激素静脉注射。

3）因脑实质病变引起的抽搐。可使用镇静剂，常用的镇静剂有地西泮，成人每次 10～20mg，儿童每次 0.1～0.3mg/kg（每次不超过 10mg），肌内注射或缓慢静脉注射；还可用水合氯醛鼻饲或灌肠，成人每次 1～2g，儿童每次 60～80mg/kg（每次不超过 lg）；亦可采用亚冬眠疗法。巴比妥钠可用于预防抽搐，成人每次 0.1～0.2g，儿童每次 5～8mg/kg。

（3）呼吸衰竭　应根据引起的病因进行相应的治疗。

1）氧疗可通过增加吸入氧浓度来纠正患者的缺氧状态。

2）因脑水肿所致者应加强脱水治疗。

3）因呼吸道分泌物阻塞者应定时吸痰翻身拍背，必要时可用化痰药物（糜蛋白酶、氨溴索等）和糖皮质激素雾化吸入，并可适当加入抗生素防治细菌感染；对于有严重排痰障碍者可考虑用纤维支气管镜吸痰。经上述处理无效，病情危重者，可采用气管插管或气管切开建立人工气道。人工呼吸器是维持有效呼吸功能、保证呼吸衰竭抢救成功减少后遗症的重要措施之一。因而必要时应适当放宽气管切开的指征。

4）中枢性呼吸衰竭时可使用呼吸兴奋剂，首选洛贝林，成人每次 3～6mg，儿童每次 0.15～0.20mg/kg，肌内注射或静脉滴注；亦可选用尼可刹米，成人每次 0.375～0.750g，儿童每次 5～10mg/kg，肌内注射或静脉滴注；其他如盐酸哌甲酯（利他林）、二甲弗林（回苏林）等可交替或联合使用。

5）改善微循环，使用血管扩张剂可改善脑微循环、减轻脑水肿、解除脑血管痉挛和兴奋呼吸中枢。可用东莨菪碱，成人每次 0.3～0.5mg，儿童每次 0.02～0.03mg/kg；或山莨菪碱（654-2），成人每次 20mg，儿童每次 0.5～1.0mg/kg，加入葡萄糖液中静脉注射，10～30 分钟重复 1 次，一般用 1～5 天；此外，还可使用阿托品、酚妥拉明等。纳洛酮是特异性的吗啡受体拮抗剂，对退热、止痉、神志转清、纠正呼吸衰竭等方面有较好的作用，可早期应用。

（4）循环衰竭可根据情况补充血容量，应用升压药物、强心剂、利尿药等并注意维持水电解质平衡。

（5）肾上腺皮质激素的使用　目前对激素的使用还没有统一的意见。有人认为激素有抗炎、退热、降低毛细血管通透性和渗出，降低颅内压、防治脑水肿等作用。也有人认为它抑制机体的免疫功能，增加继发感染机会且疗效不显著，不主张常规使用。临床上可根据具体情况在重型患者的抢救中酌情使用。

3. 恢复期及后遗症治疗　应加强护理，防止压疮和继发感染的发生；进行语言、智力、吞咽和肢体的功能锻炼且还可结合理疗、针灸、推拿按摩、高压氧、中药等治疗。

（三）预后

轻型和普通型大多可顺利恢复，重型和暴发型患者的病死率可高达 20% 以上，主要为中枢性呼吸衰竭所致，存活者可留有不同程度的后遗症。

五、预防

（一）一般措施

1. 控制传染源　及时隔离和治疗患者，患者隔离至体温正常。但主要的传染源是家畜，尤其是未经过流行季节的幼猪，故应搞好饲养场所的环境卫生，人畜居地分开；近年来应用疫苗免疫幼猪、以减少猪群的病毒血症，从而控制人群中乙脑的流行。

2. 切断传播途径　防蚊和灭蚊是预防乙脑病毒传播的重要措施。应消灭蚊滋生地，灭越冬蚊和早春蚊，重点做好牲畜棚（特别是猪圈）等场所的灭蚊工作，减少人群感染机会，使用蚊帐、蚊香，涂擦驱蚊剂等措施防止被蚊叮咬。

（二）接种疫苗

疫苗接种应在流行前 1 个月完成。接种对象为 10 岁以下的儿童和从非流行区进入流行区的人员，一般接种 2 次，间隔 7～10 天，第二年加强注射 1 次，连续 3 次加强后不必再注射，可获得较持久的免疫力。接种时应注意不能与伤寒菌苗同时注射，以免引起过敏反应；有中枢神经系统疾病和慢性乙醇中毒者禁用。

六、社区管理

（一）筛查与转诊

在流行季节应对于临床表现近似患者及时采集患者急性期和恢复期血液标本、急性期脑脊液标本，检测乙脑抗体，提高病例诊断的准确性。同时，全面开展基于实验室检测为基础的急性乙型脑炎监测。

对重型、极重型和凶险病例应及时转诊收住于定点医院。

（二）健康宣教与疾病管理

开展乙型脑炎预防知识的宣传，教育群众养成良好生活习惯，做好个人防护，合理使用蚊帐、驱蚊剂，防止或减少蚊虫叮咬，提高自我保护意识。广泛普及乙脑疫苗预防接种知识，教育儿童家长自觉参与乙脑疫苗接种活动。对十岁以下的儿童和从非流行区进入流行区的人员进行预防接种。加强对家畜、家禽的管理，大力开展防蚊灭蚊工作。

宣传乙型脑炎的相关知识。如致病因素、临床表现、诊治方法。在流行季节，如发现有高热、头痛、意识障碍者，应及时送医院就诊。

乙型脑炎患者恢复后如仍有瘫痪、失语、痴呆等神经精神症状时，应鼓励患者及家属坚持康复训练和治疗。

（王敏娟）

第十节 登革热

一、概述

登革热是由登革病毒（dengue virus，DENV）引起的急性传染病，广泛流行于全球热带和亚热带地区，是分布最广，发病最多，危害较大的一种虫媒病毒性疾病。DENV属黄毒科黄病毒属，属虫媒病毒B组，主要通过埃及伊蚊和白纹伊蚊（俗称花斑蚊）传播。临床上主要分登革热和登革出血热（dengue hemorrhagic fever，DHF）两种不同临床类型。

（一）病原学与流行病学

1. 病原学　DENV共有四种血清型（DEN-1，DEN-2，DEN-3和DEN-4）和多种生物型。DENV结构与其他黄病毒相近，4个血清型可与其他B组虫媒病毒如乙型脑炎病毒可交叉免疫反应。

DENV对热敏感，60℃30分钟、100℃2分钟均可使之灭活。超声波、紫外线、0.05%甲醛溶液、乳酸、高锰酸钾、龙胆紫等均可灭活病毒。

2. 流行病学

（1）传染源　登革热患者、隐性感染者、带病毒的非人灵长类动物是登革热的主要传染源。

（2）传播媒介　登革热主要是经媒介伊蚊叮咬吸血传播。在我国传播媒介主要为白纹伊蚊和埃及伊蚊。

（3）易感人群　人群普遍易感，感染后有部分人发病。DENV感染后，人体可对同型病毒产生持久免疫力，但对异型病毒感染不能形成有效保护。若再次感染异型或多个不同血清型病毒，机体可能发生免疫反应，从而导致严重的临床表现。

（二）发病机制与病理生理

1. 发病机制　DENV经伊蚊叮咬侵入人体后，在单核－吞噬细胞系统增殖后进入血液循环，形成第一次病毒血症，然后再定位于网状内皮系统和淋巴组织中，在外周血单核细胞、组织中的巨噬细胞和肝脏的库普弗细胞内复制到一定程度，再次进入血液循环，引起第二次病毒血症。DENV与机体产生的特异性抗体结合形成免疫复合物，激活补体系统和凝血系统，导致血管通透性增加，血管扩张、充血，血浆蛋白及血液有形成分外渗，引起血液浓缩、出血和休克等病理生理改变。同时病毒可抑制骨髓中白细胞和血小板生成，导致白细胞及血小板减少。出血机制可能是血小板减少及其功能障碍、凝血因子消耗所致。

2. 病理改变　重症登革热的病理生理改变主要是血管通透性增加和血浆外渗。血浆外渗是重症登革热的主要临床表现，在热退期，血浆大量进入腔隙中，最终导致休克。

肝、肾、心和脑的退行性变，心内膜、心包、胸膜、腹膜、胃肠黏膜、肌肉、皮肤及中枢神经系统不同程度的出血，皮疹活检见小血管内皮细胞肿胀、血管周围水肿及单核细胞浸润，瘀斑中有广泛血管外溢血。脑型患者可见蛛网膜下腔和脑实质灶性出血，脑水肿及脑软化。重症患者可有肝小叶中央灶性坏死及淤胆，小叶性肺炎，肺小脓肿形成等。

二、临床表现

1. 潜伏期　本病潜伏期一般为 3～15 天，多数为 5～8 天。

2. 临床分期　根据病情严重程度，可将登革热感染分为普通登革热和重症登革热两种临床类型。典型的登革热病程分为三期，即急性发热期、极期和恢复期。多数患者表现为普通登革热，可仅有发热期和恢复期，仅少数患者发展为重症登革热。

（1）发热期　患者通常急性起病，首发症状为高热，可伴畏寒，24 小时内体温可达 40℃。还可出现以下症状：头痛、眼眶痛以及全身肌肉、骨骼和关节疼痛，还会出现乏力或者恶心、呕吐以及纳差、腹痛、腹泻等胃肠道症状。发热期一般持续 3～7 天。于病程第 3～6 天在颜面、四肢出现充血性皮疹或点状出血疹，典型皮疹为四肢的针尖样出血点，或融合成片的红斑疹，其中可见有散在小片的正常皮肤，如红色海洋中的岛屿，简称"皮岛"等。

（2）极期　极期通常出现在病程的第 3～8 天。在此时期，部分患者可因毛细血管通透性增加导致明显的血浆渗漏，可出现腹部剧痛、持续呕吐、球结膜水肿、四肢渗漏征、胸腔积液和腹水等，症状严重者可引起休克。随着休克加重和持续，发生代谢性酸中毒、多器官功能障碍和弥散性血管内凝血等。重症登革热患者死亡通常发生于极期开始后 24～48 小时。

（3）恢复期　极期后的 2～3 天，患者胃肠道症状减轻，白细胞及血小板计数回升，进入恢复期。

3. 重症登革热的高危人群

（1）老人、婴幼儿和孕妇。

（2）伴有糖尿病、高血压、冠状动脉性心脏病、消化性溃疡、哮喘、慢性肾病及慢性肝病等基础疾病者。

（3）伴有免疫缺陷病者。

4. 登革热的临床表现　15 岁以下的儿童感染多数无症状或症状很轻，婴幼儿患登革热常常表现为难以鉴别的发热疾病。典型登革热多见于年长儿童、青少年和成人，他们很少无症状。

（1）典型登革热

1）发热　所有患者均发热。起病急，寒战或畏寒后体温可达 40℃。一般持续 5～7 天，然后骤降至正常，热型多不规则，多数为弛张热型，部分为双峰热或鞍型热。儿童病例起病较缓、热度也较低。

2）全身疼痛和毒血症状　如头痛、眼眶痛，腰背痛，尤其骨、关节疼痛剧烈。消化道症状可有食欲下降，恶心、呕吐、腹痛、腹泻或便秘。

3）皮疹　于病程 3～6 日出现，为斑丘疹或麻疹样皮疹，也有猩红热样皮疹，红色斑疹，重者变为出血性皮疹，分布于全身，多有痒感。特征性皮疹称为"皮岛"。

4）出血　25%～50% 病例有不同程度出血，如牙龈出血、鼻衄、消化道出血、咯血、血尿及阴道出血等。

5）其他症状和体征　面部潮红、咽喉炎、咳嗽、皮肤过敏、味觉紊乱等。可有浅表淋巴结肿大。

（2）轻型登革热　表现类似流行性感冒，短期发热，全身疼痛较轻，皮疹稀少或无疹，常有表浅淋巴结肿大。因症状不典型，容易误诊或漏诊。

（3）无症状感染者　在流行期间，隐性感染者的数量可达人群的 1/3，只能用血清学方法才能检出，但他们可能是最重要的传染源。

（4）重型登革热　早期具有典型登革热的所有表现，但于 3~5 病日突然加重，有脑膜脑炎表现。有些病例表现为消化道大出血和出血性休克。

5. 登革出血热的临床表现　潜伏期同登革热，临床上分为登革出血热（DHF）和登革休克综合征（DSS）两型。

（1）典型登革出血热有四个主要临床特征　高热，出血现象，常伴有肝肿大，循环衰竭。

（2）登革出血热的严重程度分级　WHO 依据登革出血热的严重程度将其分为四个等级，第三、四级为 DSS，第一、二级同时出现血小板减少和血液浓缩表现。本分级方法适用于成人和儿童。

1 级　发热伴不典型症状，只有束臂试验阳性和 / 或青肿，挫伤等。

2 级　1 级的表现加上出血，包括皮肤其他部位出血。

3 级　循环衰竭表现，脉搏细数，血压降低，低血压，烦躁和皮肤湿冷。

4 级　血压和脉搏测不出，进展性休克。

（3）登革出血热的症状和体征　在地方性流行高发地区，15 岁以下的儿童感染后通常表现为 DHF。儿童 DHF 表现为体温突然升高，并伴随面色潮红及其他登革热症状，如恶心，呕吐，头痛，肌痛，腰痛等。有些病例出现咽喉痛，咽充血，轻度结膜充血，上腹部不适，常常有肝肿大及触痛等。体温常常高达 39℃，持续 2~7 天，婴儿会发生惊厥。

登革出血热最常见的出血倾向是止血带试验（tourniquet test）阳性，静脉穿刺点出血。在疾病早期发热阶段，多数病例出现散在的瘀点，多见于四肢、腋窝和软腭。病情的极期常发生在发热阶段的末期，伴随体温快速下降而出现不同程度的循环紊乱。登革出血热的病程多为 7~10 天。康复期患者表现为窦性心动过缓或心律不齐。

6. DSS　在病程的第 3~7 天，体温下降或退热后，病情突然加重，有明显出血倾向伴周围循环衰竭。表现皮肤湿冷，瘀点，瘀斑，发绀，脉快而弱，脉压进行性缩小（<20mmHg），血压下降甚至测不到，可有烦躁、昏睡、昏迷等症状，休克发生前常有短暂的急性腹痛，胸腔积液和腹水常见。休克时间较短，典型病例多在 12~24 小时内死亡，或经快速扩容治疗后恢复。

三、辅助检查

（一）实验室检查

1. 一般检查和生化检查

（1）血常规　白细胞显著减少，从发病第 2 天开始下降，第 4~5 天降至最低，至退热后一周内恢复正常。血小板计数下降幅度与病情严重程度成正比。血细胞比容（HCT）升高提示血液浓缩。

（2）血生物化学检查　半数以上患者出现 ALT 和 AST 轻度到中度升高，且 AST 的升幅较 ALT 明显。

2. 病原学及血清学检测 应在病程早期进行 DENV 核酸或 NS1 抗原、或 IgM/IgG 抗体检测，有条件可进行病毒分型和病毒分离。具体检测方法及意义如下。①应用 IgM 捕捉酶联免疫吸附试验（Mac-ELISA）检测 DENV IgM 抗体。意义：IgM 抗体阳性，表示患者新近感染 DENV，适用于登革热早期诊断。②应用间接 ELISA 检测 DENV IgM 抗体。意义：表示患者新近感染，适用于登革热早期诊断。③酶联免疫法检测 NS1 抗原。意义：阳性结果表示患者新近存在感染，适用于登革热早期诊断。④用免疫荧光法（FA/IFA）检测 IgG 抗体。意义：阳性结果只能说明受检者可能曾存在感染，但血清抗体效价达 1：80 或以上者有诊断参考意义，若恢复期血清抗体效价比急性期血清抗体效价有 4 倍或以上增长可确诊最近存在感染。⑤ TaqMan 探针实时荧光 PCR 检测 DENVRNA。意义：此法为一种灵敏、特异、快速、低污染的 RNA 检测方法，可定性或定量检测登革热患者早期血清中的 DENV。⑥反转录聚合酶链反应（RT-PCR）技术检测 DENVRNA 及型别鉴定。意义：此法可对早期病例进行病毒的检测及分型鉴定，基因扩增产物可进一步急性序列测定和分析。⑦ C6/36 白纹伊蚊细胞分离 DENV。意义：从患者血液、组织或成蚊中分离出 DENV，可确诊存在感染，经鉴定可确定病毒型别。

（二）影像学检查

①胸腹部 CT 检查可发现胸腔积液、心包积液、腹水等；X 线检查可有心脏扩大。②腹部 B 超可发现胆囊壁增厚，腹水及肝脾肿大；心脏 B 超可发现心肌搏动减弱，严重者心脏扩大，左心射血分数降低。③头颅 CT 和 MRI 可发现脑水肿、颅内出血等。

（三）心电图检查

可发现各种心律失常，传导阻滞及非特异性 ST 段抬高，T 波倒置等。

四、诊断与治疗

（一）诊断

根据患者的流行病学资料、临床表现、病原学、血清学、实验室及影像学检查结果，可将 DENV 感染分为以下几种。

1. 登革热 近期曾到过登革热流行区、居住地或工作地有登革热病例；有发热，伴乏力、厌食、恶心，头痛、肌肉及骨关节痛，皮疹和出血倾向等临床表现；白细胞和 / 或血小板减少；DENV IgM 抗体、NS1 抗原或 DENV 核酸阳性。

2. 重症登革热 在登革热诊断标准基础上出现下列严重表现之一者。①严重出血，皮下血肿，肉眼血尿，咯血，消化道出血、阴道出血及颅内出血等。②休克，心动过速、肢端湿冷、毛细血管充盈时间延长 >3s、脉搏细弱或测不到、脉搏压减小，血压下降 [（<90/60mmHg），或较基础血压下降 20%] 或血压测不到等。③严重器官损伤，急性呼吸窘迫综合征或呼吸衰竭，急性心肌炎或急性心力衰竭，急性肝损伤（ALT 或 AST 大于 1 000U/L），急性肾功能不全，脑病或脑炎等重要脏器损伤。

3. 实验室确诊病例 疑似病例或临床诊断病例，急性期血液 DENV NS1 抗原或病毒核酸检测阳性，或分离出 DENV，或恢复期血清特异性 IgG 抗体滴度比急性期有 4 倍以上增长或转阳。

4. 疑似病例　具有流行病学资料、突起发病、骤起高热、头痛及全身疼痛,伴有皮肤潮红、多样性皮疹(尤其是密集分布的针尖样出血点)、淋巴结肿大等特征之一者。

5. 临床诊断病例　对散发病例或登革热流行尚未确定的地区,有典型登革热症状及体征,检测血清特异性 IgG 抗体阳性者可作为临床诊断病例。对流行已确定的疫区,出现典型登革热症状及体征,血常规检查发现白细胞和血小板减少者(特别是在起病 3~5 天迅速减少者)可明确临床诊断。

(二)治疗

1. 一般治疗　①卧床休息,清淡半流饮食;②防蚊隔离至退热及症状缓解;③监测神志、生命体征、液体入量、尿量,血常规、肝肾功能、心肌酶及重症预警指征等。

2. 对症治疗

(1)退热以物理降温为主,可以用温水擦浴;高热患者不能耐受时可给对乙酰氨基酚治疗。慎用阿司匹林、布洛芬和其他非甾体抗炎药(NSAIDs),避免加重胃炎或出血。

(2)补液出汗较多或腹泻者,根据患者脱水程度给予补液治疗,以口服补液为主。对频繁呕吐、进食困难或血压低的患者,应及时静脉输液,可予等渗液如 0.9% 氯化钠溶液等输注。

(3)镇静止痛可给予地西泮等对症处理。

(4)老年人、孕妇、伴有基础疾病者应及时住院诊治,并给予密切观察及补液治疗。

(5)根据患者意愿给予中医药辨证治疗。

3. 重症登革热的治疗　重症登革热患者需住院治疗,密切监测神志、尿量及生命体征,有条件监测血乳酸水平。危重病例需转 ICU 治疗。对出现严重血浆渗漏、休克、ARDS、严重出血或其他重要脏器功能障碍者应积极采取相应治疗措施。

(1)补液原则　重症登革热补液原则是维持良好的组织器官灌注。同时应根据患者 HCT、血小板计数、电解质、尿量及血流动力学情况随时调整补液的种类和数量。在维持良好的组织器官灌注和尿量达约 0.5ml/(kg·h)的前提下,应控制静脉补液量。

(2)抗休克预防和治疗　出现休克时应尽快进行液体复苏治疗,初始液体复苏以等渗晶体液为主,对初始液体复苏无反应的休克或更严重的休克可加用胶体溶液。同时积极纠正酸碱失衡。液体复苏治疗无法维持血压时,应使用血管活性药物;严重出血引起休克时,应及时输注红细胞或全血等。有条件可进行血流动力学监测以指导治疗。对重症登革热的高危人群补液治疗是关键。重症登革热以动态乳酸值改善作为监测指标。

(3)出血的预防和治疗

1)出血部位明确者,如严重鼻衄给予局部止血。胃肠道出血者给予制酸药。慎用有创检查或肌内注射以免发生出血风险,尽量避免插胃管、尿管等侵入性诊断及治疗。

2)严重出血者伴血红蛋白低于 7g/L,根据病情及时输注红细胞。

3)严重出血伴血小板计数 $<30 \times 10^9/L$,可输注新鲜血小板,但无明确出血者,给予输注血小板治疗不能预防出血及改善预后。

(4)重要脏器损害的治疗

1)急性心肌炎和急性心力衰竭　应卧床休息,持续低中流量吸氧,保持大便通畅,限制静脉输液及输注速度。存在频发的房性或室性期前收缩时,根据患者的情况给予抗心律失常药物治疗。发生心力衰竭时首先予利尿处理，保持每日液体负平衡在 500～800ml，注意避免血压低于 90/60mmHg。此类患者多次口服或静脉给予强心苷类药物（地高辛）有诱发心肌缺血加重及心律失常的风险。

2）脑病和脑炎　降温、吸氧，控制静脉输液量和输注速度。根据病情给予甘露醇或利尿剂静脉滴注以减轻脑水肿。

3）急性肾衰竭　可参考急性肾损害标准进行分期，及时予以血液净化治疗。

4）肝衰竭　部分患者可发生严重肝损伤，如出现肝衰竭，按肝衰竭常规处理。

（5）输液过量的诊断与处理　如果补液的速度或量掌握不当，可能引起输液过量，这将导致出现大量胸腔积液和腹水，甚至脑水肿，是引起重症登革热患者出现 ARDS 的常见原因。

1）引起输液过量的因素　包括静脉补液过多或过快；补液种类不恰当，如在血浆渗漏期选择低渗液体；严重出血患者，不恰当地给予过量静脉补液；不恰当地输注新鲜冰冻血浆、浓缩血小板和冷沉淀；血浆渗漏好转后（退热期后 24～48 小时）仍持续静脉补液；有基础疾病如先天性或缺血性心脏病、慢性肺病及慢性肾病。

2）输液过量的临床特征　呼吸窘迫、呼吸困难、气促、三凹征，哮鸣音，大量胸腔积液、张力性腹水，颈静脉压升高，急性肺水肿，顽固性休克等。

3）影像学辅助诊断　胸部 X 线片可显示心脏增大、胸腔积液、腹水导致膈肌上抬，不同程度"蝴蝶翅膀"的表现、克利 B 线提示补液过量和肺水肿。

4）输液过量的治疗方案　立即吸氧；减少或停止补液；根据病情调整静脉补液的速度和量；利尿治疗，根据病情给予小剂量呋塞米 0.1～0.5mg/kg，2～3 次/d；监测血清钾及血氧。

4. 中医药辨证论治　登革热病属于中医学的"瘟疫"范畴，可参照温病学"疫疹""湿温""暑温""伏暑"等病证辨证论治。

（1）发热期　温热郁湿，卫气同病。临床表现：发热，出现头痛、腰痛、肌肉疼痛、恶寒、无汗、乏力、倦怠，多伴恶心、干呕、纳差、腹泻。部分患者可见皮疹。舌象脉象：舌质红或淡红，舌苔腻或厚，脉滑数。治法：清热化湿，解毒透邪。参考方药：甘露消毒丹、达原饮等加减。香薷、藿香、葛根、青蒿（后下）、羌活、白蔻仁、半夏、滑石（包煎）、赤芍、茵陈、草果、甘草。用法：水煎服，日一剂。加减：见皮疹者加紫草；口渴者加生地黄；发热明显者加柴胡。中成药：藿香正气系列制剂等。

（2）极期

1）毒瘀交结，扰营动血。临床表现：热退，或发热迁延，烦躁不寐，口渴，可见鲜红色出血样皮疹，多伴鼻衄，或牙龈出血、咯血、便血、尿血、阴道出血。舌象脉象：舌红，苔黄欠津，脉洪大或沉细滑数。治法：解毒化瘀，清营凉血参考方药：清瘟败毒饮加减。生石膏、生地黄、水牛角、金银花、黄连、黄芩、赤芍、茜草、牡丹皮、栀子、青蒿、甘草。用法：水煎服，日一剂。加减：神志昏迷、谵妄、抽搐者加用紫雪散、安宫牛黄丸等。

2）暑湿伤阳，气不摄血。临床表现：热退或发热迁延，乏力倦怠，皮疹隐隐，或见暗色瘀斑，多伴鼻衄，牙龈出血、咯血、便血、尿血、阴道出血。舌象脉象：舌暗苔腻，脉细弱无力。治法：温阳、益气、摄血。参考方药：附子理中汤合黄土汤加减。灶心黄土、制附片、党参、炮姜、黄芩、荆芥炭、炒白术、炙甘草。用法：水煎服，日一剂。

（3）恢复期　余邪未尽，气阴两伤。临床表现：发病后期，多见乏力倦怠，恶心，纳差，口渴，大便不调，多见皮疹瘙痒。舌象脉象：舌淡红，苔白腻，脉虚数。治法：清热化湿，健脾和胃。参考方药：竹叶石膏汤合生脉饮。竹叶、南沙参、薏苡仁、山药、半夏、芦根、麦冬、生稻麦芽、砂仁、西洋参、甘草。用法：水煎服，日一剂。

（三）预后

绝大多数患者预后良好。有中枢神经系统、心脏和肺脏并发症的重症患者是死亡的高危人群。

五、预防

（一）一般措施

登革热传播途径是通过蚊虫叮咬吸血传播，为防止登革热发生和传播必须进行灭蚊。对疫点、疫区进行室内外的紧急杀灭成蚊，要针对不同蚊种、当地滋生地特点采取相应措施，限期将疫区范围内幼蚊布雷图指数降至 5 以下。要特别做好流行区内医院、学校、机关、建筑工地等范围内的灭蚊工作。

1. 消灭蚊虫滋生场所　翻盆、倒罐、填堵竹洞、树洞、消除一切形式的小积水。对孳生、繁衍的蚊幼虫的户内、外各种水缸、水盆、贮水池等倾倒、洗刷、换水、加盖等。

2. 药物灭蚊　采用灭虫剂杀灭成蚊，如敌敌畏、溴氰菊酯、马拉硫磷等。针对不同蚊种特点，选择最优时机和方法。灭蚊在白天进行，注意防止食品污染及人、畜中毒，室内喷药前要关好窗，喷完药关门，经 1 小时后再打开门窗。室外环境对伊蚊栖息场所（如竹林、园林、花圃、废旧轮胎贮藏地、沙井、暗渠、污水排放口、桥底、防空洞、建筑工地、废品收购站以及住宅周围场所等）进行大面积喷洒。对于难清除的非饮用水容器积水，可投洒废机油类或缓释杀虫剂。

3. 交通工具监督、灭蚊　在流行期内对进、出疫区的各类交通工具进行卫生监督，并予以预防性灭蚊。

（二）健康宣教与疾病管理

1. 健康教育　向群众宣传关于登革热的发生、传播、早期症状、危害及防治等基本知识，确保防蚊、灭蚊的知识和方法家喻户晓，提高群众对登革热的自我防治能力。

2. 做好个人防护　进入疫区人员使用驱避剂、纱门、纱窗、等防蚊用品，防止蚊媒白天叮咬传染。在流行区、流行季节尽量减少群众集会，减少人群流动。要特别注意从登革热非流行区进入流行区人群的防护。

六、社区管理

筛查与转诊

1. 筛查　符合登革热临床表现，有流行病学史（发病前 14 天内到过登革热流行区，或居住地有登革热病例发生），或有白细胞和血小板减少者。进行疑似病例诊断，立即采集病例血液标本送检。非登革热流行期，DENV 抗原（NS1）检测结果作为初筛依据，应以DENV 分离、核酸检测阳性或特异性 IgG 抗体 4 倍增长等检测结果为确诊依据。

2. 转诊　为了加强传染源的管理，降低登革热的病死率，实行登革热定点医院收治。

原则上，登革热病例应隔离治疗。重症病例及具有重症登革热预警指征的病例应住院隔离治疗；对于尚处于传染期的轻症病例按"自愿"和"知情同意"原则劝谕住院治疗。重症病例及具有重症登革热预警指征的病例应及时转送定点收治医院。

对符合"重症病例的预警指征"者，应立即转送至重症病例定点收治医院进一步治疗。早期识别重症病例的预警指征：①退热后病情恶化或持续高热一周不退；②严重腹部疼痛；③持续呕吐；④胸闷、心悸；⑤昏睡或烦躁不安；⑥明显出血倾向（黏膜出血或皮肤瘀斑等）；⑦少尿；⑧发病早期血小板快速下降；⑨血清白蛋白降低；⑩HCT升高；⑪心律失常；⑫胸腔积液、腹水或胆囊壁增厚等。

对出现休克、脑水肿、多器官大量出血的患者，应及时就地抢救，并请专科医师会诊，待病情稳定后再转院治疗。

（王敏娟）

第十一节 传染性单核细胞增多症

传染性单核细胞增多症（infectious mononucleosis，IM）属于病毒感染性疾病，临床较常见。基本病理特征是淋巴细胞的良性增生。典型临床表现以发热、咽峡炎、肝脾及淋巴结肿大、皮疹、外周血中淋巴细胞增多并出现异型淋巴细胞等为其特征。本病症状呈多样性，因此早期识别、诊断、合理治疗意义重大，减少严重并发症的发生。

一、概述

IM 是由 EB 病毒（Epstein-Barr virus，EBV）感染引起的急性自限性传染病，患病后免疫力持久。

（一）病原学与流行病学

1. 病原学　EB 病毒是双链 DNA 病毒，属于疱疹病毒属，具有嗜 B 细胞特性。其有 5 种抗原，衣壳抗原（viral capsid antigen，VCA）产生 IgG、IgM 两种抗体，其余四种抗原产生 IgG 抗体，抗原、抗体出现及持续时间的长短，是提示近期感染、既往感染或病毒活跃增殖的标志。

2. 流行病学

（1）传染源　患者和隐性感染者是主要传染源。

（2）传播途径　口 - 口传播是主要传播途径，飞沫也能传播。

（3）人群易感性　婴幼儿、儿童、青少年普遍易感，婴幼儿隐性感染者居多。

（4）流行特征　一年四季均可发病，可散发亦可流行。

（二）发病机制与病理生理

1. 发病机制　尚未完全阐明，一般认为 EB 病毒具有嗜 B 细胞特性，因此 EBV 从口腔侵入后，首先感染口咽部上皮细胞和 B 细胞，被感染的 B 细胞增殖活跃，侵入血液导致病毒血症，继而将感染波及到全身淋巴系统。同时引起 T 细胞强烈的免疫应答，产生细胞毒性 T 细胞，从而破坏受感染的 B 细胞及全身许多组织和器官，引起一系列临床表现。

2. 病理变化　主要病理特征是淋巴单核细胞大量良性增生和广泛的组织浸润，导致肝、脾、淋巴结肿大，脾脆，易出血，甚至破裂，全身其他脏器和组织如皮肤、咽喉、肾、中枢神经系统均可有充血、水肿和淋巴细胞浸润，从而引起相应的临床表现。

二、临床表现

潜伏期 5~15 天，一般 10 天左右。

根据疾病的发生发展过程分为 3 期。

1. 前驱期　一般 10 天左右，多数患者可有全身不适、头痛、乏力、恶心、呕吐、食欲不振等症状。

2. 发病期 大约 2～4 周，典型症状发热、咽痛、淋巴结肿大，可有皮疹、肝脾肿大、鼻出血、关节痛及神经、呼吸、心血管、血液等系统受累表现。发热一般持续 5～10 天，体温 38～40℃之间。淋巴结肿大以颈部淋巴结常见，可有肠系膜淋巴结及其他全身淋巴结肿大，特征轻微触痛，无化脓。病毒感染引起渗出性咽峡炎，表现为咽痛、扁桃体肿大和吞咽困难。皮疹主要为躯干及四肢的斑丘疹、荨麻疹等。累及上述系统后可出现类似脑膜炎、病毒性肺炎、心肌炎、血小板减少性紫癜等临床表现。

3. 恢复期 一般病后 2～4 周，大多数患者体温恢复正常，无咽痛、全身不适，头痛及乏力，肿大的肝、脾、淋巴结逐渐缩小，甚至正常，皮疹消退，无色素沉着。累及其他系统出现并发症的患者恢复较慢。个别患者病程较长，甚至迁延数年。

三、辅助检查

（一）实验室检查

1. 血常规 白细胞、淋巴细胞、单核细胞均增高。末梢血涂片异型淋巴细胞≥10%，具有诊断价值。可有血小板、血红蛋白减少。

2. 肝肾功能 可引起转氨酶、胆红素，尿素氮、肌酐一过性增高。亦可正常。

3. EB 病毒抗体检查

（1）VCA-IgM 抗体 出现最早，灵敏度、特异度较高，阳性提示新近感染。

（2）VCA-IgG 抗体 双份血清 VCA-IgG 抗体效价恢复期比急性期呈 4 倍及以上升高，有确诊价值。亦可用于流行病学调查。

（3）低亲和力 VCA-IgG 抗体 阳性提示新近感染，可确诊。

（4）早期抗原（early antigen，EA）IgG 抗体 阳性提示近期感染或 EBV 复制活跃的标志。

（5）核抗原（nuclear antigen，EBNA）IgG 抗体 阳性提示既往感染，出现较晚，持续终身。

4. 嗜异性凝集试验 凝集效价 >1 ∶ 64，经豚鼠肾吸收后仍阳性有诊断价值，此法简便适用。

5. EB 病毒核酸检查 PCR 方法检测 EBV-DNA 定量。此法灵敏、快速、特异度高，但由于要求较高，不适合基层医院。

（二）影像学检查

1. 超声检查 可有肝、脾、淋巴结肿大。

2. 胸部 X 线检查 当累及呼吸系统时，呈现间质性肺炎的影像学表现。早期显示双下肺磨玻璃阴影，晚期可有大小不等的囊状改变。

（三）心电图检查

可有早搏、传导阻滞等心律失常表现，或 ST-T 改变，无特异性。

四、诊断与治疗

（一）诊断

结合流行病学史、临床表现、实验室检查作出诊断。

1. 疑似病例　同时符合以下2条高度怀疑。

（1）流行病学史　婴幼儿、儿童、青少年多见。流行季节，托幼机构、学校或者患儿周围人群有 EB 病毒感染者；发病前与传染性单核细胞增多症患者有直接或间接接触史。

（2）临床表现　上述典型临床表现，如发热、咽喉痛、肝、脾、淋巴结肿大，皮疹等。

2. 确诊病例　在疑似病例的基础上，符合下面7条中任意一条可作出临床诊断；符合下面前3条中的任意一条可确诊。

（1）VCA-IgM 抗体阳性。

（2）低亲和力 VCA-IgG 抗体阳性。

（3）双份血清 VCA-IgG 抗体效价恢复期比急性期呈4倍及以上升高。

（4）EA-IgG 抗体阳性。

（5）EB 病毒核酸检查阳性。

（6）血常规　末梢血涂片异型淋巴细胞≥10%。

（7）嗜异性凝集试验　凝集效价 >1∶64，经豚鼠肾吸收后仍阳性。

（二）鉴别诊断

本病临床表现复杂多样，可以出现多系统的并发症，因此应与出现同样临床表现的其他疾病鉴别，如扁桃体炎、疱疹性咽炎、病毒性肺炎、心肌炎、肾炎、脑膜炎、巨细胞病毒感染、淋巴瘤、白血病等。

（三）治疗

1. 一般治疗

（1）普通轻型病例门诊治疗　患儿居家隔离，避免交叉感染；进食营养、易消化的食物，保证足够热量的摄入，多饮水，做好口腔、皮肤护理。

（2）急性期应卧床休息，发热患者，体温 <38.5℃，采取物理降温，如温水擦浴、冰袋冷敷；体温大于 38.5℃，小儿可以外用退热帖、退热栓，或者口服退热药，常用布洛芬、对乙酰氨基酚类药物口服；咽痛患者给予口服含片，如金嗓子喉宝、西瓜霜润喉片等，合并感染，可以口服抗生素，注意避免使用青霉素类或者头孢类，以免过敏引起皮疹；转氨酶升高者可以口服复方甘草酸苷片或双环醇片；黄疸者可以口服茵栀黄等对症治疗；脾肿大者，发病一个月内禁止剧烈运动，以防脾破裂。

2. 病因治疗　一般不需要抗病毒治疗，严重病例可以使用阿昔洛韦、更昔洛韦、泛昔洛韦等，任选一种。

3. 重症病例治疗　对于有严重并发症的，例如心肌炎、肾炎、溶血性贫血、肝炎、脑膜炎、血小板减少性紫癜、脾破裂等，应尽快转诊至上级医院住院治疗。

（四）预后

本病属自限性疾病，大多数预后好，只有极少数合并严重并发症，预后较差。

五、预防

（一）控制传染源

1. 隔离患者及隐性感染者，避免其与健康人群密切接触。

2. 积极治疗重症及出现严重并发症的患者。

（二）切断传播途径

保持良好的个人卫生习惯，勤洗手、打喷嚏、咳嗽用纸巾捂住嘴；不共用餐具、不给婴儿吃咀嚼过的食物；家长不用嘴试婴儿奶瓶、水瓶的温度；并且使用前后要认真清洗，奶瓶煮沸 20 分钟后使用；不要亲吻幼儿；儿童玩具和常接触的物品应当定期进行消毒。

（三）保护易感人群

1. 在疾病流行期间，尽量避免带婴幼儿、儿童出入公共场所；托幼机构、学校等公共场所定期消毒，保持环境卫生。

2. 增强体质，多饮水，饮食应富有营养、易消化。

3. 目前疫苗正在研发中，还没有投入临床试验。

六、社区管理

（一）筛查与转诊

1. 筛查

（1）筛查对象：①传染性单核细胞增多症属于自限性疾病，绝大多数预后好，常规不需要筛查；②若在同一托幼机构、学校等公共场所出现聚集性病例或暴发性病例，需要对密切接触者进行筛查。

（2）筛查方法 社区卫生机构常用以下方法。①流行病学史；②典型临床表现；③血常规；④腹部超声；⑤胸片。转诊至上级医院需要确诊可用如下方法：① EBV 抗体检测；②嗜异性凝集试验；③EB 病毒核酸检测。

2. 转诊 传染性单核细胞增多症重症患者及出现严重并发症患者预后差，甚至危及生命，因此社区全科医师早期识别并转诊至上级医院至关重要。具体表现如下。

（1）持续高热，体温超过 39℃，肿大的扁桃体导致呼吸困难。

（2）并发急性肝炎，出现黄疸、肝功能损害严重。

（3）出现恶心、呕吐、头痛、脑膜刺激征阳性等中枢神经系统病变。

（4）突然出现剧烈的左上腹痛、考虑脾破裂。

（5）出现浮肿、少尿，血尿等症状，肾功能损害严重。

（6）出现心悸、胸闷、心电图示 ST-T 改变等急性心肌炎症状。

（7）出现高热、全血细胞减少、肝脾肿大等慢性活动性 EB 病毒感染引起的嗜血综合征。

（二）健康宣教与疾病管理

1. 健康宣教

（1）通过社区展板、宣传画对社区居民定期开展常见传染病的知识宣传。

（2）建立社区微信群，在疾病高发季节定期推送相关传染病的科普知识，识别典型症状，指导科学就医。

（3）养成良好的卫生习惯，实行分餐制，儿童玩具和常接触的物品应当定期进行消毒，指导幼儿、儿童饭前便后勤洗手。

（4）疾病高发季节，尽量避免带婴幼儿、儿童出入公共场所，说话保持一定距离；身边若有患病儿童及时采取隔离措施，出现发热、咽痛等症状及时就诊。

2．疾病管理

（1）传染性单核细胞增多症不属于国家法定传染病，不需要报传染卡。全科医师需做好门诊日志登记。

（2）若在社区内同一托幼机构、学校等集体单位短期内出现传染性单核细胞增多症患者异常增多，及时报告基层医疗机构及预防保健部门核实调查；同时采取隔离及对密切接触者进行筛查。若出现聚集或暴发病例，应立即报告当地疾控机构开展流行病学调查和现场处置。

（3）隐性感染者、轻症患者做好隔离、消毒及一般治疗。

（4）重症及合并严重并发症患者及时转诊至上级医院，进行隔离、消毒、抗病毒及对症支持治疗。

（黄贵华）

第十二节　巨细胞病毒感染

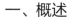

一、概述

巨细胞病毒感染（cytomegalovirus infection）是由人巨细胞病毒（human cytomegalovirus，HCMV）引起，常可造成肺及肝脏损伤，亦可累及泌尿生殖系统、中枢神经系统、循环系统等，在我国相当普遍，大多在幼年时期发生。

（一）病原学与流行病学

1. 病原学　HCMV 是人类疱疹病毒组中最大的一种病毒，只能在人的成纤维细胞中增殖，其特点为细胞膨胀、变圆、细胞及核变大，核周围出现一轮"晕"的大型嗜酸性包涵体，因而又称"巨细胞包涵体病"（cytomegalic inclusion disease）。

HCMV 是一种极不稳定病毒，易被脂溶剂、低 pH（pH<5）、热（37℃ 1h 或 56℃ 0.5h）、紫外线照射（5min）灭活。将感染细胞悬液冷冻在无重碳酸盐的稀释液中能较好保存病毒传染性。超声波处理感染细胞获得的无细胞病毒液可无限保存于 –190℃，在 –70℃ 可保存数月，4℃ 只能保存数日。

2. 流行病学

（1）传染源　患者及无症状感染者是主要传染源。人是 HVMV 感染的唯一宿主，初次感染大多在 2 岁以下，常呈隐性感染。多数为长期带毒，成为潜伏感染。可长期或间歇地自口咽部、乳汁、尿液、精液、宫颈及阴道分泌物中排出病毒。

（2）传播途径

1）垂直传播　妊娠期，HCMV 可通过胎盘传播给胎儿，是宫内感染最常见的病毒之一；分娩时，可通过产道传播给新生儿；抗体阳性的母亲母乳喂养新生儿 1 月以上，40%~60% 的新生儿可被感染。

2）水平传播　传播途径较难确定，目前认为的传染源有唾液、尿液、宫颈和阴道分泌物、精液、乳汁。

3）医源性感染　通过输血、器官移植、体外循环和心脏手术等传播。集体生活的儿童，其排毒率高于散居儿童的 10 倍，表明密切接触为此病的传播方式之一。

4）性传播　病毒常常存在泌尿生殖道的分泌物、精液或宫颈分泌物中，通过性交可直接传播。

（3）易感人群　人是 HCMV 的唯一宿主，机体对 HCMV 的易感性取决于年龄、免疫状态、社会经济情况等因素。宫内未成熟胎儿最易感染，年长儿童及青壮年以隐性感染居多，获得性免疫缺陷综合征患者的感染发病率最高。

（二）发病机制与病理改变

病毒活化的机制尚不清楚，但与宿主免疫功能状态有密切关系。HCMV 主要通过与细胞膜融合或经吞饮作用入胞，见于各组织器官；可通过淋巴细胞或单核细胞播散，各种体液均可分布。在健康人中，HCMV可在宿主体内呈潜伏感染，可终生潜伏于机体某一组织或器官中，病毒与机体处于平衡状态，机体不出现临床症状，当免疫受损、缺陷等情况下病毒可活化并复制，引起间质炎症或灶性坏死等病变，脑内可有坏死性肉芽肿及广泛钙化。HCMV和其他疱疹病毒一样具有潜在的致癌作用，此外HCMV可编码一种蛋白酶激活致癌基因，引起细胞转化为肿瘤，血清流行病学证明神经细胞瘤、肾母细胞瘤、前列腺癌、宫颈癌、睾丸癌、卡波西肉瘤等都与HCMV有关，但目前无证据证明病毒感染与肿瘤发生的因果关系。

二、临床表现

1. 先天感染　出生后14天证实有HCMV感染为先天性感染。可出现黄疸、肝脾肿大、瘀点瘀斑、小头畸形、运动障碍、脉络膜视网膜炎、血小板减少性紫癜、视神经萎缩和肺炎，大脑钙化亦可见。合并肺炎所致的呼吸衰竭是致死的主要原因。

2. 围生期感染　出生后14天内证实无HCMV感染，出生后3~12周内有感染证据，称围生期感染。大多数无症状，此种感染可能是由母体内潜在病毒激活所致，对早产儿和体弱儿危险性较大，以神经肌肉受损为主。

3. 后天获得性感染　儿童感染后多无症状，正常成人多表现为隐性感染。青年成人原发感染HCMV后，可出现以发热、淋巴结病变为特征的传染性单核细胞增多症，全身症状重，轻度肝功能异常，但多无黄疸，一般无重型肝炎。HCMV感染后可产生多种组织器官损害，有时以某一脏器损害为首发症状：间质性肺炎、肝炎、吉兰-巴雷综合征、脑膜脑炎、心肌炎、血小板减少症、溶血性贫血、皮疹。对于AIDS患者，HCMV是一种最常见的机会性感染病毒，HCMV视网膜炎最为常见，表现为进行性视力减退、失明；HCMV所致神经根病变，表现为下背部疼痛向中央或肛周放射，逐渐出现远端向近端进展的无力、深反射消失，最终出现大小便失禁；HCMV性食管溃疡，表现为胸骨后疼痛和吞咽困难；HCMV性肠炎表现为水样腹泻，严重者出现血便、不完全性肠梗阻、肠穿孔、肠坏疽等。

三、辅助检查

1. 血常规　白细胞计数升高，淋巴细胞增多，出现异型淋巴细胞，常占白细胞总数的10%以上。

2. 生化检查　肝功能检查出现转氨酶轻度升高，严重者出现胆红素升高。

3. 病毒分离　是诊断HCMV感染的最直接的方法，可从尿液、泪液、乳汁、唾液、精液及阴道、宫颈分泌物、血液、活检标本组织、尸检的各种组织中分离到病毒。此种方法一般用于科研。

4. 抗体检测　通过酶联免疫分析技术检测人血清中HCMV的抗体（IgM、IgG）。HCMV的IgM抗体一般在感染后10~14天出现，6~8周达峰，12~16周消失，阳性提示有活动性感染。HCMV的IgG抗体阳性说明既往有HCMV感染，若恢复期IgG抗体滴度较疾病期呈4倍以上升高，提示急性感染，是目前常用的检测方法。

5. 抗原检测　荧光标记的单克隆抗体检测HCMV的早期抗原，可用于HCMV的早期快速诊断。测定外周血白细胞中的pp65抗原是常用的HCMV感染的早期诊断方法，是HCMV活动性感染的重要标志。

6. 核酸检测 采用 PCR 技术检测血清、血浆、外周血细胞中的 HCMV DNA，可用于 HCMV 疾病的快速诊断。

四、诊断与治疗

（一）诊断

本病的诊断主要依靠流行病学、临床表现及实验室检测结果综合判断。符合以下其中一项可诊断：①酶联免疫吸附实验法（TORCH 试验盒）检测患者血清 CMV–IgM 阳性；②双份血清抗 HCMV–IgG 滴度≥4 倍增高；③聚合酶链式反应（PCR）检测患者血浆和 / 或尿液中巨细胞病毒 DNA 拷贝数高于正常；④从活检病变组织或体液中直接分离出病毒抗原；⑤ HCMV pp65 抗原测定阳性。

（二）治疗

1. 抗病毒治疗 对于有临床症状或先天性 HCMV 感染者可进行抗病毒治疗，常用药物如下。

（1）更昔洛韦（GCV） 是目前抗 HCMV 首选药物，也是免疫功能低下患者 HCMV 感染的一线治疗药物，具有很好的安全性和可行性。国内多采用 GCV 诱导期加维持期治疗方法并取得很好的效果。更昔洛韦的副作用可导致呕吐、贫血、皮疹、中性粒细胞减少、血小板减少、肝损害、肾损害等，因此需要定期复查血常规，肝、肾功能。对于外周血中性粒细胞（$<0.5\times10^9$/L）或血小板（$<50\times10^9$/L）应停药观察酌情对症处理，直至恢复正常。该药物口服利用度差，选用静脉给药，常用剂量：5mg/kg，每日 2 次，疗程 14～21 天，免疫缺陷者疗程需延长。

（2）缬更昔洛韦（VGCV） 是更昔洛韦的 L– 缬氨酸酯，口服后在肠壁和肝脏中被代谢为活性形式（GCV），VGCV 具有约 60% 的口服生物利用度。VGCV 现在已经取代了口服 GCV，口服或静脉注射 6 周缬更昔洛韦是治疗症状性 HCMV 感染的普遍疗法。用于治疗 AIDS 患者的 HCMV 视网膜炎，以及预防高危移植受体的 HCMV 病。

（3）膦甲酸钠 常用于不能耐受更昔洛韦或用更昔洛韦治疗无效的 HCMV 患者的治疗，初始计量为 60mg/kg，8 小时 1 次，2～3 周，维持剂量为 90～120mg（kg·d），免疫缺陷者疗程须延长。

2. 抢先抗病毒治疗 对高危人群（AIDS 患者、器官移植 HCMV 感染者）进行严密监测，在患者最危险的时候进行 1～2 周的病毒监测，一旦发现血中 HCMV 活动的证据，使用更昔洛韦进行治疗。

3. 免疫治疗 HCMV 转移因子、静脉注射高价免疫球蛋白治疗孕妇的活动性 HCMV 感染，对抗体转阴有较好疗效。

4. 中药治疗 可使用板蓝根、双黄连等中成药物抗病毒治疗。

（三）预后

取决于患者年龄和免疫功能状态。一般成人和儿童感染巨细胞病毒后常为自限性。

五、预防

目前尚无 HCMV 疫苗。对于器官移植后有感染 HCMV 高危风险的患者，可采用抗病毒药物进行普遍预防和抢先治疗两种方案进行预防。

六、社区管理

（一）筛查与转诊

1. 建议孕前、免疫功能低下者、器官移植供者进行病毒常规筛查。

2. 新生儿巨细胞病毒感染、巨细胞病毒性肺炎、巨细胞病毒性肝炎、巨细胞病毒学性视网膜炎、巨细胞病毒性肠炎、巨细胞病毒性食管炎以及免疫功能低下合并巨细胞病毒感染者建议转诊至有条件的医院进行诊治。

（二）健康宣教与疾病管理

1. 制作宣传册、宣传画对社区居民普及巨细胞病毒感染的相关知识。

2. 将社区中备孕者、孕妇、免疫功能低下者、集体生活的儿童家长作为重点人群，定期进行巨细胞病毒健康教育讲座。

3. 指导辖区内家庭做好巨细胞病毒感染患者分泌物的消毒处理工作。

4. 指导辖区内幼托机构做好机构内物品消毒工作。

5. 负责辖区内巨细胞病毒感染患者维持期治疗工作，指导患者药物使用，观察药物不良反应。

6. 对 AIDS 合并巨细胞病毒感染的患者，除指导抗巨细胞病毒药物治疗外还须监督患者高效抗反转录病毒治疗（HAART）情况。

（蒙艳）

第十三节 狂犬病

一、概述

狂犬病（rabies）是由狂犬病毒（rabies virus，RABV）引起的一种侵犯中枢神经系统为主的人兽共患的急性传染病。多见于犬、狼、猫等肉食动物，人狂犬病通常由病兽以咬伤方式传给人。感染后其潜伏期长短不一，数日至数年，一般为 1~3 个月，被病犬咬伤者15%~20% 发病，临床表现为特有的恐水、怕风、恐惧不安、咽肌痉挛、进行性瘫痪等，一旦出现典型的症状体征，病死率几乎 100%。

（一）病原学与流行病学

1. 病原学　狂犬病毒属于弹状病毒科拉沙病毒属，表面具有包膜，内含有单链 RNA，是引起狂犬病的病原体。病毒具有两种主要抗原：一种是病毒外膜上的糖蛋白抗原，能与乙酰胆碱受体结合使病毒具有神经毒性，并使体内产生中和抗体及血凝抑制抗体，中和抗体具有保护作用；另一种为内层的核蛋白抗原，可使体内产生补体结合抗体和沉淀素，无保护作用。

狂犬病毒不耐高温，悬液中的病毒经 56℃ 30~60 分钟或 100℃ 2 分钟即可灭活；对脂溶剂（肥皂水、氯仿、丙酮等）、乙醇、过氧化氢、高锰酸钾、碘制剂以及季铵类化合物（如苯扎溴铵）等敏感。1:500 稀释的季胺类消毒剂、45%~70% 乙醇、1% 肥皂水以及5%~7% 碘溶液均可在 1 分钟内灭活病毒。对苯酚、氯仿、甲酚皂（甲酚皂溶液）有抵抗力；冻干或低温条件下可保持活力数年。被感染的组织可保存在 50% 甘油内送检。

2. 流行病学

（1）传染源　狂犬病在自然界的储存宿主动物包括犬、猫等食肉目动物和翼手目动物（蝙蝠）。猪、马、牛、羊、骆驼等家畜非狂犬病储存宿主，但可感染发病，传播狂犬病风险较低。犬是我国狂犬病的主要传染源，约占 95%；其次为猫，占 5% 左右；鼬獾、红狐、貉、狼是我国重要的野生狂犬病宿主和传染源。近年来有无症状犬、猫咬伤人后致人发病的报道。

（2）传播途径　狂犬病主要经直接接触传播，常见的感染方式有被发病动物咬伤、抓伤，破损的皮肤（包括新鲜或尚未愈合的伤口）或黏膜（包括完整的黏膜，如口腔、会阴等）接触发病动物的唾液和分泌物；对狂犬病动物解剖、宰杀、剥皮偶尔也会造成感染；特殊情况下，在实验室操作狂犬病毒含量很高的材料或在狂犬病蝙蝠密度高的洞穴中活动，可由气溶胶经呼吸道感染狂犬病。人传人仅发现于移植狂犬病病例器官的病例。

（3）易感人群　人群普遍易感。

（二）发病机制与病理生理

1. 发病机制　狂犬病毒具有高度嗜神经性。病毒最初进入伤口时，在被咬伤的肌肉组织中复制，然后通过运动神经元的终板和轴突侵入外周神经系统。病毒进入外周神经后，以运输小泡为载体，沿轴突以逆轴浆运动的方向向中枢神经系统"向心性"移行。病毒沿轴突上行到背根神经节后，在其内大量增殖，然后侵入脊髓和整个中枢神经系统。在中枢神经系统中增殖后，病毒通过在运动轴突的顺向轴浆运输"离心性"扩散进入腹侧根、背根神经节及其感觉轴突，并感染感觉轴突支配的肌梭、皮肤、毛囊及其他非神经组织。

2. 病理改变　病理变化主要为急性播散性脑脊髓炎，以大脑基底面海马旁回和脑干部位（中脑、脑桥和延髓）及小脑损害最为明显。外观有充血、水肿、微小出血等。具有特征性的病变是嗜酸性包涵体，称内氏小体（negri body），为狂犬病毒的集落，最常见于海马以及小脑浦肯野细胞中，具有诊断意义。

二、临床表现

狂犬病是目前世界上病死率最高的传染病，一旦出现临床症状，病死率几乎为100%，根据临床症状狂犬病分为狂躁型和麻痹型。

狂犬病的自然病程可分为潜伏期、前驱期、急性神经症状期（兴奋期）、麻痹期、昏迷和死亡几个阶段。实际上，疾病发展呈现连续的过程，各阶段并不能截然分开。

1. 潜伏期　从感染到发病前无任何症状的时期，多数为1~3个月，1周以内或1年以上极少，个别病例的潜伏期可长达10年以上。

2. 前驱期　一般为2~4天，通常有不适、厌食、疲劳、头痛、发热、无端的恐惧、焦虑、激动、易怒、神经过敏、失眠或抑郁等症状，对声、光、风等刺激敏感而有喉头紧缩感。愈合的伤口周围及其神经支配区有痒、痛、麻及蚁走等异样感觉具有早期诊断意义。

3. 急性神经症状期（兴奋期）　一般持续1~3天，分为狂躁型与麻痹型。狂躁型病例突出表现为极度恐惧、恐水、怕风、咽肌痉挛、呼吸困难、排尿排便困难及多汗流涎等。麻痹型病例无典型的兴奋期及恐水现象，而以高热、头痛、呕吐、咬伤处疼痛，继而出现肢体软弱、腹胀、共济失调、大小便失禁等。患者通常出现流涎、多汗、心率快、血压增高等交感神经亢进表现，因同时由吞咽困难和过度流涎而出现"泡沫嘴"，患者神志多清晰。

4. 麻痹期　一般持续6~18小时。指的是病例在急性神经症状期过后，逐渐进入安静状态的时期，此时痉挛停止，病例渐趋安静，出现弛缓性瘫痪，尤以肢体弛缓性瘫痪最为多见。

5. 死亡　病例进入麻痹期后很快出现呼吸心脏停搏而死亡。病例在首次出现临床症状的7~10天后往往因呼吸、心脏衰竭死亡。

三、辅助检查

（一）实验室检查

1. 血象　外周血白细胞总数轻度至中度升高，可达（20~30）×10^9/L，分类以中性粒细胞为主，占80%以上。

2. 脑脊液　多无明显改变，少数患者脑脊液呈病毒性脑炎改变，细胞数增多，一般不超过200×10^6/L。

3. 病原学检测

（1）抗原检测　荧光抗体实验（fluorescent antibody test，FAT），也叫直接荧光抗体技术（direct fluorescent antibody test，DFA），是狂犬病诊断的金标准，可以快速、敏感、特异地检测人和动物脑组织中的病毒抗原。临床病例活体组织标本（如颈后部皮肤毛囊）亦可进行

FAT 检测。直接快速免疫组化法（direct rapid immunohistochemical test，DRIT）及酶联免疫吸附试验（enzyme linked immunosorbent assay，ELISA）亦可特异检测病毒抗原，可通过检测病毒核酸进行早期诊断，病例的液体标本（唾液、尿液等）和脑组织等均可通过 RT-PCR（包括 Real-time PCR）进行病毒核酸检测，但需要严格的质量控制。

（2）病毒分离 脑组织及唾液等病毒含量高的样本还可进行病毒分离，细胞法分离病毒所需时间（1~2d）远少于小鼠颅内接种时间（10~21d）。若检测结果阳性则可以确诊狂犬病，但结果阴性不能完全排除。

4. 特异性抗体检测 未接种过疫苗的病例，发病早期几乎没有中和抗体产生，到发病晚期（通常临床症状出现后 7~8d），病例机体会出现低水平的中和抗体，此时通过小鼠脑内中和试验（mouse neutralization test，MNT）或快速荧光灶抑制试验（rapid fluorescent focus inhibition test，RFFIT），检测病例血清或脑脊液中的中和抗体，可作为狂犬病诊断的依据之一。

5. 病毒基因组检测 用 RT-PCR 法可完成病毒全基因组克隆和测序。

（二）病理检查

死亡患者脑组织做印压涂片或病理切片，检查内氏小体。75% 病例可在脑组织，特别是海马旁回及下丘脑检出含病毒的内氏小体。

将患者脑组织制成 10% 的悬液，接种于动物，待动物发病后取动物脑组织检查内氏小体或病毒抗原，可提高检出率。

四、诊断与治疗

（一）诊断

根据狂犬病诊断标准，综合病例的流行病学史、临床表现和实验室检查结果做出诊断。有流行病学史，并符合狂躁型或麻痹型狂犬病临床症状者，即可诊断为临床病例。在此基础上，满足任意一项实验室检测结果阳性者，即可诊断为确诊病例。

（二）治疗

1. 患者进行接触隔离，患者分泌物、排泄物及其污染物进行严格消毒处理。

2. 患者安置于安静环境中，给予心电监护，避免声、光及其他一切不必要的刺激，以免诱发痉挛发作，专人护理，做好安全工作。

3. 治疗原则为对症治疗，防治各种并发症。惊厥及喉肌痉挛发作时使用镇静药物（地西泮、苯妥英钠、氯丙嗪等）；脑水肿使用甘露醇等脱水剂；保持呼吸道通畅，可早期进行气管切开、使用人工支持设备；并发肺炎者给予抗感染治疗；低血压者给予扩容、补充血容量及血管收缩剂等。

（三）预后

预后较差，病死率几乎 100%。

五、预防

（一）管理传染源

对犬和野生动物实行全面的综合预防措施。

1. 进行以犬只免疫为主的综合措施，检疫管理、免疫接种、隔离流浪犬。对必须喂养的犬只进行登记，实施强制性免疫接种，除定期免疫接种外，对长大的幼犬、新增犬、进口犬做好补充免疫工作。

2. 发病动物立即击毙，尸体焚烧。

3. 发现犬、猫咬人应捕获并隔离观察2周，可检查其唾液是否带毒，出现狂犬病症状立即消灭；2周后依然存活且无带毒证据可暂解除隔离。

4. 野生动物具有隐匿性和侵袭性，接种疫苗有较大困难，对野生动物通过投喂含口服狂犬疫苗的诱饵达到免疫效果。

（二）保护易感人群

1. 伤口处置 伤口处置的目的是尽可能清除伤口中的狂犬病毒和细菌。局部伤口处理越早越好，包括对每处伤口进行彻底的冲洗、消毒以及后续的外科处置。伤口冲洗：用肥皂水（或其他弱碱性清洗剂）和一定压力的流动清水交替冲洗伤口约15分钟，如条件允许，建议使用国家二类医疗器械资质的狂犬病暴露专业冲洗设备和专用冲洗剂对伤口内部进行冲洗。冲洗时应避免水流垂直于创面，应让水流方向与创面成一定角度，以提高冲洗效果并减少冲洗导致的组织损伤，最后用生理盐水冲洗伤口以避免肥皂液或其他清洗剂残留。

2. 消毒处理 彻底冲洗后用含碘制剂或其他具有病毒灭活效力的皮肤黏膜消毒剂消毒涂擦或消毒伤口内部。

3. 清创与缝合 对需要注射被动免疫制剂且清创后需缝合的伤口，应在完成被动免疫制剂局部浸润注射后予松散缝合（避免缝合张力过大影响被动免疫制剂在伤口中的弥散）。对于存在高感染风险因素的病例应避免Ⅰ期缝合，包括就诊延迟（超过6小时）、不易冲洗清创的穿刺伤、贯通伤、累及手足部位的伤口、伴有广泛软组织缺损的伤口、合并糖尿病、免疫功能缺陷以及接受糖皮质激素或免疫抑制剂治疗的病例等此类伤口应充分冲洗、清创、开放引流，可用透气性敷料覆盖创面，伤口内可放置引流条或引流管，以利于伤口污染物及分泌物的排出，3~5天后根据伤口情况决定是否延期缝合。对发生在6小时以内的犬咬伤，如果能做到彻底清创，均可考虑清创后一期缝合，特别是头面部的伤口，对于美观的需求较高，并且头面部供血丰富，应当更积极进行一期缝合。猫咬伤的伤口类型多为小而深的穿刺伤，易于感染，除头面部的伤口外，应尽量避免一期缝合，可考虑延期缝合。被病例咬伤产生的伤口，除位于头面部外，均不建议进行一期缝合。如果就诊时伤口已缝合且无明确感染征象（伤口及周围组织无红肿、皮温高，无浆液性或脓性渗出等），原则上不主张拆除缝线。若缝合前未按需注射被动免疫制剂，且在首剂疫苗接种7天内，应在伤口周围补充浸润注射。如果已经缝合的伤口出现感染征象，可考虑拆除部分或全部缝线敞开伤口以利于引流。

4. 主动免疫

（1）狂犬疫苗接种 我国目前批准的狂犬病疫苗无论暴露前预防或暴露后预防（post exposure prophylaxis，PEP）处置只有肌内注射单一途径。2岁及以上人群疫苗接种于上臂三角肌，2岁以下幼童可选择大腿外侧上1/3处接种，不建议臀部注射。疫苗免疫程序和剂量：WHO推荐的暴露前免疫程序为第0和7天分别给予1剂肌内注射接种；WHO推荐的暴露后免疫程序为在第0、3、7、14、28天单剂肌内注射接种5剂的方案；或者在第0、3、7天各1剂，第14~28天中任1天肌内注射接种1剂共4剂的方案；或者第0天2个部位各接种 1 剂，第 7 和 21 天各注射 1 剂。WHO 推荐的再暴露的免疫程序为上次免疫程序最后一剂完成后 3 个月及以上再次暴露者，第 0、3 天分别给予 1 剂肌内注射。

（2）特殊人群接种 孕妇和哺乳期妇女接种细胞培养狂犬病疫苗和狂犬病被动免疫制剂是安全有效的。接受正规的抗逆转录病毒治疗且临床监测和控制良好的 HIV 感染者，已证明其对狂犬病疫苗具有正常的免疫反应。严重免疫功能缺陷者，如 HIV 感染临床期病例、造血干细胞移植后病例等，可能影响狂犬病疫苗的免疫反应。此类病例暴露前免疫程序：在第 0 和 7 天，第 21 或 28 天分别给予 1 剂肌内注射接种，如发生再次暴露，仍须按照首次暴露进行全程暴露后预防处置。

（3）禁忌证 狂犬病为致死性疾病，暴露后狂犬病疫苗使用无任何禁忌，但接种前应充分询问受种者个体基本情况（如有无严重过敏史、其他严重疾病等）。即使存在不适合接种疫苗的情况，也应在严密监护下接种疫苗。如受种者对某一品牌疫苗的成分有明确过敏史，应更换无该成分的疫苗品种。

（4）联合免疫 正在进行计划免疫接种的儿童可按照正常免疫程序接种狂犬病疫苗。优先接种狂犬病疫苗。

（5）接种延迟 狂犬病疫苗接种应当按时完成全程免疫，按照程序正确接种对机体产生抗狂犬病的免疫力非常关键，如某一剂次延迟 1 天或数天注射，其后续剂次接种时间按原免疫程序的时间间隔相应顺延，不需要重新开始接种。

5. 被动免疫 狂犬病被动免疫制剂的作用机制为在伤口局部浸润注射以中和伤口清洗、消毒后残留的病毒，降低伤口局部病毒数量从而降低发病率。狂犬病Ⅲ级暴露（特别是头面部、手指、手臂、会阴部等神经终板丰富的部位暴露），以及严重免疫功能缺陷的Ⅱ级暴露病例应当在第 1 剂疫苗免疫同时进行伤口部位的浸润注射。剂量：狂犬病人免疫球蛋白（HRIG）和抗狂犬病血清（ERIG）的最大使用剂量分别为 20IU/kg 和 40IU/kg。最好在首次暴露者疫苗接种后立刻使用，最迟不超过首剂疫苗接种后 7 天。HRIG 使用前无须皮试。

6. 其他 按患者病情需要给予破伤风抗毒素/类毒素、抗菌药物、肾上腺皮质激素、干扰素等。

六、社区管理

（一）筛查与转诊

1. 筛查 目前无有效手段对人群进行筛查。

2. 转诊 接诊到狂犬病疑似患者时及时转诊至有条件的医院进行处理。

（二）健康宣教与疾病管理

1. 制作宣传册、宣传画对社区居民普及狂犬病相关知识。

2. 对社区内饲养犬、猫的居民进行登记。

3. 对犬、猫咬伤或抓伤后的伤口做局部处理，指导伤者接种疫苗。

4. 向居民公布辖区内狂犬疫苗接种点地址、联系电话。

（蒙艳）

第十四节　病毒性肝炎

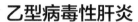

乙型病毒性肝炎

一、概述

乙型病毒性肝炎（viral hepatitis type B）（简称乙型肝炎或乙肝）是由乙型肝炎病毒（hepatitis B virus，HBV）感染引起的以肝脏炎性病变为主要表现并可引起其他多器官损害的一种传染病。

（一）病原学与流行病学

1. 病原学　乙型肝炎病毒（HBV）是引起乙型肝炎的病原体，属于嗜肝 DNA 病毒科。该科病毒包含正嗜肝 DNA 病毒属和禽嗜肝 DNA 病毒属两个属，引起人类感染的为正嗜肝 DNA 病毒属。乙肝病毒在电子显微镜下可呈现 3 种形态的颗粒结构：直径约 42nm 的大球形颗粒、直径约 22nm 的小球形颗粒及管型颗粒。大球形颗粒［丹氏颗粒（Dane granule）］为完整病毒颗粒，由包膜和核衣壳组成，包膜含有乙型肝炎表面抗原（HBsAg）、糖蛋白和细胞脂肪。核心颗粒内含乙型肝炎核心抗原（HBcAg）、环状双股 HBV–DNA 和 HBV–DNA 多聚酶，是病毒的完整形态，有感染性。小球形颗粒以及管型颗粒均由与病毒包膜相同的脂蛋白组成。小球形颗粒主要由 HBsAg 形成中空颗粒，不含 DNA 和 DNA 多聚酶，不具传染性。而管型颗粒是由小球形颗粒串联聚合而成，故成分与小球形颗粒相同。

2. 流行病学　乙型肝炎病毒感染呈世界性流行，不同地区乙型肝炎病毒感染的流行强度差异很大。据 WHO 报道，全球约有 2.57 亿慢性 HBV 感染者，非洲地区和西太平洋地区占 68%。据统计，目前我国一般人群 HBsAg 流行率为 5%～6%，慢性 HBV 感染者约 7 000 万例，其中慢性乙肝患者约为 2 000 万～3 000 万例。

（1）传染源　急性乙肝患者、慢性乙肝患者及乙型肝炎病毒携带者是主要传染源。急性乙肝患者排毒时间从起病前数周，持续于整个急性期。慢性乙肝患者和病毒携带者作为传染源的意义最大，传染性贯穿整个病程。乙型肝炎病毒传染性的大小与病毒复制指标［乙型肝炎 e 抗原（HBeAg）、HBV DNA、DNA–P］有关，和转氨酶水平高低无明显相关性。

（2）传播途径　乙型肝炎病毒传播途径主要是血液传播（包括输血或血制品、血液透析、器官移植等）。第二种传播途径是母婴传播，分娩前、分娩后以及分娩过程中均可由携带乙型肝炎病毒的母亲感染新生儿，母乳喂养也可导致母婴传播，这种途径的传播方式在中国所占比重较大。慢性乙型肝炎患者中约 40%～50% 来自母婴传播。第三种传播途径是密切接触传播，如通过汗液、涎液、阴道分泌物及精液等传播病毒，特别是性接触传播是这种传播途径中常见传播方式。第四种传播途径是医源性传播。在临床医疗或预防工作中，可能因未严格按规章制度或操作规程而造成乙型肝炎病毒传播，称为医源性传播。如使用消毒不达标或被污染的采血器、针头及针管等。

（3）人群易感性 人群对乙型肝炎病毒普遍易感。①感染者年龄高峰：一般 4~8 岁为高发病年龄区，20~40 岁为低发病年龄区。②若患者感染乙型肝炎病毒时年龄越小，后期越容易形成慢性 HBV 携带状态、慢性肝炎或肝硬化。③男性人群及女性人群感染乙型肝炎病毒概率大致相近，但临床实际发病者男性多于女性。④感染过乙型肝炎病毒的患者，对相同 HBsAg 亚型可有持久免疫力，但对不同亚型的病毒保护力不完全。感染 HBV 后获得持续性免疫力的标志是血清中出现抗 –HBs，免疫力的大小及持续性与抗 –HBs 滴度可成正比。

（二）发病机制与病理生理

乙型肝炎病毒本身无细胞致病性，其损伤肝细胞是以细胞免疫介导的肝损伤为主。其在体内是一个逆转录过程。慢性乙型肝炎病毒感染其自然病程通常分为三个阶段，即免疫耐受阶段、免疫清除阶段和非活动或低（非）复制阶段。

二、临床表现

乙型病毒性肝炎的潜伏期一般为 6 周~6 个月，平均 3 个月左右。

（一）急性乙型病毒性肝炎

1. 急性黄疸型肝炎 主要表现为乏力、纳差、厌油腻，出现发热、皮肤黏膜黄染、尿黄等，血化验示肝功能异常。

（1）黄疸前期（5~7 天） 起病较缓，主要为厌食、恶心等胃肠道症状及乏力不适等。少数患者可有呼吸道症状或关节痛、皮疹等血清病样表现。大部分黄疸前期患者体征不明显。

（2）黄疸期（2~6 周） 巩膜及皮肤黄染、尿黄明显，于数日至 2 周内达高峰。黄疸出现后，发热渐退，食欲好转，部分患者消化道症状在短期内仍存在。肝大，质软，有叩痛及压痛。约有 5%~10% 的患者脾大。

（3）恢复期（1~2 个月） 黄疸渐退，各种症状逐步消失，肝脾回缩至正常。

2. 急性无黄疸型肝炎 起病较缓，症状类似黄疸前期表现，部分患者症状可不明显，在体检时，偶尔发现血清谷丙转氨酶升高。患者多于 3 个月内逐渐恢复，约有 5%~10% 转为慢性肝炎。

（二）慢性乙型肝炎

有时可隐匿起病，通常病程超过半年，大部分患者在体检时发现。症状多种多样，反复发作、迁延不愈。活动期主要表现：倦怠、乏力、面色晦暗、慢性肝病面容、腹胀、纳差、肝区隐痛、下肢酸软等。病情较重者可有黄疸、蜘蛛痣、肝掌、肝脾肿大，男性患者可有乳房发育。少数患者可合并有肝外表现，如关节痛、皮疹、乙肝相关性肾炎或血小板减少性紫癜。

（三）重型乙型肝炎

1. 急性重型乙型肝炎 急性黄疸型肝炎一般在起病 2 周内出现乏力，程度较重，伴有明显消化道症状，如纳差、恶心等，并迅速出现Ⅱ度及以上肝性脑病的表现，查凝血酶原活动度通常小于 40%。

2. 亚急性重型乙型肝炎 起病 15 天至 26 周出现重型肝炎表现。若先出现Ⅱ度及以上肝性脑病表现的患者，称之为脑病型。若先出现腹水及相关症状的患者，称之为腹水型。晚期可并发各种难治性并发症。

3. 慢性重型乙型肝炎　临床表现和亚急性重型乙型肝炎大致相同，但发生在 HBsAg 携带史者、慢性肝炎或肝硬化人群中。若非 HBsAg 携带史者、慢性肝炎或肝硬化，则须辅助检查提示慢性肝病，或肝脏穿刺提示慢性肝炎。

（四）淤胆型肝炎

临床表现类似急性黄疸型肝炎，但临床症状程度较轻，黄疸重。可有胆汁淤积的表现，如皮肤瘙痒、大便颜色变浅等。

（五）肝炎后肝硬化

1. 按肝脏炎症活动情况可分为 2 种。①活动性肝硬化：临床症状明显；谷丙转氨酶升高伴白蛋白下降，可有黄疸。有时可伴有门静脉高压的表现。②静止期肝硬化。

2. 根据肝组织病理和临床表现可分为 2 种。①代偿性肝硬化：通常指早期肝硬化。可有门静脉高压，但无腹腔积液、肝性脑病、上消化道出血、肝肾综合征等。辅助检查：谷丙转氨酶 ≥35g/L，总胆红素 <35μmol/L，凝血酶原活动度 >60%。②失代偿性肝硬化：通常指中、晚期肝硬化。有明显的肝功能异常和失代偿表现，如腹腔积液，肝性脑病，上消化道出血、肝肾综合征等。辅助检查：谷丙转氨酶 <35g/L，总胆红素 >35μmol/L，凝血酶原活动度 <60%。

三、辅助检查

（一）实验室检查

1. 血常规　①急性肝炎初期一般表现为白细胞总数正常或略升高。黄疸期白细胞总数正常或略减低，淋巴细胞相对增多，偶可见异型淋巴细胞。②重型肝炎一般白细胞升高，红细胞及血红蛋白可下降。③肝炎后肝硬化合并脾功能亢进的患者可出现血常规中红细胞、白细胞及血小板均减少的现象。

2. 尿常规　尿胆红素及尿胆原阳性有助于黄疸的诊断。肝细胞黄疸患者尿胆红素及尿胆原均阳性。溶血性黄疸患者可有尿胆原阳性。梗阻性黄疸患者可有尿胆红素阳性。

3. 肝功能检查

（1）血清酶测定

1）谷丙转氨酶（ALT/GPT）　存在于细胞质内。血清谷丙转氨酶升高程度与肝脏受损程度不平行。谷丙转氨酶一定程度上可用于判定急性肝炎还是慢性肝炎。

2）谷草转氨酶（AST/GOT）　存在于细胞线粒体内。谷草转氨酶明显升高者常常提示肝细胞损伤较为严重。急性肝炎时如果谷草转氨酶持续高水平升高，有可能转为慢性肝炎。

3）γ- 谷氨酰转肽酶（γ-GT）和碱性磷酸酶（ALP/AKP）　这两项指标均可反映胆汁淤积水平。

（2）血清胆红素　血清总胆红素升高的水平可用于反映肝脏细胞受损的程度。其中，直接胆红素 / 总胆红素可用于判断黄疸的性质。

（3）白蛋白、球蛋白　白蛋白有助于判断肝脏的储备功能，球蛋白可用于判定是否为慢性肝炎病毒感染。慢性肝炎、肝硬化、亚急性及慢性肝衰竭患者通常有白蛋白 / 球蛋白比例下降，甚至白球比倒置。

（4）凝血酶原时间（PT）和凝血酶原活动度（PTA） PT和PTA可以敏感地反映肝脏受损的严重程度。①凝血酶原时间（PT）：主要检测外源性凝血系统中Ⅰ、Ⅱ、Ⅴ、Ⅶ、Ⅹ等活性。②凝血酶原活动度（PTA）：凝血酶原活动度（%）=（正常人凝血酶原时间−8.7）/（患者凝血酶原时间−8.7）×100，正常值>85%。PTA<75%为异常。PTA<40%时提示肝脏损伤严重，是用于判断重型肝炎的重要依据，也是判断其预后最敏感的指标。PTA<20%者提示预后不良，可并发自发性出血等。PTA<10%时预后恶劣。

（5）甲胎蛋白（AFP） 急性肝炎时甲胎蛋白通常不升高。慢性肝炎及肝硬化时，甲胎蛋白可升高，但随着病情好转后可降低。重型肝炎，甲胎蛋白可升高。当甲胎蛋白>500μg/L并持续4周以上，或200~500μg/L并持续8周以上时，须考虑原发性肝癌（primary hepatic carcinoma，PHC）。

（6）肝纤维化指标 肝纤维化四项主要包括Ⅲ型前胶原、Ⅳ型胶原、层粘连蛋白和透明质酸酶，通过抽取外周静脉血测得的数值，正常值的范围分别为0~18μg/L、30~140μg/L、50~180μg/L、0~120μg/L。肝脏瞬时弹性测定是通过超声技术测得的肝硬度值，其正常值的范围是2.8~7.4kPa，目前临床上可以联合这两项检测技术，进一步准确判断肝纤维化的程度。但是以上的这两种检测也具有一定的局限性，受多种因素的影响，当无创检查仍然无法明确诊断肝纤维化的程度时，还可以进行肝穿刺活检，通过组织病理学来进行，这也是目前肝纤维化的金标准。

（7）病原学检查（表5-14-1）

表5-14-1 HBV血清标志物的临床意义

HBsAg	抗-HBs	HBeAg	抗-HBe	抗-HBc	临床意义
+		+			急性肝炎早期，传染性强
+		+		+	大三阳。急性或慢性现症感染，传染性强
+			+	+	小三阳。有无传染性应结合HBV DNA检测结果
+				+	有过HBV感染，目前有无传染性应结合HBV DNA结果
	+			+	HBV感染的恢复期，有免疫力，无传染性
	+				①注射疫苗后；②既往有HBV感染
			+	+	①窗口期，抗-HBs即将出现；②HBV感染已过

1）HBsAg 绝大部分乙型肝炎病毒现行感染患者为阳性，但此指标阳性并不能肯定该患者有传染性。

2）抗-HBs 保护性抗体。出现后常提示乙型肝炎病毒已被清除，或病情恢复。

3）HBeAg 病毒复制指标。此指标阳性的患者肯定有传染性，但此指标阴性的患者可能体内也有病毒在复制。

4）抗 –HBe 单独看此项指标阳性或阴性意义不大，应当结合 HBV–DNA 检测结果来看。

5）抗 HBc–IgM 若阳性，提示近期有急性乙型肝炎病毒感染或慢性乙型肝炎病毒感染患者病毒复制活跃。

6）抗 HBc–IgG 凡有过乙型肝炎病毒感染的情况均可出现阳性。故仅凭借这项指标阳性不能判断目前体内乙型肝炎病毒的感染状态。

7）HBV DNA 阳性是乙型肝炎病毒感染的直接证据，阴性则提示乙型肝炎病毒复制水平较低或已经被清除。

（二）影像学检查

可对肝、胆、脾进行 B 超及计算机体层成像（CT）和磁共振成像（MRI）等检查，影像学检查的主要目的是鉴别诊断和监测病情进展，以及发现肝的占位性病变（如肝癌）等。

四、诊断与治疗

（一）诊断

1. 流行病学资料 要注意询问有无输血史，有无不洁性交或不洁注射史，有无与乙型肝炎病毒感染者接触史，家庭成员有无乙型肝炎病毒感染者。

2. 临床表现

（1）急性肝炎 起病较急，通常有发热、畏寒、乏力、纳差、呕吐、恶心等急性感染的症状，查体肝脏大，质地偏软，实验室检查谷丙转氨酶显著升高。

（2）慢性肝炎 病程超过半年或者起病日期不明确，但辅助检查提示慢性肝炎，常有乏力、厌油腻、肝区隐痛不适等，可伴有肝病面容、蜘蛛痣、肝掌、胸前毛细血管扩张，查体肝脏大，质地偏硬、可伴有脾大等。

（3）重型肝炎 急性肝炎、慢性肝炎或肝硬化患者出现高热、极度乏力，伴有严重的消化系统症状。可并发出血，神经精神症状等。黄疸进行加深，数天内胆红素可达到 171mmol/L。肝脏进行性缩小，肝细胞损害明显，凝血酶原时间延长明显。

（4）淤胆型肝炎 起病在某种程度上类似急性黄疸型肝炎，但黄疸持续的时间更长，症状较轻，伴有肝内梗阻的表现。

（5）肝炎后肝硬化 患者多有慢性乙型病毒性肝炎的病史。可有乏力、腹胀、尿少等症状。查体可见肝掌、蜘蛛痣、脾大、腹腔积液、双下肢水肿，可有食管 – 胃底静脉曲张的表现。辅助检查：白蛋白下降、白球比倒置等。

3. 病原学诊断

（1）现症 HBV 感染 具有以下任何一项即可作出诊断。①血清 HBsAg 阳性。②血清 HBV–DNA 阳性或 HBV–DNA 聚合酶阳性。③血清抗 HBc–IgM 阳性。④肝内 HBcAg 阳性和 / 或 HBsAg 阳性，或 HBV–DNA 阳性。

（2）急性乙型病毒性肝炎 具有以下动态指标之一项者即可诊断为急性乙型病毒性肝炎。① HBsAg 滴度由高到低，消失后抗 –HBs 阳转。②急性期血清抗 HBc–IgM 呈高滴度，而抗 HBc-IgG 阴性或呈低滴度。

（3）慢性乙型病毒性肝炎　临床符合慢性肝炎，且有现症 HBV 感染的一种以上阳性指标。

（4）慢性 HBsAg 携带者　无任何临床症状或体征，肝功能正常，血清 HBsAg 持续阳性超过 6 个月的患者。

（二）治疗

1. 急性肝炎　注意休息，饮食清淡，保肝治疗，避免滥用药物。

2. 慢性肝炎　在对症支持治疗的基础上，有效的抗病毒治疗是治疗的关键。

（1）抗病毒治疗的适应证　① HBV DNA≥10^5copies/ml（HBeAg 阴性者为≥10^4拷贝/ml）；② ALT≥2 倍上限；如用干扰素治疗，ALT 应≤10 倍上限，血总胆红素水平应 <2 倍上限；③如 ALT<2 倍上限，但肝组织学显示 Knodell HAI≥4，或≥G2 炎症坏死。

（2）抗病毒治疗常用药物　干扰素（INF-α）和核苷类似物（如拉米夫定、替比夫定、阿德福韦酯、恩替卡韦）。

3. 重型肝炎　及早发现与治疗，对症支持治疗为主，防治并发症的出现，维持机体内环境的稳定，促进肝细胞再生。

4. 淤胆型肝炎　治疗基本同急性肝炎，可加用激素治疗。

（三）预后

1. 急性肝炎　大多数急性乙型病毒性肝炎患者预后较好。大约有 10%～15% 的乙型病毒性肝炎患者发展成为慢性乙型病毒性肝炎。若重叠感染丁型肝炎病毒会使病情加重，并且容易发展为慢性肝炎、肝硬化、肝细胞性肝癌。

2. 慢性肝炎　慢性迁延型肝炎的预后较好，但是其中仍有少数可能发展为慢性活动型肝炎、肝硬化或肝癌。慢性活动型肝炎的预后较差，可发展为肝硬化或重型肝炎。

3. 重型肝炎　预后差，病死率高，存活患者常常发展为坏死后肝硬化。

4. 无症状 HBsAg 携带者　预后一般良好，但部分病史较长的患者可发展为肝硬化或肝癌。

五、预防

（一）控制传染源

1. 报告和登记　对疑似，确诊，住院，出院，死亡的肝炎病例均应分别按病原学进行传染病报告，专册登记和统计。

2. 隔离和消毒　隔离至患者病情稳定后可以出院。对乙肝患者的排泄物、分泌物、血液及其污染的医疗器械、物品应进行严格消毒处理。

3. 献血员管理　献血员应在每次献血前进行体格检查，检测 ALT 及 HBsAg。肝功能异常、HBsAg 阳性者不得献血。若有条件，建议开展抗-HBc 测定。抗-HBc 阳性者不得献血。

4. HBsAg 携带者和管理　HBsAg 携带者不能献血，但不影响正常的工作和学习，但须加强随访。注意个人卫生和经期卫生。注意行业卫生，防止 HBsAg 携带者的唾液、血液及其他分泌物污染周围环境，感染他人。HBsAg 携带者的个人餐具、洗漱用品、剃须刀、除毛刀等与健康人分开。HBeAg 阳性者不可从事饮食行业、饮用水卫生管理及托幼工作。

（二）切断传播途径

1. 加强饮食卫生管理　保护水源、加强环境卫生管理以及粪便无害化处理，提高个人卫生水平。

2. 加强各种医疗器械的消毒处理　使用一次性注射器，医疗器械实行一人一消毒。接触患者前后要洗手。

3. 加强对血液及血制品的管理　做好血制品的 HBsAg 检测工作，非必要时不输血和血制品。

4. 切断母婴传播　对 HBsAg 阳性，尤其是 HBeAg 同时阳性的产妇所产婴儿，出生后必须立即注射乙型肝炎特异免疫球蛋白和 / 或乙型肝炎疫苗。

（三）保护易感人群

1. 被动免疫　乙型肝炎特异免疫球蛋白主要用于母婴传播的阻断，应与乙型肝炎疫苗联合使用。有时也可用于意外事故的被动免疫。

2. 主动免疫　乙型肝炎血源疫苗或基因工程乙肝疫苗主要用于阻断母婴传播和新生儿预防，与乙型肝炎特异免疫球蛋白联合使用可提高保护率。有时也可用于高危人群中易感者的预防。前 S2、前 S1 与 S 基因联合的基因工程疫苗亦已研制成功。

3. 意外暴露后的预防　在意外接触 HBV 感染者的血液和体液后，按以下方法处理：①血清学检测。立即检测 HBsAg、抗 –HBs、ALT 等，并在 3 月和 6 月内复查。②主动和被动免疫。如果已经接种过乙肝疫苗，而且抗 HBs≥10mIU/ml，可不进行特殊处理。如果从未接种过乙肝疫苗，或虽然接种过乙肝疫苗，但是抗 –HBs<10mIU/ml 或抗 –HBs 水平不高，应立即注射乙型肝炎人免疫球蛋白（HBIG）200～400IU，同时在不同部位接种第 1 针乙肝疫苗（20μg），并于 1 个月、6 个月后分别接种第 2 针和第 3 针乙肝疫苗（各 20μg）。

六、社区管理

（一）筛查与转诊

1. 筛查　对于家庭中有急性乙肝患者、慢性乙肝患者及乙型肝炎病毒携带者；有职业暴露史或有意外接触乙型肝炎病毒感染者的血液、分泌物、体液等暴露史；有冶游史、不洁性交史和 / 或不洁注射史等；从事托幼工作、餐饮行业或饮用水卫生管理等；经常接受输血或血制品的患者；经常接触或暴露血液的工作人员；免疫功能低下者；器官移植患者；职业易发生外伤者等这部分人群，须定期进行筛查。

2. 转诊　急性重型乙型肝炎、亚急性重型乙型肝炎、慢性重型乙型肝炎、淤胆型肝炎、活动性肝硬化，失代偿性肝硬化须转诊至上级医院。

（二）健康宣教与疾病管理

1. HBV 携带者　HBsAg 携带者不能献血，但不影响正常的工作和学习，但须加强随访。注意个人卫生和经期卫生。注意行业卫生，防止 HBsAg 携带者的唾液、血液及其他分泌物污染周围环境，感染他人。HBsAg 携带者的个人餐具、洗漱用品、剃须刀、除毛刀等与健康人分开。HBeAg 阳性者不可从事饮食行业、饮用水卫生管理及托幼工作。

2. 抗病毒治疗过程中　加强规范化治疗和规范化管理，提升患者的生存质量。做好饮食宣教工作，在病情活动期给予患者生活工作指导。病情好转后应注意动静结合。静止期可从事轻工作。症状消失，肝功能恢复正常达 3 个月以上者，可恢复正常工作，但应避免过劳。注意定期监测血常规、血生化、病毒学标志等，定期评估精神状态。

3. 治疗结束后　HBeAg 血清学转换，经 2 次检测（每次间隔 6 个月或以上），仍然保持不变者可以停药。肝硬化患者需长期用药，防治并发症。治疗结束后定期监测肝功能、乙肝三系五项、HBV-DNA，甲胎蛋白及肝纤维化指标，影像学检查等。

4. 家庭成员管理　定期做好家庭成员乙肝病毒的筛查。意外暴露后及时处理。餐具、洗漱用品、毛巾、水杯、剃须刀等一定要单独使用，不能共用，而且要定期进行消毒。蚊子、臭虫、跳蚤等吸血的节肢动物也可能传播乙肝，因此注意搞好家庭卫生及环境卫生，做到勤洗澡、勤换衣服、勤洗勤晒被褥。

5. 易感人群管理　广泛宣传乙型病毒性肝炎的相关防治知识，提高公众认知水平和自我保护能力。全面推进国家免疫规划实施，提高易感人群免疫水平。男女老幼均为乙肝病毒的易感人群，保护易感人群最有效的方法就是注射乙肝疫苗。一般采用 0、1、6 个月的方案注射，三次接种以后 96% ~ 97% 的接种人群会出现抗体，保护时间可以达到 5 年到 10 年，保护率约为 92%。乙肝疫苗接种后定期复查，如果机体没有产生保护性抗体，或者抗体滴度下降的时候，要及时进行补种。对需要就医治疗的人群，一定要选择到正规的医院就诊。养成良好的生活卫生习惯，每做完一件事情都要用肥皂、流水清洗双手。对孕妇，尤其乙肝表面抗原阳性者，一定要做好母婴阻断。远离毒品。

6. 公共卫生管理　全面推进基本公共卫生服务均等化，加强管理乙型肝炎疫苗接种工作，确保所有儿童，特别是城市流动儿童和农村偏远地区儿童享有均等机会接种乙型肝炎疫苗。重点做好新生儿乙型肝炎疫苗常规免疫接种工作，提高新生儿首剂乙型肝炎疫苗 24 小时内及时接种率和全程接种率。强化基层医疗卫生机构医院内感染的防控，严格落实基层医院预防医源性传播工作制度和技术规范，强化医疗废物管理，安排专职人员负责医院感染控制和临床用血工作管理。大力加强开展口腔诊疗及有创、侵入性诊疗等服务项目重点科室的医院内感染控制管理，严格消毒手术器械、牙科器械等医疗器械，严格规范静脉注射、肌内注射、皮下注射、静脉输液及侵入性诊断治疗等医疗行为。全面开展血站血制品乙型病毒性肝炎核酸检测。全面开展预防乙型肝炎母婴传播工作。有条件地区开展乙型肝炎病毒感染高风险人群（医务人员、经常接受输血或血液制品者、免疫功能低下者、器官移植患者、经常接触或暴露血液人员、幼托机构工作人员、职业易发生外伤者、乙型肝炎病毒表面抗原阳性者家庭成员、多性伴侣者等）的乙型肝炎疫苗接种工作。

（赵费敏）

其他病毒性肝炎

一、概述

其他病毒性肝炎是指除乙型病毒性肝炎以外的其他肝炎病毒感染所致的病毒性肝炎。主要包括：甲型肝炎、丙型肝炎、丁型肝炎及戊型肝炎。

二、其他病毒性肝炎的社区识别

（一）问诊要点

1. 起病特点 包括起病时间、季节、情况（缓急）、病程、程度、诱因（过劳、营养不良、过量饮酒、应用可能引起肝损害的药物、妊娠感染等）及有无倦怠、乏力等全身症状。

2. 患者自患病以来的一般情况，包括精神状态、睡眠情况、胃纳如何、大小便颜色、性状等有无改变及体重有无增减。

3. 消化系统症状 有无纳差、恶心、呕吐、腹痛、腹胀、呕血、黑便及血便等。

4. 肝外表现 有无合并关节痛、皮疹、少尿、扑翼样震颤等。

5. 个人史 与确诊为病毒性肝炎患者的接触史、疫水接触史、手术史、流产或分娩史、职业特点及输血史等可对相关病毒性肝炎的诊断提供重要线索。

（二）主要体格检查

1. 生命体征 体温、血压、脉搏、呼吸。急性黄疸性肝炎黄疸前期可有发热。

2. 皮肤黏膜 面色灰暗等肝病面容常提示慢性肝病；皮肤巩膜黄染常常提示黄疸性肝炎；若查体发现肝掌、蜘蛛痣及腹壁静脉曲张等体征，常常提示肝硬化。若合并皮肤结膜苍白等，须警惕肝硬化合并消化道出血可能。

3. 消化系统 查体若发现肝肿大、肝区叩痛常常提示急性肝炎、肝癌。脾肿大常常提示肝硬化。移动性浊音则提示腹腔积液。全腹压痛及反跳痛阳性，常常提示自发性腹膜炎可能。

4. 神经系统 若有扑翼样震颤、意识改变等常常提示肝性脑病。

三、辅助检查

（一）实验室检查

1. 血常规 急性肝炎初期白细胞总数正常或偏高，黄疸期白细胞总数正常或偏低，淋巴细胞相对增多，偶可见异型淋巴细胞。重型肝炎时白细胞可升高，红细胞及血红蛋白可下降。肝炎肝硬化伴脾功能亢进者可有红细胞、白细胞及血小板均减少。

2. 尿常规 尿胆红素及尿胆原阳性有助于黄疸的诊断。肝细胞黄疸患者尿胆红素及尿胆原均阳性。溶血性黄疸患者可有尿胆原阳性。梗阻性黄疸患者可有尿胆红素阳性。

3. 肝功能检查

（1）血清酶测定 ①谷丙转氨酶（GPT），存在于胞质内。血清谷丙转氨酶升高程度与肝脏受损程度不平行。谷丙转氨酶在一定程度上可用于判定急性肝炎还是慢性肝炎。②谷草转氨酶（GOT），存在于细胞线粒体内。谷草转氨酶明显升高者常常提示肝细胞损伤较为严重。急性肝炎时如果谷草转氨酶持续高水平升高，则有可能转为慢性肝炎。③γ-谷氨酰转肽酶和碱性磷酸酶（γ-GT 和 ALP/AKP），这两项指标均可反映胆汁淤积水平。碱性磷酸酶在儿童生长发育期可明显增加。

（2）血清胆红素测定　血清总胆红素升高的水平可用于反映肝脏细胞受损的程度。其中，直接胆红素/总胆红素可用于判断黄疸的性质。

（3）白蛋白、球蛋白　白蛋白有助于判断肝脏的储备功能，球蛋白可用于判定是否为慢性肝炎病毒感染。慢性肝炎、肝硬化、亚急性及慢性肝衰竭患者通常有白蛋白/球蛋白比例下降，甚至白球比倒置。

（4）凝血酶原时间（PT）和凝血酶原活动度（PTA）　凝血酶原时间和凝血酶原活动度可以敏感地反映肝脏受损的严重程度。凝血酶原活动度<40%时提示肝脏损伤严重，是判断重型肝炎的重要依据，同时也是判断预后最敏感的指标。凝血酶原活动度<20%者提示预后不良，可自发性出血。凝血酶原活动度<10%时预后恶劣。

4. 甲胎蛋白（AFP）　急性肝炎时甲胎蛋白通常不升高。慢性肝炎及肝硬化时，甲胎蛋白可升高，但随着病情好转后可降低。重型肝炎，甲胎蛋白可升高。当甲胎蛋白>500μg/L并持续 4 周以上，或 200～500μg/L 并持续 8 周以上时，须考虑原发性肝癌（primary hepatic carcinoma，PHC）。

5. 病原学检查

（1）甲型肝炎　ELISA 法检测抗 HAV-IgM 是目前诊断急性甲型病毒性肝炎最可靠、最敏感及应用最广的方法。抗 HAV-IgG 的检测，主要用于调查人群中甲型肝炎病毒的感染率。

（2）丙型肝炎　抗-HCV，不是保护性抗体，阳性者有传染性。抗 HCV-IgM 通常无早期诊断价值，持续阳性预示慢性化或重症化。HCV RNA 是 HCV 感染和有传染性的直接证据。

（3）丁型肝炎　HDAg 和 HDV RNA 均是丁型肝炎病毒感染的直接证据。抗 HDV-IgM，可用于早期诊断，是诊断急性 HDV 感染的敏感指标。在慢性丁型肝炎病毒感染时，抗 HDV-IgG 可持续增高。

（4）戊型肝炎　抗 HEV-IgM，可用于急性戊肝的早期诊断。抗 HEV-IgG，通常用于回顾性诊断及流行病学调查。

（二）影像学检查

B 超、CT、MRI 等。

（三）肝组织病理检查

肝组织病理检查是明确诊断、衡量肝脏炎症活动度、肝脏纤维化程度及评估治疗效果的金标准。同时还可以在肝脏组织中检测出病毒，判断病毒的复制状态。

四、其他病毒性肝炎的社区处理原则

1. 对症处理　隔离休息、饮食清淡、护肝治疗、避免滥用药物。

2. 对疾病的治疗　在一般对症支持治疗的基础上，有效的抗病毒治疗是治疗的关键，其他还包括免疫调节、抗肝纤维化治疗。

五、社区管理

（一）转诊

1. 有肝炎症状，但诊断困难时。

2. 重型肝炎或有重型肝炎倾向的病毒性肝炎患者。

3. 甲型和戊型肝炎　症状重、黄疸深重或妊娠期感染患者。

4. 丙型肝炎　在没有抗病毒治疗经验或药物的情况下。

（二）健康宣教与疾病管理

1. 患者教育

（1）就诊教育　指导患者及其家属有关疾病传播的知识。甲、戊型肝炎病毒主要是从粪便排出体外，可通过直接或间接污染手、食物、食具、饮水、杯具等经消化道传染。丙型肝炎通常通过输血和注射途径传染。向患者介绍需要接受隔离及隔离的方法，以取得患者的配合，防止疾病传播。避免肝炎反复发作的诱因，如过度劳累、酗酒、暴饮暴食、不合理用药、感染、不良情绪等。慢性肝炎患者出院后定期随访，定期检测肝功能及肝炎病毒相关标记物。告知患者若出现以下任意一种情况时请及时到当地医院就诊：乏力、恶心、纳差、皮肤及巩膜黄染、尿黄、腹胀、双下肢水肿、神志不清、计算力和定向力下降、呕血、便血等。

（2）如何预防　对病毒性肝炎患者要做到早发现、早诊断、早隔离、早报告、早处理，防止病毒性肝炎流行。

1）管理传染源　急性甲型肝炎患者应进行隔离至传染性消失。慢性肝炎和无症状丙型肝炎病毒携带者禁止从事餐饮、幼托等工作及禁止参加献血等活动。

2）切断传播途径　预防甲、戊型肝炎的重点在于防止粪－口途径传播，注意卫生。预防丙、丁型肝炎的重点是防止病毒通过血液、体液传播，加强献血人员的筛选，严格把握输血及输血制品的适应证。

具体措施如下：①如发现或怀疑有伤口或针刺感染甲型肝炎病毒时，可注射高效价甲肝免疫球蛋白；②器械使用应分类并严格消毒；③控制母婴传播；④若需接触患者血液及体液，应戴手套或其他保护用品；⑤不共用剃须刀、牙具等。

3）保护易感人群　人工免疫特别是主动免疫为预防肝炎的根本措施。①主动免疫：婴幼儿、儿童为甲型肝炎主要接种对象。②被动免疫：对近期与甲型病毒性肝炎患者有密切接触的易感儿童可予免疫球蛋白肌内注射，越早越好，最晚不应该超过2周。

（3）了解常用护肝及抗病毒药物的用法、应用时机、不良反应等知识。

2. 疾病管理

（1）通过问诊、体格检查以及必要的辅助检查，评估病情，分层处理，确认转专科还是在基层治疗，如果留在基层治疗，观察并评估治疗效果。

（2）慢性肝炎患者出院后定期随诊，定期检测肝功能及肝炎病毒相关标记物。

（赵费敏）

第十五节　艾滋病

一、概述

艾滋病，即获得性免疫缺陷综合征（acquired immunodeficiency syndrome，AIDS），由人类免疫缺陷病毒（human immunodeficiency virus，HIV）引起的慢性传染病，主要经性接触、血液及母婴传播。HIV 主要侵犯、破坏 CD4$^+$T 淋巴细胞，导致机体免疫细胞功能受损乃至缺陷，最终并发各种严重机会性感染和肿瘤。目前，艾滋病已成为严重威胁我国公众健康的重要公共卫生问题。

（一）病原学与流行病学

1. 病原学　HIV 属于病毒科慢病毒属中的人类慢病毒组，为单股正链 RNA 病毒，根据 HIV 基因的差异，可将 HIV 分为 HIV-1 型和 HIV-2 型，已发现的有 A、B（欧美 B）、B′（泰国 B）、C、D、F、G、H、J 和 K 共 10 个亚型，我国以 HIV-1 为主要流行株，1999 年起在我国部分地区发现有少数 HIV-2 型感染者。

HIV 是一种变异性很强的病毒，发生变异的主要原因包括：反转录酶无校正功能导致的随机变异；病毒在体内高频率复制；宿主的免疫选择压力；病毒 DNA 与宿主 DNA 之间的基因重组；药物选择压力。其中不规范的 HAART 以及患者依从性差是导致耐药性的重要原因。

HIV 在外界环境中的生存能力较弱，对物理因素和化学因素的抵抗力较低。HIV 对热很敏感，对低温耐受性强于高温。56℃处理 30min 可使 HIV 在体外对人的 T 淋巴细胞失去感染性，但不能完全灭活血清中的 HIV；100℃处理 20min 可将 HIV 完全灭活；70% 的酒精、碘酊、过氧乙酸、戊二醛、0.2% 次氯酸钠、漂白粉可灭活 HIV，但 0.1% 甲醛、紫外线或 γ 射线不能灭活 HIV。

2. 流行病学

（1）传染源　HIV 感染者和艾滋病患者是唯一的传染源。无症状血清 HIV 抗体阳性的 HIV 感染者是具有重要意义的传染源。HIV 主要存在于传染源的血液、精液、阴道分泌物、胸腹水、脑脊液、羊水和乳汁等体液中。

（2）传播途径　①性接触传播，包括不安全的同性、异性和双性性接触，HIV 可通过性接触摩擦所致的细微破损侵入机体致病；②经血液及血制品传播，包括共用针具静脉注射毒品、不安全规范的介入性医疗操作、文身等；③经母婴传播，包括宫内感染、分娩时和哺乳传播；④其他，接受 HIV 感染者器官移植、人工授精、污染的器械、医务人员 HIV 职业暴露。目前无证据表明可经食物、水、昆虫或生活接触传播。

（3）易感人群　人群普遍易感。男男同性性行为者、静脉注射毒品者、与 HIV/AIDS 患者有性接触者、多性伴人群、性传播感染群体为高危人群。

（二）发病机制与病理生理

1. 发病机制　HIV主要侵犯人体的免疫系统，包括CD4$^+$T淋巴细胞、单核巨噬细胞和树突状细胞等，主要表现为CD4$^+$T淋巴细胞数量不断减少，最终导致人体细胞免疫功能缺陷，引起各种机会性感染和肿瘤的发生。

HIV在人体细胞内的感染过程包括：①吸附、膜融合及穿入，HIV-1感染人体后，选择性地吸附于靶细胞的CD4受体上，在辅助受体的帮助下进入宿主细胞；②反转录、入核及整合，胞质中病毒RNA在反转录酶、DNA聚合酶作用下合成病毒双链线性DNA并整合到宿主细胞的染色体DNA中，被称为"前病毒"；③转录及翻译，前病毒DNA在细胞RNA聚合酶的催化下转录形成RNA，一些RNA经加帽加尾成为病毒的子代基因组RNA；另一些RNA经拼接而成为病毒mRNA，转译成病毒的结构蛋白（Gag、Gag-Pol和Env前体蛋白）和各种非结构蛋白，形成子代病毒的蛋白和酶类；④装配、成熟及出芽，蛋白与病毒子代基因组RNA在细胞膜的内面进行包装后转运到细胞膜的表面，与正在出芽的Gag和MA相结合，通过芽生从细胞膜上获得病毒体的包膜，形成独立的病毒颗粒。

HIV进入人体后，在24～48h到达局部淋巴结，5d左右在外周血中可以检测到病毒成分，继而产生病毒血症，导致急性感染，以CD4$^+$T淋巴细胞数量短期内一过性迅速减少为特点。大多数感染者未经特殊治疗，CD4$^+$T淋巴细胞数可自行恢复至正常水平或接近正常水平。由于机体免疫系统不能完全清除病毒，形成慢性感染，包括无症状感染期和有症状感染期。无症状感染期持续时间变化较大（数月至数十年不等），平均约8年，表现为CD4$^+$T淋巴细胞数量持续缓慢减少（多为800个/μl至350个/μl）；进入有症状期后CD4$^+$T淋巴细胞再次快速减少，多数感染者CD4$^+$T淋巴细胞计数在350个/μl以下，部分晚期患者甚至降至200个/μl以下，并快速减少。

2. 病理改变　AIDS的病理特点是组织炎症反应少，机会性感染病原体多，病变主要在淋巴结、胸腺等免疫器官。淋巴结病变可以为反应性病变（滤泡增生性淋巴结肿等）、肿瘤性病变（卡波西肉瘤、非霍奇金淋巴瘤、伯基特淋巴瘤等）。胸腺可萎缩、退行性或炎性病变。中枢神经系统有神经胶质细胞灶性坏死、血管周围炎及脱髓鞘等。

二、临床表现

根据感染后临床表现及症状、体征，HIV感染的全过程可分为急性期、无症状期和艾滋病期。

1. 急性期　通常发生在初次感染HIV后2～4周。大多数患者临床症状轻微，持续1～3周后缓解。临床表现以发热最为常见，可伴有咽痛、盗汗、恶心、呕吐、腹泻、皮疹、关节疼痛、淋巴结肿大及神经系统症状。此期在血液中可检出HIV-RNA和p24抗原，而HIV抗体则在感染后2周左右出现。CD4$^+$T淋巴细胞计数一过性减少，CD4$^+$/CD8$^+$T淋巴细胞比值亦可倒置。快速进展者在此期可能出现严重感染或者中枢神经系统症状体征及疾病。

2. 无症状期　可从急性期进入此期，或无明显的急性期症状而直接进入此期。此期持续时间一般为6～8年。其时间长短与感染病毒的数量和型别、感染途径、机体免疫状况的个体差异、营养条件及生活习惯等因素有关；由于HIV在感染者体内不断复制，免疫系统受损，CD4$^+$T淋巴细胞计数逐渐下降。可出现淋巴结肿大等症状或体征，但一般不易引起重视。

3. 艾滋病期　为感染 HIV 后的最终阶段。患者 CD4$^+$ T 淋巴细胞计数多 <200 个 /μl，HIV 血浆病毒载量明显升高。此期主要临床表现为 HIV 相关症状、体征及各种机会性感染和肿瘤。HIV 感染后相关症状及体征：主要表现为持续 1 个月以上的发热、盗汗、腹泻；体重减轻 10% 以上。部分患者表现为神经精神症状，如记忆力减退、精神淡漠、性格改变、头痛、癫痫及痴呆等。另外，还可出现持续性全身性淋巴结肿大，其特点为：①除腹股沟以外有两个或两个以上部位的淋巴结肿大；②淋巴结直径≥1cm，无压痛，无粘连；③持续 3 个月以上。

三、辅助检查

（一）实验室检查

1. 一般检查　血常规检查可见白细胞、红细胞、血红蛋白、血小板不同程度减少。尿常规见尿蛋白阳性。

2. CD4$^+$ T 淋巴细胞检测　CD4$^+$ T 淋巴细胞是 HIV 感染最主要的靶细胞，HIV 感染人体后，出现 CD4$^+$ T 淋巴细胞进行性减少，CD4$^+$/CD8$^+$ T 淋巴细胞比值倒置，细胞免疫功能受损。

3. HIV–1/2 抗体检测　HIV–1/2 抗体检测是 HIV 感染诊断的金标准，包括筛查试验和确证试验两步。筛查试验呈阴性，报告 HIV–1/2 抗体阴性，见于未被 HIV 感染的个体，但窗口期感染者筛查试验也可呈阴性反应。若呈阳性反应，用原有试剂双份进行重复检测，如均呈阴性反应，则报告为 HIV 抗体阴性；如一阴一阳或均呈阳性反应，需进行蛋白印迹检测确认，即确证试验。确证试验无 HIV 特异性条带产生，报告 HIV–1/2 抗体阴性；确证试验 HIV–1/2 抗体阳性者，出具 HIV–1/2 抗体阳性确证报告。确证试验阳性时可确诊为 HIV 感染。

4. 抗原检测　抗 HIV p24 抗原单克隆抗体制备试剂，由 ELISA 法测血清 HIV p24 抗原有助于抗体产生窗口就契合新生儿早期感染的诊断。

5. 病毒核酸（病毒载量）检测　感染 HIV 以后，病毒在体内快速复制，血浆中可检测出病毒 RNA（病毒载量），一般用血浆中每毫升 HIV-RNA 的拷贝数或每毫升国际单位（IU/ml）来表示。病毒载量检测结果低于检测下限，表示本次试验没有检测出病毒载量，见于未感染 HIV 的个体、HAART 成功的患者或自身可有效抑制病毒复制的部分 HIV 感染者。病毒载量检测结果高于检测下限，表示本次试验检测出病毒载量，可结合流行病学史、临床症状及 HIV 抗体初筛结果作出判断。

6. HIV 基因型耐药检测　HIV 耐药检测结果可为艾滋病治疗方案的制订和调整提供重要参考。耐药检测方法包括基因型和表型检测，目前国内外多以基因型检测为主。在以下情况进行 HIV 基因型耐药检测：HAART 后病毒载量下降不理想或抗病毒治疗失败需要改变治疗方案时；进行 HAART 前（如条件允许）。对于抗病毒治疗失败者，耐药检测在病毒载量大于 400 拷贝 /ml 且未停用抗病毒药物时进行，如已停药需在停药 4 周内进行基因型耐药检测。

7. 蛋白质芯片　蛋白质芯片可同时检测 HIV、HBV、HCV 联合感染者血中 HIV、HBV、HCV 核酸和相应抗体。

（二）其他检查

1. 胸部 X 线、胸部 CT 检查有助于了解肺并发肺孢子菌、真菌、结核分枝杆菌感染及卡波西肉瘤等情况。

2. 痰、支气管分泌物或肺活检可找到肺孢子菌包囊、滋养体或真菌孢子。

3. 粪便涂片可查隐孢子虫。

4. 脑脊液可查见隐球菌。弓形虫、肝炎病毒、巨细胞病毒（cytomegalovirus，CMV）感染可用 ELISA 法测相应的抗原或抗体。

5. 血或分泌物可确诊继发细菌感染。

6. 组织活检可确诊卡波西肉瘤或淋巴瘤等。

四、诊断与治疗

（一）诊断

1. 诊断原则　HIV/AIDS 的诊断须结合流行病学史（包括不安全性生活史、静脉注射毒品史、输入未经 HIV 抗体检测的血液或血液制品、HIV 抗体阳性者所生子女或职业暴露史等），临床表现和实验室检查等进行综合分析，慎重作出诊断。诊断 HIV/AIDS 必须经过确证试验证实 HIV 抗体阳性。

2. 急性期的诊断标准　患者半年内有流行病学史或急性 HIV 感染综合征，HIV 抗体筛查试验阳性和 HIV 补充试验阳性。

3. 无症状期的诊断标准　有流行病学史，结合 HIV 抗体阳性即可诊断。对无明确流行病学史但符合实验室诊断标准的即可诊断。

4. 艾滋病期的诊断标准　成人及 15 岁（含 15 岁）以上青少年，HIV 感染加下述各项中的任何一项，即可诊为艾滋病或者 HIV 感染，而 $CD4^+ T$ 淋巴细胞数 <200 个 /μl，也可诊断为艾滋病。

（1）不明原因的持续不规则发热 38℃以上，>1 个月。

（2）腹泻（大便次数多于 3 次 /d），>1 个月。

（3）6 个月之内体重下降 10% 以上。

（4）反复发作的口腔真菌感染。

（5）反复发作的单纯疱疹病毒感染或带状疱疹病毒感染。

（6）肺孢子菌肺炎（pneumocystis pseumonia，PCP）。

（7）反复发生的细菌性肺炎。

（8）活动性结核或非结核分枝杆菌病。

（9）深部真菌感染。

（10）中枢神经系统占位性病变。

（11）中青年人出现痴呆。

（12）活动性巨细胞病毒感染。

（13）弓形虫脑病。

（14）马尔尼菲青霉病。

（15）反复发生的败血症。

（16）皮肤黏膜或内脏的卡波希肉瘤、淋巴瘤。

HIV 抗体阳性，虽无上述症状，但 CD4$^+$ T 淋巴细胞 <200 个 /μl，也可诊断为艾滋病。

15 岁以下儿童，符合下列一项者即可诊断：HIV 感染和 CD4$^+$ T 淋巴细胞百分比 <25%（<12 月龄），或 <20%（12 ~ 36 月龄），或 <15%（37 ~ 60 月龄），或 CD4$^+$ T 淋巴细胞计数小于 200 个 /μl（5 ~ 14 岁）；HIV 感染和伴有至少一种儿童艾滋病指征性疾病。

（二）治疗

1. 高效抗反转录病毒治疗

（1）降低 HIV 感染的发病率和病死率、减少非艾滋病相关疾病的发病率和病死率，使患者获得正常的期望寿命，提高生活质量；最大程度地抑制病毒复制使病毒载量降低至检测下限并减少病毒变异（≤50 拷贝 /ml）；重建或者改善免疫功能；减少异常的免疫激活；减少 HIV 的传播、预防母婴传播。目前国际上共有 6 大类 30 多种药物（包括复合制剂），分别为核苷类反转录酶抑制剂（nucleoside reverse transcriptase inhibitor，NRTI）、非核苷类反转录酶抑制剂（non-nucleoside reverse transcriptase inhibitor，NNRTI）、蛋白酶抑制剂（protease inhibitor，PI）、整合酶链转移抑制剂（integrase strand transfer inhibitors，INSTI）、膜融合抑制剂（fusion inhibitors，FI）及 CCR5 抑制剂。国内的 HAART 药物有 NRTI、NNRTI、PI、INSTI 以及 FI 5 大类（包含复合制剂）。

（2）一旦确诊 HIV 感染，无论 CD4$^+$ T 淋巴细胞水平高低，均建议立即开始治疗。若患者存在严重的机会性感染和既往慢性疾病急性发作期，应在机会性感染控制病情稳定后开始治疗。启动 HAART 后，须终身治疗。初治患者推荐方案为 2 种 NRTI 药物联合 1 种 NNRTI，或 2 种 NRTI 药物联合增强型 PI（含利托那韦或考比司他）或者 INSTI。

2. 特殊人群抗病毒治疗

（1）儿童 HIV 感染儿童应尽早开始 HAART，3 岁以下儿童，首选一线治疗方案为 ABC 或 AZT+3TC+LPV/r，备选方案为 ABC 或 AZT+3TC+NVP。3 ~ 10 岁儿童，首选一线治疗方案为 ABC+3TC+EFV，备选方案为 TDF/AZT+3TC+NVP/EFV/LPV/r。10 岁以上，首选治疗方案为 ABC+3TC+EFV，备选方案为 TDF/AZT+3TC+NVP/EFV/LPV/r。

（2）孕妇 所有感染 HIV 的孕妇不论其 CD4$^+$ T 淋巴细胞计数或临床分期如何，均应终生维持治疗。推荐方案：AZT+3TC+LPV/r。若孕妇出现 Hb≤90g/L，或者基线时中性粒细胞小于 0.75×10^9/L 时，使用 TDF 替换 AZT。

（3）哺乳期妇女 母乳喂养具有传播 HIV 的风险，感染 HIV 的母亲应尽可能避免母乳喂养。如果坚持要母乳喂养，则整个哺乳期都应继续 HAART。治疗方案与怀孕期间抗病毒方案一致，且新生儿在 6 月龄之后立即停止母乳喂养。

（4）合并结核分枝杆菌感染者 所有合并结核病的 HIV 感染者无论 CD4$^+$ T 淋巴细胞计数水平，均应接受 HAART，先给予抗结核治疗，之后再启动 HAART。对于 CD4$^+$ T 淋巴细胞 <50 个 /μl 的严重免疫缺陷的患者，建议在抗结核 2 周内开始 HAART；对于 CD4$^+$ T 淋巴细胞≥50 个 /μl 的患者，建议在 8 周内尽快启动 HAART。艾滋病合并结核病患者推荐的一线抗病毒治疗方案是：TDF（AZT）+ 拉米夫定（3TC）[恩曲他滨（FTC）] +EFV，也可选择含 INSTI 的 HAART 方案。

（5）静脉药物依赖者 美沙酮维持静脉药物依赖者开始 HAART 的时机与普通患者相

同，有条件者可考虑首选含 RAL 或 DTG 的 HAART 方案。持续监督药物分发可有效提高依从性。另外，应注意抗病毒药物与美沙酮之间的相互作用。

（6）合并 HBV 感染者　不论 CD4$^+$T 淋巴细胞水平如何，建议尽早启动 HAART 治疗。HAART 方案核苷类药物选择推荐 TDF/TAF+3TC/FTC（其中 TDF+FTC 及 TAF+FTC 有合剂剂型）。

（7）合并丙型肝炎病毒感染者　HIV/ 丙型肝炎病毒感染的治疗方案可参考单纯 HIV 感染者，避免使用 NVP。合并 HCV 感染均建议抗 HCV 治疗，如确已开始抗 HIV 治疗基础上需要抗 HCV 治疗，根据丙型肝炎治疗药物更换无药物相互作用的 HAART 方案，可考虑短期更换 INSTI（RAL 或 DTG 或 EVG/c）；CD4$^+$T 淋巴细胞数 <200 个 /μl，推荐先启动 HAART，待免疫功能得到一定程度恢复后再适时开始抗 HCV 治疗。

3. 疗效评估

（1）病毒学指标　大多数患者抗病毒治疗后血浆病毒载量 4 周内应下降 1 个 log 以上，在治疗后的 3 ~ 6 个月病毒载量应达到检测不到的水平。

（2）免疫学指标　在 HAART 后 1 年，CD4$^+$T 淋巴细胞数与治疗前相比增加了 30% 或增长 100 个 /μl，提示治疗有效。

（3）临床症状　反映抗病毒治疗效果的最敏感的一个指标是体重增加，对于儿童可观察身高、营养及发育改善情况。机会性感染的发病率和艾滋病的病死率可以明显降低。在开始 HAART 后最初 3 个月出现的机会性感染应与免疫重建炎症综合征（immune reconstitution inflammatory syndrome，IRIS）相鉴别。

4. 病毒耐药性检测　病毒耐药是导致抗病毒治疗失败的主要原因之一，对抗病毒疗效不佳或失败者可行耐药检测。

5. 药物不良反应观察　抗病毒药物的不良反应及耐受性影响患者的服药依从性，进而影响抗病毒治疗的成败，所以适时监测并及时处理药物的不良反应对于提高治疗效果至关重要。

6. 免疫重建　通过抗病毒治疗及其他医疗手段使 HIV 感染者受损的免疫功能恢复或接近正常称为免疫重建，在此过程中，患者可能会出现一组临床综合征，临床表现为发热、潜伏感染的出现或原有感染的加重或恶化，称为免疫重建炎症综合征。

（三）预后

AIDS 病死率高，平均存活 12 ~ 18 个月，同时合并卡波西肉瘤、肺孢子菌肺炎者病死率最高。AIDS 患者规范进行抗病毒治疗，可改善患者生活质量，提高期望寿命。

五、预防

（一）管理传染源

隔离治疗患者，随访无症状感染者；患者的血液、分泌物、排泄物须进行消毒；有高危行为的人群应定期进行 HIV 抗体检测。

（二）切断传播途径

1. 性传播途径的阻断　针对高危性交的有效预防措施是使用避孕套，治疗生殖器溃疡可减少获得 HIV 感染的危险性。

2. **血液传播途径的阻断** 无偿献血，禁止非法采血、卖血，献血者进行例行检测；严格筛查血液及血液制品；规范医疗器械消毒；使用一次性注射器；避免公用牙刷、剃须刀。

3. **垂直传播的阻断** HIV 感染 /AIDS 孕妇给予抗病毒药物干预，推荐治疗方案 TDF/FTC（或 TDF+3TC 或 ABC/3TC 或 ABC+3TC）+LPV/r（或 RAL）；强调妊娠、分娩及哺乳将 HIV 传播给婴儿的风险，选择终止妊娠或继续妊娠由孕妇个人意愿决定；妊娠 38 周进行剖宫产；产后尽量选择人工喂养。

4. **职业暴露的阻断** 推荐方案为：AZT+3TC 或 TDF+EFV；推荐强化方案：TDF+EFV+LPV/r；在发生 HIV 暴露后尽可能在最短的时间内（尽可能在 2h 内）进行预防性用药，最好不超过 24h，但即使超过 24h，也建议实施预防性用药。用药疗程为连续服用 28d。

（三）保护易感人群
HIV 疫苗仍处于试验研究阶段。

六、社区管理

（一）筛查与转诊
1. **筛查** 鉴于目前艾滋病发病率较高，建议普通人群进行自愿常规筛查，高危人群进行定期筛查。

2. **转诊** 合并机会性感染、肿瘤的患者转诊至设有传染病专科的医院进一步诊治；须进行 HAART 治疗的患者转诊至定点医院进行治疗。

（二）健康宣教与疾病管理
1. 制作宣传册、宣传画对社区居民普及艾滋病相关知识。

2. 为高危人群提供预防 HIV 感染的咨询服务；与当地疾病预防控制中心合作，免费为辖区内居民发放避孕套；为注射药瘾者提供清洁针具交换；为性工作者提供定期健康体检服务。

3. 艾滋病患者按慢性病进行随访和管理，对其心理精神状况、肝肾功能、心功能、骨骼、社会适应能等进行综合评估，鼓励患者在综合医院相应专科门诊接受诊治。

4. 为艾滋病患者提供综合的关怀和服务，心理健康筛查，健康生活方式指导、生育指导、旅行健康指导等。

（蒙艳）

第十六节 发热伴血小板减少综合征

一、概述

发热伴血小板减少综合征（severe fever with thrombocytopenia syndrome，SFTS）是由发热伴血小板减少综合征病毒（SFTSV）感染引起的一种自然疫源性疾病，长角血蜱为其主要的传播媒介。该病主要发生在我国中、东部地区，已有山东、河南等 17 个省份报告了本地病例，韩国、日本也有发现。人群普遍易感。

（一）病原学与流行病学

1. 病原学 SFTS 病毒由我国于 2011 年首次发现和命名，属于布尼亚病毒科（Bunyaviridae）白蛉病毒属（Phlebovirus）。病毒颗粒直径为 80~100nm，有包膜球，呈椭圆形，是一种包含大（L）、中（M）、小（S）三个基因片段的单股负链 RNA 病毒。L 片段编码 RNA 依赖的 RNA 聚合酶，M 片段编码包膜糖蛋白 Gn 和 Gc，S 片段则通过双向编码方式编码核蛋白 N 和非结构蛋白 NSs。

SFTS 病毒对紫外线、乙醚、氯仿、甲醛及次氯酸等含氯消毒剂敏感，不耐酸，60℃ 30 分钟可完全灭活病毒。

2. 流行病学

（1）传染源 以长角血蜱为主的蜱虫为最常见的传播载体。被感染的羊、牛、狗和鸡可能为扩散宿主。SFTS 患者也可作为传染源。

（2）传播途径 蜱叮咬为主要传播方式。此外，通过密切接触 SFTS 流行地区的牛、羊、狗等动物也可能引起感染。还可通过直接接触患者血液、分泌物或者排泄物造成人－人传播。

（3）易感人群 人群普遍易感。在丘陵、山地、森林等地区生活生产的居民及赴该类地区的旅行者感染风险较高。

（二）发病机制与病理生理

1. 发病机制 SFTS 发病机制尚不完全清楚。SFTSV 具有广嗜性，可以同时感染人和动物的多种器官，包括肝、肺、肾、子宫和卵巢等。然而只在脾脏中发现病毒复制，提示脾脏可能是 SFTSV 的重要靶器官。研究发现于脾内巨噬细胞的细胞质中有 SFTSV 和血小板共定位。SFTSV 可黏附于小鼠的血小板上，从而促进血小板被吞噬。在 SFTS 患者血小板减少的发病机制中，脾脏清除黏附有病毒的循环血小板可能起到了重要作用。"细胞因子风暴"是多种病毒感染致病性和致死性的重要因素。SFTS 患者体内数种细胞因子大幅上调可能与疾病的严重程度相关，死亡病例血清中包括 IL-1RA、IL-6、IL-10、G-CSF、IP-10 和 MCP-1 明显高于生存者。

2. 病理改变 死亡病例尸检和组织病理检查发现：淋巴细胞变性坏死，以小淋巴细胞的缺失和组织细胞的增生为主，其他内脏器官目前未发现明显病变，部分病例可见全身性嗜血细胞增多症。脾脏、心脏、肝脏、肾脏、主动脉、肾上腺等组织中均可检出 SFTSV 核蛋白抗体，但病毒载量较低。淋巴结中病毒载量最高。SFTSV 可累及中枢神经系统，镜下可见局灶性神经细胞被含铁血黄素的巨噬细胞降解，微血管周围炎症浸润以及血管内纤维降解。

二、临床表现

1. 潜伏期　一般为 5～15 天，平均为 9 天。

2. 症状及体征　根据疾病的进展过程可分为发热期、极期和恢复期。

（1）发热期　可持续 6～16 天，平均 10 天。起病急性，主要表现为发热，多在 38℃ 左右，重者高热持续，可达 40℃，伴乏力、全身酸痛、纳差、头痛等全身中毒症状及恶心呕吐、腹泻等消化道症状。体格检查于颈部及腹股沟可触及浅表淋巴结肿大伴压痛，部分患者腹部查体可有上腹部压痛、肝脾肿大等体征。可有相对缓脉。

（2）极期　可与发热期重叠，多在病程 5～10 天。多器官可受累，包括表情淡漠、反应迟钝、烦躁、抽搐或昏迷等中枢神经受损表现，皮肤瘀斑、消化道出血、肺出血等凝血功能障碍。若无及时救治可发展为休克、呼吸衰竭、弥散性血管内凝血（DIC）和多器官功能衰竭死亡。死亡病例多发生在此期，非死亡病例在持续 3～5 天后进入恢复期。

（3）恢复期　体温降至正常、各种症状改善、各器官功能恢复，实验室检查指标逐渐恢复正常。

三、辅助检查

实验室检查

1. 血常规　90% 以上患者有血小板降低，多为（30～60）$\times 10^9$/L，重症者可低于 30×10^9/L。若血小板计数持续性下降，则表示预后不佳。80% 以上病例白细胞减少，多为（1.0～3.0）$\times 10^9$/L，重症者低于 1.0×10^9/L。中性粒细胞比值、淋巴细胞比值多正常。

2. 尿常规　半数以上病例可有蛋白尿（＋～＋＋＋），少数病例出现尿隐血或血尿。

3. 血生化　可出现不同程度 LDH、CK、CK-MB 及 AST、ALT 等升高，尤其以 CK-MB、LDH 升高为主。低钠血症常见，还可出现肾功能损害。

4. 凝血功能　大部分患者可出现 APTT 延长，而 PT 延长少见，纤维蛋白原多数正常。

5. 病原学检查　运用 RT-PCR 和实时聚合酶链反应（简称实时 PCR）方法检测患者血清，若扩增到特异性核酸，可确定 SFTSV 感染。发病 2 周内患者可检测到病毒核酸，发热后 7～10 天血清中病毒载量最高。还可应用 Vero、Vero E6 细胞在生物安全三级实验室条件下进行病毒分离，分离成功则可确诊。

6. 免疫学检查　ELISA、免疫荧光（IFA）方法检测血清样本中的 SFTSV-IgM 抗体或 SFTSV-IgG 抗体。SFTSV-IgM 抗体在感染 4 个月后检测不出，SFTSV-IgG 抗体 5 年后仍可测到阳性。若 SFTSV-IgM 阳性、IgG 抗体阳转或恢复期滴度较急性期 4 倍以上增高者可确诊为新近感染。

四、诊断与治疗

（一）诊断

结合流行病学史（夏秋流行季节，在山地、丘陵、森林等地区生活、工作或旅行史等或发病前2周内有被蜱叮咬史）、临床表现和实验室检测结果做出诊断。

1. 临床诊断　具有上述流行病学史、发热等临床表现且外周血小板和白细胞降低者。

2. 确诊病例　临床诊断且具备以下条件之一者。

（1）血清标本SFTSV核酸检测阳性。

（2）血清标本SFTSV-IgM阳性或IgG抗体阳转或恢复期滴度较急性期4倍以上增高者。

（3）细胞培养分离到SFTSV。

（二）鉴别诊断

如有蜱虫叮咬或蜱虫接触史，应与莱姆病、斑点热等蜱媒传染病鉴别。发热伴血小板、白细胞减少应与肾综合征出血热、登革热、人粒细胞无形体病、伤寒、钩端螺旋体病及败血症等疾病鉴别。

（三）治疗

1. 对症治疗

（1）卧床休息，监测生命体征及日出入量，流质或半流质饮食，补充能量，多饮水，保证水、电解质及酸碱平衡。及时纠正低钠血症。

（2）高热者可行物理降温（温水擦浴、使用退热贴等），必要时应用退热药物治疗。

（3）注意对心、肝肾等重要脏器保护，避免使用对上述重要器官有损害的药物，减少多脏器衰竭发生概率。

（4）目前无循证医学证据证明糖皮质激素治疗效果，应慎重使用。

2. 病因治疗　目前尚无特效治疗SFTS的药物，利巴韦林是唯一被推荐的抗SFTS药物，在体外试验中可抑制病毒复制，但仍缺乏确实的循证医学证据，可试用利巴韦林10mg/（kg·d）静脉滴注。近年来抗流感药物法维拉韦也被证实在体外可有效抑制SFTSV复制，动物模型上也能对SFTSV感染有良好治疗作用，但仍有待于随机对照多中心研究评价其安全性和有效性。

3. 重症病例治疗　尽快转诊到有条件的医院治疗。

（1）有明显出血或者血小板明显降低者（低于30×10^9/L）可输注血浆、血小板。外周白细胞明显减少者可继发感染，如中性粒细胞低于1.0×10^9/L者建议使用粒细胞集落刺激因子。

（2）继发感染者应选用敏感抗生素治疗。

（3）血液净化治疗　可部分清除患者体内的炎症因子，有助于缓解细胞因子风暴造成的组织损伤，血浆置换还可补充凝血因子减少出血。危重患者早期血浆置换可改善预后。但仍缺乏大样本临床研究。

4. 中医辨证论治　治疗原则为早期介入，既病防变，紧扣病机，分期论治，中西医结合，优势互补。

（1）表证期

治法　辛凉解表，清热解毒。

基本方 银翘散。

常用药物 金银花、连翘、荆芥穗、芦根、白茅根、薄荷、赤芍、粉葛根、黄芩、生甘草。舌苔白厚腻者加苍术、藿香，肌肉酸痛者加生石膏。

中成药 可选用莲花清瘟胶囊、蓝芩口服液、参麦注射液、清开灵注射液等。

（2）里证期

治法 清气泄热，凉血解毒。

基本方 白虎汤。

常用药物 生石膏、知母、苍术、板蓝根、炒栀子、连翘、炒杏仁、丹参、鲜茅根、生甘草。便秘者可加大黄、芒硝。神昏谵语者可采用清宫汤送服安宫牛黄丸。

中成药 可选用莲花清瘟胶囊、蓝芩口服液、喜炎平注射液、参麦注射液、清开灵注射液等。

（3）坏证期

治法 清热开窍、凉血止血。

基本方 犀角地黄汤。

常用药物 水牛角、羚羊角粉、生地黄、赤芍、丹皮、鲜茅根、甘草。若见昏迷，肢体抽搐，呼吸气促，少尿者应扶正固托，解毒开窍，可采用参附龙牡汤合生脉散饮用。

中成药 可选用参附注射液、参麦注射液、血必净注射液静脉滴注。

（四）预后

该病为自限性疾病，病程2周左右，多数患者预后良好。高龄、男性、延迟就医、伴有慢性基础疾病患者以及出现神经系统症状、出血倾向明显、病毒载量持续升高、血清酶（LDH、AST、ALT及CK等）活性持续增高患者预后较差。

五、预防

（一）一般措施

对于在山地、丘陵、森林等地区生活、工作的居民、劳动者或旅行者等高危人群应在流行季节尽量减少野外活动频次，减少蜱虫叮咬，必要时穿防护服，佩戴口罩和帽子等。对于近期有被蜱叮咬史者应及早就医。一般患者无须隔离，但若有出血倾向者应安排单间隔离。医务及陪护人员在接触患者血液、体液、分泌物及排泄物等时应做好个人防护。

（二）接种疫苗

目前无安全高效的SFTSV疫苗。

（三）加强社区医疗机构感染控制

SFTS为近年来新发、少见的传染病，社会人群及医护人员对其的认知和防护不足，应加大知识普及。对于处于流行区域的社区医疗机构应设置发热门诊；接诊发热伴血小板减少综合征病例时，采取标准预防措施，严格执行手卫生，加强诊疗区域环境和物品的消毒，避免患者血液、分泌物、排泄物等污染医疗区域造成院内感染。SFTSV对含氯消毒剂敏感，应用含氯消毒剂喷洒医疗区域进行消毒，对患者接触过的医疗器械应采取高温、高压等方式进行消毒。

六、社区管理

（一）筛查与转诊

1. 筛查　该病为自然疫源性传染病，大多数患者预后良好，不建议常规进行筛查。

2. 转诊　发热伴血小板减少综合征起病急性，如患者为高龄或伴有慢性基础疾病，出现高热持续，神经系统症状，出血倾向明显或心、肝、肾功能损伤者死亡率高，早期识别重症病例是关键，社区医生一旦识别出重症病例需尽快将患者转诊到有条件救治的医院。

（二）健康宣教与疾病管理

1. 位于疾病流行区的社区制作宣传册、宣传画对社区居民普及 SFTS 相关知识。

2. 在疾病流行季节与在山地、森林生活的居民、劳动者建立联系，如通过电话、微信等渠道定期随访，宣传疾病知识，指导科学就医。

3. 搞好环境卫生，清除驻地及生产地区环境及道路的杂草和枯枝落叶，防止蜱类滋生。

4. 做好蜱虫叮咬后正确处理方式的健康宣教。被蜱虫叮咬时可用点燃的熏香或香烟头点灼蜱体，也可用氯仿、煤油灯滴盖蜱体，使其口器退出皮肤。禁止用手碾碎取下的蜱，以防感染。做好叮咬伤口的消毒。

（施丹丹　吴彩哲）

第十七节 冠状病毒感染

严重急性呼吸综合征

一、概述

严重急性呼吸综合征（简称非典）是由 SARS 冠状病毒（SARS-CoV）引起的以发热、呼吸道症状为主要表现的急性传染病，重症病例易迅速进展为急性呼吸窘迫综合征（ARDS）而死亡。2002—2003 年曾在世界各国流行，以我国和东南亚诸国受影响最重。本病已纳入《中华人民共和国传染病防治法》规定的乙类传染病，按甲类传染病管理。

（一）病原学与流行病学

1. 病原学　SARS-CoV 属冠状病毒科冠状病毒属，为有包膜的单股正链 RNA 病毒，直径 60~120nm，包膜上有放射状排列的花瓣样或纤毛状突起，长约 20nm 或更长，基底窄，形似王冠。病毒包膜为双层脂膜，外膜蛋白包括糖蛋白 S、M 和小衣壳 E 蛋白。

病毒对温度敏感，随温度升高抵抗力下降，37℃可存活 4d，56℃加热 90min、75℃加热 30min 能够灭活病毒。紫外线照射 60min 可杀死病毒。病毒对有机溶剂敏感，乙醚 4℃条件下作用 24h 可完全灭活病毒，75% 乙醇作用 5min 可使病毒失去活力，含氯的消毒剂作用 5min 可以灭活病毒。

2. 流行病学

（1）传染源　SARS 确诊患者是最主要的传染源。一般情况下传染性随病程而逐渐增强，在发病的第 2 周最具传染力。

（2）传播途径　本病的传播途径主要有近距离呼吸道飞沫传播、气溶胶传播和接触传播。目前尚不能排除经肠道传播的可能性，尚无经过血液途径、性途径传播和垂直传播的流行病学证据。

（3）易感人群　人群普遍易感，但儿童感染率较低。SARS 症状期患者的密切接触者是 SARS 的高危人群之一。

（二）发病机制与病理生理

1. 发病机制　体外实验表明，SARS-CoV 进入人体细胞的方式为与细胞膜融合，血管紧张素转换酶 2（ACE2）介导 SARS-CoV 进入细胞。SARS-CoV 由呼吸道进入人体，在呼吸道黏膜上皮内复制，被病毒侵染的细胞包括气管/支气管上皮细胞、肺泡上皮细胞、血管内皮细胞等。

2. 病理生理　肺脏是最主要的病变器官。肉眼所见类似大叶性肺炎的肝样变。光镜在病程 10 日左右显示肺水肿、纤维素渗出、透明膜形成，肺泡间隔成纤维细胞增生，最后形成肺泡闭塞、萎缩和全肺实变，少数病例出现纤维化甚至硬化。经支气管活检标本显示类似变化，在增生的肺泡上皮及渗出的单核细胞胞质内可见病毒包涵体。电镜观察显示肺泡上皮特别是 II 型细胞增生、板层体减少、内质网增生扩张，并可见病毒颗粒。其他器官如脾脏、淋巴结、心、肝、肾、肾上腺、脑、骨髓、胰腺及生殖器官均有不同程度的病变。

二、临床表现

SARS 的潜伏期通常限于 2 周之内，一般 2～10 天。

（一）症状

急性起病，自发病之日起，2～3 周内病情都可处于进展状态。主要有以下三类症状。

1. 发热及相关症状　常以发热为首发和主要症状，体温一般高于 38℃，呈持续性高热，可伴有畏寒、肌肉酸痛、关节酸痛、头痛、乏力。

2. 呼吸系统症状　咳嗽不多见，表现为干咳、少痰，少数患者出现咽痛。可有胸闷，严重者渐出现气促、呼吸困难，常无上呼吸道卡他症状，呼吸困难和低氧血症多见于发病 6～12 天以后。

3. 其他方面症状　部分患者出现腹泻、恶心、呕吐等消化道症状。

（二）体征

患者的肺部体征常不明显，部分患者可闻及少许湿啰音，或有肺实变体征。偶有局部叩浊、呼吸音减低等少量胸腔积液的体征。

三、辅助检查

（一）实验室检查

1. 血常规　白细胞计数一般正常或降低；常有淋巴细胞计数减少（若淋巴细胞计数小于 0.9×10^9/L，对诊断的提示意义较大）；部分患者血小板减少。

2. T 淋巴细胞亚群计数　常于发病早期即见 CD4+、CD8+ 细胞计数减少，两者比值正常或降低。

（二）胸部影像学检查

疾病初期以两肺下野及肺周围部位多见，X 线表现为不同程度的片状、斑片状磨玻璃密度影，少数为肺实变影。CT 表现也以磨玻璃阴影和实变为主，常为多发和 / 或双侧改变，并于发病过程中呈进展趋势，部分病例进展迅速，可以从发病初期的小片状影像发展为大片状，由单发病变进展为多发或弥漫性病变，由一个肺野扩散到多个肺野，短期内融合成大片状阴影，甚至"白肺"。一般很少出现胸腔积液、空洞和淋巴结肿大。

（三）SARS-CoV 实验室检测

1. SARS-CoV 核酸（RNA）检测　应用逆转录聚合酶链反应（RT-PCR）方法检测 SARS-CoV 的 RNA。

2. SARS-CoV 特异性抗原 N 蛋白检测　以 ELISA 检测血清或血浆标本中 SARS-CoV 核衣壳（N）蛋白抗原。

3. SARS-CoV 特异性抗体检测　急性期血清标本是指发病后 7 天内采集的标本，应尽可能早的采集。恢复期血清标本是指发病后 3～4 周采集的样本。

四、诊断与治疗

（一）诊断

1. SARS 疑似病例　符合以下任何一项可诊断为疑似病例。

（1）具有可疑流行病学史，并具有 SARS 相应的临床表现和辅助检查，但尚没有典型的肺部影像学表现者。

（2）具有 SARS 相应的临床表现和辅助检查，有或没有典型的肺部影像学表现者，同时具备任何一种标本经任何一间具备 RT-PCR 检测和生物安全资质的实验室检测阳性。

（3）具有 SARS 相应的临床表现和辅助检查，有或没有典型的肺部影像学表现者，同时具备病例的任何一份血清抗体检测阳性。

2. SARS 临床诊断病例　具有流行病学史的任一项和 SARS 相应的临床表现和辅助检查，尤其是典型的肺部影像学表现，并能排除其他疾病诊断者。

3. SARS 确诊病例　符合以下任何一项者为 SARS 确诊病例。

（1）具有 SARS 相应的临床表现和辅助检查，以及至少两种不同部位的临床标本检测 SARS-CoV 核酸（RNA）阳性（例如血液和鼻咽分泌物或粪便）。

（2）具有 SARS 相应的临床表现和辅助检查，以及连续收集 2 天或以上的同一种临床标本检测 SARS-CoV 核酸（RNA）阳性（例如 2 份或多份鼻咽分泌物）

（3）具有 SARS 相应的临床表现和辅助检查，以及在每一个特定检测中对原始临床标本使用两种不同的方法，或从原始标本中重新提取 RNA，RT-PCR 检测阳性。

（4）具有 SARS 相应的临床表现和辅助检查，以及以 ELISA 检测血清或血浆标本中 SARS-CoV 核衣壳（N）蛋白抗原阳性，重复一次实验，结果仍为阳性。

（5）具有 SARS 相应的临床表现和辅助检查，以及平行检测急性期和恢复期血清，SARS-CoV 特异性抗体转阳。

（6）具有 SARS 相应的临床表现和辅助检查，以及平行检测急性期和恢复期血清，SARS-CoV 特异性抗体滴度升高≥4 倍。

（二）治疗

严格执行隔离措施，医务人员与患者都要采取严格的防护措施。

目前针对 SARS-CoV 尚无特效药物，临床上以对症支持治疗和针对并发症的治疗为主，在目前疗效尚不明确的前提下，应尽量避免多种药物（如抗生素、抗病毒药、免疫调节剂、糖皮质激素等）长期、大剂量联合使用。

1. 一般治疗与病情监测　卧床休息，注意维持水、电解质平衡，避免劳累，密切观察病情变化。一般早期给予持续鼻导管吸氧（吸氧浓度一般为 1～3L/min）。根据病情需要，每天定时或持续监测血氧饱和度（SpO_2）。定期复查血常规、尿常规、血电解质、肝肾功能、心肌酶谱、T 淋巴细胞亚群（有条件时）和 X 线胸片等。

2. 对症治疗　发热≥38.5℃，或全身酸痛明显者，可使用解热镇痛药。高热者给予冰敷、降温毯等物理降温措施。儿童禁用水杨酸类解热镇痛药。咳嗽、咳痰者可给予镇咳、祛痰药。腹泻患者应注意补液及纠正水、电解质失衡。有心、肝、肾等器官功能损害者，应采取相应治疗。

3. 糖皮质激素的使用　应用糖皮质激素的目的在于抑制异常的免疫反应，减轻全身炎症反应状态，但糖皮质激素在急性期也有可能导致病毒复制增加，引起病情加重，因此应尽量避免早期应用，一般推荐出现低氧达到急性肺损伤或 ARDS 诊断标准时应用。成人推荐剂量相当于甲泼尼龙 2 ~ 4mg/（kg·d），当临床表现改善或 X 线胸片显示肺内阴影有所吸收时，应及时减量停用。通常静脉给药 1 ~ 2 周后可改为口服泼尼松或泼尼松龙，一般不超过 4 周，不宜过大剂量或过长疗程。

4. 抗病毒治疗　尚无针对 SARS-CoV 的特异性药物，临床回顾性分析资料显示，利巴韦林等常用抗病毒药对 SARS 无效。用于治疗 AIDS 的蛋白酶抑制剂洛匹那韦 / 利托那韦对 SARS 的疗效尚待验证。

5. 免疫治疗　胸腺素、干扰素、静脉注射人免疫球蛋白等非特异性免疫增强剂对 SARS 的疗效尚未肯定，不推荐常规使用。SARS 恢复期血清的临床疗效尚未被证实，对诊断明确的高危患者，可在严密观察下试用。

6. 抗菌药物的使用　抗菌药物的应用目的主要为两个，一是用于对疑似患者的试验治疗，以帮助鉴别诊断；二是用于治疗和控制继发细菌、真菌感染。鉴于 SARS 常与社区获得性肺炎相混淆，而后者常见致病原为肺炎链球菌、肺炎支原体、肺炎衣原体、流感嗜血杆菌等，在诊断不清时可选用呼吸喹诺酮类或 β- 内酰胺类联合大环内酯类药物经验性治疗。

7. 心理治疗　对疑似病例，应合理安排收住条件，减少患者担心院内交叉感染的压力；对确诊病例，应加强关心与解释，引导患者加深对本病的自限性和可治愈的认识。

8. 重症患者须转入重症监护病房救治。

（三）预后

研究表明，本病的平均病死率为 9.3%。

SARS 致死的高危因素包括以下内容。

1. 年龄超过 50 岁。

2. 存在心脏、肾脏，肝脏或呼吸系统的严重基础疾病，或患有恶性肿瘤、糖尿病，严重营养不良、脑血管疾病等其他严重疾病。

3. 近期外科大手术史。

4. 外周血淋巴细胞总数进行性下降。

5. 经积极治疗，血糖仍持续居高不下。

五、预防

（一）控制传染源

SARS 的传染源主要是患者，因此在流行期间及早隔离患者是关键。SARS 的疑似、临床诊断和确诊患者均应立即住院隔离治疗，收治在不同区域，其中临床诊断患者、疑似患者均应住单人病房，避免交叉感染。应就地治疗，尽量避免远距离转送患者。对症状期密切接触者均应实施医学观察，一般采取家庭观察；必要时实施集中医学观察，但要注意避免交叉感染。隔离观察期为 14 天（自最后接触之日算起）。

考虑到 SARS 可能来源于动物，因此应该加强对动物宿主的监测研究，减少或避免动物感染或扩散 SARS-CoV 到人。同时要加强实验室安全，严格执行 SARS 科研、检测、试剂和疫苗生产机构的生物安全管理。

（二）切断传播途径

由于 SARS 的传播主要是通过人与人的传播，因此切断这一途径是控制 SARS 流行的关键。应选择合格的专科医院作为定点收治医院。病房应设在严格管理的独立病区；尤其是保证病房通风条件要好，医护人员办公室与病区应相对独立，以尽量减少医护人员与 SARS 患者不必要的接触或长时间暴露于被 SARS 病原体污染的环境中。

个人防护用品包括防护口罩、手套、防护服、护目镜或面罩、鞋套等。其中以防护口罩和手套最为重要，一般接触患者应佩戴由 12 层以上纱布制成的口罩，有条件的或在 SARS 感染区则应佩戴 N95 口罩。在对危重患者进行抢救、插管、口腔护理等近距离接触的情况下，医护人员还应佩戴护目镜或面罩。

（三）保护易感人群

目前尚无有效的疫苗或药物预防方法，针对全人群，尤其是老年人群和慢性病患者在疫情流行期间，加强健康宣教，提高自我防范意识，建议减少外出，加强个人防护及健康监测，如有不适及时就诊。

六、社区管理

（一）筛查与转诊

1. 筛查　疫情流行期间，发热和 / 或有呼吸道症状患者，统一至发热门诊进行筛查，有流行病学史的患者和疑似病例须及时筛查。

2. 转诊　基层医疗机构对疑似病例或确诊病例须第一时间转诊至定点医院救治。SARS 患者符合接触隔离和出院标准，可下转至基层医疗服务机构进行康复治疗和随访管理等。

（二）健康宣教与疾病管理

1. 健康宣教

（1）加强 SARS 防治知识的宣传，保持公共场所及个人卫生，坚持锻炼身体，尽量少去人口密集的公共场所，保持室内空气的流通。实施社区综合防治措施，出现病例较多的局部地区要进行隔离，避免病原菌的传播。

（2）科普卫生知识，养成良好的卫生习惯。如正确洗手方法、纠正不良卫生行为和生活习惯、建立科学合理的生活和行为方式、减少各种危险因素对健康的影响。

（3）倡导文明健康的生活方式，确保足够的睡眠时间和良好的休息，不接触、购买和食用野生动物（尤其是果子狸），避免前往售卖活体动物市场。

（4）建立良好的心理适应能力。在疫情流行时，开展心理健康教育，提高人们的心理健康水平，学会自我减压，帮助人们树立战胜疫病的信心和决心。

（5）提醒防非典的误区，如聚众聊非典、乱服预防药、有病不去医院、滥用消毒剂等。

2. 疾病管理　SARS 恢复期患者基层随访管理建议：患者出院 2 个月内每 2 周至少应随诊 1 次。出院 2 个月后可视个体情况适当延长随诊时间，必要时应坚持随诊至出院后 1 年。随诊项目应包括以下内容。

（1）临床症状及体格检查。

（2）一般项目：血常规、肝肾功能、心电图、动脉血气分析、T 淋巴细胞亚群（有条件时）等，连续 2 次检查均正常的项目在下一次随诊时可不再复查。

（3）肺功能（包括肺容积、通气功能和弥散用功能）。

（4）X 线胸片和 HRCT（必要时）。

（5）骨密度、髋关节 X 线片和股骨头 MRI（必要时）。

（6）血清 SARS-CoV 特异性抗体 IgG。

（7）心理状态评价。

（黄凯）

第四章

细菌性传染病

　　细菌性传染病是细菌通过呼吸道、消化道、性生活、血液等不同途径侵入人体后导致的一类传染病。它在易感人群中迅速传播，对社会危害极大，因此积极预防和治疗细菌性传染病意义重大。全科医生作为居民健康的守门人，应熟悉掌握各类细菌性传染病的基本知识。本章主要介绍了临床上较常见的 17 种细菌性传染病，每一节均结合全科医生工作实际，介绍了病原学特性、疾病特点及社区防治与管理，便于全科医生准确识别疾病、及时采取对策。

第一节　细菌性食物中毒

一、概述

细菌性食物中毒是最常见的一类食物中毒，指进食被细菌或细菌毒素污染的食物和水源而引起的急性感染中毒性疾病。根据临床表现的不同，可分为胃肠型食物中毒和神经型食物中毒。胃肠型食物中毒主要表现为恶心、呕吐、腹痛、腹泻等急性胃肠炎症状；神经型食物中毒主要表现为眼肌及咽肌瘫痪等神经系统症状。细菌性食物中毒多发生于夏秋季，潜伏期短、多为只有几个小时，常为集体发病。

（一）病原学与流行病学

1. 病原学

（1）沙门菌属　沙门菌为革兰氏阴性杆菌，兼性厌氧，不形成芽孢，无荚膜，绝大多数有鞭毛，能运动。基因组为一环状染色体，具有相当大的遗传多样性。常含有一个或两个大质粒。广泛分布于自然界，家禽、家畜为其自然宿主，通常寄居在肠道内，属于肠道病原菌。对外界的抵抗力较强，在水、土壤和粪便中能存活数月。该菌对营养要求不高。不耐热，60℃ 10～20分钟即被灭活。以鼠伤寒沙门菌、肠炎沙门菌较为常见。

（2）副溶血性弧菌　又称为嗜盐菌，为革兰氏阴性杆菌，一端有一根鞭毛，运动活跃。本菌嗜盐生长，是沿海地区引起食物中毒最常见的病原菌。对酸敏感，食醋中3分钟即死亡。不耐热，56℃ 5～10分钟灭活。致病性菌株能溶解人及家兔红细胞，称为"神奈川"试验阳性。菌体O抗原是耐热抗原，荚膜K抗原是不耐热抗原，O3∶K6目前占每年全球由副溶血弧菌引起的食物中毒的50%～80%。

（3）金黄色葡萄球菌　金黄色葡萄球菌为革兰氏阳性，无芽孢，无荚膜，致病性葡萄球菌菌体较小。多在环境及人与动物皮肤黏膜上，易经手或空气污染食品。此菌污染食物后，在37℃经6～12小时繁殖而产生肠毒素，它有8个血清型，其中由携带传统肠毒素引起的食物中毒最常见。

（4）变形杆菌　变性杆菌是革兰氏阴性杆菌，呈多形性，无芽孢，无荚膜，有鞭毛，有极强的运动性。它的抗原极其复杂，目前有49个菌体抗原和19个鞭毛抗原。本菌广泛存在于污水、土壤、腐败有机物、变质食物及人和家禽、家畜的胃肠道中。变形杆菌在食物中能产生肠毒素，还可产生强活性的脱羧酶反应，使得人体产生过敏型组胺中毒。

（5）蜡样芽孢杆菌　蜡样芽孢杆菌为革兰氏阳性粗大芽孢杆菌，为条件致病菌。产芽孢及毒素，有致呕吐型和腹泻型胃肠炎肠毒素两类。存在于土壤、水、空气以及动物肠道等处。

（6）肠致病性大肠埃希菌　致病性大肠埃希菌是革兰氏阴性短杆菌，周身鞭毛，能运动，无芽孢。在自然界的水中可存活数周至数月，在温度较低的粪便中存活更久。

（7）肉毒梭菌　肉毒梭菌为革兰氏染色阳性粗短杆菌，严格厌氧，能运动。芽孢在自然界生命力极强，在干燥环境中可存活 30 年以上。在缺氧环境下大量繁殖，产生外毒素。外毒素为嗜神经毒素，该毒素的毒力作用极强，是目前自然界毒力作用最强的微生物毒素之一。

2. 流行病学

（1）传染源　被致病细菌感染的食物和患者、无症状带菌者为主要传染源。动物性食品是引起细菌性食物中毒的主要食品，如畜肉类、禽肉、鱼、乳、蛋类。植物性食物，如剩米饭、米糕和米粉等则易引起金黄色葡萄球菌、蜡样芽孢杆菌食物中毒。

（2）传播途径　以粪－口途径为主。通过进食被细菌或其毒素污染的食物和水而传播。

（3）人群易感性　人群普遍易感，且可反复感染发病。患者无传染性，也不产生病后免疫力。

全年皆可发生，在夏秋季较多，这与夏季气温高，细菌易于大量繁殖和产生毒素相关，也与人体防御功能降低，易感性增高有关。细菌性食物中毒常发生在集体食堂、托儿人群和宴席等聚餐活动中。各年龄组均可发病。进食者发病，不进食者不发病。

（二）发病机制与病理生理

1. 发病机制　是否发生细菌性食物中毒与摄入食物被细菌或毒素污染程度、摄入量及人体抵抗力等有关。

（1）肠毒素　鼠伤寒、肠炎沙门菌等能产生肠毒素，使肠黏膜内水、氯离子和碳酸氢钠等过度分泌至肠腔，同时抑制钠离子吸收，从而导致持续性腹泻。

（2）内毒素　沙门菌菌体裂解后释放的内毒素致病性较强，能引发宿主体温升高、消化道蠕动增加而产生呕吐、腹泻等症状，大剂量时导致中毒症状。

（3）侵袭力　沙门菌、副溶血弧菌和变形杆菌等，通过鞭毛、荚膜等侵袭小肠黏膜，引起黏膜充血、水肿。

（4）外毒素　由上消化道吸收入血后，主要作用于脑神经核和外周神经等，抑制胆碱能运动神经释放乙酰胆碱，导致肌肉松弛性麻痹。

2. 病理生理　胃肠型食物中毒患者胃肠黏膜发生充血、糜烂和水肿；肝、肾、肺出现淤血。神经型食物中毒患者脑、脑膜可见充血、水肿、广泛的点状出血、小血栓，镜下可见神经节细胞变性，脑神经根水肿。

二、临床表现

（一）胃肠型食物中毒

潜伏期短，常在进食后数小时发病。食物中毒潜伏期沙门菌一般为 4~24 小时，有时可达 2~3 天，金黄色葡萄球菌 1~5 小时，副溶血弧菌 6~12 小时，变形杆菌 1~48 小时，蜡样芽孢杆菌 1~2 小时。

胃肠型食物中毒者以急性胃肠炎症状为主，起病急，有恶心、呕吐、腹痛、腹胀、腹泻等，部分患者还会出现类似于伤寒样的症状、败血症、局部感染等症状。患者常表现为不同程度的腹痛，先吐后泻，呕吐物多以进食之食物，腹泻轻重和次数不一，每天数次至数十次，常为黄色稀便、水样便或黏液便。侵袭性细菌引起的食物中毒，常有发热、腹部阵发性绞痛、里急后重和黏液脓血便。金黄色葡萄球菌和蜡样芽孢杆菌食物中毒时，患者呕吐尤为剧烈，呕吐物可呈胆汁性，有时还带有血液或黏液。鼠伤寒沙门菌食物中毒的粪便可见脓血便，有腥臭味。副溶血弧菌食物中毒病例粪便常呈血水样。变形杆菌还可发生面部潮红、眼部充血、头痛、心跳加速、胸闷和荨麻疹等过敏症状。病程短，多为1~3天恢复，极少数可达1~2周。

（二）神经型食物中毒

潜伏期为2小时~10天，多为12~36小时。潜伏期长短与外毒素的量直接有关，中毒剂量越大，潜伏期越短，病情越重，也可先起病轻，后发展成重型。发病急，以神经系统症状为主。体温正常；神志清楚；胃肠道症状轻或没有。主要表现为视力模糊、复视、眼睑下垂和呼吸困难。可于5~9天内逐渐恢复，但全身乏力及眼肌瘫痪持续较久。重症患者若抢救不及时，病死率30%~60%。

三、辅助检查

（一）胃肠型食物中毒

1. 血象　金葡菌及副溶血弧菌感染者，白细胞计数可升高明显，中性粒细胞比例也增高。沙门菌感染者血白细胞计数多在正常范围。

2. 粪便检查　血水样粪便镜检可见多数红细胞，少量白细胞；呈稀水样镜检可见少量白细胞；血性黏液便在镜检时可见到多数红细胞及白细胞。

3. 血清学检查　由于患病数天即可痊愈，血清检查较少应用。

4. 分子生物学检查和细菌培养　采用特异性核酸探针进行核酸杂交和特异性引物进行PCR检测以检查病原菌，如能获得病原菌有利于确诊。将患者的呕吐、排泄物以及进食的可疑食物上送到上级医疗机构或疾病预防控制机构，开展分子生物学检查和细菌培养。

（二）神经型食物中毒

将呕吐物、排泄物、可疑食物加热煮沸20分钟后，接种血琼脂做厌氧培养，可检出肉毒梭菌。将检查标本及时上送到上级医疗卫生机构开展动物试验、中和试验或禽眼睑接种试验，以检查毒素。

四、诊断与治疗

（一）诊断

细菌性食物中毒的诊断主要根据流行病学调查、患者的临床表现和实验室检查分析来进行综合判定。

1. 胃肠型食物中毒　根据流行病学资料，包括发病季节、地区、患者年龄、有无不洁饮食史、集体发病史、动物接触史、疫水接触史及抗生素使用情况等，结合患者的症状、体征、病程以及腹泻次数、性状等考虑可能的病原菌，确诊需要粪便病原菌的分离培养及特异性检查。

2. 神经型食物中毒　根据流行病学资料，包括是否进食可疑食物，特别是火腿、腊肠、罐头等食品，同餐者集体发病，结合有特殊的神经系统症状与体征，如复视、斜视、眼睑下垂、吞咽困难、呼吸困难等临床表现，确诊需要用动物实验检查患者血清及可疑食物中的肉毒毒素，还可用可疑食物进行厌氧培养，分离鉴定病原菌。

（二）治疗

1. 胃肠型食物中毒 胃肠型食物中毒病程较短，应以对症治疗为主。胃肠型食物中毒时要将患者进行分类，轻者在原地集中治疗，重症患者立即送往医院治疗，即时收集资料，进行流行病学调查及细菌学的检验工作，以明确病因。

（1）一般治疗 卧床休息，早期饮食应为易消化的流质或半流质饮食，病情好转后可恢复正常饮食。沙门菌食物中毒患者应床边隔离。

（2）对症治疗 包括止吐、补液、止痛和补充电解质等。

（3）病原治疗 一般可不用抗菌药物。伴有高热的患者，可按不同的病原菌选用抗菌药物。如感染了沙门菌、副溶血弧菌的患者可选用喹诺酮类抗菌药物。变形杆菌感染患者以治疗过敏型组胺中毒为主。苯海拉明、异丙嗪、氯苯那敏均能对变形杆菌起到抑制的作用。

2. 神经型食物中毒

（1）一般及对症治疗 卧床休息，并予以适当镇静剂。应在进食可疑食物4小时内，用1：4 000高锰酸钾或5%碳酸氢钠溶液洗胃及灌肠。对于吞咽困难者，宜用鼻饲及输液补充营养及水分。对于呼吸困难者，应予吸氧，及早气管切开，给予人工呼吸器。加强监护频次，密切观察患者的病情变化，防止肺部感染发生。继发肺炎时积极给予抗菌药物治疗。

（2）抗毒素治疗 在起病后24小时内或瘫痪发生前，用多价抗毒血清注射，剂量每次5万~10万U，静脉或肌内注射，必要时在6小时后再重复给予1次同样剂量的多价抗毒血清。如已知毒素型别，可用单价抗毒素血清，每次1万~2万U。先做血清敏感试验，过敏者先行脱敏处理。

（三）预后

细菌性食物中毒预后与致病菌密切相关。常见的细菌性食物中毒，如沙门菌、金黄色葡萄球菌、变形杆菌等，病程短、恢复快、预后好、病死率低，但肉毒梭菌食物中毒的病死率较高，且病程长、病情重、恢复慢。

五、预防

（一）管理传染源

一旦发生可疑食物中毒后，应立即报告当地市场监督管理部门或卫生健康行政部门，通知当地疾病预防控制机构及时进行调查分析，制定防疫措施，及早控制疫情。

（二）切断传播途径

认真贯彻落实《中华人民共和国食品安全法》，加强食品安全管理。对广大群众进行卫生宣传教育。禁止食品行业从业者出售变质食品，广大群众不食用变质食品，注意饮食卫生，不吃不洁、腐败、变质食物或未煮熟的食物。

（三）保护易感人群

在肉毒梭菌食物中毒处置过程中，对有进食史但尚未发病者应立即注射多价抗毒血清1 000~2 000U，以预防发病。

六、社区管理

（一）筛查与转诊

细菌性食物中毒防控需要加强疾病监测和症状监测，发现群体性事件应及时向上级卫生健康行政部门、疾病预防控制机构报告，及时采集患者粪便、呕吐物等样本，以及食物残留样本，送上级疾病预防控制机构检测。社区医院应对病例进行规范及时诊治和转诊。

（二）健康宣教与疾病管理

1. 健康宣教　通过健康宣传和教育，普及细菌性食物中毒预防控制知识，提高公众自我保健能力，养成良好的个人卫生习惯。选择、使用经安全处理的食品或原料，烹饪食品要熟透，立即食用煮好的食品，精心储存熟食，在低温或通风阴凉处存放食品，彻底再加热熟食品，避免生熟食品交叉污染，在处理食品或进餐前都应把手洗净，制作食品的任何用具的表面必须干净，避免苍蝇、蟑螂类和其他动物接触食物，安全食用蔬菜。

应加强对食堂、食品餐饮店、食品加工厂、屠宰场等相关部门的卫生检验检疫工作，严格遵守牲畜宰前、宰中和宰后的卫生要求，防止污染。食品加工、储存和销售过程要严格遵守卫生制度，搞好食具、容器和工具的消毒，避免生熟交叉污染。食品从业人员、医院和托幼机构工作人员应认真执行就业前体检和从业时定期体检的制度，经常接受食品安全教育。加强对餐饮单位的监督管理及食品安全宣传教育工作，从源头上减少细菌性食物中毒事件的发生。

2. 疾病管理　建立24小时值班制度，应及早隔离治疗患者，在发现细菌性食物中毒时，社区医院应及时上报上级医疗机构、疾病预防控制机构，协助开展对病例的流行病学调查和病原学采样工作等，并落实针对性的预防控制措施。

（朱立国　吴雨晨）

第二节　细菌感染性腹泻

一、概述

细菌感染性腹泻是指由除霍乱弧菌、痢疾杆菌、伤寒、副伤寒杆菌以外的细菌感染引起，以腹泻为主要表现的胃肠炎症候群，为丙类法定传染病报告病种。临床上表现轻重不一，可伴有恶心、呕吐、腹痛、发热、食欲不振及全身不适。大多为自限性，少数病情严重者，常并发脱水、酸中毒、电解质紊乱、休克等，甚至危及生命。感染性腹泻是全球重大公共卫生问题之一，一般为散发，可暴发流行。

（一）病原学与流行病学

1. 病原学　常见细菌有沙门菌属、志贺菌属、大肠埃希菌、弯曲菌、耶尔森菌、金黄色葡萄球菌、副溶血性弧菌、艰难梭菌等，本节介绍近年来较受重视的病原菌。

（1）大肠埃希菌　短杆状革兰氏阴性菌，有菌毛，无芽孢，大多有周身鞭毛，运动活跃。耐低温。对酸有较强抵抗力，对高温和化学消毒剂敏感。大肠埃希菌某些血清型可引起人类胃肠炎，与食用被污染的食品和水有关，为外源性感染。根据大肠埃希菌致病机制不同，可分为五种类型：肠致病性大肠埃希菌、肠毒素性大肠埃希菌、肠侵袭性大肠埃希菌、产志贺毒素大肠埃希菌、肠集聚性大肠埃希菌。

（2）小肠结肠炎耶尔森菌　革兰氏阴性球杆菌，偶见两端浓染。无芽孢、无荚膜，25℃培养时有周身鞭毛。营养要求不高，兼性厌氧，产热稳定性肠毒素。最适生长温度为20~28℃，但耐低温，在4℃能生长，最适 pH 7.6。根据菌体 O 抗原，该菌有 50 多种血清型，但与致病相关的菌株仅限于几种血清型，且在不同地区其致病型别也有不同。我国主要为 O9、O8、O5 和 O3。

（3）变形杆菌　革兰氏阴性菌，具有明显的多形性，无荚膜，有周身鞭毛，运动活跃、最适生长温度 37℃，营养要求不高。产肠毒素。变形杆菌为肠道正常菌，自然界分布广泛，存在于污水、土壤、垃圾中。变形杆菌属有八个菌种，其中奇异变形杆菌和普通变形杆菌能引起人类的肠道内感染。

（4）艰难梭菌　革兰氏阳性粗大杆菌，专性厌氧。有芽孢位于次极端，呈卵圆形，芽孢在外环境可存活数周至数月。产生肠毒素，包括 A 和 B 两种，A 为肠毒素，B 为细胞毒素，对酶作用有抵抗力。艰难梭菌是人、畜肠道中的正常菌群，在婴儿时带菌率尤高。

（5）类志贺邻单胞菌　革兰氏阴性菌，可呈短链或长丝状，兼性厌氧，有动力，无芽孢和荚膜。与志贺菌有一些共同的生化反应和抗原结构，但毒力比志贺菌低得多。

2. 流行病学

（1）传染源　患者、隐性感染者及恢复期排毒者。动物可成为贮存宿主，在传播中有重要意义。

（2）传播途径　粪-口途径，多与被污染的食品和水源有关。密切接触也可传播，有的可引起医院内腹泻。

（3）易感人群　普遍易感，没有交叉免疫。儿童、老年人、有免疫抑制或慢性疾病者为高危人群，一般可获得短暂的免疫力，可反复感染。

（二）发病机制与病理生理

1. 发病机制

（1）分泌性腹泻　病原菌进入肠道后，不侵入肠上皮细胞，仅在小肠内繁殖，黏附于肠黏膜，释放肠毒素与肠黏膜表面的受体结合，刺激肠上皮细胞，引起过多的水和 Na^+ 分泌到肠腔，当分泌量超过吸收能力时可导致腹泻。患者多不伴有发热，粪便性状多为稀水便，镜检红白细胞不多。此类细菌包括产毒性大肠埃希菌、金黄色葡萄球菌、变形杆菌和气单胞菌等。

（2）侵袭性腹泻　又称为渗出性腹泻。细菌通过菌毛等直接侵袭肠上皮细胞，生长繁殖并分泌外毒素，导致细胞蛋白合成障碍，造成细胞的功能障碍和黏膜的坏死、溃疡形成以及炎性渗出，肠内渗透压升高，从而使电解质、溶质和水的吸收发生障碍，并产生前列腺素，进而刺激分泌，增加肠的动力，引起腹泻。患者常伴有发热，粪便性状多为黏液和脓血便，镜检有较多的红白细胞。沙门菌属、空肠弯曲菌、耶尔森菌、侵袭性大肠埃希菌、肠出血性大肠埃希菌等均能引起侵袭性腹泻。

耶尔森菌既能引起侵袭性腹泻，又可释放肠毒素而引起分泌性腹泻。

2. 病理生理

（1）分泌性腹泻　作用于空肠和十二指肠，黏膜病变轻微，绒毛顶端黏膜下水肿，隐窝细胞有伪足样突起伸向隐窝腔内。上皮杯状细胞的黏膜分泌增加，黏膜上皮固有层毛细血管充血，上皮细胞出现线粒体肿胀和嵴的消失、高尔基体泡囊增加及内质网的扩张和囊泡形成等。艰难梭菌引起的腹泻易形成假膜，是确诊依据之一。

（2）侵袭性腹泻　主要病变部位在小肠末端和结肠黏膜，肠上皮细胞肿胀、线粒体消失、内积脂质的膜样囊泡增多和核固缩，上皮细胞内可见病原菌，严重时可引起全身感染或菌血症。

二、临床表现

潜伏期数小时至数天、数周，多急性起病。症状轻重不一，以胃肠道症状最突出，出现纳差、恶心、呕吐、腹胀、腹痛、腹泻，可伴里急后重，腹泻次数可多至一二十次，粪便性状呈水样便、黏膜便、脓血便。分泌性腹泻一般不出现腹痛，侵袭性腹泻多出现腹痛。常伴有畏寒、发热、乏力、头晕等表现，严重者可休克。病程时间长短不一，可为急性、迁延性、慢性。多为自限性。

（一）产志贺毒素大肠埃希菌感染

污染的食品是产志贺毒素大肠埃希菌感染的重要传染源，如未熟透的牛排和其他肉类制品、水、未经巴氏消毒过的牛奶、果汁、生的蔬菜水果等。夏季多见。急性起病，症状轻重不一，可为轻度腹泻至伴剧烈腹痛的血便，感染 1 周后可合并溶血性尿毒症综合征、血栓性血小板减少性紫癜、脑神经障碍等，危及生命，死亡率达 5% ~ 10%。

（二）耶尔森菌感染

又称"冰箱病"。婴幼儿及儿童胃肠炎症状突出，成人以肠炎为主。起病急，以发热、腹泻、腹痛为主要表现，热程多为2~3天，腹泻一般1~2天，重者1~2周。多为水样，带黏液，可有脓血便，腹痛常见，可局限在右下腹，可伴肌紧张和反跳痛，易误诊为阑尾炎。肠外疾病：结节性红斑、关节炎、耶尔森肝炎。

（三）变形杆菌感染

变形杆菌是院内感染的常见机会致病菌。变形杆菌感染的主要表现为发热、恶心、呕吐、腹痛、腹泻，腹痛部位在上腹部和脐周，腹泻轻者每日数次，重者20~30次。还可引起多种感染，如尿路感染、胃肠炎、心内膜炎和脓毒症等。

（四）医院内腹泻

随着抗生素及免疫制剂的广泛应用，住院腹泻患者的发病率逐年升高，多由艰难梭菌引起。大多数表现为轻到中度水样腹泻、发热、腹胀、下腹或全腹散在痉挛性疼痛。严重者也见黏液便，可并发脱水、低蛋白血症、电解质紊乱、肠麻痹和肠穿孔，死亡率为2%~5%，老年或衰弱者可达10%~20%。

（五）旅游者腹泻

主要由感染肠产毒型大肠埃希菌、肠聚集型大肠埃希菌、沙门菌、志贺菌、弯曲菌、耶尔森菌、气单胞菌及非霍乱弧菌等引起。患者起病急，40%腹泻症状轻微，重症患者会出现明显腹泻症状，伴有腹部绞痛、发热以及恶心等症状。

三、辅助检查

（一）血常规

一般白细胞总数升高或正常，中性粒细胞增多或伴核左移。

（二）粪便常规

肉眼观察粪便的外形、量、稠度及有无食物残渣、黏液、脓血等。不同细菌感染后粪便可呈稀水样便、脓血便、血便、黏液便等性状。

（三）粪便培养

粪便培养是细菌感染性腹泻的确诊依据。注意在应用抗生素之前采样，选取新鲜粪便的黏液脓血等病变部分培养，标本保温及时送检，结肠镜检时取材，根据可疑致病菌选用相应培养基和培养条件。

（四）核酸检测

应用基因探针技术和聚合酶链反应技术检测病原菌特异性基因片段，该法简便、迅速、灵敏。随着全基因组测序技术和数据分析方法的发展，运用于科研领域的二代测序技术有望应用于感染性腹泻病原菌的检测。

四、诊断与治疗

（一）诊断

根据流行病学资料，包括发病季节、地区、年龄、有无不洁饮食史、集体发病史、动物接触史、疫水接触史及抗生素使用等，结合发病症状、体征、病程以及腹泻频率、性状等考虑可能的病原菌，确诊有利于粪便病原菌的分离培养及特异性检查。

（二）治疗

1. 一般及对症治疗　腹泻时一般不禁食，可进流食或半流食，暂时停饮乳制品。腹泻频繁，伴有呕吐和高热等严重感染中毒症状者，应卧床休息、禁食、多饮水。腹泻伴有呕吐或腹痛剧烈者，可予阿托品类药物，但慎用或禁用阿片制剂。小檗碱（黄连素）具有良好的收敛和轻微抑菌作用，对于细菌性腹泻有一定作用。

2. 补充水和电解质

（1）口服补液盐治疗　适用于急性腹泻轻、中度脱水及重度脱水辅助治疗。

（2）静脉补液疗法　适用于重症腹泻伴脱水、电解质紊乱、酸中毒或休克者。补液推荐用乳酸盐林格液，最初应快速静脉补液，遵循补液的基本原则；继发酸中毒者静脉给予 5% 碳酸氢钠或 11.2% 乳酸钠；当患者脱水纠正、呕吐好转后即改为口服补液。

（3）补锌　可以降低腹泻的病程和严重程度，以及脱水的危险。

3. 抗菌治疗　耶尔森菌轻症多为自限性，不必应用抗菌药。侵袭性、致病性或产肠毒素性大肠埃希菌科选用喹诺酮类或磺胺类。肠出血性大肠埃希菌 O157 患者和疑似患者禁止使用抗生素，疫区内的其他一般腹泻患者应慎用抗生素。

（三）预后

多为自限性疾病，预后良好。但儿童、老年人、免疫缺陷或合并其他疾病者病死率稍高。

五、预防

（一）管理传染源

设置肠道门诊专科，早期发现患者并对部分感染性腹泻患者进行隔离与治疗。对从事饮食业、保育员和给水人员定期体检，以检出慢性患者、带菌者；对呕吐物及饮食用具要严格消毒；受感染动物就地处理。对于多发或暴发疫情，要立即隔离、治疗患者，采样做病原学和／或血清学检查，尽快查明病原菌，确定传染来源。

（二）切断传播途径

切断传播途径是有效预防和控制腹泻的重要措施，包括养成良好的个人卫生，加强饮食及饮水卫生管理，以及对媒介昆虫的控制。处理好污物、污水，对患者的粪便等排泄物加入粪便量 1/5 的漂白粉或等量的 10% 漂白粉乳剂，处理后倒入便池。对于重点人群、集体单位、临时大型工地，要积极采取综合性预防措施，预防暴发和流行。做好院内感染消毒、隔离工作，减少和避免艰难梭菌外源性医院感染的发生至关重要。

（三）保护易感人群

对于医源性的细菌性腹泻的预防，应当隔离患者，严格执行消毒隔离措施，严格执行手卫生，防止交叉感染。艰难梭菌最主要的来源为医院环境，因此预防的重点是正确使用抗菌药。加强旅游环境治理和提高自我保护意识。

六、社区管理

（一）筛查与转诊

开设肠道门诊，对腹泻患者，均应予以外周血象及大便常规检查，对于确诊细菌感染性腹泻的患者要立即隔离，并上报中国疾病预防控制中心信息系统，仔细询问流行病学史，协助上级医疗机构和疾病预防控制机构开展传染病溯源和密切接触者管理工作。

（二）健康宣教与疾病管理

1．制作宣传册、宣传画对社区居民普及细菌感染性腹泻预防控制相关知识。

2．要切实做好环境改造和饮食卫生的管理，落实感染性腹泻预防控制规划。落实"三管一灭"，管理水源、管理粪便、管理饮食和消灭苍蝇是我国多年提倡的感染性腹泻预防措施，可大大降低感染性腹泻发病率。在发生洪涝灾害时，尤其要将此防控措施落实到位。

3．全科医师应对细菌感染性腹泻患者立即隔离治疗和随访管理。对从事幼托机构、餐饮食品行业等人员，在患病期间暂时调离岗位，完全治愈并解除管理的人员，方可从事原岗位工作。

4．对重点人群、集体单位及临时性大型工地应特别注意预防暴发和流行。

（朱立国　钱慧敏）

第三节　细菌性痢疾

一、概述

细菌性痢疾是一种常见的乙类肠道传染病，又称为菌痢或志贺菌病，因痢疾志贺菌感染人体后导致结肠渗出性炎症，临床主要表现为腹痛、腹泻、里急后重、脓血便等，严重者可出现全身中毒症状，甚至可出现感染性休克，少数病例可出现中毒性脑病，危及生命。此病多在夏、秋季流行，全年均有散发（图4-3-1）。

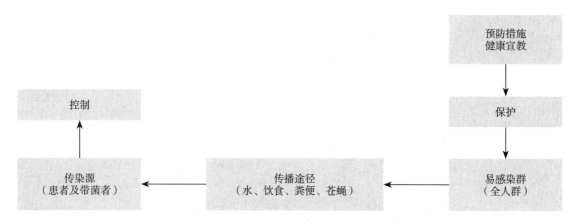

图4-3-1　细菌性痢疾的综合预防措施

（一）病原学与流行病学

1. 病原学　志贺菌属又称痢疾杆菌，是细菌性痢疾的病原菌，为革兰氏阴性杆菌，可分为 A、B、C、D 四群。它可被一般消毒剂杀灭，不耐热，可在加热 60℃的环境中存活 10 分钟。

2. 流行病学　志贺菌感染导致细菌性痢疾，全球均有发病，主要集中在亚热带及温带国家，亚洲每年志贺菌感染人数为 1.25 亿人，死亡人数 1.4 万人。国外以 D 群为主，我国以 B 群为主（占 62.8%～77.3%），D 群次之，A 群少见。志贺菌感染在美国同性恋男子中发病率增多，故又称为"同性恋男子肠道综合征"。我国各地区均可发病，以夏季和秋季多见，全年均可发病。

（1）传染源　患者和带菌者，细菌也可在高级灵长类动物体内存在。

（2）传播途径　粪－口传播。

（3）易感人群　人群普遍易感，机体抵抗力低下时更易感染，1～4岁儿童及20～40岁青壮年是菌痢年龄分布的两个高峰。

潜伏期 12～72 小时，疾病恢复 6 周后大便无菌排出。患者患病后免疫期短，因志贺菌群及血清型较多，群型之间无交叉免疫，故可重复感染。

（二）发病机制与病理生理

1. 发病机制 志贺菌的主要致病因素是侵袭力和内毒素，A 群还可产生外毒素。志贺菌利用菌毛侵入人体结肠黏膜上皮细胞，在上皮细胞基膜的固有层中繁殖，一般不进入黏膜下层，极少进入血流引起血行感染导致菌血症或败血症。所有志贺菌均分泌内毒素，有三点作用：①作用于肠黏膜，导致结肠黏膜破坏，形成溃疡、炎症，临床上出现脓血便；②作用于肠壁的自主神经，导致肠蠕动紊乱和肠痉挛，直肠括约肌痉挛可导致里急后重；③内毒素通过肠道吸收后可入血，导致发热、毒血症及急性微循环障碍等全身症状，导致感染性休克。

2. 病理生理 急性细菌性痢疾（简称菌痢）的病理改变主要在乙状结肠和直肠，轻症患者仅见肠道弥漫性充血水肿，肠道内仅见黏液血性渗出液；重症患者可累及整个结肠、回盲部及回肠末端，肠黏膜可见浅表溃疡，肠道内可见黏性脓性渗出液，表现为弥漫性纤维蛋白渗出性炎症，严重时可有灰白色纤维假膜。

慢性菌痢表现为肠黏膜水肿、增厚，可见不同程度的充血、凹陷性瘢痕、肠腺黏膜囊肿与肠息肉。少数病例因溃疡不断形成、修复，肠壁纤维瘢痕组织收缩致使肠腔狭窄。

中毒性菌痢肠道病变较轻，仅表现为黏膜充血水肿，可见浅表溃疡；主要表现为全身中毒症状，病理改变为全身微血管痉挛，缺血缺氧，导致 DIC、多脏器功能衰竭、脑水肿、脑疝形成；部分病例可出现肾上腺充血，肾上腺皮质萎缩。

二、临床表现

不同的群型感染可导致不同的临床表现。D 群感染症状较轻，B 群感染易迁延不愈转为慢性，A 群感染病情较重。可分为普通型、轻型、重型；根据病程长短可分为急性和慢性（表 4-3-1）。

表 4-3-1 细菌性痢疾的分型及临床特点

分类	分型	起病	既往史	易感人群	志贺菌群	临床表现					腹部体征		病程	预后
						全身中毒症状	消化道症状	败血症	中毒性休克	中毒性脑病	左下腹压痛	肠鸣音		
中毒性菌痢	休克型	急骤	无	2～7岁	A群多见	严重	不明显	有	有	有	不明显	/	/	不良
	脑型													
	混合型													

分类	分型	起病	既往史	易感人群	志贺菌群	全身中毒症状	消化道症状	败血症	中毒性休克	中毒性脑病	左下腹压痛	肠鸣音	病程	预后
急性菌痢	普通型	急	无	全人群	B群、C群多见	明显	明显	无	无	无	明显	活跃	1~2周	良好
	轻型			全人群	D群多见	轻	轻	无	无	无	轻微	稍活跃	/	良好
	重型			年老体弱、营养不良者	A群多见	较重	重	偶见	可见	无	明显	活跃	/	不良
慢性菌痢	急性发作型	慢	有	感染后未及时治疗者	B群多见	明显	明显	无	无	无	明显	活跃	≥2个月	易反复发作
	迁延型					轻	时轻时重				明显	活跃		神经衰弱营养不良
	慢性隐匿型					可无	可无				无	无		良好

注：/.表示现有资料未查询到权威解释。

（一）急性菌痢

1. 普通型（典型）　急性起病，表现为畏寒、发热，体温多在38℃以上，头昏、头痛、恶心、呕吐等全身中毒症状，伴有腹痛、腹泻、里急后重感，发病初期大便呈稀水样及稀糊样便，之后为黏液及黏液脓血便，排便次数频繁，可达每日10次至数十次，病程约1~2周。

2. 轻型（非典型）　症状较轻，无发热或仅低热，腹痛轻，可不伴有里急后重，腹泻次数少，3~5次/d，多为黏液便，可无肉眼脓血便。粪培养发现有志贺菌可确诊。

3. 重型　急性起病，表现为发热、严重的腹泻和呕吐，如不及时补液可发生严重的脱水、酸中毒、电解质紊乱，严重时可出现休克、心、肾功能不全，偶见志贺菌败血症。此型多见于营养不良、体质弱及老年患者。

（二）慢性菌痢

病程迁延不愈达2个月以上者，称为慢性菌痢。

1. 急性发作型　既往6个月内有痢疾病史或复发史，临床表现同急性普通型菌痢，但程度轻，不能完全治愈。

2. 迁延型　较多见。表现为消化道症状（如腹痛、腹泻、黏液脓血便等）时轻时重，可交替出现腹泻与便秘。病程迁延可出现神经衰弱症状，如失眠、多梦、健忘等，还可出现营养不良症状如消瘦、无力、贫血等。查体可发现左下腹有压痛，可扪及条索状的乙状结肠。大便培养有时发现有志贺菌，有时可为阴性。

3. 慢性隐匿型　少见。既往 1 年内有菌痢病史，可无症状，但大便培养可见志贺菌，乙状结肠镜检查可见肠黏膜病变。此型具有传染性，临床上要高度重视。

（三）中毒性菌痢

中毒性菌痢多见于 2～7 岁儿童，成人也可发病。急性起病，高热，意识不清，无明显消化道症状，主要表现为全身中毒症状，可出现感染性休克，中毒性脑病是其死亡的主要原因。分为 3 型。

1. 休克型（周围循环衰竭型）　较常见，临床主要表现为休克的症状：①面色苍白，口唇发绀，四肢厥冷，皮肤呈花斑状，指压阳性；②血压下降，通常收缩压下降至 80mmHg 以下，脉搏压 <20mmHg；③脉搏弱且快，一般 >100 次 /min，小儿可达 150～160 次 /min，心音弱；④尿少（<30ml/h）或无尿；⑤意识不清，烦躁、谵妄、惊厥等。重症病例休克不易逆转，可并发肺水肿、DIC、多脏器功能衰竭。

2. 脑型（呼吸衰竭型）　临床表现为高热、剧烈头痛、喷射样呕吐、昏迷。严重者出现脑疝的表现：中枢性呼吸衰竭、瞳孔不等大，对光反射迟钝或消失，肌张力增高、腱反射亢进、病理反射阳性；血压下降，脉搏细速等。

3. 混合型　休克型及脑型同时或先后出现，临床表现为循环衰竭、呼吸衰竭及脑疝形成，病死率极高，是最为严重的一种类型。

三、辅助检查

（一）实验室检查

1. 血常规　急性菌痢常见白细胞增多，中性粒细胞增多；慢性菌痢可见贫血。

2. 大便检查

（1）常规检查　可为肉眼脓血黏液便。镜检可见较多的白细胞及红细胞。

（2）大便培养　培养出志贺菌可确诊。

（二）影像学检查

慢性菌痢进行钡剂灌肠可见肠道痉挛、肠袋消失、肠壁增厚、肠腔狭窄及肠段缩短等改变。

（三）乙状结肠镜检查

是一种有创检查，不作为菌痢的常规检查，可以为慢性菌痢提供一定的诊断价值。

四、诊断与治疗

（一）诊断

根据菌痢的流行病学资料、临床表现和辅助检查结果，可作出临床诊断，大便培养出志贺菌可确诊。

（二）治疗

1. 对症治疗　①饮食：疾病早期予以流质及半流质，恢复期可根据患者情况逐渐恢复正常饮食；②补液：根据脱水程度予以口服补液盐及静脉输液，输液量视脱水程度而定，注意保持水、电解质平衡；③纠正酸中毒：适当予以碱性液体；④解痉：可予以阿托品治疗痉挛性腹痛。

2. 抗菌治疗 目前志贺菌耐药菌株逐渐增多，大便培养出志贺菌时须同时做药敏试验，指导临床用药。

（1）喹诺酮类 为成人菌痢的首选药物。

（2）磺胺类 可选用复方甲噁唑2片/次，2次/d，疗程7天。

（3）呋喃唑酮 0.1/次，3~4次/d，疗程3~5天。

（4）其他抗生素 头孢菌素类和氨基糖苷类抗生素对志贺菌均有较好的疗效。

3. 用药注意事项 ①慎用阿托品类解痉药，以防前列腺肥大或青光眼患者的尿潴留或眼压增高；②慎用止泻药，避免病菌和毒素聚集在肠道内加重病情。

4. 转诊指征 ①症状特别严重者，水、电解质紊乱，酸碱平衡失调，休克者，在应急措施维持生命体征稳定基础上及时转诊至上级医院诊治；②怀疑合并其他疾病难以明确诊断者。

（三）预后

本病及早发现、及早治疗，预后较好。约2%病例在志贺菌感染恢复数周或数月后发生关节炎或莱特尔综合征（Reiter syndrome）。

（四）鉴别诊断

见表4-3-2。

表4-3-2 细菌性痢疾的鉴别诊断要点详解

	细菌性痢疾	阿米巴性肠炎	溃疡性结肠炎	血吸虫病性结肠炎
流行病学	区域流行或散发	常散发	散发	区域流行，有疫水接触史
大便次数	10次至数十次	数次至十数次	数次至十数次	数次至十数次
粪便性质	量少，脓血便，粪质少	粪便中夹暗红血及少量脓液	有脓血及粪质	可有脓血或黏液
镜检	脓细胞多，红细胞多少不一	红细胞多，可发现滋养体	有红、白细胞	有红、白细胞及血吸虫卵
培养	痢疾杆菌阳性	阿米巴阳性	阴性	孵化阳性
乙状结肠镜检查	弥漫性炎症，溃疡浅表，大小不一	溃疡细深，溃疡间黏膜正常	弥漫性炎症，触之易出血，溃疡较深	黏膜充血、水肿，有黄色或白色小颗粒

五、预防

菌痢的预防应采取综合措施，重点是控制传染源、切断传播途径。

（一）控制传染源

1. 五早 早发现、早诊断、早报告、早隔离、早治疗。

2. 患者管理　协助做好患者在社区、家庭的隔离、治疗工作。

3. 解除隔离指标　隔日 1 次大便培养，连续 2 次阴性者可解除隔离。

4. 特殊人群管理　对饮食业、儿童机构工作人员定期检查志贺菌，发现慢性患者及带菌者，应立即予以隔离并治疗。

（二）切断传播途径

1. 三管一灭　管好饮用水、饮食、粪便，灭蝇。

2. 四要三不要　要彻底消灭苍蝇，饭前便后要洗手，生吃蔬菜、水果要洗烫，得了痢疾要及早报告治疗；不要喝生水，不要吃腐烂不洁的食物，不要随地大小便。

3. 儿童机构和集体单位用餐管理　对食具、食物、居室、活动场所及儿童玩具进行定期消杀，是切断传播途径的有效措施。

（三）保护易感人群

1. 预防　对易感人群予以口服活疫苗。我国试制的单价或双价疫苗应用后的保护率为 66.41% ~ 99.47%。

2. 健康教育　提高居民对菌痢防治知识的了解，采取针对性的个人防护措施。

六、社区管理

（一）筛查与转诊

对腹泻患者或发热伴有腹泻的患者，均应予以查血常规及大便常规检查，对疑似志贺菌感染的患者要立即隔离并予以传染病上报，仔细询问流行病学史，寻找并确定传染源。

（二）健康宣教与疾病管理

1. 健康宣教　以预防为主。向居民讲述菌痢的发病过程、临床表现、预后及危害性；教育居民讲究个人及环境卫生，注意饮食卫生，增强体质，提高机体免疫力；患病要及早治疗，做好患者消毒隔离，食具、衣物应专用，护理患者前后要洗手，防止交叉感染。

2. 疾病管理　全科医生应对菌痢患者予以随访管理，对密切接触者实施医学观察，发现疑似患者尽早诊治；重视饮食、生活、消毒等方面的指导。

（1）饮食指导　腹泻期间应以稀软易消化食物为主。忌食肉类浓汁、动物内脏、煎炸、腌制的大块鱼肉及粗纤维易胀气食物；忌食性寒滑肠食物、辛热刺激食物等。应补充比平时更多的水分，最好服用糖盐水。

（2）生活指导　饭前便后洗手，生吃瓜果要洗净或消毒；不吃腐败、变质的食物；不吃未经处理的剩饭剩菜；生熟食品要分开；长时间储存在冰箱的食物，吃之前要热透；适当体育锻炼，增强疾病抵抗力。

（3）消毒指导　患者用的餐具、便器、卧具应消毒，避免疾病的传播和流行。

（4）重点职业人员的管理　从事幼托机构、餐饮食品行业、食堂炊事工作、给水服务等人员，患病期间暂时调离易使疾病扩散的岗位，对经粪检阴性，完全治愈并解除管理期的，凭医疗机构出具的复工证明，方可从事原岗位工作。

（史玲　郑淑萍）

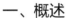

第四节 败血症

一、概述

败血症（septicemia）是病原菌进入人体血液循环并大量生长繁殖，其中的菌体成分、分泌毒素等引起全身的炎症反应综合征。临床上主要表现为急性发病，寒战、高热的典型毒血症症状，皮疹、肝脾肿大以及原发或迁徙性感染病灶等，病情严重者会出现全身多器官功能衰竭、弥散性血管内凝血（DIC）以及感染性休克。

（一）病原学

病原学　败血症的致病菌随着病原菌的不同以及抗菌药的使用，其致病原处于不断变化的过程，可根据细菌的病原学特征划分为以下内容。①革兰氏阳性球菌，主要包括葡萄球菌、链球菌、肠球菌，最常见的是金黄色葡萄球菌。②革兰氏阴性杆菌，主要是肠杆菌科，最多见是大肠埃希菌，另外还有克雷伯菌属、流感嗜血杆菌。③厌氧菌，其范围主要是梭状芽孢杆菌、脆弱类杆菌。④真菌，目前国内外医院真菌败血症发病呈明显上升趋势，主要致病菌为白色念珠菌，其次包括近平滑念珠菌、毛霉菌等。⑤其他细菌，李斯特菌、分枝杆菌等偶有发生，混合性感染逐渐增多，需要引起重视。

（二）发病机制与病理

1. 发病机制　病原菌进入血液后，根据病原菌的量、毒力以及人体的免疫力水平等因素，最终才能确定人体是否引起败血症。

（1）病原菌致病力　①革兰氏阳性球菌分泌外毒素，引起严重的毒血症状；②革兰氏阴性杆菌产生内毒素，最终导致休克及 DIC；③铜绿假单胞菌可产生蛋白酶和内、外毒素等，从而引起组织坏死和脏器损伤；④有荚膜结构的病原菌能抵抗机体的吞噬和机体杀菌物质，主要是肺炎链球菌和肺炎克雷伯菌。

（2）机体的免疫反应　机体的免疫功能低下或者缺陷时，病菌经由破损的皮肤、黏膜侵入而致病，如自身或者医疗所致的中性粒细胞的低下；另外包括烧伤、气管插管、重大手术以及静脉置管所致败血症。

2. 病理生理　①瘀点瘀斑、皮疹：毒素损伤毛细血管所致；②肺水肿：毒素在肺部介导的损伤中可引起；③特征性的迁徙性脓肿：病原菌随血液循环可到达全身，在肺、肝、肾以及皮下形成脓肿，也可引起骨髓炎、心内膜炎；④肝、脾肿大：毒素进入机体，激活单核吞噬细胞所致。

二、临床表现

（一）主要临床表现

1. 毒血症　败血症常有寒战、高热，热型多为弛张热和间歇热，少数表现为不规则热、稽留热。常伴全身不适症状，关节痛、肌肉酸痛，头晕、头痛、神志改变，严重者可出现黄痘、中毒性脑病、感染性休克以及 DIC。社区老年体弱人群中慢性重症者较为多见，因其免疫力低下而出现体温不升甚至低体温，预后差，需要社区医生注意。

2. 皮疹 部分患者会出现皮肤瘀点，多发生在躯干、四肢、口腔黏膜等处，数量少，也可表现为荨麻疹、脓疱疹、瘀斑。铜绿假单胞菌引起的败血症表现为坏死性皮疹，出现"牛眼样"脓疱。

3. 关节损伤 多见于革兰氏阳性球菌、脑膜炎球菌以及产碱杆菌引起的败血症，症状多为关节的炎症表现和活动受限。少数患者出现关节腔积液和积脓。

4. 肝脾肿大 多表现轻度肿大，肝炎或者肝脓肿时会有肝脏明显肿大，伴压痛，部分患者会出现黄疸。

5. 迁徙性病灶 病原菌可产生细菌栓子栓塞全身组织器官，因而出现迁徙性病灶，多见于革兰氏阳性球菌和厌氧菌引起的败血症，表现为皮下脓肿、肝脓肿、肺脓肿、关节炎、心包炎。金黄色葡萄球菌、念珠菌败血症还能导致感染性心内膜炎。

（二）常见败血症的临床特点

1. 革兰氏阳性细菌败血症 较常见，约一半以上为院内感染。主要表现：①起病急，寒战、高热，热型多为弛张热或稽留热；②皮疹多见，多形性，可表现为荨麻疹，也有脓疱疹；③约 1/4 患者关节损伤明显，主要表现在大关节炎症改变；④金黄色葡萄球菌败血症特点在于出现迁徙性损害。

2. 革兰氏阴性杆菌败血症 好发于免疫功能不全或低下以及存在严重基础疾病的患者。原发病灶多在胆道感染、肺部感染、肠道疾病、泌尿系统感染等。一般以突起寒战开始，间歇发热，中毒症状明显，可出现循环功能改变，甚至出现休克和多器官功能障碍，病情危重。此型败血症出现休克、DIC、肝脏损伤的发生率较高。

3. 厌氧菌败血症 好发于新生儿及免疫低下患者。主要感染途径为胃肠道和女性生殖道，其次为压疮、呼吸道感染和坏疽。基本症状与需氧败血症基本相似，高热、寒战，临床上也易出现 DIC 和感染性休克。较为特征的其脓性分泌物呈腐败性臭味，可形成假膜。

4. 真菌败血症 好发于老年和免疫低下人群。常见诱因为长期应用广谱抗生素、糖皮质激素以及留置导管等，主要致病菌为念珠菌。临床表现与革兰氏阴性细菌败血症相似，病情危重，可出现寒战、高热、肝脾肿大，病情迅速恶化，发生神志改变和休克。

（三）特殊类型败血症的临床特点

1. 新生儿败血症 新生儿免疫功能未建立，易受伤感染。常见于母亲产道感染、吸入感染，羊水以及皮肤破损感染等。主要病原菌为葡萄球菌、大肠埃希菌和溶血性链球菌。

2. 老年人败血症 常见于免疫功能低下的老年人。局部感染和呼吸道感染均可导致败血症，多见于压疮感染。常见病原菌为大肠埃希菌等革兰氏阴性杆菌和厌氧菌。患者可因心、脑、肾等重要脏器功能衰竭而死亡。

3. 烧伤败血症 常见于烧伤后 36 小时，主要的病原菌为耐药的金黄色葡萄球菌和铜绿假单胞菌，常发生混合感染，临床表现较一般败血症重，可发生超高热、休克、中毒性肝炎等，病死率较高。

4. 医院感染败血症 占败血症总数的 30%~50%，患者常存在严重的基础性疾病，部分患者为医源性感染，病原菌大多为大肠埃希菌、金黄色葡萄球菌、铜绿假单胞菌、不动杆菌等。患者基础情况差，免疫低下，感染严重，加上耐药，治疗效果及预后均较差。

三、辅助检查

（一）一般检查

1. 外周血可见白细胞总数增高，范围为（10～30）×10^9/L，中性粒细胞增高，可见核左移及细胞内中毒颗粒。

2. 机体免疫反应差以及某些革兰氏阴性杆菌败血症白细胞总数可正常或者降低，但中性粒细胞仍有增高。

3. 出现 DIC 时可有血小板减少及凝血功能异常。

4. 病程长的患者可出现贫血症状。

（二）病原学检查

1. 血培养是确诊败血症的主要依据，常在抗生素应用前和寒战、高热时采样，其次不同部位采血 2 次，多次送检，可提高检出率。

2. 骨髓中的细菌较多，且受抗生素影响较小，其阳性率较高。

3. 脓液、胸腔积液、腹水等均能培养及涂片，对诊断起到一定作用。

4. 病原菌分离出后可做药敏实验，指导临床用药。

（三）其他检查

其他检查对诊断败血症有一定价值，如降钙素原测定、1,3-β-D 葡聚糖检测（G 试验）、PCR 技术能检测病原菌代谢产物，还有超声、X 线、CT、心电图等检查。

四、诊断与治疗

（一）诊断

根据流行病学资料、发病因素或者诱因、临床特点、体征及实验室辅助检查可做出临床诊断。血培养和骨髓培养阳性可确诊。

（二）治疗

1. 一般治疗和对症治疗　充分的卧床休息，给予高热量和易消化的饮食。治疗高热以物理降温为主，维持水、电解质平衡，纠正低蛋白血症；针对特殊情况，可考虑输血、白蛋白以及成分输血等支持治疗；加强患者护理，防止继发细菌及真菌感染。

2. 抗菌治疗　败血症诊断一旦成立，在未明确病原菌时，应根据患者年龄、原发疾病、入侵途径、免疫情况和当地病原菌流行病学资料等尽早开始经验性治疗。原则上选用杀菌剂，以静脉途径给药，剂量要足，疗程要长，在体温正常、临床症状消失后继续用药 7～10 天，真菌性败血症至少用 14 天。

3. 感染病灶及原发病的治疗　败血症患者存在因用药导致的免疫低下状态时，应停药或者药物减量。存在明显的局部感染病灶时，应尽早处理病灶。化脓性病灶，应尽可能地清除脓液以及坏死组织和异物。存在梗阻时，应予以手术治疗。

4. 转诊指征　社区医疗缺乏诊断及治疗败血症的检查手段和有效措施，因此一旦怀疑此病应尽早转至上级医院诊治，防止延误病情。

（三）预后

败血症病情严重，病死率高达 30%～40%，有严重并发症患者病死率更高。年龄过大、存在基础疾病、并发休克、心内膜炎、DIC 时预后极差。在药敏报告之前，经验性用药的准确性可降低病死率。

五、预防

败血症的预防应采取综合措施，重点是控制传染源、切断传播途径。

（一）控制传染源

对于高危患者进行常规监测，早期发现并隔离病原菌携带者，减少交叉感染。避免滥用抗生素，严格使用指征，抗生素使用期间注意有无真菌感染。尽量避免外伤，对于已有的创伤或皮肤病灶要及时消毒并积极治疗。

（二）切断传播途径

医护人员强化无菌观念，严格规范各种侵袭性操作，接触患者前后要洗手，使用一次性医疗用品。对医患频繁接触的环境进行定期消毒处理。

（三）保护易感人群

保护卧床状态的脑梗死后遗症、糖尿病、慢性肾炎等社区常见慢性病患者，对其原发病及并发症积极治疗。对存在免疫缺陷、粒细胞缺乏的患者，可定期预防性服用抗生素。加强易感人群营养，提高免疫力。

六、社区管理

（一）筛查与转诊

对存在发病诱因或者病因的社区患者或者居民，如卧床、留置导管、口服糖皮质激素或者压疮等，在突发高热、寒战，存在感染征象时，应考虑败血症可能，尽快转至上级医院诊治，防止生命危险。

（二）健康宣教与疾病管理

1. 健康宣教　社区老年人，随着身体功能下降，存在很多慢性疾病，很多居民及患者存在卧床、压疮、皮肤疖肿以及口服糖皮质激素等情况，皮肤破损也较常见，做好健康宣教，防止病原菌入侵。此外，居民及照顾者能发现起病初期患者的异常，如寒战、高热、皮肤瘀点等，及时就诊，做到早发现、早诊断、早治疗。

2. 疾病管理　全科医生在诊治患者过程中，应时刻注意导管留置、长期口服广谱抑菌药物、口服糖皮质激素以及脑梗死卧床状态等患者的生命体征，注意防止病原菌入侵，应警惕败血症发生。在居家随访或者住院治疗中，全科医生应对存在败血症诱因或者病因的患者进行密切医学观察，在防止病原菌侵入血液的同时，应提高患者免疫力，增强体质，减少败血症的发生。

（史玲　邹凡）

第五节 结核病

一、概述

结核病是结核分枝杆菌感染人体后引起的一种慢性传染性疾病，严重危害人类的健康，是我国重点控制的传染病之一。结核病的病原菌包括人结核分枝杆菌、牛结核分枝杆菌、非洲分枝杆菌和田鼠分枝杆菌，其中人结核分枝杆菌为人类结核病的病原体。肺结核是最主要的结核病类型，以呼吸道传播为主，临床表现为发热、咳嗽、咯血、乏力等症状，严重者可累及全身，免疫力低下者容易感染。

（一）病原学与流行病学

1. 病原学　结核分枝杆菌为专性需氧菌，最适宜在 37℃ 环境下生长，对外界抵抗力强，可在阴湿处存活 5 个月以上，直接焚毁带有病菌的容器是最简便的灭菌方法。人型结核分枝杆菌为人类结核病的主要病原菌。它的脂质成分、荚膜和蛋白质均是致病性物质。结核病灶中存在 A、B、C、D 四种不同状态的菌群，B、C 群可在体内保持很长时间，具有耐药性，不易被杀灭且容易复发。

2. 流行病学　据 WHO 数据显示，2017 年全球共有 1 000 万新发结核病病例，2018 年我国报告新发结核病患者数为 82.9 万，占全球的 8.6%，居世界第三。尽管目前结核病的患病人数不断下降，但结核病的负担仍很重。我国的耐多药结核问题日益突出，且分布存在明显地区差异，农村高于城镇，西部地区高于中部和东部地区。2017 年我国结核病死亡人数为 3.7 万，死亡率为 2.6/10 万，在 30 个耐多药高负担国家中位列第 29 位。

（1）传染源　排菌的结核病患者是结核传播的主要来源。

（2）传播途径　呼吸道传播是最主要的传播途径，也可通过消化道传播如饮用未经消毒的患结核病牛的牛乳引起，经破损皮肤传染较罕见。

（3）易感人群　人群普遍易感，但经济落后地区人群结核病高发，老年人、营养不良者、HIV 感染者、糖尿病患者、肾功能不全患者、恶性肿瘤患者或长期使用免疫抑制剂者等免疫力低下人群易感染。此外，婴幼儿、青少年、密切接触者及因职业接触肺结核患者的人员也容易导致结核病感染。

（二）发病机制与病理生理

1. 发病机制　结核分枝杆菌到达肺泡后可被有活性的吞噬细胞吞噬和杀灭，引起局部免疫反应。巨噬细胞可分化并形成结核结节或结核肉芽肿，当肉芽肿外周的纤维致密化，进入肉芽肿的血管消失，形成干酪样坏死。大部分感染者体内的结核分枝杆菌可以处于静止状态存活，呈潜伏感染状态。由特异性效应 T 细胞介导的细胞免疫，局部炎症变化出现缓慢，被称为迟发超敏反应，也被称为科赫现象，是宿主对结核分枝杆菌形成免疫应答的标志。

2. 病理生理　以渗出型、增生型及干酪样坏死三种病理变化为主，常可相互转化，也可以某一种改变为主。渗出型病变多出现在炎症的早期或机体免疫力低的情况下，是病变组织内菌量多、毒力强或变态反应强的反映。增生型病变可形成具有特征性的结核结节，由上皮样细胞、朗汉斯巨细胞加上淋巴细胞和少量成纤维细胞构成。干酪样坏死因坏死病灶含脂质较多，呈淡黄色，质地较实，状似奶酪而得名。

二、临床表现

约 80% 的结核病病例表现为肺结核，15% 表现为肺外结核，5% 则两者均累及。

（一）肺结核

1. **全身症状**　发热为最常见的症状，多为午后低热，次日清晨体温正常，常伴有倦怠、乏力、食欲减退和消瘦等症状。

2. **呼吸系统症状**　咳嗽或咳少量黏液痰，有空洞形成时常咳脓性痰。合并支气管结核，可出现刺激性咳嗽。可出现痰中带血，少数为大咯血，累及胸膜时可出现胸痛。此外，高热和重度毒血症状患者可出现气急、呼吸困难症状。

3. **体征**　取决于病变性质、部位和范围，病变范围较小时，可无任何体征。渗出性病变范围较大或干酪样坏死时，可出现肺实变体征如语颤增强、叩诊浊音、听诊闻及支气管呼吸音和细湿啰音。空洞性病变听诊可闻及支气管呼吸音。支气管结核患者可闻及局限性哮鸣音，结核性胸膜炎患者可有胸腔积液体征。

（二）肺外结核

临床可出现淋巴结结核、消化系统结核、肾结核、脊柱结核、生殖系统结核及结核性脑膜炎等病变。在感染 HIV 的患者中，容易发生淋巴结结核，表现为颈部和锁骨上淋巴结无痛性肿胀。胃肠道结核多表现为腹痛和腹泻，伴有明显的包块和肠梗阻、腹膜炎症状，行腹膜活检可协助诊断。肾结核起病较隐匿，多在结核感染数年后发病，系肺部原发病灶播散至肾脏所引起，多见于成年人。脊柱结核可导致邻近的椎体出现塌陷。结核性脑膜炎则可表现出头痛、喷射性呕吐、意识障碍等症状。

三、辅助检查

（一）实验室检查

1. **痰结核分枝杆菌检查**　痰找抗酸杆菌操作简单、快速、易行，是确诊肺结核病的主要方法，但欠敏感，阳性不能区分是结核分枝杆菌还是非结核性分枝杆菌。

2. **结核菌素试验**　采用国际通用的结核菌素纯蛋白衍生物（PPD）皮内注射法，然而，PPD 与卡介苗存在交叉反应，特异度不高，容易在接种卡介苗人群中呈假阳性。此外，缺乏足够的灵敏度，在 HIV 感染患者、营养不良、重症疾病者和严重的细菌感染者中，结果多为阴性或弱阳性。

3. **γ 干扰素释放试验**　以 T-SPOT 试验为代表，比结核菌素试验有更高的灵敏度与特异度，阳性反映患者体内存在结核分枝杆菌特异的效应 T 细胞，可辅助诊断潜伏性结核感染或活动性结核感染。

4. **Xpert MTB/RIF**　分子生物学检测近年来由于检测技术的提高，以 Xpert MTB/RIF 为代表的诊断技术，灵敏度及特异度更高，可直接从患者新鲜痰液中检测结核分枝杆菌及其对利福平的耐药性，但检测要求高，尚未广泛推行。

（二）影像学检查

胸部 X 线检查是诊断肺结核的常规首选方法，病变多位于上叶尖后段、下叶背段和后基底段。原发型肺结核的典型表现为肺内原发灶、淋巴管炎和肿大的肺门或纵隔淋巴结组成的哑铃状病灶。继发性肺结核的 X 线复杂多变，或斑点结节状，或云絮状，干酪性病变常有透亮区或空洞形成。急性血行播散性肺结核表现为散布于两肺野、分布均匀、密度和大小相近的粟粒状阴影。

（三）纤维支气管镜检查

纤维支气管镜检查由于技术要求较高，社区医院应用较少，多应用于诊断支气管结核和淋巴结支气管瘘，对于肺内结核病灶，可通过采集痰液或冲洗标本做病原体检查明确诊断。

四、诊断与治疗

（一）诊断

1. 肺结核的诊断标准　依据患者流行病学、临床表现，辅助检查如痰涂片、结核菌素试验或 T-SPOT 及胸部影像学等资料进行分析诊断。根据《肺结核诊断》（WS 288–2017），分为疑似病例、临床诊断病例和确诊病例。

2. 肺结核的诊断程序　通常分为可疑症状患者的筛选、是否为肺结核、有无活动性、是否排菌、是否耐药及明确初治或复治这 6 个步骤。

3. 肺结核的分型　主要分为原发性肺结核（Ⅰ型）、血行播散性肺结核（Ⅱ型）、继发性肺结核（Ⅲ型）、气管及支气管结核（Ⅳ型）和结核性胸膜炎（Ⅴ型）五大类，其中继发性肺结核最为常见。

（二）治疗

肺结核的治疗包括化学治疗、手术治疗及对症治疗，其中化学治疗是最基础的部分。

1. 化学治疗的原则　化疗的原则是早期、规律、全程、适量、联合。整个化疗方案分为强化和巩固两个阶段。

2. 抗结核化疗药物　根据效力和不良反应分为一线抗结核药物和二线抗结核药物。异烟肼、利福平、吡嗪酰胺及乙胺丁醇，均属于一线抗结核药，俗称"黄金四联"，通常选用这四种药物组成的标准方案治疗肺结核。

（1）异烟肼　是治疗肺结核病的一线杀菌力最强的药物，具有强杀菌作用、价格低廉、副作用少的特点。成人剂量为每日 300mg，顿服；儿童每日 5～10mg/kg，最大剂量不超过 300mg。偶发生药物性肝炎、周围神经炎等不良反应。

（2）利福平　有快速杀菌作用，尤其对 C 菌群有独特的杀菌作用。主要经胆汁排泄，可引起胃肠道不适，肝功能损害等副作用。根据成人体重，50kg 及以下者每日 450mg，50kg 以上者为 600mg 顿服。儿童每日剂量为 10～20mg/kg。

（3）吡嗪酰胺　主要杀灭巨噬细胞内的 B 菌群，为结核病短程化疗中不可缺少的主要药物。成人剂量为 1.5g/d，每周 3 次用药为 1.5～2g/d，儿童每日为 30～40mg/kg。常见不良反应为胃肠道不适、肝损害、皮疹，以及引起高尿酸血症。

（4）乙胺丁醇　通过抑制结核菌 RNA 合成发挥抗菌作用，成人剂量为 0.75～1g/d，可引起视神经炎，故儿童一般不用。

3. 对症治疗　对于少量咯血的肺结核患者，多卧床休息、安抚、消除患者紧张情绪，适当选用止血药物，大咯血时可选用垂体后叶素，但须防止窒息的风险，严重者须及时转诊。糖皮质激素具有抗炎、抗毒作用，适用于结核毒性症状严重者，但须在有效抗结核药物治疗的情况下使用。

五、转诊指征

（1）普通转诊　痰涂片阳性者、临床疑似肺结核患者或抗结核治疗过程中效果不佳者。

（2）紧急转诊　出现较严重的不良反应或并发症的肺结核患者，导致脏器功能衰竭危及生命，均需紧急转诊至结核病定点医院或有收治结核病能力的上级综合医院。

六、预防

预防包括控制传染源、切断传播途径及保护好易感人群这三个方面，需要尽可能地做到早发现、早确诊、早隔离、早防护、早治疗。

（一）控制传染源

1. 尽早地发现肺结核患者，尤其是免疫力低下的人群连续两周以上出现咳嗽、咳痰，或痰中带血，须考虑可能患有肺结核，应尽早发现并明确诊断。

2. 一旦确诊应进行彻底抗结核治疗，以减少对周围人群的传染，这是预防结核病最有效也是最重要的措施。

（二）切断传播途径

1. 早隔离、早防护　一旦确诊肺结核后，应尽早进行有效隔离和抗结核治疗。

2. 减少密切接触　尽量减少与周围人群的密切接触，尽量不去人群密集的场所，注意环境的通风。

3. 咳嗽时注意遮掩口鼻，不随地吐痰；外出佩戴口罩。

（三）保护易感人群

1. 接种卡介苗　对新出生的婴儿进行卡介苗的接种，是预防新生儿结核的主要措施，同时对预防儿童粟粒性结核和结核性脑膜炎也有效。

2. 预防性抗结核治疗　目前针对潜伏性结核患者进行预防型服药。可给予口服异烟肼和利福平药物进行预防性抗结核治疗。

七、结核病的基层管理

患者管理、患者发现、健康教育是我国基层医疗卫生机构在结核病防治中主要承担的职责。

1. 患者管理　对结核病可疑症状或疑似患者进行门诊管理，比如加强诊室排气通风，与普通门诊相隔离；对结核病患者的治疗及服药进行监督，指导患者规律服药，并观察患者可能发生的不良反应，及时报告和处置。

2. 筛查、发现与报告　对高危人群如免疫力低下人群进行结核病的筛查，尤其是痰涂片阳性肺结核患者的密切接触者。对疑似肺结核患者、临床诊断病例和确诊肺结核患者及时进行疫情报告。

3．健康教育

（1）对辖区内的居民通过讲课、播放视频、图片等多种形式开展结核病防治的健康宣传和教育。

（2）针对肺结核患者饮食、生活、心理等多方面进行健康教育。指导患者加强饮食调养，补充优质蛋白质食物，多吃绿叶蔬菜、水果，尽量不吃辛辣刺激性食物；指导患者进行适当体育锻炼，提高机体免疫力；给予心理疏导和安慰患者。

（3）针对肺结核患者，进行抗结核治疗的健康教育，指导其如何规律服药及告知用药事项，以及治疗过程中如何避免传播。

（4）对肺结核患者的家属进行健康教育，指导家属注意居住过程中保持通风，出现可疑症状应进行结核病筛查等健康教育。

（汪良芝）

第六节 猩红热

一、概述

猩红热是由 A 组 β 型链球菌感染引起的急性呼吸道传染病，主要临床表现有发热、咽峡炎、全身弥漫性猩红色皮疹和疹后脱屑，少数患者可出现风湿热和急性肾小球肾炎等非化脓性并发症，中毒型、脓毒型和外科型猩红热目前已很少见。

（一）病原学与流行病学

1. 病原学 A 组 β 型链球菌又称化脓性链球菌，为球形或卵圆形的革兰氏染色阳性菌，能产生溶血素、致热外毒素、链激酶、透明质酸酶等多种外毒素和胞外酶，有较强的侵袭力。链球菌可在 60℃被杀死，对常用消毒剂敏感。

2. 流行病学 我国各地区均可发病，全年均可发病，以冬春季多见；各年龄均可发病，以学龄前和学龄期儿童多见。

（1）传染源 患者和带菌者是主要的传染源。感染的急性期或恢复期 1~3 周内患者带菌量大，是重要的传染源。

（2）传播途径 主要通过密切接触时飞沫传播，也可经皮肤伤口、产道感染。

（3）易感人群 人群普遍易感。感染后可产生特异性抗体，但无交叉免疫，故仍可感染不同型链球菌。

（二）发病机制与病理生理

病原体侵入人体后，主要产生化脓性、中毒性和变态反应性 3 种病变。

1. 化脓性病变 A 组 β 型链球菌由呼吸道侵入，通过细胞壁的 M 抗原和脂磷壁酸黏附于黏膜上皮细胞，借助荚膜及 M 蛋白的抗吞噬作用迅速繁殖，通过链激酶、透明质酸酶等多种酶类的作用在淋巴管或组织间蔓延，引起咽炎、扁桃体脓肿、鼻窦炎、中耳炎、颈淋巴结炎等组织坏死。细菌尚可入血引起血液感染。

2. 中毒性病变 链球菌产生的致热外毒素由局部吸收进入血液循环，引起发热、头痛、呕吐等全身中毒症状，并可使毛囊周围皮肤、黏膜充血，上皮细胞增殖，白细胞浸润，形成猩红热样皮疹。中毒症状严重也可形成出血性皮疹。肝、脾、淋巴结等器官有不同程度的充血和脂肪变性，心肌混浊肿胀及变性，严重者坏死，肾脏常有间质性炎症。

3. 变态反应性病变 多在链球菌感染后 3 周起病，主要见于心、肾及关节滑膜囊浆液性炎症。A 组链球菌 M 蛋白和链球菌糖类抗原、N-乙酰 -β-D-氨基葡萄糖等自身抗原可与心脏瓣膜内皮细胞、基底膜及心肌细胞球蛋白发生交叉反应，引起瓣膜损伤和心脏炎症。链球菌肾炎相关血纤溶酶受体和阳离子蛋白酶链球菌制热性外毒素同时与肾小球成分存在交叉抗原，诱导肾小球炎症。

二、临床表现

猩红热潜伏期一般为 2 ~ 4 日，根据临床表现可分为四型，以普通型最为常见。

（一）普通型

1. 前驱期　起病急骤，常有高热，咽痛明显，伴头痛、腹痛、呕吐、乏力、全身酸痛等中毒症状。体检可见咽后壁局部充血，扁桃体覆盖片状黄色分泌物，颈部及颌下肿大、压痛。发热一般持续 3 ~ 5 日，1 周内急性症状可完全消失。

2. 出疹期　猩红热皮疹多在起病后 24 小时内出现，始于耳后、颈部及上胸部，在 1 日内迅速蔓延至全身，然后依出疹顺序开始消退，2 ~ 4 日内完全消退，重症可持续 1 周。典型的皮疹是全身皮肤弥漫性充血的基础上出现针尖大小、密集而均匀分布的点状丘疹，按压后充血减退，伴有痒感。严重者可呈出血性皮疹。在皮肤皱褶处常因压迫摩擦而引起皮下出血，呈紫红色线条，称为"帕氏线"。如颜面部充血潮红，口鼻周围呈白色，称为"口周苍白圈"。病程初期舌被白苔，舌乳头明显红肿，突出于白苔之外，称为"草莓舌"。2 ~ 4 日后白苔脱落，舌面光滑呈牛肉色，乳头仍突起，称"杨梅舌"。

3. 恢复期　皮疹退后开始脱皮，手掌、足底皮厚处可呈大片状脱皮，而面部、躯干常为糠状脱皮，甲端呈皲裂样脱皮。脱皮常历时 3 ~ 4 周，不遗留色素沉着。

（二）脓毒型

咽峡局部黏膜坏死形成溃疡，被覆脓性假膜。细菌扩散可引起中耳炎、颈淋巴结炎等化脓性并发症和败血症。目前已罕见。

（三）中毒型

高热、头痛、剧烈呕吐、全身皮疹等中毒症状明显，皮疹可呈出血性。可出现中毒性心肌炎、感染性休克、化脓性脑膜炎等。此型病死率高，目前很少见。

（四）外科型或产科型

目前已极为少见。细菌通过伤口或产道侵入而发病，皮疹在伤口周围首先出现，由此遍及全身。病情多较轻。

三、辅助检查

（一）一般检查

1. 血常规　白细胞总数及中性粒细胞均明显升高。猩红热患者出诊后嗜酸性粒细胞可增高至 5% ~ 10%。

2. 尿常规　如引起肾炎并发症时可出现蛋白尿、红细胞和管型，无并发症者尿液常无异常或热退后恢复。

（二）病原学检查

病原学检查首先应做咽拭子培养。酶免疫法或化学发光法快速抗原检测试验有助于感染早期诊断。患者恢复期可检测血清抗链球菌溶血素 O 抗体。

四、诊断与治疗

（一）诊断

根据流行病学史、典型临床表现（急性发热、咽峡炎、典型皮疹、草莓舌等）和实验室检查（血白细胞明显增高），可作出临床诊断，咽拭子培养阳性可确诊。

（二）治疗

1. 一般治疗 强调卧床休息，保持口腔及皮肤清洁，注意呼吸道隔离。

2. 抗菌治疗 猩红热患者应接受足疗程的抗菌药物治疗，以清除病灶内细菌，防止非化脓性并发症的发生。

（1）青霉素类 A 组链球菌对青霉素仍高度敏感，因此首选青霉素。可给予青霉素成人每日 80 万～120 万 U，儿童每日 2 万～4 万 U/kg，分 3 次肌内注射，疗程为 7～10 日。预计难以完成足疗程者可予苄星青霉素单剂 120 万 U 肌内注射，儿童体重≤27kg 者单剂 60 万 U 肌内注射。对青霉素过敏患者可谨慎替代选用第一、第二代头孢菌素类口服。

（2）大环内酯类 可选用阿奇霉素 12mg/kg（最大剂量 500mg）口服，1 次 /d，疗程 5 日。

（3）其他抗生素 通常不选用喹诺酮类抗生素。

3. 并发症治疗 化脓性并发症的治疗应加大青霉素剂量。风湿热给予水杨酸制剂或肾上腺皮质激素治疗，链球菌感染后肾炎应予保护肾功能、对症支持治疗。

（三）预后

本病在早期抗菌治疗后预后良好，变态反应性疾病的发病减少。但若出现链球菌中毒性休克综合征，则病死率高达 30% 以上。

五、预防

（一）控制传染源

控制传染源是本病预防措施的重点。患者应呼吸道隔离至咽拭子培养 3 次阴性或从治疗日起不少于 7 日。密切接触者应医学观察 7～12 日。在儿童机构工作的带菌者，应暂调离工作岗位，待咽拭子培养 3 次阴性后方可复岗。

（二）切断传播途径

疾病流行期间，应避免组织集体活动，减少飞沫传播病原而致感染。室内注意通风换气。改善环境和注意个人卫生，降低经皮肤、伤口感染的发生率。

（三）保护易感人群

猩红热目前尚无疫苗可预防，控制传染源是最有效的预防措施。建议居民加强锻炼，增强抵抗力，同时提高对猩红热的了解，加强个人防护。

六、社区管理

（一）筛查与转诊

在猩红热流行期间，对可疑猩红热、急性咽炎和扁桃体炎患者，均应予咽拭子培养并隔离治疗。若培养阳性，应行传染病上报，积极寻找并控制传染源。若患者病情严重，存在心、肺等重要脏器受累，或诊断不明、治疗效果不佳，应予以转诊。

（二）健康宣教与疾病管理

1. 健康宣教 猩红热以预防为主。教育居民注意环境及个人卫生，加强锻炼，提高机体免疫力。科普猩红热的临床表现、传播途径及预防措施，做到早发现、早诊断、早治疗。

确诊患者做好呼吸道隔离，减少交叉感染。疾病流行期间，对重点幼儿群体加强管控，减少人群聚集。

2. 疾病管理　全科医生应对猩红热患者行随访管理，对密切接触者实施医学观察，对疑似患者早期诊治，同时重视生活指导及心理疏导。

（1）急性期管理　病程初期患者因发热、咽痛多食欲不佳，鼓励多饮水，促进毒素排出，同时补充因发热而消耗掉的水分。膳食以营养丰富、易消化、清淡的流质半流质食物为主，如粥、面条、蛋汤、牛奶等。密切观察皮肤病变情况，保持皮肤清洁。保持室内安静、温度适中、通风良好。

（2）恢复期管理　恢复期可正常饮食，但应避免油炸、生冷、辛辣等刺激性食品。部分患者感染3周左右可诱发变态反应性疾病，需随诊观察，以期早发现早治疗。

（3）心理疏导　家长及患儿得知猩红热是呼吸道传染病时都会有不同程度的顾虑，担心病情发展严重、耽误学业、是否会传染给家人等。详细科普讲解有关猩红热的疾病知识，能有效消除他们的紧张和顾虑，为患儿树立恢复健康的信心。

（4）重点职业人员的管理　在儿童机构工作的患病人员，患病期间暂时调离该岗位，并注意呼吸道隔离，对3次咽拭子培养阴性，化脓性感染治愈后，方可从事原岗位工作。

（汪良芝）

第七节　伤寒与副伤寒

伤寒

一、概述

伤寒是一种常见的由伤寒杆菌引起的急性乙类肠道传染病，主要通过食物和饮水传播。临床常出现持续高热、表情淡漠、腹部不适、相对缓脉、玫瑰疹、肝脾肿大和周围血白细胞减少等表现，病情严重者可出现肠出血、肠穿孔、中毒性脑病等并发症。

（一）病原学和与流行病学

1. 病原学　伤寒杆菌又称伤寒沙门菌，是伤寒的病原菌，属沙门菌属 D 组，为革兰氏阴性菌。它的生存能力较强，耐低温，但可被消毒剂杀死，能在 60℃环境下存活 10 分钟。

2. 流行病学　伤寒在全球均有发病，主要集中在亚非拉卫生条件较差的国家，在我国近 10 年来发病率逐渐下降，全年均可发病，夏季和秋季常见，发病人群集中在学龄期儿童和青年。

（1）传染源　患者和带菌者，带菌者包括潜伏期带菌者、暂时带菌者、慢性带菌者。

（2）传播途径　消化道传播。水源污染为最重要的传播途径，是暴发流行的主要原因。食物污染也可导致暴发流行，日常生活密切接触可导致伤寒散发流行。

（3）易感人群　人群普遍易感，机体抵抗力低下时更易感染，痊愈后再次发病较少见。

（二）发病机制与病理生理

1. 发病机制　伤寒杆菌进入消化道后，存活的细菌侵入回肠内被巨噬细胞吞噬并在其胞质内繁殖。随后通过胸导管进入血液，引起第一次菌血症，患者此时处于临床潜伏期。细菌随血液流入肝、脾、胆、肾等脏器大量繁殖，然后重新入血释放大量内毒素，导致第二次菌血症和毒血症，此时处于临床初期和极期。部分伤寒杆菌通过粪便从体内排出，其余可再次入侵肠道，导致淋巴组织出现严重炎症反应，可形成溃疡，相当于临床缓解期。随着患者免疫功能增强，病菌逐渐被杀死，肠道组织修复恢复正常，此为临床恢复期。

2. 病理生理　为全身单核巨噬细胞系统的炎性增生反应，显微镜下可见以巨噬细胞为主的细胞浸润，巨噬细胞内可见被吞噬的淋巴细胞、红细胞、伤寒杆菌及坏死组织碎屑，称为"伤寒细胞"，是本病的特征性病变。

二、临床表现

伤寒潜伏期长短主要与致病菌感染数量及人体的免疫力强弱有关，多为 1~2 周，最短为 3 天，最长可达 60 天。

（一）典型伤寒

1. 初期　相当于病程第 1 周。缓慢起病，首先出现发热，体温呈阶梯状升高，在 5 ~ 7 天达到峰值，热峰在 39 ~ 40℃，可伴有畏寒，但一般无寒战。还可伴有全身乏力、食欲不佳、恶心、呕吐、腹痛、咳嗽等症状，右下腹可有轻压痛。

2. 极期　相当于病程第 2 ~ 3 周，患者出现各种典型临床表现。

（1）持续发热　多为稽留热，热峰可达 40℃，少数患者为弛张热，或者不规则热，热程可持续 2 周或以上。

（2）神经系统中毒症状　内毒素的致热和毒性作用引起。患者表情淡漠、精神恍惚、呆滞、耳鸣、听力下降。重者可出现意识障碍及脑膜刺激征。

（3）相对缓脉　50% 患者可出现，并发心肌炎时不明显，部分患者还可出现重脉。

（4）玫瑰疹　部分患者胸腹背部可出现淡红色小斑丘疹，压之褪色，多于 2 ~ 4 日内消退。

（5）消化道症状　多表现为腹胀、腹部不适、便秘，少数可出现水样腹泻，右下腹可有深压痛。

（6）肝脾肿大　多数患者可出现肝脾轻度肿大，合并中毒性肝炎者可出现黄疸及肝酶升高。

（7）并发症　此期病情严重者可出现肠穿孔、肠出血、中毒性心肌炎、中毒性肝炎、支气管炎及肺炎、溶血性尿毒综合征等并发症。

3. 缓解期　相当于病程 3 ~ 4 周。患者体温出现波动，逐渐下降，神经、消化系统各种症状逐渐好转，脾脏开始回缩。但小肠仍处于溃疡期，需特别警惕肠出血及肠穿孔。

4. 恢复期　相当于病程第 5 周。患者体温逐渐恢复正常，各种症状消失，肝脾恢复正常，少数患者可转为带菌者。

由于多数患者得到及时诊断和有效的抗菌治疗，或在病初患者使用抗生素，所以，目前具有典型表现的患者较少见。

（二）其他类型

1. 轻型　最高体温 38℃，全身毒血症状轻，整个病程在 1 ~ 2 周，多见于儿童或接受过伤寒菌苗预防及发病初期使用有效抗生素的患者。

2. 迁延型　发病初期与典型患者相似，由于患者机体免疫力差，发热可达数月之久，肝脾明显肿大，多见于原有慢性乙肝、胆道结石、慢性血吸虫病者。

3. 逍遥型　全身毒血症状轻，患者可常照常生活、工作。部分患者直至发生肠出血或肠穿孔而就医。

4. 爆发型　起病急，全身毒血症状重，持续高热或体温不升，患者常有中毒性脑病、中毒性心肌炎、中毒性肝炎、肠麻痹或休克等并发症。

（三）特殊情况下伤寒的特点

1. 小儿伤寒　临床表现不典型，一般起病急，病情重。患者常出现呕吐、腹痛、腹泻等消化道症状明显，常出现不规则高热。相对缓脉及玫瑰疹较不多见，肝脾明显肿大。肠道病变较轻，因此肠出血与肠穿孔并发症较少出现，但易并发支气管炎或肺炎。

2. 老年伤寒　体温一般不高，症状不典型，患者易并发支气管肺炎及心衰，病程迁延，恢复期长，病死率高。

3. 再燃　病程中，患者体温未降至正常又重新升高，持续 5~7 天后退热，此时血培养常为阳性，一般由于伤寒菌血症未完全控制导致。

4. 复发　退热后 1~3 周患者再次出现临床症状，血培养阳性，与体内细菌未完全清除、再次进入血液有关。

三、辅助检查

（一）常规检查

血常规示白细胞一般不高，中性粒细胞减少，嗜酸性粒细胞减少或消失，病情恢复后上升至正常。尿常规可有轻度蛋白尿。并发肠出血时粪便隐血为阳性。

（二）细菌学检查

1. 血培养　病程早期即可阳性，第 1~2 周阳性率可达 90%，第 3 周降为 30%~40%，第 4 周时常阴性。

2. 骨髓培养　检测阳性率高于血培养，持续时间更长，尤适用于已用抗生素治疗血培养阴性者。

3. 粪便培养　在病程第 3~4 周阳性率最高，可达 75%。

4. 尿培养　阳性率不高，病程后期可达 25%。

（三）血清学检查

1. 肥达反应　即采用凝集法分别测定患者血清中相应的抗体凝集评价，对伤寒具有辅助诊断价值，病程第 4~5 周阳性率最高。单份血清 O 抗体效价 ≥1 ：80，同时 H 抗体效价 ≥1 ：160 或前后双份血清抗体效价增高 4 倍具有诊断价值。

2. 其他血清学检查　包括酶联免疫吸附试验、被动血凝试验、对流免疫电泳、免疫荧光试验等。

四、诊断与治疗

（一）诊断

根据伤寒的流行病学资料及临床表现，可作出临床诊断，实验室检查培养出伤寒杆菌可确诊，肥达试验阳性有辅助诊断价值。

（二）治疗

1. 一般治疗　①隔离与休息：入院后应立即消毒隔离，症状消失后连续 2 次粪便培养阴性才可解除隔离，发热期应卧床休息；②饮食：以易消化、少纤维饮食为主，发热期给予流质或半流质无渣饮食，热退后逐步恢复正常饮食。

2. 对症治疗　①退热：高热者使用物理降温，慎用水杨酸制剂；②便秘：可用生理盐水低压灌肠，禁用高压灌肠及泻药；③腹泻：低糖低脂饮食，酌情口服黄连素；④肾上腺皮质激素：仅用于有效抗感染的谵妄、休克、昏迷等严重毒血症症状的患者，短程 3 天冲击治疗，应警惕掩盖肠穿孔症状。

3. 病原治疗　①第三代喹诺酮类药物：为治疗首选药，代表药物左氧氟沙星、氧氟沙星、环丙沙星，疗程一般 14 天，未成年人及孕妇禁用；②第三代头孢菌素类药物：耐药率低、治疗效果好、复发率低，是儿童及孕妇首选药物，代表药物头孢哌酮、头孢他啶、头孢曲松，疗程 14 天；③氯霉素：副作用较多，耐药及复发率高，故临床基本不用，仅用于敏感菌株的治疗。

4．带菌者治疗　根据药敏试验选择抗生素，一般选用喹诺酮类药物。

5．转诊指征　①症状特别严重如谵妄、休克、昏迷的患者，在维持生命体征平稳的情况下，及时转诊至上级医院诊治；②出现肠穿孔、肠出血、中毒性心肌炎、中毒性肝炎等严重并发症患者；③考虑合并其他疾病难以明确诊断的患者。

（三）预后

应用有效抗生素病死率明显下降，我国伤寒病死率在 0.1% 以下。幼儿、老人、严重并发症者预后差，少数患者可转为慢性带菌者。

五、预防

（一）控制传染源

1．对患者分室隔离，避免交叉感染，热退 14 天后解除隔离，或症状消失后每 5 天行尿、粪便培养，连续 2 次阴性才能解除隔离，接触者医学观察 15 天。

2．餐饮从业人员应定期检查伤寒杆菌，发现慢性患者及带菌者，立即调离岗位并隔离治疗。

（二）切断传播途径

1．加强对粪便、水源和饮食卫生的管理，消灭苍蝇。

2．培养良好的卫生习惯，饭前便后洗手，不饮生水，不吃生食。

（三）保护易感人群

易感人群可行伤寒、副伤寒甲、乙三联疫苗接种，也可口服伤寒 Ty21a 活疫苗。明确接触者可预防性口服喹诺酮类药物。

六、社区管理

（一）筛查与转诊

对发热伴腹痛及肝脾肿大的患者，应完善血常规、粪便常规及粪便培养检查，对疑似伤寒杆菌感染的患者立即隔离并填写传染病上报卡，仔细调查患者流行病学史，寻找传染源。

（二）健康宣教与疾病管理

1．健康宣教　通过讲座、传单等形式向社区居民科普伤寒临床表现、传播途径、危害性等知识，提高居民对伤寒的认识及重视；教导居民养成良好的卫生和饮食习惯，增强体质，提高免疫力。

2．疾病管理　全科医生应对患者心理、饮食、隔离、出院后等方面进行指导。

（1）心理指导　对患者进行心理安慰，介绍相关伤寒病知识，帮助患者适应隔离环境。

（2）饮食指导　患病发热期以流质、半流质无渣易消化饮食为主，忌油腻及粗纤维易胀气食物，热退后逐渐恢复正常饮食，不吃生食及变质食物。

（3）隔离指导　隔离期间注意卧床休息，不要与其他患者接触，餐具、便器应注意消毒，防止交叉感染。

（4）出院管理　患者治愈出院后应定期随访，防止复发。慢性带菌者应行抗菌治疗，指导患者形成良好卫生习惯。

副伤寒

副伤寒包括副伤寒甲、副伤寒乙、副伤寒丙，流行病学特点、病理表现、临床表现、治疗与伤寒基本相同。

副伤寒的预后较好，病死率低于伤寒，恢复后慢性带菌者较少见。

预防及社区管理与伤寒相似。

（汪良芝）

第八节　百日咳

一、概述

百日咳（pertussis，whooping cough）是由百日咳鲍特菌引起的急性呼吸道传染病，以阵发性、痉挛性咳嗽以及咳嗽终止时鸡鸣样吸气吼叫声为特征。本病病程较长，若未经治疗，咳嗽症状可持续 2~3 个月，故名"百日咳"。本病多发生于儿童，传染性强，常引起流行。青少年和成人常因症状不典型或较轻而忽视未就诊，所以本节内容仍以儿童百日咳为主。

（一）病原学与流行病学

1. 病原学　百日咳鲍特菌（Bordetella Pertussis），又称百日咳杆菌，为革兰氏阴性的短小卵圆形杆菌，长约 1.0~1.5μm，宽 0.3~0.5μm。该菌有严格寄生性，对外界抵抗力差，不能耐受干燥，对紫外线及常用消毒剂亦十分敏感。

2. 流行病学　全年均可发病，通常无明显的季节性流行趋势；多为散发，在幼儿园等集体机构、居住条件较差的地区可发生局部流行。近三四十年来，我国百日咳发病率已明显下降，主要归因于百白破混合制剂（DTP）菌苗的广泛接种。但近年来百日咳发病率有所反弹，与儿科医师对该病的重视以及诊断技术手段的提高有关。

（1）传染源　既往曾认为患儿是唯一的传染源，但近年来流行病学调查研究表明，无症状感染的大龄儿童和成人已成为儿童百日咳的重要传染源。

（2）传播途径　百日咳杆菌传染性强，咳嗽或打喷嚏时可随飞沫传播。易感者因吸入带菌飞沫而感染；该菌对外界抵抗力差，很少发生间接传播。

（3）易感人群　人是百日咳杆菌唯一感染宿主，人群普遍易感，任何年龄都可发病。因出生前未能从母体获得保护性抗体、未接种疫苗或未完成基础免疫，低月龄婴儿百日咳发病率高于其他年龄组。无论疫苗全程免疫或自然感染者，其抗体滴度随年龄增长而下降，均不能获得终生免疫。

（二）发病机制与病理生理

百日咳杆菌侵入人体呼吸道后，在黏膜上皮细胞的纤毛处增殖并释放毒素，使纤毛上皮细胞变性、纤毛麻痹，导致呼吸道分泌物排出障碍。滞留的分泌物可持续刺激呼吸道末梢神经，通过兴奋咳嗽中枢引起痉挛性咳嗽，直至分泌物排出为止。由于长期咳嗽刺激，咳嗽中枢易形成持久的兴奋灶，检查咽部、吸入冷空气、进食等刺激亦可反射性引起痉挛性咳嗽。分泌物排出不畅，可导致不同程度的呼吸道阻塞，引起支气管肺炎、肺不张、肺气肿；剧烈咳嗽可导致肺泡破裂，引起气胸、纵隔气肿和皮下气肿；痉咳不止，可导致脑部充血、水肿、缺氧，引起百日咳脑病、颅内出血等。

病理改变主要表现为气管、支气管黏膜上皮细胞坏变，胞质出现空泡，胞核碎裂、溶解、细胞死亡、脱落。上皮细胞基底层有中性粒细胞和单核细胞浸润。支气管及肺泡周围粒细胞和淋巴细胞聚集，形成间质炎症。并发脑病时脑组织可有充血、水肿，点状出血、神经细胞变性等。

二、临床表现

（一）症状

潜伏期 2~21 天，一般为 7~14 天。典型临床经过可分三期：卡他期、痉咳期和恢复期。

1. 卡他期　一般持续 1~2 周。表现类似普通感冒，如低热、流涕、喷嚏、流泪、咳嗽等，热退后咳嗽加重，夜间尤甚。此期传染性强，但因缺乏特异性症状而易漏诊、误诊。

2. 痉咳期　一般持续 2~6 周，亦可长达 2 个月以上。表现为明显的阵发性、痉挛性咳嗽，特点为痉挛性咳嗽后伴一次深长吸气，此时因空气急促通过痉挛缩窄的声门而发出一种高调鸡鸣样的吸气性吼声，之后再反复痉咳，直至咳出大量黏稠痰液，常伴有呕吐。此期罕有发热或仅有一过性低热，如持续明显发热常提示合并其他病原体感染。此期常出现并发症，支气管肺炎为最常见并发症，还可出现肺不张、肺气肿、气胸、百日咳脑病等。

3. 恢复期　一般持续 2~3 周。痉咳缓解直至咳嗽消失；此期病情可反复，迁延者可达数月。

（二）体征

病程中较少有阳性的肺部体征。痉咳发作时可有口唇发绀、颈静脉怒张、三凹征等体征。

三、辅助检查

（一）实验室检查

1. 血常规检查　发病早期外周血白细胞计数升高，以淋巴细胞计数升高为主，痉咳期最为明显，有继发感染时中性粒细胞计数升高。

2. 细菌学检查

（1）细菌培养　一般采用鼻咽拭子培养，卡他期阳性率较高，可达 90% 左右。

（2）单克隆抗体菌落印迹试验　此法 48 小时可有检验结果，较细菌培养快速，敏感性高，可用于早期诊断。

（3）荧光抗体法　早期阳性率达 75%~85%，但要注意假阳性。

3. 血清学检查　目前国内常规采用微量血凝集试验来检测凝集原抗体，对百日咳杆菌感染进行诊断及对百日咳疫苗免疫效果进行评价。

4. 分子生物学检测　用 PCR 检测患儿鼻咽分泌物百日咳杆菌 DNA，具有快速、灵敏、特异的诊断价值。

（二）影像学检查

常无特异影像学表现，合并有肺炎、肺不张、肺气肿、气胸、纵隔气肿等时可有相应表现。

四、诊断与治疗

（一）诊断

结合当地百日咳流行病学史，患儿有典型的痉咳，咳嗽在发热体温下降之后反而加剧，尤以夜间为甚，无明显肺部体征，外周血白细胞计数和淋巴细胞比例明显增高，可作出临床诊断；此时若有细菌学、血清学或分子生物学检查阳性结果，则可确诊。

需与类百日咳综合征、痉挛性支气管炎、肺门淋巴结结核相鉴别。

（二）治疗

1. 一般治疗和对症治疗　该病应按呼吸道传染病进行隔离，保持室内安静、空气新鲜和适当的温度、湿度，进食容易消化、营养丰富的食物，同时保证睡眠充足。必要时可给予镇静剂以减少患儿因恐惧、烦躁而诱发的痉咳。痰液黏稠者可雾化吸入加强化痰，发生窒息时应及时吸痰、给氧，保持呼吸道通畅。发生脑水肿时及时脱水降低颅内压，防止脑疝。

2. 抗菌治疗　抗菌治疗首选大环内酯类抗生素，如红霉素、罗红霉素、阿奇霉素等：红霉素 $30 \sim 50mg/（kg \cdot d）$，分 3 次口服或静脉滴注，$7 \sim 14$ 天；罗红霉素 $5 \sim 10mg/（kg \cdot d）$，分 2 次口服，$7 \sim 10$ 天；阿奇霉素 $5 \sim 10mg/（kg \cdot d）$，1 次顿服，$3 \sim 5$ 天。新生儿使用红霉素有肥厚性幽门狭窄的风险，可改为阿奇霉素。

3. 中医药治疗　百日咳中医称为"顿咳""疫咳""鹭鸶咳"。除在急性期应用特异抗菌治疗外，中医药治疗可改善症状，缩短病程。中医治疗以止咳化痰为基本原则，在疾病发展的不同时期予以辨证施治：①卡他期常以桑菊饮（风热者）或杏苏散（风寒者）加减宣肺降气；②痉咳期常以麻杏石甘汤加减肃肺清热；③恢复期常以沙参麦冬汤加减润肺养阴。

（三）预后

本病预后相差较大，与患儿年龄、原有健康状况、免疫状况及有无并发症有关。年长儿经及时治疗大多预后良好；婴儿，尤其是小于 3 个月的婴儿病情往往较严重；营养不良或佝偻病、并发肺炎或脑病患儿预后较差。

五、预防

（一）控制传染源

发现患者应立即进行传染病上报，并对患者进行隔离和治疗，隔离至发病后 40 天或痉咳出现后 30 天。有本病接触史的易感儿童应隔离观察 21 天，然后予以预防接种。

（二）切断传播途径

保持良好的卫生习惯，保证室内空气流通，在人群较密集的场合可佩戴口罩，对痰液和口鼻分泌物进行消毒处理。

（三）保护易感人群

1. 主动免疫　所有儿童都应进行百日咳的预防接种，目前我国普遍使用无细胞百日咳－白喉－破伤风疫苗（DTaP）代替过往的全细胞疫苗（DTwP），免疫程序共 4 剂，即婴儿出生后 3、4、5 月龄各 1 剂进行基础免疫，$18 \sim 24$ 月龄间 1 剂加强免疫。我国第 1 剂接种时间为 3 月龄，晚于 WHO 推荐的 6 周龄，故我国 3 月龄内的儿童罹患百日咳的危险性较高。预防低月龄婴儿发病的免疫策略值得进一步探索。由于疫苗缺乏长期保护作用，如有必要也可对年长儿、成人、孕妇进行加强免疫。

2. 被动免疫 未完成基础免疫的体弱婴儿或免疫力低下的年长儿、成人，接触百日咳病例后，可注射含抗毒素的免疫球蛋白进行预防。

六、社区管理

（一）筛查与转诊

对典型痉咳的患者均需警惕百日咳，全科医师应仔细询问流行病学史，对疑似患者要立即做好呼吸道隔离并予以传染病上报，密切接触的易感儿童予以隔离检疫。

有呼吸困难表现或出现并发症的患儿应及时转诊上级医院；6 个月以下的患儿易发生窒息及呼吸暂停，也建议转诊治疗。转诊途中尤应注意患儿呼吸情况，做好气道管理，及时协助排痰，保持呼吸道通畅，必要时辅助通气。

（二）健康宣教与疾病管理

1. 健康宣教 以预防为主，向社区居民介绍百日咳的相关知识，包括传播途径、临床表现及预防措施；强调适龄儿童按时接种百白破疫苗的重要性。

2. 疾病管理 全科医师应及早识别社区内的疑似患者并对其进行隔离、治疗，有转诊指征的应及时转诊至上级医院，对密切接触者实施医学观察；对治疗后转回社区的患者，全科医师应进行随访管理，了解其咳嗽等情况，做好用药指导，并及早识别并发症。

（陈楚鹏）

第九节 流行性脑脊髓膜炎

一、概述

流行性脑脊髓膜炎是由脑膜炎球菌感染引起的急性化脓性脑膜炎，简称流脑，为乙类传染病。其主要临床表现为高热、剧烈头痛、频繁呕吐、皮肤瘀点（斑）及脑膜刺激征，严重者可出现休克、脑实质损害等而危及生命。

（一）病原学与流行病学

1. 病原学　脑膜炎球菌（又称脑膜炎奈瑟菌）为革兰氏阴性双球菌，分为 A、B、C、D、X、Y、Z、29E、W135、H、I、K、L 13 个亚群，以 A、B、C 三群最常见。该菌在体外易自溶而死亡，对阳光、紫外线及一般消毒剂都很敏感。

2. 流行病学　流脑呈全球分布，全年均可发生，但有明显季节性，冬春季多见。目前全球流脑处于低流行状态，得益于脑膜炎球菌疫苗的广泛接种。近年我国流脑发病率均低于 1/10 万，优势菌由 A 群逐渐转变为 B、C 群。

（1）传染源　患者、带菌者，人是脑膜炎球菌唯一天然宿主。

（2）传播途径　经呼吸道直接传播，密切接触可能导致 2 岁以下婴幼儿发病。

（3）易感人群　普遍易感，多见于 5 岁以下，尤以 6 个月至 2 岁婴幼儿发病率最高。

（二）发病机制与病理生理

1. 发病机制　病原菌由鼻咽部侵入，免疫力强的机体可快速杀灭病菌，或成为带菌状态；当病菌毒力较强或机体免疫力较弱时，病菌可进入血流，形成败血症，继而累及脑脊髓膜，引起流脑。

病菌释放的内毒素为主要致病因素。内毒素可激活补体，产生大量炎症介质，导致循环障碍和休克；可激活凝血系统，造成弥散性血管内凝血（DIC）和继发性纤溶亢进，加重出血和休克；侵犯脑脊髓膜时，引起血管内皮细胞出血、坏死及通透性增加，导致化脓性炎症及颅内高压，出现昏迷、惊厥等，严重脑水肿可形成脑疝而致死。

2. 病理改变　败血症期以血管内皮损害为主，血管壁炎症、坏死和血栓形成，血管周围出血。可有皮肤局灶出血及内脏出血，也可出现肺水肿和心肌炎。

脑膜炎期以软脑膜病变为主。早期血管充血、水肿、出血和炎症，后期出现大量纤维蛋白、中性粒细胞及血浆外渗，致脑脊液混浊。颅神经可因炎症直接侵袭、炎症后粘连压迫而受损。

暴发型脑膜脑炎的脑实质明显充血、水肿、坏死，病变严重者可出现脑疝。

二、临床表现

潜伏期 1~7 天，一般 2~3 天，病后可获得较持久免疫。分为普通型、暴发型、轻型和慢性败血症型，其中普通型约占 90%。

（一）普通型

按发展过程分为前驱期、败血症期、脑膜炎期及恢复期四个阶段，各期间无明显界线。

1. 前驱期　有发热、咽痛、咳嗽等上呼吸道感染症状，持续约 1~2 天，此期易因发病急、进展快而被忽视。

2. 败血症期　突发高热、头痛、神志淡漠等毒血症状，体温常达 40℃ 以上。婴幼儿常表现为烦躁、哭闹、拒食、惊厥等，多数有皮肤、黏膜瘀点（斑），重者可有皮肤大片坏死。此期多持续 1~2 天。

3. 脑膜炎期　除毒血症状外，神经系统症状较明显，表现为剧烈头痛、喷射样呕吐，脑膜刺激征阳性，重者出现谵妄、昏迷及抽搐。婴幼儿表现常不典型，惊厥、腹泻症状较成人多见，前囟未闭者可隆起，而脑膜刺激征可能缺如。多在治疗 2~5 天后进入恢复期。

4. 恢复期　治疗后体温可逐渐降至正常，意识和精神状态改善，皮肤瘀点（斑）吸收或结痂，神经系统检查恢复正常。1~3 周可痊愈。

（二）暴发型

少数起病急骤，病情凶险，若抢救不及时，常于 24 小时内死亡。

1. 休克型　儿童多见。初起即有高热、头痛、呕吐等严重中毒症状，很快发生休克，常有面色苍白、四肢厥冷、血压降低、少尿或无尿等循环衰竭表现，多无脑膜刺激征，易并发 DIC。全身可广泛出现瘀点（斑），快速扩大并融合成片，伴皮下坏死。

2. 脑膜脑炎型　多于 1~2 天内出现严重神经系统症状，主要为脑膜和脑实质损害，可有高热、头痛、呕吐，迅速出现昏迷、惊厥，锥体束征阳性，颅内压升高，甚至出现脑疝。

3. 混合型　可同时或先后出现上述二型的临床表现，此型最凶险，死亡率很高。

（三）轻型

出现低热、轻度头痛和咽痛等上呼吸道感染症状，皮肤黏膜可见少量出血点。多见于流脑流行后期。

（四）慢性型

本型较少见，多发生于成人。病程常迁延数月，主要表现为皮疹、关节痛、脾大、间歇性发冷和发热等。

三、辅助检查

1. 血象　白细胞总数、中性粒细胞明显升高；有 DIC 者，可有血小板减少。

2. 脑脊液检查　确诊的重要方法，病初或休克型患者，脑脊液检查多无异常，应复查。典型脑膜炎期，脑脊液外观混浊如米汤样或脓样；白细胞数明显升高，多核细胞为主；糖及氯化物明显减少而蛋白含量升高。注意颅内高压者脑脊液检查要慎重，以免发生脑疝。

3. 细菌学检查

（1）涂片检查　皮肤瘀点及脑脊液涂片检查。

（2）细菌培养　取血及脑脊液、瘀斑组织液进行细菌培养。

4. 血清免疫学检查　常用对流免疫电泳法、乳胶凝集试验、反向间接血凝试验、ELISA 法等进行脑膜炎奈瑟菌抗原检测，用于早期诊断，阳性率 90% 以上。

5. 其他　脑膜炎奈瑟菌的 DNA 特异性片段检测、鲎试验等。

四、诊断与治疗

（一）诊断

根据流脑流行病学史、临床表现及血常规和 / 或脑脊液常规检测结果做出疑似病例和 / 或临床诊断病例的诊断。在此基础上，若有细菌学或流脑特异性血清免疫学检查阳性可确诊。

鉴别诊断主要根据各期临床表现进行鉴别　前驱期需鉴别上呼吸道感染；败血症期主要鉴别其他原因所致的败血症、紫癜等；脑膜炎期应鉴别其他细菌所致的化脓性脑膜炎、结核性脑膜炎、流行性乙型脑炎等。

（二）治疗

1. 一般及对症治疗

（1）隔离　住院进行呼吸道隔离及治疗。

（2）饮食　流质或半流质饮食，昏迷者可留置胃管鼻饲。

（3）补液　充分补液，保证重要脏器灌注，防止休克。

（4）退热　高热时可予物理降温或退热药物。

（5）降低颅内压　颅内高压者，可予 20% 甘露醇 1 ~ 2g/（kg·次）快速静脉滴注，视病情每 4 ~ 6 小时可重复使用。

（6）肾上腺皮质激素　严重毒血症及颅内高压者在抗菌治疗基础上可酌情应用。

2. 抗菌治疗　无论疑似病例或临床诊断病例，均应尽早、足量应用抗菌药物，尽量争取在 30 分钟内开始抗菌治疗。经验性选用对病菌敏感且能透过血脑屏障的抗生素。

（1）青霉素　不易透过血脑屏障，应加大剂量使其达到有效浓度。成人 800 万 ~ 1 200 万 U/d，儿童 20 万 ~ 40 万 U/（kg·d），分 3 次静脉滴注，疗程 5 ~ 7 天。

（2）头孢菌素　可选用第三代头孢菌素，其抗菌活性强，且易透过血脑屏障。头孢噻肟成人 2g，儿童 50mg/kg，每 6 小时静脉滴注 1 次；头孢曲松成人 2g，儿童 50 ~ 100mg/kg，每 12 小时静脉滴注 1 次，疗程 7 天。

（3）氯霉素　应注意其对骨髓造血的抑制作用，一般不作首选，多用于对青霉素或头孢菌素过敏者。成人 2 ~ 3g，儿童 50mg/kg，分次静脉滴注，疗程 5 ~ 7 天。

3. 暴发型流脑的治疗　一般对症治疗和抗菌治疗同普通型，更加强调及早应用抗生素，必要时可联用。除此之外，应根据其各个分型的临床特点，及时采取针对性措施进行抢救治疗。

（1）休克型的治疗　①监测。监测血压、心率、尿量等。②纠正休克。补液原则为"先快后慢、先盐后糖、先晶后胶"，补液量视病情而定，注意维持水电解质平衡。③纠正酸中毒。常用 5% 碳酸氢钠。④应用血管活性药物。在扩充血容量和纠正酸中毒基础上可应用血管活性药物，常用山莨菪碱，必要时可加用或换用多巴胺、多巴酚丁胺。⑤防治 DIC。高度疑似 DIC 者宜尽早应用肝素抗凝，高凝状态纠正后应及时补充凝血因子，可输注新鲜血浆，适当补充维生素 K。

（2）脑膜脑炎型的治疗　①监测。密切观察意识状况，监测呼吸、心率、氧饱和度等。②脱水降颅压。及早发现脑水肿，及时脱水治疗，防止脑疝，可应用 20% 甘露醇，或加用呋塞米。③防治呼吸衰竭。保持呼吸道通畅，给予氧疗，必要时可气管插管、机械通气。

（3）混合型的治疗　须加强监护，密切观察病情变化，采取综合措施抢救治疗，兼顾抗休克和治疗脑水肿。

（三）预后

普通型及时治疗，预后良好，少见并发症或后遗症。暴发型病情重，死亡率较高，脑膜炎型和混合型预后更差。

五、预防

（一）管理传染源

隔离患者至症状消失后 3 天，一般不少于病后 7 天。对接触者进行 7 天医学观察。

（二）切断传播途径

加强流脑卫生宣教，保持室内空气流通，做好环境及个人卫生。流脑流行期间，避免到人群拥挤、空气不流通的场所，外出时佩戴口罩。

（三）保护易感人群

1. 接种疫苗　近年来我国多采用 A+C 群流脑多糖疫苗进行预防接种，保护率高。

2. 药物预防　对有密切接触流脑患者，应进行药物预防，可选择磺胺甲噁唑，此外头孢曲松、氧氟沙星也有良好预防作用。

六、社区管理

（一）筛查与转诊

对流行季节社区内可疑流脑表现者，全科医师应仔细询问流行病学史，做进一步排查，确保早发现、早报告、早诊断、早隔离、早治疗。

对诊断不明确或高热不退、休克、意识障碍、惊厥抽搐等病情较重的患儿应及时转诊至上级医院。转诊之前应先予抗感染、对症支持治疗，维持生命体征稳定后迅速转诊。转诊途中应注意监测患儿生命体征，保持呼吸道通畅，避免因呕吐等致误吸窒息。

（二）健康宣教与疾病管理

1. 健康宣教　开展社区健康宣教，宣传流脑防治的相关知识，提高居民对流脑的认识；教育居民养成良好的卫生习惯，做好个人防护，勤洗手，加强体育锻炼，增强机体免疫力。

2. 疾病管理　全科医师应对流脑患者随访管理，对密切接触者实施医学观察，重视饮食、生活、消毒等方面的指导。

（1）饮食指导　选择营养丰富、易于消化的流质或半流质饮食，少食多餐，鼓励患者多饮水。

（2）生活指导　恢复期宜以卧床休息为主，合理安排作息，避免熬夜。

（3）消毒指导　保持居室通风，可选择含氯消毒液擦拭门窗、门把手、桌椅、地面等。

（陈楚鹏）

第十节 淋病

一、概述

淋病（gonorrhea）是由淋病奈瑟菌引起的、以泌尿生殖系统化脓性感染为主要表现的性传播疾病。男性最常见的表现是尿道炎，而女性则为宫颈炎；也可导致眼、咽、直肠感染和播散性淋球菌感染。本病潜伏期短，传染性强，可导致多种并发症和后遗症。

（一）病原学与流行病学

1. 病原学 淋病奈瑟球菌（Neisseria gonorrhoeae）简称淋球菌，呈卵圆形或肾形，直径 $0.6 \sim 0.8\mu m$，无鞭毛、芽孢，革兰氏染色阴性。淋球菌离开人体后不易生长，在完全干燥的环境中 $1 \sim 2$ 小时即死亡，但在不完全干燥的环境和脓液中可存活较长时间，持续 10 余小时至数天；对一般消毒剂敏感。

2. 流行病学

（1）传染源 淋病患者。

（2）传播途径 主要通过性接触传播，少数可通过接触被淋球菌污染的用具而感染。妊娠期感染可累及羊膜腔导致胎儿感染。新生儿可经产道感染，引起新生儿淋菌性眼炎。

（3）易感人群 人是淋球菌的唯一天然宿主，任何年龄均可发病，但以性活跃的青、中年多见。

（二）发病机制与病理生理

淋球菌主要侵犯黏膜，感染后侵入男性前尿道、女性尿道及宫颈等处，通过黏附因子黏附到柱状上皮细胞的表面，并沿生殖道上行，经上皮细胞吞噬进入细胞内繁殖，导致细胞溶解破裂。淋球菌内毒素及外膜脂多糖与补体结合后产生化学毒素，能诱导中性粒细胞聚集和吞噬，引起局部急性炎症，出现充血、水肿、化脓等；如治疗不及时淋球菌可进入尿道腺体和隐窝，成为慢性病灶。

二、临床表现

潜伏期一般 $2 \sim 10$ 天，平均 $3 \sim 5$ 天，潜伏期已具有传染性。

（一）无并发症淋病

1. 男性急性淋病 淋菌性尿道炎为最常见表现，约 10% 的患者可无症状。早期症状有尿频、尿急、尿痛，病情加重可出现大量黄色脓性或脓血性分泌物。全身症状一般较轻，少数可有发热、全身不适、疲乏等。即使未经治疗，在 $10 \sim 14$ 天后患者症状也可逐渐减轻，1 个月后症状基本消失，但并未痊愈，淋球菌可继续向后尿道或上生殖道扩散，甚至发生并发症。

2. 女性急性淋病 约 $50\% \sim 60\%$ 患者无明显症状或症状轻微，好发于宫颈、尿道。宫颈炎：阴道、宫颈口脓性分泌物增多，宫颈充血、红肿，常有性交痛；尿道炎：尿频、尿急、尿痛或血尿，体检可见尿道口充血、少量脓性分泌物，有触痛；前庭大腺炎：常为单侧，大阴唇部位局限性隆起，可形成脓肿，局部触痛明显。

3. 儿童淋病　男性儿童多发生尿道炎和包皮龟头炎，检查可见包皮红肿，龟头和尿道口潮红，尿道有脓性分泌物；幼女表现为外阴阴道炎，检查可见外阴、阴道、尿道口红肿，阴道及尿道口有脓性分泌物。

4. 淋菌性肛门直肠炎　多见于男性同性恋者，女性可由淋菌性宫颈炎的分泌物直接感染肛门直肠所致。轻者肛门瘙痒、烧灼感，有黏液和脓性分泌物，重者出现里急后重，可排出大量脓性和血性分泌物。

5. 淋菌性咽炎　多见于口交者。表现为急性咽炎、扁桃体炎，可伴发热、颈部淋巴结肿大。

6. 淋菌性结膜炎　成人多因被分泌物污染的手指或物品接触眼结膜而感染，常为单侧；新生儿多从产道感染，常为双侧。主要表现为眼结膜充血、水肿，出现脓性分泌物，体检可见角膜呈云雾状，甚者可出现角膜溃疡，导致失明。

（二）淋病并发症

1. 男性有并发症淋病　主要由淋菌性尿道炎感染蔓延至后尿道，引起后尿道炎、前列腺炎、精囊炎、附睾炎等，此时多有发热、尿频、尿急、尿痛等，直肠指检可触及肿大的前列腺、精囊并有触痛；系带旁腺、尿道旁腺或尿道球腺炎和脓肿、尿道周围蜂窝织炎较少见。

炎症反复发作形成瘢痕，可引起尿道、输精管狭窄或梗阻，导致排尿困难、不育。

2. 女性有并发症淋病　主要由淋菌性宫颈炎上行感染导致淋菌性盆腔炎，包括急性子宫内膜炎、输卵管炎、输卵管卵巢脓肿、盆腔脓肿及腹膜炎等。盆腔炎症状无特异，可有发热、下腹痛、不规则阴道出血等，查体宫颈口可见脓性分泌物、宫颈举痛、附件压痛或触及包块，可有下腹压痛。

反复发作可造成输卵管狭窄、闭塞，引起异位妊娠、不孕或慢性盆腔痛等。

（三）播散性淋球菌感染

1. 成人播散性淋病　少见，常见于月经期妇女；患者可有寒战、高热，常见关节炎 – 皮炎综合征，表现为关节炎、腱鞘炎及脓疱性或出血性皮疹，少数可出现心内膜炎、心肌炎、心包炎、肝周炎、脑膜炎等。

2. 新生儿播散性淋病　少见，可出现淋菌性败血症、脑膜炎、关节炎等。

三、辅助检查

包括分泌物涂片革兰氏染色检查、淋球菌培养、核酸检测。淋球菌分泌物涂片革兰氏染色检查结果为细胞内革兰氏阴性双球菌，此检查适用于男性无合并症淋病的诊断（灵敏度≥95%，特异度97%），但不推荐用于其他部位如咽部、直肠和女性宫颈等淋球菌感染的诊断。淋球菌培养（特异度为100%，灵敏度85%～95%）为淋病的确诊试验，适用于男、女性除尿液外的其他临床标本的淋球菌检查。核酸检测有较高的灵敏度，适用于各种类型临床标本的检测。

四、诊断与治疗

（一）诊断

根据流行病学史（性接触史、配偶感染史、与淋病患者共用物品史或新生儿的母亲有淋病史等）、临床表现和实验室结果综合分析，慎重作出诊断。

1. 疑似病例　符合流行病学史和临床表现。

2. 确诊病例　疑似病例中，针对淋球菌的实验室检查任一项阳性者。

需与非淋菌性尿道炎、念珠菌性阴道炎、滴虫性阴道炎等相鉴别。

（二）治疗

性伴侣应同时进行检查和治疗。用药应及时、足量、规则，并注意多重病原体感染的可能性，如未能排除沙眼衣原体感染，一般同时应用抗沙眼衣原体的药物治疗；建议同时检测排除梅毒及 HIV 感染。

1. 无并发症淋病

（1）成人淋菌性尿道炎、宫颈炎、直肠炎　头孢曲松 1g 肌内注射或静脉滴注，单次给药，或大观霉素 2g（宫颈炎 4g）肌内注射，单次给药。对治疗失败者，有条件应尽可能获得药敏试验结果，可增加剂量再次治疗，头孢曲松 1～2g 肌内注射或静脉滴注，连用 3 天，或改为大观霉素。

（2）儿童淋病　根据体重给药，体重≥45kg 者按成人方案治疗，体重 <45kg 者治疗方案如下：头孢曲松 25～50mg/kg（剂量不超过 1g）或大观霉素 40mg/kg（剂量不超过 2g）肌内注射，单次给药。

2. 有并发症淋病

（1）男性淋菌性前列腺炎、精囊炎、附睾炎　头孢曲松 1g 或头孢噻肟 1g 肌内注射或静脉滴注，每日 1 次，共 10 天。

（2）女性淋菌性盆腔炎　盆腔炎往往为淋球菌等多种病原体感染所引起，治疗时应予兼顾。头孢曲松 1g 肌内注射或静脉滴注，每日 1 次，共 10 天；多西环素 100mg、甲硝唑 400mg 口服，每日 2 次，共 14 天。

3. 其他部位淋病

（1）淋菌性眼炎　成人及体重≥45kg 儿童，头孢曲松 1g 肌内注射或静脉滴注；体重 <45kg 儿童及新生儿，头孢曲松 25～50mg/kg（剂量分别不超过为 1g 和 125mg）肌内注射或静脉滴注。每日 1 次，连用 3 天。

（2）淋菌性咽炎　头孢曲松 1g 或头孢噻肟 1g 肌内注射或静脉滴注，单次给药。

4. 播散性淋病　成人及体重≥45kg 儿童：头孢曲松 1g 肌内注射或静脉滴注；体重 <45kg 儿童及新生儿剂量：头孢曲松 25～50mg/kg（剂量分别不超过 1g 和 125mg）肌内注射或静脉滴注。每日 1 次，共 10 天；淋菌性脑膜炎疗程 2 周，心内膜炎 4 周以上。

5. 妊娠期淋病　按照不同感染类型采用相应的非妊娠患者的治疗方案，禁用喹诺酮类或四环素类药物，妊娠 3 个月内应避免使用甲硝唑。

（三）治愈标准

治疗结束后 2 周内，在无性接触史情况下符合如下标准为治愈　①症状和体征全部消失；②在治疗结束后 4～7 天复查淋球菌阴性。

（四）预后

如能及时、规范用药，预后大多良好；如未能及时治疗、治疗不当或反复感染，男性可能出现尿道狭窄、不育，女性可能出现不孕、慢性下腹痛等。

五、预防

（一）控制传染源

发现成人患者时，应对其性伴侣进行检查和治疗。在症状发作前或确诊前2个月内与患者有过性接触的所有性伴侣均应完善淋球菌感染的相关检查，并进行治疗。新生儿确诊有淋球菌感染时，应对患儿母亲及其分娩前2个月内的性伴侣进行检查和治疗。

（二）切断传播途径

避免不洁性行为，正确使用避孕套。患者在治愈之前，应该禁止性生活。

（三）保护易感人群

做好个人卫生，包括生殖卫生，洁身自好、自律自爱。怀孕期间感染淋球菌者，应及时进行正规治疗，防止传染给胎儿，降低新生儿出现并发症的风险。

六、社区管理

（一）筛查与转诊

对有流行病学史、相关淋病症状的患者，均应对患者本人及其性伴侣进行淋病相关实验室检查以筛查，同时予以传染病上报。

有下列情况之一，建议转诊治疗：①诊断不明者；②病情较重或治疗效果欠佳者；③出现尿管瘘管、窦道或肛瘘需外科处理者；④播散性淋病；⑤新生儿。

（二）健康宣教与疾病管理

1. 健康宣教　让社区居民了解淋病的防护知识，让患者知晓配合治疗的重要性。主要内容有：①介绍淋病的相关知识，包括传播途径及防护措施等，提倡安全性行为，正确使用避孕套；②向患者强调性伴侣同时检查和治疗的重要性，治疗期间应停止性生活，治疗结束后应定期复查和随访。

2. 疾病管理　对转诊上级医院的患者，全科医师应熟悉其病情及治疗方案；对治疗后转回社区的患者，全科医师应督促其继续规范治疗并做好随访管理。同时，还应及早关注患者精神心理问题，及时心理疏导干预治疗。

（陈楚鹏）

第十一节　布鲁氏菌病

一、概述

布鲁氏菌病，也称"波状热"，是由布鲁氏菌感染引起的人畜共患乙类传染病。该病主要侵犯单核吞噬细胞系统，临床表现复杂多变。

（一）病原学与流行病学

1. 病原学　布鲁氏菌属包括6个种19个生物型。其中4种能够引起人类发病，即羊种、牛种、猪种和犬种，我国以羊种布鲁氏菌最常见。布鲁氏菌是胞内生长的革兰氏阴性多形球状杆菌，无芽孢。在自然环境中生存能力强，如新鲜奶酪中可存活50~100天、水中可存活5天至4个月。但对光、热、酸及常用化学消毒剂敏感，日光照射或湿热60℃ 10~20分钟、3%漂白粉液体浸泡数分钟即可将其杀灭。

2. 流行病学　全球大部分国家均有布鲁氏菌病发病。我国20世纪中叶布鲁氏菌病严重流行，20世纪90年代初期得到基本控制，但随后又快速上升。目前已经成为报告发病率上升最快的传染病之一。从疫区分布来看，有从新疆、内蒙古等牧区向河南、广东等半牧半农甚至农区转化的趋势，发病形式也由聚集暴发向散在发病转化。本病春夏两季多发，与动物产仔有关。

（1）传染源　感染布鲁氏菌的动物为主要传染源，常见的为羊、牛、猪，其次为犬、麋鹿、骆驼、马等。患者的血液及组织器官也是潜在的传染源。

（2）传播途径　①经皮肤或黏膜接触传染。牧民或兽医直接接触病畜或其排泄物、分泌物，病菌可从破损处的皮肤进入人体；实验室工作人员可通过皮肤、黏膜接触传染；间接接触被布鲁氏菌污染的环境或物品也可得病。②经消化道传染。食用未经合格加工的病畜肉类或乳制品，饮用被病菌污染的水。③经呼吸道传染。混杂羊毛的尘土中含有布鲁氏菌，病菌污染环境后也可形成气溶胶，吸入后经呼吸道黏膜感染。④其他。苍蝇携带、蜱虫叮咬也可传播本病。罕见人际传播。

（3）易感人群　人群对布鲁氏菌普遍易感，牧区青壮年男性因职业接触机会更多，故发病率高于女性。农民、牧民、屠夫、兽医、实验室人员等与家畜或布鲁氏菌接触频繁的人群，是感染的高危人群。患病后有一定的免疫力，但再感染者并不少见。

（二）发病机制与病理生理

布鲁氏菌病的发生发展较为复杂，一方面与菌血症、毒血症和变态反应有关，另一方面菌体会侵入人体多个器官，而抗菌药物和抗体又不易进入细胞内，因此临床表现复杂，病情难治。

布鲁氏菌自皮肤或黏膜进入人体后，部分病菌被中性粒细胞杀灭。存活的菌体进入局部淋巴结，依据人体免疫状态、菌体的数量和毒力不同，或在局部被杀灭，或在淋巴结中繁殖生长形成感染灶。菌体在增殖突破淋巴屏障后入血，随后出现菌血症、毒血症。随血液播散的菌体可在肝、脾、骨髓、淋巴结等单核吞噬细胞系统形成新的感染灶，并再次重复上述过程，导致症状循环加重和波状发热。

组织病理改变包括各受累器官的变态反应、血管内膜炎、血栓性脉管炎、脏器的浆液性炎性反应和坏死等。

二、临床表现

布鲁氏菌病临床表现多样，羊型和猪型症状较重，牛型相对较轻。感染后潜伏期通常1~3周，平均2周，但也有数月或1年后再发病者。本病的临床分期尚无统一标准，一般可分为急性感染和慢性感染，以6个月为界。世界卫生组织则将病程<12个月定义为急性或亚急性感染，病程≥12个月为慢性感染。

（一）急性感染

布鲁氏菌病大多缓慢起病，急性起病者约占10%~30%。急性期临床表现包括发热、多汗、乏力、肌肉和关节疼痛、睾丸肿痛等。

1. 发热　发热多数情况下为弛张热，仅5%~20%的患者出现典型波状热，但最具特征性。波状热者平均发热期2~3周，继之以3~5日至2周的无热期后再次发热，如此循环多次，故称"波状热"。

2. 多汗　也是本病突出症状，远比其他发热类疾病显著。出汗以夜间和凌晨明显，特别是当热度骤然下降时，出现大汗淋漓。汗液可伴特殊气味。

3. 乏力　绝大多数患者感觉乏力、虚弱。

4. 肌肉和关节疼痛　30%布鲁氏菌病患者出现局部感染，最常累及骨关节，可有关节红肿、化脓。关节疼痛相当剧烈，呈游走性刺痛，常累及骶髂、髋、膝、肩、肘关节等大关节，可单关节或多关节发病。肌肉疼痛多见于大腿及臀部，可有痉挛性疼痛。

5. 睾丸肿痛　2%~20%的患者累及泌尿生殖系统，男性表现为睾丸炎、附睾炎，女性表现为卵巢、输卵管和子宫内膜炎症。睾丸肿痛由睾丸炎引起，一般为单侧，也是布鲁氏菌病的特征性症状。

6. 其他　少部分患者可有中枢神经系统受累，包括周围神经炎、脑膜脑炎等，表现为头痛、神经痛等症状。呼吸系统受累可发生胸腔积液、肺炎。血液系统可有白细胞升高或降低、血小板减少、贫血等。体检常无特异性，部分患者可有肝脾、淋巴结肿大。

（二）慢性感染

抗感染治疗不规律所导致的复发和持续性的深部局灶感染是造成慢性感染的病因。慢性感染的临床表现更缺乏特异性，大致可分为两类。一类是全身性非特异性症状，主要表现为疲乏、无力，还可有长期低热、盗汗、寒战、胃纳减退、腹泻，甚至抑郁、失眠等精神症状。另一类则为器质性受损表现，可累及全身器官，以骨骼肌肉系统常见。关节损害主要为大关节受累，表现为持续性钝痛，关节周围的滑囊、腱鞘也可因炎症而疼痛。神经系统受累者可有神经根炎、神经痛等周围神经炎损害，以及脑膜炎、脑炎等中枢神经损害。泌尿生殖系统受累则有睾丸炎、附睾炎、精索炎、卵巢炎、输卵管炎等，其他还可有心肌炎、支气管炎、间质性肺炎等。

三、辅助检查

（一）实验室检查

1. 一般检查　白细胞计数正常或偏低，淋巴细胞百分比升高，可出现异型淋巴细胞。血沉、C 反应蛋白可升高。肝脏受累者可有肝功能异常。心脏损伤可有心肌酶升高。

2. 细菌培养　可取血液、骨髓、乳汁、脓性分泌物、关节液、脑脊液进行细菌培养，其中血培养最常用。布鲁氏菌生长缓慢，应注意延长培养时间，提高阳性率。培养阳性可确诊，但阴性不能排除布鲁氏菌感染。

3. 血清学检测　即通过各种实验室方法检测人体对布鲁氏菌菌体细胞膜上的脂多糖产生的抗体。虽然基层无法进行检测，但全科医师有必要了解各种试验的意义及其在筛查和确诊中的作用。由于假阳性和假阴性的存在，建议同时采用两种以上血清学检测方法。

（1）虎红平板凝集试验　方便快捷，10 分钟内获得结果，推荐用作快速初筛试验。急性感染阳性率 80%～90%，慢性感染 30%～60%，慢性感染患者假阴性率较高。

（2）血清凝集试验　滴度在 1∶100 并出现显著凝集（液体 50% 清亮）及以上，或病程持续一年以上且仍有临床症状者滴度在 1∶50 并出现显著凝集及以上，或半年内有布鲁氏菌疫苗接种史，滴度达 1∶100 并出现显著凝集及以上者，作为确诊试验之一。

（3）酶联免疫吸附试验　检测迅速，特异度、灵敏度均较高，其他试验阴性时尤其推荐，可用于初筛和疗效监测。

（4）补体结合试验　实验室操作较为复杂。将滴度在 1∶10 并出现显著凝集及以上者作为确诊试验之一。

（5）布鲁氏菌病抗 - 人免疫球蛋白试验　灵敏度高，适合慢性感染、复发患者的检测。滴度在 1∶400 出现显著凝集及以上者作为确诊试验之一。

（二）辅助检查

骨、关节 X 线摄片可见软组织钙化、骨质破坏小而修复反应强、椎间隙变窄等。心电图可有 P-R 间期延长、ST-T 改变、低电压等。

四、诊断与治疗

（一）诊断

1. 疑似病例　流行病学史是诊断的重要线索，如发病前与疑似布鲁氏菌感染的家畜及其制品密切接触，或生食牛、羊乳及肉制品，或生活在布鲁氏菌病疫区，或从事布鲁氏菌检测、疫苗生产工作等。结合临床上有发热、乏力、多汗、骨关节损害、肝脾或淋巴结肿大，可诊断为疑似病例。

2. 临床诊断病例　由于布鲁氏菌病临床表现的非特异性、病原体培养的低阳性率，血清学检查在诊断过程中有重要作用。在疑似病例的基础上，实验室初筛试验阳性，如虎红平板凝集试验或酶联免疫吸附试验阳性等，则为临床诊断病例。

3. 确诊病例　在疑似病例或临床诊断病例基础上，若出现任意一项实验室确诊试验阳性，包括血清凝集试验、补体结合试验、布鲁氏菌病抗 - 人免疫球蛋白试验、细菌培养分离出布鲁氏菌，则为确诊病例。

4. 隐性感染　有流行病学史，但没有相关临床表现的患者，若实验室确诊试验阳性，可诊断为隐性感染。

布鲁氏菌病急性感染需要与发热性疾病进行鉴别，特别是同时伴有多汗、关节痛、肝脾肿大者，如伤寒、结核、风湿热、类风湿关节炎、流行性感冒、淋巴瘤等。慢性感染需要与各种骨关节疾病、神经症鉴别。

（二）治疗

1. 一般治疗　多休息，注意水、电解质平衡，加强营养支持治疗。高温者予以物理降温，酌情使用退热药。睾丸炎者需加用小剂量糖皮质激素，脑膜炎者需降颅压治疗。

2. 抗菌治疗　建议早期、联合、足量、足疗程用药，必要时延长疗程，以防复发和慢性化。治疗过程中需检测肝肾功能变化。

（1）成人及 8 岁以上儿童　首选多西环素（100mg/次，每日 2 次，口服，疗程 6 周）＋庆大霉素（5mg/kg，每日 1 次，肌内注射，疗程 1 周）、多西环素（剂量、疗程同上）＋链霉素（1g，每日 1 次，肌内注射，疗程 2～3 周）或多西环素（剂量、疗程同上）＋利福平（10mg/kg，最多 900mg/d，每日 1 次，口服，疗程 6 周）。

（2）8 岁以下儿童　首选复方新诺明（8～40mg/kg 每日 2 次，疗程 6 周）＋利福平（10～20mg/kg，每日 1 次，疗程 6 周）。

（3）孕妇　首选利福平（剂量同成人），疗程 6 周。

（4）其他　复发、耐药病例，以及合并脊柱炎、脑膜炎或心内膜炎等复杂感染患者，治疗相对复杂，部分需要进行手术，建议转诊上级医院进行。

（三）预后

大部分患者预后良好，约 3～6 个月内康复，部分患者因延误诊治、治疗不彻底而导致复发和慢性化。慢性感染患者治疗复杂，部分患者疗效差。少数病例遗留骨关节器质性损害，影响肢体活动能力。死因主要为心内膜炎和严重的神经系统感染。

五、预防

疫苗接种和病畜管理是预防的关键。

（一）控制传染源

病畜必须隔离，甚至扑杀。外地输入的牲畜须经血清学及细菌学检查，证实无病后方可合群。急性感染患者应隔离至症状消失且血培养阴性。

（二）切断传播途径

人畜分居。加强粪、水管理，防止病畜和患者的排泄物污染水源。牲畜生乳需经巴氏高温消毒处理后饮用，家畜肉类经煮熟后方可食用。布鲁氏菌的检测、培养、试验需根据国家相关规定在生物安全 2 级及以上的实验室。

（三）保护易感人畜

流行区提倡对牲畜进行减毒活疫苗接种。牧民、兽医、实验室工作人员可接受预防接种，由于不良反应较大，仅推荐疫区人群在产羔季节前 2～4 个月接种。

六、社区管理

（一）筛查与转诊

布鲁氏菌病的防控需要多部门配合，尤其是畜牧、兽医部门要把好检疫关，注重疫情监测。由于布鲁氏菌病临床表现多样，大多数地区基层医疗机构又缺少布鲁氏菌检测手段，因此疑似病例往往需转诊上级医院进行诊治。

（二）健康宣教与疾病管理

1. 健康宣教　健康教育应覆盖学校、工厂、社区居民等各类对象，其中重点加强牲畜养殖、交易、加工人员的健康教育，督促其做好个人防护。工作时应戴口罩、手套，穿工作服、胶鞋，必要时戴好眼罩。工作后用消毒液洗净双手，消毒工作服和周围环境。应特别注意鞋子的消毒，以免病原菌转移至工作场所以外。如果皮肤表面损伤，应使用碘酒消毒，并使用敷料覆盖。生、熟制品应分开存放，加工、烹饪用具也应分开。强调人畜分离的重要性。对于实验室工作人员，应严格按照操作流程执行。

2. 疾病管理　对于高危人群，应积极随访有无发热、多汗、乏力、关节痛等相关症状，做到早发现、早诊断、早治疗。对于治疗中的患者，应注重营养支持的宣教，嘱其多食用富含维生素的食物。注意监测这类患者的肝肾功能，因其使用的抗菌药物常有肝肾毒性。监督患者完成规定的疗程。

（顾杰）

第十二节　人感染猪链球菌病

一、概述

人感染猪链球菌病是由猪链球菌感染人而引起的一种人畜共患疾病，近些年来开始引起重视。该病发病急，病情重，病死率高。2006 年卫生部印发《人感染猪链球菌病诊疗方案》，逐步规范了我国关于该病的诊断和治疗。

（一）病原学与流行病学

1. 病原学　猪链球菌属链球菌科，为革兰氏染色阳性球菌。该菌包括 35 个血清型，其中 2 型是人感染猪链球菌的最主要类型，也是正常猪群最常见的携带型。猪链球菌的形态和生化特征不稳定，易被误认为肺炎链球菌、草绿色链球菌、不能分型的溶血性链球菌等，因此对刚分离到的细菌形态进行观察十分重要。该菌无芽孢，有荚膜，后者含有的荚膜多糖是最主要的毒力因子。该菌对环境及理化因素抵抗力差，在 50℃环境中 2 小时或 60℃环境 10 分钟即可被杀灭，对常用消毒剂也都敏感。

2. 流行病学　该病在全球范围内呈高度散发状态，发病较多的国家和地区普遍养殖业较为发达且有食用猪肉习惯。2005 年我国四川暴发人感染猪链球菌病疫情，发病 204 例，死亡 38 例，是迄今为止国内外见于报道的最大规模该病疫情。

（1）传染源　感染猪链球菌的病猪、死猪是主要传染源。病死的羊、鹿、鸡、鸭也被报道检出 2 型猪链球菌，但是否为传染源有待进一步证实。尚无证据表明该病存在人际传播。

（2）传播途径　主要通过破损的皮肤和眼结膜接触传染。胃肠道为可能的感染途径之一，是否可通过气溶胶经呼吸道感染尚有待研究。

（3）易感人群　人群对猪链球菌普遍易感，从事牲畜屠宰、加工而可能接触病（死）猪或猪肉制品的人群为高危人群。已报道病例以青壮年男性为主，可能与其职业接触机会较多有关。

（二）发病机制与病理生理

猪链球菌经破损皮肤、黏膜进入人体血液循环后迅速增殖，形成败血症。同时，细菌经血液到达人体各器官组织，造成相应病变。细菌所释放的毒素，造成机体严重的中毒反应，形成毒血症。在感染和毒素的双重作用下，血管内皮损伤，诱发弥散性血管内凝血，导致全身微循环障碍和多器官功能衰竭。

链球菌脑膜炎综合征和中毒性休克综合征是人感染猪链球菌病的两种严重类型。前者主要病理表现是化脓性脑膜炎，脑膜血管充血明显，并有大量中性粒细胞浸润，而其他脏器的病理改变轻微。后者的特征是败血症休克合并弥散性血管内凝血，全身多处器官、组织的实质细胞变性、坏死伴中性粒细胞浸润，间质内血管明显充血伴漏出性出血，毛细血管内微血栓形成。

二、临床表现

人感染猪链球菌病绝大多数急性起病，病情轻重表现不一。本病潜伏期短，平均2~3天，最短数小时，最长不超过1周。潜伏期越短，病情越重。根据临床表现不同可分为以下四型。

（一）普通型

起病较急，表现为普通感染症状。如发热、畏寒、寒战，伴头痛、头晕、乏力、周身不适，部分患者食欲下降、恶心、呕吐，少数患者有腹痛、腹泻。此型无昏迷、休克表现。

（二）脑膜炎型

即链球菌脑膜炎综合征。主要表现为发热、寒战、头痛、呕吐，重症者昏迷，脑膜刺激征可阳性。可因累及听神经而出现感应性耳聋，是本病比较特殊的临床表现，也有患者出现视力下降、复视。本型一般不出现休克表现。

（三）休克型

即中毒性休克综合征。起病急，多为突发高热，伴有胃肠道症状、眼结膜充血、远端肢体出现瘀点瘀斑，或出现软组织坏死、筋膜炎、肌炎，继而休克并很快转入多器官功能衰竭，如心力衰竭、肾衰竭、肝衰竭、急性呼吸窘迫综合征、弥散性血管内凝血。

（四）混合型

少数病例在中毒性休克综合征基础上，出现化脓性脑膜炎表现，故可兼有休克型和脑膜炎型的表现。

三、辅助检查

（一）一般实验室检查

除重症患者发病早期血常规中白细胞可降低或正常外，一般表现为白细胞计数、中性粒细胞比例均增高。严重患者血小板降低，继发弥散性血管内凝血者血小板可严重降低。尿常规中可有尿蛋白阳性，部分患者出现酮体阳性。肝、肾功能异常在休克型多见。脑脊液常规和生化、动脉血气分析、弥散性血管内凝血相关指标需转诊上级医院进行。

（二）病原学检查

猪链球菌的检测主要是对无菌部位细菌培养所获得的菌株，分离后进行生化鉴定、血清分型以及特异性基因检测。目前尚无成熟的特异性抗体检测方法。基层不具备相应检测条件，需转诊上级医院或送检当地疾病预防控制机构。

（三）辅助检查

基层可进行的X线胸片、B超等辅助检查均无特征性改变。

四、诊断与治疗

（一）诊断

1. 疑似病例　流行病学史是诊断的重要依据，即起病前7天内有与病（死）猪等家畜直接接触史，尤其是皮肤、黏膜破损者从事埋葬、宰杀、切洗、加工或销售病（死）猪。在上述流行病学史基础上，具有急性全身感染、中毒的表现，或外周血白细胞总数及中性粒细胞比例增高者，可诊断为疑似病例。

2. 临床诊断病例　具有流行病学史，且临床上出现链球菌脑膜炎综合征或中毒性休克综合征的表现，或同时存在上述两者的表现，则为临床诊断病例。

3. 确诊病例　在疑似病例或临床诊断病例基础上，无菌部位标本培养分离出猪链球菌和/或特异性基因检测阳性，则为确诊病例。

人感染猪链球菌病与其他链球菌所致感染的鉴别主要依靠流行病学史和病原学鉴定。

（二）治疗

患者应转入当地定点医疗机构传染病房，隔离治疗。

1. 一般治疗　密切关注生命体征和神志变化。早期予以休息，持续吸氧，维持水电解质和酸碱平衡。定期监测血压、动脉血氧饱和度，随访血常规、尿常规、肝肾功能、电解质和胸片等变化。

2. 对症治疗　发热者予冰袋、酒精擦浴等物理降温，慎用解热镇痛药。恶心、呕吐等消化道症状严重者，可予禁食、输液，保证水、电解质及能量供应。烦躁和局部疼痛者，可予镇静剂和止痛药。

3. 抗菌治疗　早期、足量、足疗程使用有效的广谱抗菌药物是本病治疗的关键。首选青霉素，每次 320 万~480 万 U，静脉滴注，每 8 小时 1 次。也可选择三代头孢菌素，如头孢曲松 2.0g，加入 5% 葡萄糖液或生理盐水 100ml 中，静脉滴注，每 12 小时 1 次；或头孢噻肟 2.0g，加入 5% 葡萄糖液或生理盐水 100ml 中，静脉滴注，每 8 小时 1 次。疗程 10~14 天。治疗过程中积极进行病原菌培养，并根据药敏结果适时调整抗菌药物。

4. 重症患者处理　脑膜炎、休克、弥散性血管内凝血等病情较重者，需积极行降颅内压、扩容、纠正酸中毒、血管活性药物、糖皮质激素等治疗，必要时予以呼吸机辅助通气和/或连续性肾脏替代治疗。

（三）预后

不同临床类型的患者，预后明显不同。普通型预后良好，通常可痊愈。脑膜炎型患者如治疗及时，大多数预后良好，少数可出现耳聋、复视等并发症，且约 1/2 患者无法恢复。休克型病情凶险，病死率高达 75%~80%，多在发病后 1~3 天内死亡。

五、预防

（一）加强疫情监测

既往经验表明，人感染猪链球菌病疫情发生前往往先有明确的动物疫情，因此加强动物疫情的监测和上报，对于预防人类疫情有重要的预警意义。在已经发生动物疫情和曾经发生人类疫情的地区，要开展对不明原因发热病例的监测，仔细询问流行病史，如发现疑似病例应立即向当地疾病预防控制机构报告。

（二）控制传染源

应按有关规定对病（死）猪进行消毒、焚烧、深埋等无害化处理，严禁屠宰、加工、贩卖病（死）猪及其制品。

（三）切断传播途径

直接接触受感染的病（死）猪或其制品的人员，需接受为期 1 周的医学观察，记录体温变化，一旦出现发热应立即就诊。对患者家庭及其畜圈、禽舍等区域，以及患者发病前接触的病（死）猪所在家庭及其畜圈、禽舍等疫点区域进行消毒处理。患者的排泄物、分泌物、呕吐物等应使用消毒液消毒。结合当地实际情况，划定疫点、疫区、受威胁区，必要时采取一定管制措施。

（四）保护易感人群

从事生猪宰杀、加工、销售的人员应做好个人防护工作，戴手套，穿工作服。若皮肤损伤，应立即彻底清洗、消毒，并妥善包扎。直接接触感染的病（死）猪或肉制品的人员可预防性服用阿莫西林，0.5g/ 次，每日 3 次，口服，疗程 3 天。

六、社区管理

（一）筛查与转诊

全科医师应加强对发热患者的流行病学史询问，特别是疫区的基层医疗机构。对于疑似病例即应转诊上级医院或定点医院进行进一步诊治。

（二）健康宣教与疾病管理

1. 健康宣教　向社区居民、高危人群普及人感染猪链球菌病的相关知识极为重要，应特别强调本病的传染源、传播途径，勿宰杀、加工、销售、食用病（死）家畜。一旦发现病（死）家畜，应及时向当地畜牧部门报告，并在上级部门指导下，按规范进行消毒、焚烧、深埋等无害化处理。

2. 疾病管理　在有家畜猪链球菌疫情的地区强化疫情监测，加强对家畜养殖场、肉类屠宰加工厂工作人员的监测。各级各类医疗机构的医务人员发现疑似病例、临床诊断病例，应立即向当地疾病预防控制机构报告。疾病预防控制机构接到报告后应立即开展流行病学调查，同时按照突发公共卫生事件报告程序进行报告。

（顾杰）

第十三节 白喉

一、概述

白喉是由白喉杆菌引起的急性呼吸道传染病，按乙类传染病管理。主要表现为咽白喉，以局部灰白色假膜形成和中毒症状为特征，严重者可并发心肌炎而死亡。由于儿童计划免疫的普及，2006 年后，我国已无白喉病例报告。

（一）病原学与流行病学

1. 病原学 白喉棒状杆菌为革兰氏染色阳性杆菌。细菌分泌的外毒素是主要致病物质。该菌耐寒冷和干燥环境，对湿热及化学消毒剂敏感。在水、牛奶、干燥衣服、物品表面可存活数日至数周，在干燥假膜内可生存数月，但煮沸 1 分钟或 60℃环境 10 分钟即死亡，5% 苯酚或 3%~5% 来苏溶液也可在 1 分钟内将其灭活。

2. 流行病学 该病在全球范围内呈散发状态。儿童免疫普及率高的国家，白喉发病率和病死率已较前明显下降。虽然我国自 2006 年以来无白喉疫情和病例报告，但随着跨国旅行的频繁，抗体水平相对较低的成人或未免疫的儿童前往疫区国家，仍有感染白喉的可能。

（1）传染源 白喉患者和带菌者是主要传染源。患者在潜伏期末即具有传染性，传染期 1~2 周。健康带菌者占总人口的 0.5%~5%，流行期可达 10%~20%。症状不典型、轻症或鼻白喉患者易被漏诊，因此与健康带菌者一同，构成重要的传染源。

（2）传播途径 主要为飞沫传播；有时也可因接触被污染物品，而经口、鼻间接传播；偶经破损皮肤、黏膜传播。

（3）易感人群 人群普遍易感，尤以儿童为甚。实施儿童免疫计划后，发病年龄有推迟的趋势。患病后产生外毒素抗体，免疫力持久。

（二）发病机制与病理生理

由于白喉杆菌侵袭力弱，自上呼吸道黏膜或皮肤入侵后，仅在局部上皮细胞内繁殖，引起局部炎症，而不侵入深部组织和血流。细菌分泌的外毒素是主要致病因子，可造成局部黏膜细胞坏死、组织水肿、纤维蛋白渗出，并形成特征性的灰白喉假膜。假膜呈灰白色，边界较清晰，多见于咽、扁桃体、腭垂，与组织粘连紧密。但喉、气管、支气管黏膜有纤毛，假膜粘连不紧易脱落，造成窒息或呼吸道梗阻。虽然细菌本身不侵入血流，但外毒素可在局部吸收后经血液到达全身各脏器，造成中毒性或退行性改变，以中毒性心肌炎和白喉性神经炎最显著。

二、临床表现

本病潜伏期 1~7 天，一般为 2~4 天。根据假膜发生的部位，可分为四种临床类型。

（一）咽白喉

最常见，约占白喉的 80%。

1. **轻型** 起病缓慢，婴幼儿表现为不活泼和低热，年长儿可诉咽痛。扁桃体、咽及软腭充血，有点状或小片状假膜，或没有假膜但咽拭子培养阳性。流行时此型较多，易误诊或漏诊。

2. **普通型** 是典型白喉，表现为咽痛、中度发热、食欲减退、全身不适、精神萎靡。扁桃体上假膜快速增多、扩大、增厚，数小时后即形成成片假膜，并向软腭、咽喉壁蔓延。假膜不易擦去，强行剥离则易出血。常伴有颌下淋巴结肿大、压痛。

3. **重型** 该型患者假膜迅速扩展至喉、气管、支气管，颜色由灰白变为灰黄、甚至灰黑，伴腐败臭味。颈部淋巴结肿大，加上局部软组织严重水肿，可呈"牛颈"样外观。全身毒血症状明显，高热、烦躁、气促、脉细，可并发中毒性休克、心肌炎、心力衰竭。

（二）喉白喉

约占白喉患者的15%～20%。多由咽白喉向下蔓延而来，原发性喉白喉仅占约1/4。常见于1～5岁小儿，表现为发热，声音嘶哑、犬吠样咳嗽或呼吸困难，可有"三凹"征，此为梗阻。中毒症状不明显。喉镜检查可见喉部假膜。延伸至气管、支气管的假膜若脱落，可引起窒息。

（三）鼻白喉

少见。可见于婴幼儿，病变范围小，毒素吸收少，全身症状轻微。主要表现为慢性鼻炎，可有鼻塞、张口呼吸，鼻腔较多血性黏液分泌物，鼻孔周围皮肤可见红肿、糜烂。鼻镜检查见前庭和鼻中隔处假膜形成。

（四）其他部位白喉

结膜、外耳道、口腔、食管、皮肤损伤处、新生儿脐带等部位也可发生白喉，但很少见。通常全身症状较轻，仅见局部假膜形成。

（五）并发症

心肌炎是本病最常见的并发症，也是主要死亡原因。多见于病程第2～3周，患者可有心率、心律、心音改变，心电图、心肌酶谱异常，重症者发生心力衰竭。其次为周围神经麻痹、中毒性肾病和继发感染。

三、辅助检查

（一）一般实验室检查

血常规可见白细胞总数在（10～20）×10^9/L，中性粒细胞在80%以上。重症时可有尿蛋白阳性。

（二）细菌学检查

1. **直接涂片检查** 取假膜边缘处分泌物直接涂片，革兰氏染色可见阳性棒状杆菌，特殊染色可见与菌体染色不同的异染颗粒。也可用荧光素标记的喉抗毒素染色，与菌体结合后可在显微镜下见到荧光着色的杆菌，灵敏度和特异度均高，可用于早期诊断。

2. **亚碲酸盐检查** 将2%亚碲酸盐涂抹在假膜上，10～20分钟后假膜变为黑色或深灰色为阳性，提示棒状杆菌感染。白喉时阳性率约90%，但其他棒状杆菌也可阳性，如类白喉杆菌。

3. **细菌培养和毒力试验** 取假膜边缘分泌物接种于培养基，8～12小时就可见白喉杆菌生长，此时进一步做毒力实验，阳性即可确诊。

四、诊断与治疗

（一）诊断

1. 疑似病例 流行病学史是诊断的重要参考。当地有白喉流行，7 日内接触过白喉患者，未接受白喉预防接种，未患过白喉等，均是重要的流行病学资料。结合特征性假膜形成伴不同程度中毒症状，应作为疑似诊断。

2. 临床诊断病例 疑似病例结合假膜分泌物直接涂片检查阳性，可作为临床诊断。

3. 确诊病例 疑似病例或临床诊断病例，假膜分泌物培养为白喉杆菌且毒力试验阳性可确诊。

咽白喉需与急性化脓性扁桃体炎、鹅口疮、樊尚咽峡炎等鉴别，喉白喉应与急性喉炎、咽部及气管异物鉴别，鼻白喉应注意勿与慢性鼻炎、鼻腔异物混淆。

（二）治疗

无论是疑似病例，还是临床诊断病例，均需按白喉治疗，尽早使用白喉抗毒素和抗生素。患者应转入当地定点医疗机构传染病房，隔离治疗。

1. 一般治疗 卧床休息，保持室内空气湿润，避免干燥。特别需要做好口腔护理，以流质饮食为主，保证能量供应，维持水、电解质平衡。密切监测呼吸变化，谨防气道阻塞，必要时预防性气管切开。

2. 病原治疗 早期使用抗毒素和抗生素是治疗成功的关键。

（1）抗毒素 按假膜范围、中毒症状和治疗早晚，早期、一次足量使用白喉抗毒素。轻型、普通型和重型咽白喉分别使用 1 万 ~ 3 万 U、2 万 ~ 4 万 U 和 4 万 ~ 10 万 U；单纯喉白喉 2 万 ~ 4 万 U；鼻白喉 1 万 ~ 2 万 U。治疗晚于病程第 3 天者，剂量应加倍。轻型肌内注射；重型半量肌内注射，半量以 100 ~ 200ml 5% 葡萄糖液稀释后缓慢静脉滴注。注射前应行皮肤试验，阳性者按脱敏法注射，不可静脉注射。

（2）抗生素 通过抑制白喉杆菌生长，减少外毒素分泌。首选青霉素，每日 80 万 ~ 160 万 U，分 2 ~ 4 次肌内注射，疗程 7 ~ 10 天。青霉素过敏者可用红霉素或头孢菌素。

（三）预后

与患者免疫状态、临床类型、并发症、治疗早晚有关。接受过预防接种、早期足量抗毒素和抗生素治疗可改善预后，目前病死率已降至 5% 以下。

五、预防

（一）控制传染源

患者应尽早隔离治疗，细菌培养连续 2 次阴性或症状消失后 30 天方可解除隔离。带菌者也应隔离治疗 7 天，抗生素剂量、疗程同上，连续 3 次培养阴性方可接触隔离，不需使用抗毒素。密切接触者应医学观察 7 天，世界卫生组织建议进行 7 天青霉素或红霉素治疗，并注射类毒素疫苗，不建议使用抗毒素。

（二）切断传播途径

患者和带菌者呼吸道隔离。呼吸道分泌物用双倍的 5% 苯酚或 5% 来苏溶液浸泡 1 小时，居家用消毒剂喷洒，加强通风。

（三）保护易感人群

国家免疫规划要求婴儿分别在 3、4、5 月龄时接受 3 剂百白破三联疫苗，一岁半到两岁时加强一剂。我国通过儿童预防接种已基本实现白喉易感人群的保护。

六、社区管理

（一）筛查与转诊

虽然我国已长期无白喉病例报告，但仍应保持警惕。对于有国外尤其是印度、印度尼西亚、马达加斯加等国家和地区旅行史，出现白喉的特征性假膜和不同程度中毒症状者，应诊断为疑似病例，并立即转诊至当地定点医疗机构。

（二）健康宣教与疾病管理

1. 健康宣教　应加强对孕产妇及儿童家长的宣传教育，使其知晓免疫接种是控制白喉等传染病最有效的手段，并督促其按时完成。

2. 疾病管理　发现白喉疑似病例，应按国家要求进行网络直报，及时做好疫点消毒工作。对密切接触者进行为期 7 天的医学观察，并给予青霉素或红霉素治疗。

（顾杰）

第十四节　鼠疫

一、概述

鼠疫是由鼠疫耶尔森菌（又称鼠疫杆菌）感染而引起的自然疫源性烈性传染病，属国际检疫传染病，也是我国法定传染病中的甲类传染病。本病传染性强，病死率极高。临床主要表现为高热、淋巴结肿痛、出血倾向、肺部特殊炎症，以及其他严重毒血症状。人类历史上曾经发生过三次世界鼠疫大流行，造成了巨大的灾难。

（一）病原学与流行病学

1. 病原学　鼠疫的病原菌是鼠疫杆菌，为革兰氏染色阴性菌。大小：$(0.5 \sim 1.0)$ μm × $(1.0 \sim 2.0)$ μm。形态：短粗杆菌，有荚膜、无鞭毛、无芽孢。兼性厌氧，最适合的生长温度为 $27 \sim 30$℃，最适 pH 为 $6.9 \sim 7.1$。有 F1 抗原和 V/W 抗原，产生两种毒素，一种是鼠毒素，另一种为内毒素。在土壤中存活时间为 1 年左右，在痰液中能存活 30 多天，5% 的来苏或石炭酸可在 20 分钟内杀死痰液中的病原菌。

2. 流行病学

（1）传染源　鼠疫染疫动物、鼠疫患者。

（2）传播途径　鼠蚤叮咬是主要传播途径，通过"鼠疫染疫动物→跳蚤→人"的方式将鼠疫传播给人；其次是捕猎、宰杀、剥皮及食肉等直接接触染疫动物而感染；再者是通过呼吸道飞沫传播。

（3）人群易感性　人群对鼠疫普遍易感，预防接种可获得一定免疫力。

（4）流行特征　鼠疫是一种自然疫源性疾病，我国新疆、青海、西藏、内蒙古、甘肃等是鼠疫高发区。我国南方鼠疫多发生于春夏季节，而青藏高原等地区的鼠疫多发生于夏秋季节。在北方人与人之间的鼠疫传播首发病例多与狩猎等职业有关。

（二）发病机制与病理生理

1. 发病机制　鼠疫杆菌侵入机体有两种途径。一是经皮途径：病原菌侵入皮肤后，在局部繁殖，随后迅速经由淋巴管至局部淋巴结繁殖，引起淋巴结肿大、炎症，引起原发性淋巴结炎（腺鼠疫）。淋巴结内大量繁殖的病原菌及毒素入血，引起全身感染和败血症，或病原菌至肺部，发生继发性肺鼠疫。二是病原菌直接经呼吸道吸入，病原菌先在局部淋巴组织繁殖，再至肺部，引起原发性肺鼠疫。

2. 病理生理　皮肤黏膜有出血点，肿大淋巴结常与周围组织融合，形成大小肿块，呈暗红或灰黄色；血管和淋巴管内皮细胞损害及急性出血性、坏死性病变；脾、骨髓有广泛出血；心、肝、肾可见出血性炎症。肺鼠疫呈支气管或大叶性肺炎，支气管及肺泡有出血性浆液性渗出和散在细菌栓塞引起的坏死性结节。

二、临床表现

（一）轻型鼠疫

全身症状轻微，有不规则低热，局部淋巴结肿痛，但症状轻，偶见化脓，无出血现象，血液培养可阳性。

（二）腺鼠疫

最多见，除突发寒战、高热、头痛、乏力等全身中毒症状外，可同时或1~2天内出现腹股沟、腋下、颈部等淋巴结肿大、疼痛，患者常因淋巴结剧烈疼痛采取强迫体位。查体：肿大淋巴结质地坚硬，移动性差，周围组织明显红肿热痛。

（三）肺鼠疫

根据感染途径可分为原发性和继发性肺鼠疫。原发性肺鼠疫急性起病、寒战、高热、咳嗽、咳痰，痰中带血或咳血痰，重者呼吸窘迫。继发性肺鼠疫症状轻重不一。

（四）鼠疫败血症

可分为原发性和继发性，主要表现为畏寒、高热、剧烈头痛、昏睡、谵妄、神志不清、脉搏细速、血压下降、呼吸窘迫，发生感染性休克、DIC等。

此外，还可表现皮肤型鼠疫、肠鼠疫、眼鼠疫、脑膜炎型鼠疫等其他类型鼠疫。

三、辅助检查

（一）实验室检查

1. 常规检查

（1）血常规　白细胞总数大多升高，以中性粒细胞升高为主。

（2）尿常规　有蛋白尿及血尿，尿沉渣中可见红细胞、白细胞和细胞管型。

（3）粪常规　肠炎型者呈血性或黏液血便，培养常阳性。

2. 细菌学检查　检测患者的淋巴结穿刺液、血液、痰液，咽部或眼分泌物，或尸体脏器、管状骨骺端骨髓标本。包括涂片检查、细菌培养、动物接种、噬菌体裂解试验等。

3. 血清学检查　通过PCR方法检测鼠疫特异性基因，RIHA、ELISA方法检测鼠疫F1抗原；IHA、ELISA检测鼠疫F1抗体。

（二）影像学检查

胸部X线片检查早期可见肺内单一或多发的浸润影，随着病情进展，可两肺大片实变。胸部CT可见大片状磨玻璃密度影，肺内多叶、多段出现大片状实变影，实变影内可出现含气支气管征或者可见空洞形成。

四、诊断与治疗

（一）诊断

根据患者流行病学史、临床表现和相关实验室的检查结果综合判断，确诊需要病原学检测结果。符合下列之一者可确诊为鼠疫：①疑似病例中淋巴结穿刺液、血液、痰液，咽部或眼分泌物，或尸体脏器、管状骨骺端骨髓标本中分离到鼠疫耶尔森菌；②鼠疫耶尔森菌核酸检测阳性同时用免疫学方法检测鼠疫F1抗原阳性；③急性期与恢复期双份血清F1抗体阳转，或鼠疫F1抗体滴度呈4倍及以上增高。此外，腺鼠疫应与急性淋巴结炎、丝虫病的淋巴结肿、兔热病、淋巴结核等鉴别；肺鼠疫应与大叶性肺炎、吸入性肺炭疽、肺出血型钩端螺旋体病等鉴别；鼠疫败血症应与其他病原体感染所致的败血症鉴别；皮肤鼠疫应与皮肤炭疽鉴别。

（二）治疗

1. 一般治疗　患者按甲类传染病管理，卧床休息，急性期应给患者流质饮食，维持水、电解质平衡和对症治疗，如有心力衰竭或休克者，及时强心和抗休克治疗。DIC 者采用肝素抗凝疗法。

2. 局部处理　对腺鼠疫患者肿大淋巴结未化脓时切勿切开，以免引起全身播散，可用湿热敷或红外线照射。

3. 抗菌治疗

（1）链霉素　各型鼠疫治疗的首选药物。成人首剂量 1g，以后每次 0.50～0.75g，每 4 小时 1 次，肌内注射；1～2 天后改为每 6 小时 1 次。疗程一般 7～10 天。小儿、新生儿应根据具体病情确定给药剂量。对严重病例应加大剂量，延长疗程时间。

（2）喹诺酮类　多用于肺鼠疫和鼠疫败血症患者的联合用药，包括环丙沙星、左氧氟沙星等。如环丙沙星，成人 400～1 600mg/d 静脉滴注或 500mg/d 口服，每 12 小时 1 次，疗程 10 天。

（3）四环素类　多用于临床各型鼠疫患者的联合用药。如四环素，成人 2g/d，每 6 小时 1 次，口服；疗程 10 天。

（4）其他　主要包括庆大霉素、卡那霉素、阿米卡星等，链霉素过敏或妊娠情况下，可使用这类药物替换链霉素。

（三）预后

鼠疫以往的病死率极高，近年来，由于抗生素的及时应用，病死率降至 10% 左右。

五、预防

（一）控制传染源

严格隔离患者和疑似患者；患者的分泌物与排泄物要彻底消毒或焚烧；对鼠疫死亡患者，应将尸体立即进行卫生处理，就近火化；对自然疫源地进行疫情监测，消灭动物传染源。

（二）切断传播途径

开展灭鼠、灭蚤运动，避免鼠蚤叮咬；避免接触疫区染病或死亡动物，对来自疫区的车、船、飞机进行严格检疫，对可疑旅客应隔离检疫。

（三）保护易感人群

疫区及其周围的人群，参加防疫的工作人员应进行鼠疫菌苗接种。凡接触鼠疫或疑似鼠疫患者的人员，要加强个人防护，包括防护眼镜、防护服、N95 口罩、手套、鞋套等。对鼠疫患者的直接接触者、被疫区跳蚤叮咬的人、接触了染疫动物分泌物及血液者，以及鼠疫实验室工作人员操作鼠疫菌时发生意外事故的，均应当进行鼠疫预防性用药。

六、社区管理

（一）筛查与转运

1. 筛查　控制鼠疫的关键在于及早诊断，应结合患者的流行病学资料、临床表现和实验室检查结果综合分析。

2. 转诊　如果社区医疗机构确实不具备抢救条件，要及时向上级医院转诊，转诊前要求向属地卫生行政部门请示，获得批准后方可转诊。

（二）健康宣教与疾病管理

1. 健康宣教　社区要广泛开展卫生宣传活动，进行鼠疫防治知识的科普与健康教育，养成健康的生活方式，提高社区居民对鼠疫的防治意识和应对能力。

2. 疾病管理

（1）疫情报告　社区医生对社区内所发生的鼠疫确诊患者及其疑似患者，应严格按照我国法定传染病中的甲类传染病管理，2小时内，以最快的通讯方式向属地的卫生防疫机构报告，同时通过疫情网络报出传染病报告卡。

（2）隔离治疗　对患者、病原携带者，予以隔离治疗，坚持就地、就近原则。对疑似患者，确诊前在指定场所单独隔离治疗。对社区医疗机构内的患者、病原携带者、疑似患者的密切接触者，在指定场所进行医学观察和采取其他必要的预防措施。

（3）综合预防　社区要广泛开展灭鼠运动，在疫区的社区要实行"三报三不"制度（报告发现病/死旱獭和其他病/死动物；报告发现鼠疫患者或疑似鼠疫患者；报告发现原因不明的突然死亡患者）。不接触、不剥皮、不煮食病/死旱獭和其他病/死动物；不在旱獭洞周围坐卧休息，以防跳蚤叮咬；不到鼠疫患者或疑似鼠疫患者家中探视或护理。

（徐晓峰）

第十五节 霍乱

一、概述

霍乱是由霍乱弧菌感染引起的一种烈性肠道传染病，是我国法定传染病中的甲类传染病，也属国际检疫传染病。典型的临床表现是剧烈的呕吐、腹泻，并由此迅速造成全身脱水，严重者可导致低血容量休克、酸中毒而死亡。

（一）病原学与流行病学

1. 病原学 霍乱弧菌是霍乱的病原菌，为革兰氏染色阴性菌，大小：（1.5～2.0）μm×（0.3～0.4）μm。形态：菌体短小，稍弯曲，无芽孢和荚膜，菌体尾端有鞭毛，运动极为活泼。在碱性蛋白胨培养基上易于生长。根据 O 抗原的不同，霍乱弧菌目前已划分为 200 多个血清群，其中 O1 和 O139 这两种群菌株能够引起疾病暴发，非 O1 非 O139 霍乱弧菌可引起轻度腹泻，但不会造成疾病流行。O1 群菌株根据生物学性状的不同，可分为古典生物型和埃尔托生物型。该菌加热 100℃，1～2 分钟或暴晒 1～2 小时即可死亡，2% 的漂白粉、0.25% 的过氧乙酸溶液数分钟可杀灭该菌。

2. 流行病学

（1）传染源 患者和带菌者。

（2）传播途径 水源污染是该病暴发流行的主要原因；其次是污染食物经消化道传染，如霍乱弧菌通过污染鱼虾等水产品引起的传播；再者是日常生活接触和苍蝇媒介的传播。

（3）人群易感性 人群普遍易感。

（4）流行特征 在我国该病的流行以沿海一带为主，如浙江、江苏、福建、广东、广西、上海等沿海省市。夏秋季节为流行高峰期，特别多发生在 7～8 月。新疫区成人发病较多，老疫区儿童较多。

（二）发病机制与病理生理

1. 发病机制 病原菌由胃进入小肠，在碱性肠液内迅速繁殖，并产生大量霍乱肠毒素，霍乱肠毒素有 A、B 两种亚单位，致使小肠上皮细胞中的 cAMP 水平增高，导致细胞大量钠离子和水持续外流，造成分泌性腹泻。腹泻导致的失水，使胆汁分泌减少，因而腹泻粪便可成"米泔水"样。由于剧烈泻吐，致体内水钠丢失，机体严重脱水，血液浓缩，使全身血浆容量明显减少，引起周围循环衰竭；电解质的丢失，使机体呈低钾低钠状态，引起肌肉痉挛、酸中毒甚至发生休克及急性肾衰竭。此外，内毒素及霍乱弧菌产生溶血素、酶类及其他代谢产物，亦有一定的致病作用。

2. 病理生理 本病主要病理变化为严重脱水，可见皮肤干燥，皮下组织和肌肉脱水，心、肝、脾等脏器因脱水而缩小。肾小球和肾间质毛细血管可见扩张；肾小管可有变性和坏死；小肠黏膜仅见非特异性浸润。

二、临床表现

潜伏期约为 1～3 天，多急骤起病，一般分为三期。

（一）泻吐期

多数患者以突然的剧烈腹泻为首发症状，一般不发热，多无腹痛，也无里急后重感。腹泻次数多，每日数次至数十次；腹泻量多，每日 2 000～4 000ml，严重者 8 000ml 以上；初为黄色水样便，后"米泔水"样或清水样，没有粪臭味。呕吐多在腹泻 1～2 次后发生，呕吐常呈喷射性和连续性，呕吐物开始为胃内容物，以后为"米泔水"或清水样。本期持续数小时至 2 日。

（二）脱水期

主要表现脱水，轻度脱水为皮肤和口舌干燥，眼窝稍陷。重度脱水表现口渴、唇舌干燥、声音嘶哑等症状，体征为皮肤无光泽、弹性变差，呈干燥皱缩，眼窝深陷，四肢冰凉，体温常降至正常以下，腹下陷呈舟状，肌肉痉挛或抽搐。重度脱水还表现为循环衰竭、低钾血症和酸中毒。

（三）恢复期

脱水纠正后，腹泻、呕吐症状停止，脱水表现逐渐恢复，少数患者此期可出现发热性反应，以儿童多见，一般持续 1～3 天后自行消退。

三、实验室检查

（一）常规检查

1. 血常规 红细胞数和白细胞总数增多，血红蛋白、中性粒细胞及大单核细胞增高。
2. 尿常规 尿常规可有少量蛋白质，镜检有少许红细胞、白细胞和管型。
3. 粪常规 镜检可见黏液和少许红细胞、白细胞。

（二）血液生化

血清钾、钠、氯化物和碳酸盐降低，血 pH 下降，尿素氮增加。

（三）细菌学检查

包括涂片检查、悬滴标本镜检、制动试验、细菌培养、增菌培养、分离培养等。

（四）血清学检查

血清 PCR 检测可作出快速诊断。

四、诊断与治疗

（一）诊断

根据发病季节、地区、年龄、有无不洁饮食史，集体发病史及疫水接触史等流行病学资料，结合发病症状、体征等临床表现，可作出临床诊断，粪便培养出 O1 群或 O139 群霍乱弧菌阳性可确诊。在流行期间的疫区内有腹泻症状，做双份血清抗体效价测定，如血清凝集试验呈 4 倍以上或者弧菌抗体呈 8 倍以上增长者也可确诊。

（二）治疗

1. 一般治疗 入院后应立即隔离，卧床休息，给予流质饮食，对剧烈呕吐者应禁食。
2. 对症治疗 频繁呕吐可给阿托品；周围循环衰竭者在大量补液纠正酸中毒后，血压仍不回升者，可用间羟胺或多巴胺等药物。

3. 补液疗法　一般予以静脉补液，原则是早期、快速、足量；先盐后糖，先快后慢，纠酸补钙，见尿补钾。对病情较轻的或恢复期患者也可口服补液。

4. 病因治疗　首选四环素治疗，可静脉滴注，直至病情好转；对于四环素耐药株感染患者可予多西环素 300mg/ 次顿服。此外还可选择诺氟沙星、红霉素、磺胺类、呋喃唑酮及黄连素等。

（三）预后

应用有效抗生素病死率明显下降，我国霍乱的病死率一般可控制在 1% 左右。

五、预防

（一）控制传染源

发现患者及疑似病例应严格按照我国法定传染病中的甲类传染病管理，要求 2 小时内向属地的卫生防疫机构报告，并尽早予以隔离治疗；患者吐泻物及餐具等均需彻底消毒。

（二）切断传播途径

要保护好水源，加强饮水消毒和食物管理，防止水源和食物被霍乱弧菌污染；养成良好的卫生习惯，不吃生冷、腐败或变质食品，不生吃水产品；改善环境卫生，消除苍蝇等媒介的传播。

（三）保护易感人群

应对重点人群进行霍乱菌苗的预防接种，如霍乱发病与流行的高危人群，从事餐饮业、水上居民等重点人群。重视全民健身，增强抵抗力；同时提高对霍乱防治知识的了解，加强个人防护。

六、社区管理

（一）筛查与转运

1. 筛查　社区医疗机构夏秋季要开设肠道门诊，对有腹痛、腹泻、恶心、呕吐等胃肠道症状的应到肠道门诊就诊，社区医生结合患者的流行病学资料、临床表现和实验室检查结果作出诊断。

2. 转诊　如果社区医疗机构确实不具备抢救条件，要及时向上级医院转诊，转诊工作要求：向属地卫生行政部门请示，获得批准后方可转诊；通知上级医院做好接诊准备。

（二）健康宣教与疾病管理

1. 健康宣教　社区要开展群众性爱国卫生运动，进行霍乱防治知识的科普与健康教育，倡导文明健康的生活方式，提高社区居民对霍乱的防控意识和应对能力，加强环境卫生建设，减少霍乱的感染。

2. 疾病管理　应对霍乱患者早发现、早诊断、早隔离、早治疗，严格控制传染源。社区医生对社区内所发生的霍乱确诊患者及其疑似患者，应严格按照我国法定传染病中的甲类传染病管理，2 小时内，以最快的通讯方式向属地的卫生防疫机构报告，同时通过疫情网络报出传染病报告卡。全科医生应对患者心理、饮食、隔离、出院后等方面进行指导。

（徐晓峰）

第十六节　炭疽

一、概述

炭疽是由炭疽芽孢杆菌（又称炭疽杆菌）感染所致的一种人畜共患的烈性急性传染病，发病急速、病死率高。临床上分为皮肤炭疽、肠炭疽、肺炭疽以及由此继发的炭疽脑膜炎和败血症。

（一）病原学与流行病学

1. 病原学　炭疽的病原菌是炭疽杆菌，为革兰氏染色阳性，需氧或者兼性厌氧菌。本菌有繁殖体和芽孢两种形式。在人及动物体内为繁殖体，大小：（5～10）μm×（1～3）μm；形态：粗大杆菌，两端平齐呈串联状排列，有荚膜，无鞭毛，不能运动。繁殖体对外界抵抗力不强。在体外形成芽孢。芽孢对外界抵抗力极强，可在环境中生存数十年乃至数百年。

2. 流行病学

（1）传染源　病畜及炭疽病患者。

（2）传播途径　接触感染是本病传播的主要途径，经皮肤黏膜直接接触病畜及其皮毛而被感染；可经呼吸道吸入带炭疽芽孢的尘埃、飞沫、气溶胶等而致病；经消化道摄入被污染的食物或饮用水等而感染；应用未消毒的毛刷或被带菌昆虫叮咬，偶可致病。人与人之间也可传播，但极少见。

（3）人群易感性　人群普遍易感，患者以农牧民和皮毛加工者多见。

（4）流行特征　炭疽流行的地域非常广泛，主要包括非洲、亚洲中部、南部的发展中国家。我国目前主要集中在贵州、新疆、甘肃、四川、广西、云南等西部地区。全年均有发病，7～9月为高峰，肺型炭疽多见于冬、春季。

（二）发病机制与病理变化

1. 发病机制　炭疽杆菌从损伤的皮肤、胃肠黏膜及呼吸道侵入机体后，在局部芽孢迅速形成繁殖体并大量繁殖，产生致死因子、水肿因子等外毒素，致组织出血性浸润、坏死和高度水肿，同时，感染局部吞噬细胞吞噬细菌后可播散至局部淋巴结，经淋巴结或血行播散，形成败血症和继发性脑膜炎。皮肤炭疽因缺血及毒素的作用，真皮的神经纤维发生变化，故病灶处常无明显的疼痛感；毒素可直接损伤机体血管的内皮细胞，使血管壁的通透性增加，引起有效血容量减少，微循环灌注量下降，血液呈高凝状态，出现 DIC 和感染性休克等。

2. 病理变化　本病主要病理改变为各脏器、组织的出血性浸润、水肿和坏死。如皮肤炭疽，病灶皮肤上可见界限分明的红色浸润，中央隆起呈炭样黑色痂皮，四周为凝固性坏死区。镜检：可见上皮组织呈急性浆液性出血性炎症，间质水肿显著，组织结构离解，坏死区及病灶深处均可找到炭疽杆菌。肠炭疽病灶在小肠肠壁，可累及肠系膜淋巴结和腹膜，腹腔内有浆液性含血的渗出液，内有大量致病菌。肺炭疽呈出血性气管炎、支气管炎、小叶性肺炎或呈有梗死区，可累及支气管及纵隔淋巴结、胸膜、心包。脑膜炭疽病灶在软脑膜和脑实质，蛛网膜下腔有炎性细胞浸润和大量菌体。败血症型为全身各脏器、组织的广泛性出血性浸润、水肿和坏死。

二、临床表现

早期表现隐匿，严重者进展迅速，临床上可分为原发性的皮肤炭疽、肺炭疽和肠炭疽及继发性的脑膜炎型和败血症型的炭疽。

原发性炭疽

1. 皮肤炭疽　最多见，起病初期有发热、头痛、肌痛等全身症状及局部淋巴结肿大等。病变多见于面、颈、前臂、手等暴露部位皮肤，由红斑、丘疹发展为水疱、溃疡。数日后溃疡结痂，形成焦炭样黑色焦痂，焦痂 1~2 周内脱落，留下肉芽组织创面，后愈合成疤。病变无痛，稍有痒感，无脓肿形成。皮肤炭疽有的可发生恶性水肿，即在溃疡周围组织显现较大范围的非凹陷性肿胀，面、颈部溃疡的恶性水肿可环绕颈部，压迫气管，或出现喉水肿，引起呼吸困难而导致窒息。

2. 肺炭疽　多急性起病，轻者有发热、全身不适、咳嗽、咳黏液痰带血、胸闷、胸痛。重者以寒战、高热起病，由于纵隔淋巴结肿大、出血并压迫支气管造成呼吸窘迫、气急、发绀、血样痰等。肺部仅可闻及散在的细小湿啰音或有胸膜炎体征。X 线胸片检查见纵隔增宽、胸腔积液、肺部浸润。

3. 肠炭疽　症状轻重不一，部分病例仅发生口咽部炭疽，严重者表现为剧烈腹痛、恶心、呕吐、腹泻、血样便、严重的腹胀伴血性腹水，有压痛或呈腹膜炎征象。

4. 继发性炭疽　继发于上述三型炭疽，包括脑膜炎型和败血症型，起病急骤，病情发展迅猛，常因误诊得不到及时治疗而死亡。

三、辅助检查

（一）实验室检查

1. 血常规　白细胞总数大多增高，少数可高达（60~80）$\times 10^9$/L，中性粒细胞增高。

2. 细菌学检查　包括涂片检查、细菌培养、动物接种、鉴定试验等。

3. 血清学检查　有间接血凝法，ELISA 法、酶标 –SPA 法、荧光免疫法等，用以检测血清中的各种抗体，特别是荚膜抗体及血清抗毒性抗体，一般用于回顾性诊断和流行病学调查。

（二）影像学检查

肺炭疽患者 X 线胸片检查见纵隔增宽、胸腔积液、肺部浸润等。

四、诊断与治疗

（一）诊断

据患者流行病学史、临床表现和相关实验室的检查结果综合判断，患者应具有细菌学或血清学诊断阳性结果方可确诊。符合下列之一者可确诊为炭疽：①显微镜检查发现大量两端平齐呈串联状排列的革兰氏阳性大杆菌；②细菌分离培养获得炭疽芽孢杆菌；③血清抗炭疽特异性抗体效价出现 4 倍及以上升高。此外，皮肤炭疽应与痈、蜂窝织炎、恙虫病、皮肤白喉、兔热病及腺鼠疫等进行鉴别；肺炭疽应与普通感冒、大叶性肺炎、肺鼠疫相鉴别；肠炭疽应与急性菌痢、急腹症相鉴别；炭疽脑膜炎应与蛛网膜下腔出血及其他化脓性脑膜炎相鉴别。

（二）治疗

1. 一般治疗　患者应严密隔离，卧床休息，流质或半流质饮食；对症治疗，如发热患者给予物理降温、补液、维持水电解质平衡。对皮肤恶性水肿和重症患者，可用肾上腺皮质激素治疗，每日氢化可的松 100～300mg，分次静脉给药。

2. 局部治疗　皮肤损伤处局部用 0.9% 氯化钠溶液冲洗、碘伏消毒、1∶2 000 高锰酸钾溶液湿敷，外涂红霉素或金霉素软膏。局部伤口切忌挤压及切开引流，否则会引起感染扩散和败血症。

3. 病原治疗　青霉素是治疗炭疽的首选药物。皮肤炭疽：青霉素 160 万～400 万 U/d，分次肌内注射，疗程 7～10 日。其他类型的和感染部位在颈部或伴有严重水肿的皮肤炭疽：青霉素 400 万～800 万 U/d，静脉滴注，并同时合用氨基糖苷类抗生素，疗程需延长至 2～3 周以上。对青霉素过敏者可采用环丙沙星、四环素、链霉素、红霉素及氯霉素等抗生素。

（三）预后

预后与疾病的类型、就诊的早晚有直接关系，若不及时诊治，炭疽的病死率极高。

五、预防

（一）控制传染源

患者应隔离和治疗。对患者的用具、被服、分泌物、排泄物及患者用过的敷料等均应严格消毒或烧毁，尸体火化。病死家畜必须销毁，在采取严格防护措施的情况下，对病畜进行屠宰并做无害化处理；禁止食用或剥皮。

（二）切断传播途径

防止水源污染，加强饮食、饮水监督。对病畜和病死家畜的分泌物、排泄物、污染的场所、用具及尸体运输工具等应以漂白粉等溶液消毒。对可疑污染的皮毛原料应消毒后再加工。牧畜收购、调运、屠宰加工要有兽医检疫。

（三）保护易感者

对从事畜牧业、畜产品收购、加工、屠宰业、兽医等工作人员及疫区的人群，可给予炭疽杆菌减毒活菌苗接种，每年接种 1 次。与患者密切接触者，可以药物预防。

六、社区管理

（一）筛查与转运

1. 筛查　结合患者的流行病学资料、临床表现和实验室检查结果综合分析，及早筛查与诊断。

2. 转诊　如果社区医疗机构确实不具备抢救条件，要及时向上级医院转诊。转诊要求向属地卫生行政部门请示，获得批准后方可转诊。

（二）健康宣教与疾病管理

1. 健康宣教　社区要做好炭疽病知识的宣传和健康教育，使社区居民了解炭疽病的有关知识，掌握基本的预防知识和防护技术，养成良好的卫生生活习惯，提高防控意识，支持社区做好各项防控工作。

2. 疾病管理

（1）疫情报告　社区医生对社区内所发生的炭疽确诊患者及其疑似患者，应严格按照《中华人民共和国传染病防治法》规定管理，肺炭疽 2 小时内，除外肺炭疽的其他炭疽类型 24 小时内，以最快的通讯方式向属地卫生防疫机构报告，同时通过疫情网络报出传染病报告卡。

（2）隔离治疗　对炭疽确诊患者及其疑似患者应严格隔离，对其分泌物和排泄物按芽孢的消毒方法进行消毒处理。早期有效的抗生素等治疗可使病死率明显下降。

（3）综合预防　社区要做好严格控制传染源，切断传播途径，保护易感者等综合预防措施。

（徐晓峰）

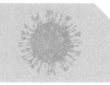

第十七节 化脓性脑膜炎

一、概述

化脓性脑膜炎（purulent meningitis）是一种极为严重的颅内感染性疾病，由化脓性细菌感染所致。典型临床表现为发热、头痛和颈强直三联症，脑脊液呈化脓性改变。本病好发于婴幼儿、儿童和老年人。四季均可发病。

（一）病原学与流行病学

1. 病原学　以肺炎链球菌、脑膜炎球菌及流感嗜血杆菌最常见，其次有金黄色葡萄球菌、肠道革兰氏阴性杆菌（大肠埃希菌、铜绿假单胞菌、沙门菌属等）及厌氧菌等。美国和欧洲排名第一的致病菌是肺炎链球菌，我国以脑膜炎双球菌感染多见。

2. 流行病学　在不同国家和地区之间差异较大。我国由于脑膜炎双球菌疫苗的广泛应用，化脓性脑膜炎的发病率已明显下降。在美国每年发病率 >2.5/10 万人，最常见的病原体包括肺炎链球菌（约占 50%）、脑膜炎双球菌（约占 25%）、B 族链球菌（约占 15%）和单核细胞增多李斯特菌（约占 10%）。

（二）发病机制与病理生理

1. 发病机制　化脓性脑膜炎是最常见的血源播散性疾病。耳、鼻窦、咽喉、肺、心脏和胃肠道的原发感染均能导致菌血症。细菌经血液循环进入蛛网膜下腔后，菌壁的抗原物质及某些介导炎症反应的细胞因子刺激血管内皮细胞，促使中性粒细胞进入中枢神经系统，引发软脑膜病理改变。主要感染途径：①血行感染，继发于菌血症或身体其他部位化脓性病灶；②邻近病灶直接侵犯，如中耳炎或鼻窦炎、颅骨骨髓炎、开放性脑外伤、颅底骨折等；③颅内病灶直接蔓延，如脑脓肿破入蛛网膜下腔或脑室；④医源性感染，见于脑室引流或腰穿、脑外科术后。

2. 病理生理　基本病理改变是软脑膜炎、脑膜血管充血和炎性细胞浸润。①软脑膜及大脑浅表血管充血、蛛网膜下腔大量脓性渗出物覆盖脑表面，并沉积于脑沟及基底池；②脑膜有炎性细胞浸润，早期以中性粒细胞为主，同时有纤维蛋白原和其他血浆蛋白渗出，后期以淋巴细胞、浆细胞为主，成纤维细胞明显增多；③蛛网膜下腔大量多形核粒细胞及纤维蛋白渗出物，蛛网膜纤维化和渗出物被局限包裹；④室管膜及脉络膜亦常有炎性细胞浸润，血管充血，严重者有静脉血栓形成，脑实质中偶有小脓肿存在。

二、临床表现

各种细菌所致的化脓性脑膜炎有相似的临床表现，可归纳为感染、颅内压增高和脑膜刺激征三方面。

1. 起病形式　多呈暴发性或急性起病。

2. 感染症状　发热、寒战或上呼吸道感染症状等。

3．颅内压增高　剧烈头痛、喷射性呕吐等。

4．脑膜刺激征　颈项强直、克尼格征阳性、布鲁辛斯基征阳性等。

5．脑实质损害症状　意识障碍、精神症状、抽搐及偏瘫等局灶性体征。

6．其他　部分患者有比较特殊的临床特征，如脑膜炎双球菌感染所致的菌血症，出现出血性皮疹，开始为弥散性红色斑丘疹，迅速转变成皮肤瘀点、瘀斑，主要见于躯干、下肢、黏膜以及结膜，偶见于手掌及足底。

7．不典型表现　婴幼儿、老年人和免疫功能低下的患者可不典型，可仅有低热、轻度行为改变和轻微的脑膜炎体征等，需检查脑脊液才能确诊。

三、辅助检查

（一）实验室检查

1．血常规　白细胞明显增高，可达（20～40）×10⁹/L，以中性粒细胞为主，可达80%～90%，严重者白细胞总数可减少。

2．脑脊液检查　外观浑浊或呈脓性，白细胞总数显著增多，常在（1 000～10 000）×10⁶/L，以中性粒细胞增多为主，蛋白含量增多，糖含量明显下降，脑脊液糖/血清糖比值多<0.4，氯化物降低，乳酸多>0.3g/L。

3．细菌学检查　取鼻咽拭、血及脑脊液培养可获得病原菌。血培养阳性率为40%～50%。对脑脊液常规阴性者，有时培养也可获致病菌。

（二）影像学检查

MRI诊断价值高于CT，可显示病变部位和病变特征。特征性的表现为MRI增强扫描T₁加权像可见幕上沟回表面蛛网膜及软脑膜弥漫性明显强化，强化的脑膜可以增厚，并可伸入脑沟内，呈条索状或线状。

四、诊断与治疗

（一）诊断

根据流行病学资料、临床表现和辅助检查结果，可作出临床诊断；脑脊液细菌涂片检出病原菌和细菌培养阳性可确诊。

（二）鉴别诊断

化脓性脑膜炎应与下列疾病相鉴别（详见表4-17-1）。

表4-17-1　各种脑膜炎临床特点及脑脊液变化

| 疾病 | 临床特点 | | | | 脑脊液特点 | | | | | | |
	起病情况	中毒征	中枢神经系统表现	病情进展	压力	外观	白细胞	糖	蛋白	氯化物	细菌涂片或培养
化脓性脑膜炎	急性	重	重	快	升高	浑浊	明显升高，中性为主	明显降低	升高	降低	常可见致病菌

续表

疾病	临床特点				脑脊液特点							
	起病情况	中毒征	中枢神经系统表现	病情进展	压力	外观	白细胞	糖	蛋白	氯化物	细菌涂片或培养
病毒性脑膜炎	急性	较轻	较轻	快	正常或升高	清亮	正常或升高,淋巴为主	正常	正常或升高	正常	阴性	
结核性脑膜炎	亚急性	重	颅神经损伤	较快	升高	毛玻璃状	升高,淋巴为主	降低	明显升高	明显升高	抗酸染色结核菌	
真菌性脑膜炎	缓起	较轻	头痛显著	缓慢	升高	常清亮或浑浊	升高,淋巴为主	正常或降低	升高	降低	阴性	

（三）治疗

化脓性脑膜炎的治疗，主要是抗感染治疗和对症支持治疗，同时予以支持、对症治疗，包括降低颅内压，缓解脑水肿。

1. 抗感染治疗　首选能穿透血脑屏障的抗生素，并尽早使用。

（1）未确定病原菌　常规选择广谱抗生素，如第三代头孢的头孢曲松或头孢噻肟作为化脓性脑膜炎首选用药。它们对脑膜炎双球菌、肺炎链球菌、流感嗜血杆菌及 B 族链球菌引起的化脓性脑膜炎疗效比较肯定。

（2）确定病原菌　选择对病原菌敏感的抗生素，足量足疗程给药。

1）肺炎链球菌脑膜炎　由于肺炎链球菌对青霉素耐药率逐年上升，国外常推荐万古霉素联合第三代头孢菌素的治疗。可选用头孢曲松或头孢噻肟，80～100mg/（kg·d）静脉滴注，万古霉素 30～45mg/（kg·d），分次静脉滴注，总疗程 4 周。

2）流感嗜血杆菌脑膜炎　选用氨苄西林 150～250mg/（kg·d），与氯霉素连用。对青霉素过敏者可单用氯霉素或第二、三代头孢菌素，如头孢呋辛、头孢噻肟、头孢曲松等，总疗程 3 周。

3）金黄色葡萄球菌脑膜炎　甲氧西林敏感金黄色葡萄球菌（MSSA）首选耐青霉素酶的苯唑西林、氯唑西林，剂量为 200mg/（kg·d），分次静脉滴注；耐甲氧西林金黄色葡萄球菌（MRSA）则首选万古霉素联合利福平、磷霉素；利奈唑胺也可选用。抗生素一般联合应用，疗程应在 2～4 周。

4）大肠埃希菌脑膜炎　可选用氨苄西林、氯霉素或第三代头孢菌素等。若病原体为产超广谱 β- 内酰胺酶（ESBL）的应选用碳青霉烯类抗生素。

2. 对症支持治疗

（1）高热　予物理降温或使用退热剂。

（2）颅内压增高　予以甘露醇脱水降颅压。

（3）惊厥　予以抗癫痫药物。

（4）维持水、电解质平衡　此患者易发生低钠血症，应注意监测。

3. 糖皮质激素 可减轻脑水肿，降低颅内压和稳定血脑屏障，地塞米松能减少脑膜炎患者后遗症及耳聋的发生率。对病情较重且无明显激素禁忌证的患者可考虑使用，建议与抗生素同步应用。一般为地塞米松 10～20mg/d，静脉滴注，连用 3～5 天。

4. 转诊指征 全科医生在临床中碰到高热、头痛、脑膜刺激征阳性的患者，应尽快转诊至上级医院进一步诊治。

（四）预后

化脓性脑膜炎病死率为 15%，尽管抗生素的研制已经有了很大进步，但至今化脓性脑膜炎的病死率和病残率仍然较高。化脓性脑膜炎预后与病原菌、机体状况以及开始有效使用抗生素治疗的时间密切相关。部分化脓性脑膜炎病后可遗留智力减低、癫痫、脑积水等后遗症。

五、预防

化脓性脑膜炎的预防应采取综合措施，重点是控制传染源、切断传播途径、保护易感人群。

（一）控制传染源

对呼吸道感染患者及早明确致病菌，发现并隔离病原菌携带者；及早治疗中耳炎、鼻窦炎、乳突炎等疾病；避免外伤，对已有的创伤或皮肤病灶须及时消毒并积极治疗；做好新生儿脐部护理，避免感染。

（二）切断传播途径

建议出入人员密集场所应戴口罩，减少与呼吸道感染患者接触，以防止呼吸道感染的发生；控制院内感染，做好院内消毒工作，进行创伤性操作时，严格做好无菌操作，避免医源性感染。

（三）保护易感人群

提倡健康的生活方式，居室多通风，注意保暖，经常运动，以增强身体抵抗力。建议婴幼儿、儿童和老年人等高危人群接种肺炎疫苗、流感疫苗。

六、社区管理

（一）筛查与转诊

对有发热、颅内压增高、脑膜刺激征阳性的患者，询问流行病学史，应尽快转诊至上级医院。对疑似流脑的患者予以传染病上报。

（二）健康宣教与疾病管理

1. 健康宣教 提倡健康的生活方式，多进行体育锻炼，增强机体免疫力。必要时戴口罩，减少呼吸道传染。患有中耳炎或鼻窦炎等疾病，及时就诊，预防颅内感染。

2. 疾病管理 全科医生应对密切接触者实施医学观察，发现疑似患者尽早转诊；对治愈出院患者及时健康教育、心理疏导；对部分遗留智力下降、瘫痪等后遗症患者进行长期社区康复治疗。

（史玲 宋建玲）

第五章

深部真菌病

　　临床上将真菌病分为浅部真菌病和深部真菌病。浅部真菌病是指皮肤角蛋白组织（包括角质层、甲板、毛发等）感染，深部真菌病是指累及皮肤、皮下组织，甚至全身的组织和器官感染。目前广泛使用的侵袭性真菌病概念，基本涵盖以往深部真菌病的范畴，即真菌侵入人体后在包括血液在内的人体各组织中生长繁殖而导致的以炎症反应、组织损害和器官功能障碍等病理生理改变为特征的疾病。

第一节 念珠菌病

一、概述

念珠菌病是由致病性念珠菌引起的局部或全身感染性疾病，常见于免疫功能低下患者。近年来，念珠菌病的发病率呈明显上升趋势，念珠菌也已成为侵袭性真菌病中最常见的致病菌。我国社区糖尿病患者众多，也不乏肿瘤放化疗、使用糖皮质激素患者在基层随访，因此全科医师应提高警惕，早期识别念珠菌感染患者，适时转诊。

（一）病原学与流行病学

1. 病原学 念珠菌属于酵母菌属，包含 300 余个菌种，广泛存在于自然界，土壤、各种用品、食品表面以及人体皮肤、口腔、胃肠道、阴道等处均有生存。念珠菌为条件致病真菌，可致人类疾病的约 20 余种。临床上最常见的为白色念珠菌，约占念珠菌感染的 50%～70%，其余还包括热带念珠菌、光滑念珠菌、近平滑念珠菌和克柔念珠菌等。念珠菌的特点是绝大多数种类的菌体能够发育伸长为假菌丝，故以往也称其为假丝酵母菌。近年来开始认识到很多念珠菌存在复合群，群中各菌种的生物学特性存在一定差异，对抗真菌药物的灵敏度也不尽相同。

2. 流行病学

（1）传染源 念珠菌病患者、带菌者、被念珠菌污染的食物、水源均为传染源。住院患者和医务人员的带菌率较高，后者皮肤所带的念珠菌可引起新生儿室、外科病房和 ICU 的念珠菌病暴发流行。

（2）传播途径 以内源性途径多见，主要是存在于人体口咽部、消化道、阴道等处的念珠菌在一定条件下大量增殖并侵袭周围组织或器官，引起自身感染，常见部位为消化道和呼吸道。外源性途径主要经由直接接触感染（如外阴阴道念珠菌病通过性接触导致男性念珠菌性包皮龟头炎），或分娩时的母婴垂直传播。由于医源性操作所导致的间接接触感染近年来有上升趋势。

（3）人群易感性 多见于免疫功能低下患者，如存在糖尿病、恶性肿瘤、器官移植、艾滋病等基础疾病，长期、大量使用糖皮质激素、免疫抑制剂或广谱抗生素，以及留置中心静脉导管、接受全胃肠外营养等情况。当前，关于念珠菌病危险因素的评估日益受到重视，因为其对促进念珠菌病的早期诊断和及时治疗意义重大。

（4）流行特征 念珠菌病四季均可发病，无性别、地域差异。免疫功能正常者以皮肤、黏膜的浅部感染为主，各年龄段均可发病，常见于婴儿。免疫功能低下者则以侵袭性念珠菌病为主。

（二）发病机制与病理生理

1. 病原菌因素 念珠菌黏附于宿主细胞表面后通过菌丝穿入细胞，继而激发补体系统和抗原－抗体反应，导致大量炎症介质释放，产生特异性免疫反应和迟发性超敏反应。同时，病原菌通过释放多种蛋白酶来促进黏附、侵袭，造成细胞变性、坏死和血管通透性增加，导致组织器官损伤。

2. 宿主因素 宿主生理屏障的破坏为念珠菌的定植、感染和发病提供了机会。这包括创伤、烧伤、各种医源性操作（手术、内镜、留置导管、机械通气等）导致的解剖屏障破坏，接受放射或化学治疗、长期使用免疫抑制剂、感染 HIV 等导致的免疫功能屏障破坏，大量使用广谱抗生素导致的微生物屏障破坏。

二、临床表现

（一）黏膜念珠菌病

1. 口咽部念珠菌病 以急性假膜性念珠菌病最常见，又称鹅口疮（图 5-1-1）。好发于老年人、婴幼儿及免疫力低下者，尤其是艾滋病患者。通常起病急、进展快，在颊黏膜、腭、咽、牙龈、舌等部位出现凝乳状白色斑片，紧密附着于黏膜表面，形成灰白色假膜，不易擦去。若剥除假膜，则露出潮红糜烂面，可伴有溢血。严重者黏膜可溃疡坏死。患者自觉疼痛、吞咽困难和胃纳减退。念珠菌口角炎病初为口角处界限不清的浅灰白色增厚斑，继而转变为蓝白色，周围皮肤呈红斑鳞屑样改变，可伴有皲裂、浸渍和结痂，常与鹅口疮伴发。

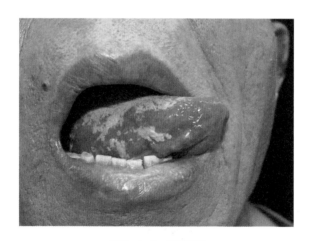

图5-1-1 鹅口疮

2. 念珠菌食管炎 表现为吞咽食物时胸骨后疼痛或烧灼感以及吞咽困难，常伴鹅口疮，全身毒血症状相对较轻。内镜可见食管壁局部黏膜充血水肿，假性白斑或浅表溃疡。

3. 外阴阴道念珠菌病 育龄期妇女和孕妇多发，可通过性接触传播。表现为外阴及阴道壁红肿，阴道黏膜上有灰色假膜，白带浓稠，呈豆渣样、凝乳块状或水样，有腥臭味。外阴部皮肤红斑、糜烂、溃疡、皲裂，伴有局部剧烈瘙痒或灼痛。反复发作者称复发性外阴阴道念珠菌病，常见于糖尿病、长期使用广谱抗生素患者。

4. 念珠菌性包皮龟头炎 包皮过长或包茎者多见，可通过性接触传染。皮损表现为包皮内侧或龟头弥漫性潮红，龟头冠状沟处附着乳白色斑片，可伴有多发红色针帽大小丘疹及脱屑（图 5-1-2）。自觉瘙痒或无明显自觉症状。

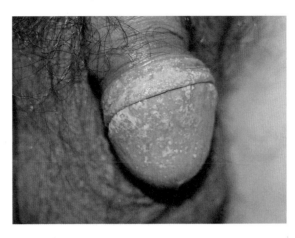

图5-1-2　念珠菌性包皮龟头炎

（二）皮肤念珠菌病

1．念珠菌性间擦疹　为最常见的皮肤念珠菌病。常见于糖尿病、肥胖患者和婴幼儿的腋窝、乳房下、腹股沟、会阴、臀沟、肛周等皮肤褶皱部位以及尿布包裹区域，浸水作业者常发生于第3、4指间。表现为界限清晰的皮肤红斑、浸渍及糜烂，边缘附着鳞屑。皮损周围散在丘疹、丘疱疹或脓疱，呈卫星样分布，具有特征性（图5-1-3）。常伴瘙痒或疼痛。

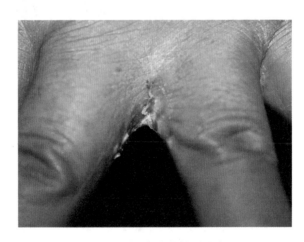

图5-1-3　念珠菌性间擦疹

2．念珠菌性甲沟炎及甲真菌病　好发于浸水作业者和糖尿病患者。甲沟炎表现为甲沟红肿，可伴糜烂、渗出，但不化脓，重症可引起甲床炎，自觉瘙痒、疼痛。甲真菌病表现为甲板增厚浑浊，呈淡褐色，可有白斑、横沟和不平，甲下角质增厚堆积或甲剥离。

3．念珠菌性肉芽肿　多见于婴幼儿头面部，皮损表现为组织增生、结节、溃疡或肉芽肿形成，以富含血管的丘疹为特点，上面覆盖黄棕色痂皮，刮除痂皮可见新鲜肉芽组织（图5-1-4）。

4．慢性皮肤黏膜念珠菌病　一种全身多部位持续性念珠菌感染的细胞免疫缺陷病，发

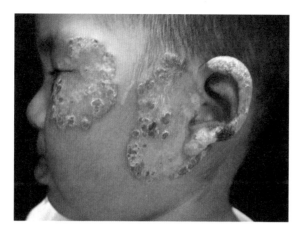

图5-1-4　念珠菌性间擦疹

病率低，多见于儿童和女性。患儿可有持续性鹅口疮，以及其他皮肤、黏膜、毛发、指甲念珠菌感染的表现，食管受累可致食管狭窄。

（三）侵袭性念珠菌病

1. 念珠菌血症和播散性念珠菌病　血培养中一次或多次念珠菌阳性，称为念珠菌血症，为最常见的血液感染之一。多见于粒细胞缺乏者，留置静脉导管是常见原因。早期全身毒血症状轻，进展常缓慢。高危患者，念珠菌入血后生长繁殖并进一步播散至2个或以上不相邻器官，如肝、脾、肾、心脏、骨髓、眼等，引起寒战、高热、全身多处小脓肿，甚至感染性休克，称为播散性念珠菌病。

2. 念珠菌性心内膜炎　常继发于心脏瓣膜病、心脏手术或心导管手术后，临床表现为心脏受累的症状和体征，如发热、贫血、心力衰竭、心脏杂音及脾大等，但瓣膜赘生物通常较大且脆，易脱落引起栓塞，病死率和复发率均较高。

3. 呼吸系统念珠菌病　主要为念珠菌经口腔直接蔓延或经血行播散所致，包括气管 - 支气管炎和肺炎两种类型。临床上可有低热、咳嗽、咳痰、咯血等症状，听诊可有湿啰音。

4. 消化系统念珠菌病　肠道念珠菌病以轻度腹泻起病，表现为泡沫样或黏液样便，后期为脓血便。多数患者伴有腹胀，累及直肠和肛门者可引起肛周不适。肝脾念珠菌病和腹腔念珠菌病多继发于播散性念珠菌病。

5. 泌尿系统念珠菌病　常有尿频、尿急、排尿困难、血尿等膀胱炎症状，少数患者也可以无症状菌尿为表现，常继发于长期留置导尿管、糖尿病、多发肾结石、输尿管狭窄等患者。肾脏受累多为血行播散所致，临床表现为寒战、发热、腰痛、腹痛，常导致肾脓肿或因菌块阻塞致肾盂积水、无尿、肾衰竭。

6. 其他系统性念珠菌病　中枢神经系统念珠菌病临床上常有发热、头痛和不同程度的意识障碍，如谵妄、昏迷等，查体可有脑膜刺激征。念珠菌性眼内炎可由眼部手术和眼外伤等外源性感染所致，但更多见于血行播散。初为轻微的眼痛或飞蚊症，如不处理可发生视力减退，甚至视力丧失。念珠菌骨髓炎、关节炎常以亚急性或慢性方式起病，大部分由血行播散所致，其次为直接种植或邻近组织感染蔓延。当免疫功能低下患者骨骼、关节周围病灶疼痛明显时，应警惕该病发生的可能。

三、辅助检查

（一）实验室检查

主要是病原学检查，目的是找到念珠菌致病的间接或直接证据。基层社区不具备念珠菌检查的实验室条件，因此均需转诊上级医院进行。可供选择的检查有以下几种。

1. **直接镜检**　可直接显微镜镜检的标本包括皮肤鳞屑、黏膜拭子、痰、尿、粪便、血液、脑脊液、支气管肺泡灌洗液及活检组织等，直接镜检发现大量假菌丝、菌丝和出芽孢子时才有诊断意义。少量孢子仅提示存在念珠菌，不能诊断为念珠菌病。直接镜检阴性不能完全除外念珠菌病，此外，光滑念珠菌不产生假菌丝。

2. **培养**　由于念珠菌为人体口腔和胃肠道的正常定植菌，因此从痰或粪便标本中分离培养出念珠菌不能作为确诊依据。来源于无菌体液标本如血液、脑脊液、腹水、胸腔积液、关节腔积液等培养阳性，或活检组织标本培养阳性且伴有组织侵袭证据，可作为侵袭性念珠菌病诊断的金标准。对于非无菌标本，同一部位多次培养阳性或多个部位同时分离出同一种念珠菌，也常提示有侵袭性念珠菌病的可能。对所有怀疑侵袭性念珠菌病的患者均应做血液真菌培养。

3. **血清学检测**　最常用的是血清真菌特异性细胞壁成分 $1,3-\beta-D-$葡聚糖检测，简称 G 试验。感染早期即可呈阳性，且阴性预测值较高。G 试验不是念珠菌病的特异性诊断方法，曲霉、肺孢子菌等真菌感染也可阳性，其他含有葡聚糖因素（如血液滤过、腹膜透析、手术纱布）、溶血、输注人免疫球蛋白、某些细菌感染也会导致假阳性。连续 2 次及以上 G 试验阳性，对早期诊断侵袭性真菌病有一定价值。

4. **分子生物学检测**　二代测序技术对一些病因不明的真菌感染或已使用抗真菌药物治疗后的患者，仍有一定阳性率，但其诊断价值需结合临床谨慎判断。

5. **组织病理检查**　肺、肝、脑、骨等感染病灶组织的穿刺、活检对于一些疑难病例的诊断非常重要。

（二）影像学检查

呼吸系统念珠菌病时 X 线可发现支气管周围致密阴影或双肺弥漫性结节样改变，播散性念珠菌病时 B 超可能提示肝、脾、肾多发低密度病灶，但均缺乏特异性。进一步的影像学检查如心脏超声、CT、MRI 需转诊上级医院进行。

四、诊断与治疗

（一）诊断

念珠菌病需根据宿主危险因素、临床表现和病原学检查结果进行分层诊断，包括拟诊、临床诊断和确诊。具有宿主危险因素和临床特征时可拟诊，在拟诊基础上兼有微生物学非确诊检查结果阳性可进行临床诊断，无菌体液或组织标本培养为念珠菌和 / 或组织病理见侵袭性念珠菌病特征性改变时可确诊。对于基层全科医师来说，应通过评估宿主是否具有使用抗菌药物、持续粒细胞缺乏、实体器官或干细胞移植、置入导管、全胃肠外营养、腹腔手术、胰腺炎、使用糖皮质激素、使用免疫抑制剂等危险因素，结合相应系统感染的症状和体征、经过充分抗细菌治疗无效等临床特征，具备拟诊念珠菌病的能力，并在此基础上适时转诊。

总体来说，念珠菌病的临床表现无特异性，较难与细菌感染鉴别。对于怀疑念珠菌感染的患者，均应进行积极的病原学检查，以便及早确诊。

（二）治疗

1. 一般治疗　糖尿病、艾滋病等原发病的治疗是念珠菌病的治疗基础。应积极加强营养支持，合理使用免疫增强剂。对于糖皮质激素、免疫抑制剂、广谱抗生素等，应根据病情严格遵循用药指征，合理控制种类、剂量和疗程。此外，应及时去除局部感染病灶。例如，基层遇到的念珠菌血症患者大多有全胃肠外营养的危险因素，此时应拔除或更换中心静脉导管等留置的导管。

2. 抗病原菌治疗　皮肤黏膜念珠菌病可局部用药，全身用药适用于局部用药无效以及发生侵袭性念珠菌病时。目前用于治疗侵袭性念珠菌病的抗真菌药物有三唑类药物（氟康唑、伊曲康唑、伏立康唑、泊沙康唑）、棘白菌素类药物（卡泊芬净、米卡芬净）、多烯类药物（两性霉素 B 及其脂质制剂），以及嘧啶类药物（氟胞嘧啶），其中纳入《国家基本药物目录（2018 年版）》的有氟康唑、伊曲康唑、卡泊芬净和两性霉素 B。由于念珠菌不同菌种及其药物灵敏度有所区别，如克柔念珠菌对氟康唑天然耐药，药敏试验结果对于治疗药物的选择尤为重要。

（1）口咽部念珠菌病　轻症患者以 1%～4% 碳酸氢钠溶液、0.2% 氯己定溶液含漱，制霉菌素悬液（10 万 U/ml）每次 4～6ml，每日 4 次，局部涂抹，疗程为 7～14d；中重度患者口服氟康唑 200～400mg/d，治疗 14～28d。氟康唑治疗失败者可口服伊曲康唑每次 100～200mg，每日 2 次，疗程 14d。

（2）外阴阴道念珠菌病　以往以白色念珠菌引起多见，随着自行使用抗真菌栓剂的增多，耐药的非白色念珠菌菌种，如光滑念珠菌、热带念珠菌，开始增多。治疗分为局部用药或口服用药。治疗单纯外阴阴道念珠菌病，无论免疫功能低下与否均可局部用药，包括咪康唑软胶囊、克霉唑阴道片或制霉菌素泡腾片；也可选用氟康唑 150mg 单剂口服。对于严重急性外阴阴道念珠菌病患者，给予氟康唑 150mg/72h，2～3 剂即可。若为光滑念珠菌，三唑类药物效果不佳时，可予阴道局部硼酸栓剂每日 600mg，疗程 14d；也可用制霉菌素栓每日 10 万 U 局部给药，疗程 14d。对于复发性外阴阴道念珠菌病患者，局部或口服氟康唑初始治疗 10～14d，然后每周 150mg 治疗 6 个月，或口服伊曲康唑 200mg，每日 2 次，3d 后改为 100～200mg/d 治疗 6 个月。

（3）皮肤念珠菌病　首先应保持创面干燥，然后局部外用抗真菌药物治疗。常用药物有克霉唑、益康唑、咪康唑、酮康唑、联苯苄唑、特比萘芬等乳膏、凝胶、洗剂或擦剂，每日 1～2 次，疗程 1～2 周，适用于多种皮肤念珠菌病。对于严重的慢性皮肤黏膜念珠菌病和播散性念珠菌病皮肤受累患者尚需口服或静脉应用抗真菌药物，其中氟康唑和伊曲康唑最为常用。

（4）侵袭性念珠菌病　由于该病较为凶险，治疗需转往上级医院。

（三）预后

浅部念珠菌病预后尚好，但局部感染常为侵袭性念珠菌病的诱因。念珠菌血症病死率为 29%～40%。念珠菌所致感染性休克患者若 24h 内未开始治疗，病死率高达 97.6%。

五、预防

（一）控制传染源

积极治疗念珠菌病患者，做好食物和水源的清洁、消毒工作。

（二）切断传播途径

特别注意医护人员手卫生，控制医用材料和周围环境的污染，防止院内感染的发生。基层也应加强对老年护理病房、养老机构、居家养护等照护人员的宣教和培训。

（三）保护易感人群

严格掌握留置导管使用的适应证，对已留置导管的患者应加强护理和定期更换。注意个人卫生，特别是口腔卫生，保护皮肤、黏膜的完整性和屏障作用。合理应用糖皮质激素、免疫抑制剂、广谱抗生素，长期使用以上药物者应考虑预防性治疗，可选氟康唑或伊曲康唑。

六、社区管理

（一）筛查与转诊

基层全科医师应加强对危险因素的筛查，如是否存在糖尿病、恶性肿瘤、器官移植等基础疾病，是否长期、大量使用糖皮质激素、免疫抑制剂或广谱抗生素，以及是否留置静脉导管等，及时发现念珠菌病的高危患者。对于拟诊侵袭性念珠菌病的患者，因为基层不具备检测和治疗的条件，故均应及时转诊至上级医院。

（二）健康宣教与疾病管理

对于念珠菌引起的婴儿尿布疹，应注意及时更换浸湿的尿布，温水擦拭残留的尿液，涂抹含氧化锌的润肤露或保持局部干燥。对于外阴阴道念珠菌病患者应嘱其加强个人卫生，注意清洗外阴部位并擦干，穿宽松的棉质内裤，患病期间避免性生活。对于免疫功能低下患者，应宣教侵袭性念珠菌病的严重性，提醒患者出现相关症状时应立即就诊。

（顾杰）

第二节　曲霉病

一、概述

曲霉是导致免疫缺陷人群发生致命感染的重要致病真菌，其可侵犯皮肤、黏膜、肺、脑、眼、耳等重要器官，但以肺和鼻窦感染最常见。免疫功能正常者以非侵袭性曲霉病为主，如曲霉作为致敏原所导致的变应性反应或寄生后形成的慢性肉芽肿；免疫功能缺陷者以侵袭性曲霉病为主，可呈现急性或慢性侵袭性病变。

（一）病原学与流行病学

1. 病原学　曲霉属是一种腐生丝状真菌，广泛存在于自然环境中，土壤、水、植物、食物、空气中均可生存。致病性曲霉至少有30余种，为条件致病菌，临床上常见的为烟曲霉、土曲霉、黄曲霉、构巢曲霉、黑曲霉等。多数致病性曲霉繁殖能力强。其特征性结构是分生孢子和足细胞，前者可大量释放并悬浮在空气中，存活相当长时间。曲霉在组织内常见为无色分隔的菌丝，典型者呈45°分枝，有助鉴别。

2. 流行病学

（1）传染源　曲霉广泛分布于自然界，土壤和空气中的曲霉分生孢子是主要传染源。

（2）传播途径　主要经空气传播，即人吸入含大量曲霉孢子的空气而受感染。医院内部可由空气传播导致暴发流行。部分患者通过皮肤伤口直接感染。尚未发现人际传播。

（3）人群易感性　健康人群对曲霉抵抗力极强，仅当免疫功能低下时才发病。长期粒细胞缺乏、骨髓移植、实体器官移植、遗传性或获得性免疫缺陷、使用糖皮质激素者是曲霉感染的高危人群。

（4）流行特征　曲霉病呈散发状态，任何年龄、性别、种族均可发生，尤以农民、园艺工人、免疫功能低下者多见。目前侵袭性曲霉感染已成为粒细胞缺乏患者继发感染的重要死亡原因。

（二）发病机制与病理生理

曲霉的孢子进入上呼吸道后长期黏附和寄生于鼻、咽、气道黏膜上，当局部有炎症、外伤、病理性分泌物潴留时即可导致各种曲霉病。致病方式包括两种，一是变态反应。对于过敏体质患者，曲霉抗原刺激机体发生Ⅰ型和Ⅲ型变态反应，引起嗜酸性粒细胞聚集并释放炎症介质，导致黏膜水肿、受损，黏液分泌增多，进而引起鼻窦窦口或细支气管阻塞。二是侵袭性致病。在免疫功能低下和皮肤、黏膜屏障完整性受损时，曲霉的菌丝侵入组织，并因其嗜血管特性导致血管栓塞和组织梗死。与此同时，曲霉通过释放各种毒素来增强其黏附、穿透能力，抑制宿主的吞噬和杀菌功能。免疫力严重低下者，进一步发生播散性病变，引起其他器官受损。

组织病理改变包括慢性非特异性炎症、肉芽肿反应、凝固性坏死、化脓性炎症和血管炎性病变。

二、临床表现

（一）过敏性曲霉病

1. 过敏性曲霉性鼻 – 鼻窦炎　常见，好发于过敏体质的青壮年，以间歇性单侧或双侧鼻塞、头面部胀痛为主要表现。鼻腔、鼻窦内存在含变应性黏蛋白的、黄绿色、极其黏稠的分泌物，真菌涂片或培养阳性是该病重要特征。

2. 过敏性支气管 – 肺曲霉病　常发生在哮喘或肺囊性纤维化患者。急性期以喘息、痰血、脓痰、咳出棕色痰栓、胸痛、发热为主要表现，体检可闻及哮鸣音。症状持续时间较长，需糖皮质激素治疗半年后方消退。

（二）腐生性曲霉病

1. 鼻窦曲霉球　女性多见。常为单发，以长时间的鼻塞、流脓涕、鼻分泌物有恶臭味和头痛为常见症状。鼻内窥镜可见鼻腔黏膜肿胀，含黏稠或块状分泌物，CT可见鼻窦内大片密度不均的结节状或团块状高密度影，部分见钙化灶。

2. 肺曲霉球　较常发生在结核、支气管扩张、恶性肿瘤等疾病形成的肺空洞内，曲霉入侵并定植其中，呈腐生性寄生，仅有轻微的组织侵犯。最常见症状是咯血，发生率50%～90%，量不等，与曲霉侵犯洞壁血管有关。其他可有慢性咳嗽，偶有体重减轻，除非合并细菌感染，否则通常不发热。累及胸膜者可导致胸腔感染，甚至支气管胸膜瘘。部分患者呈隐匿性感染，潜伏多年后才出现症状。较少发生血行播散。

（三）侵袭性曲霉病

1. 急性侵袭性曲霉性鼻 – 鼻窦炎和慢性侵袭性鼻 – 鼻窦曲霉病　前者多见于粒细胞缺乏和肿瘤化疗等免疫力严重低下患者，常急性起病，发热、头面部胀痛、流涕明显，约半数有骨质破坏，腭、鼻甲出现坏死性改变，可侵犯眼眶甚至颅内。后者常见于糖尿病患者，进展缓慢。早期以顽固性鼻塞、脓鼻涕、涕中带血、头痛等慢性鼻炎、鼻窦炎症状为主，自觉鼻内有臭味。数月或数年后出现侵袭性病变，侵犯眼眶者出现眶周肿胀、突眼、疼痛，侵犯颅底时出现头痛加重、癫痫、偏瘫等。

2. 侵袭性肺曲霉病　最常见的侵袭性曲霉病，常见于免疫功能低下者，尤其是粒细胞减少者。肺内炎症浸润、化脓，进而形成肉芽肿。曲霉菌丝在肺内增殖并侵入血管，导致坏死性血管炎，造成血栓、菌栓，为咯血和血行播散的病理基础。临床上干咳和胸痛较为典型，伴有发热。咯血相对少见，但若出现则有诊断价值。肺内病变广泛时，常引起气急，甚至呼吸衰竭。约1/3患者出现肺外器官受累，如心、肝、肾、脑、胃肠道等。

3. 脑曲霉病　相对较少，但病死率极高。主要经鼻 – 鼻窦曲霉感染直接蔓延所致，少数由肺曲霉病血行播散、颅脑外伤或手术直接侵入所致。以出血性梗死灶和脑脓肿形成常见，此外也可表现为脑膜炎、脑炎、颅内肉芽肿等，临床上出现发热、头痛、癫痫、偏瘫、意识障碍甚至昏迷。肉芽肿型脑曲霉病也可见于免疫功能正常者，常被误认为颅内肿瘤。

4. 播散性曲霉病　曲霉大量暴露所致，各年龄段均可发病，常见于急性白血病、骨髓移植、实体器官移植、长期使用糖皮质激素或细胞毒性药物的患者。曲霉主要由肺部病灶侵入血液循环，继而播散至全身各器官。

三、辅助检查

（一）实验室检查

1. 病原学检查 基层虽不能进行以下检查，但全科医师仍有必要了解相关检查的临床意义，以便判断病情和指导转诊。可供选择的检查有以下几种。

（1）直接镜检 合格痰标本、脓液、胸腔积液、支气管肺泡灌洗液均可制片在显微镜下直接观察，若见到典型的 45° 分枝的有隔菌丝将提示曲霉的存在。

（2）培养 曲霉广泛分布于自然界，在人体鼻、咽、气道也有存在，因此临床上不能仅以痰培养阳性作为曲霉感染的依据。组织或无菌体液培养阳性可确诊。

（3）血清学检测 半乳甘露聚糖抗原试验（简称 GM 试验），用于检测血液中的曲霉特异性抗原，对中心粒细胞缺乏患者的曲霉感染敏感度和特异度均较高，有重要参考价值。上节中提到的 G 试验，也能对包括念珠菌和曲霉在内的临床常见侵袭性真菌感染做出早期判断，与 GM 试验联合可提高曲霉病诊断可靠性。曲霉特异性抗体检测可用于免疫功能正常者过敏性曲霉病和曲霉球的诊断，但侵袭性曲霉病阳性率较低。

（4）分子生物学检测 对血液和支气管肺泡灌洗液中的曲霉 DNA 进行检测，但假阳性率较高限制其应用价值。

（5）组织病理检查 曲霉病的组织病理反应为化脓性或混合性炎症反应，病灶边缘可有小动脉栓塞。病理组织中查见曲霉菌丝和孢子为诊断金标准，组织学检查阴性不能排除侵袭性曲霉病。

2. 其他血液检查 过敏性曲霉病可有血常规嗜酸性粒细胞比例或计数升高，血清 IgE 水平增高。侵袭性肺曲霉病、播散性曲霉病者可有血常规白细胞总数升高。

（二）影像学检查

基层医院可使用 X 线进行初步检查，如过敏性支气管 – 肺曲霉病呈现同一部位反复出现或游走性片状浸润阴影，而侵袭性肺曲霉病患者胸片可见以胸膜为基底的多发楔形、结节、肿块或空洞。进一步 CT 检查，肺曲霉球表现为空洞中致密团块状阴影，余下部分的空洞呈半月形或新月形透光区；侵袭性肺曲霉病可见薄雾状渗出、支气管充气征或坏死空洞。

四、诊断与治疗

（一）诊断

曲霉病临床上缺乏特异性症状，容易与细菌、病毒、其他真菌感染或肿瘤性病变相混淆。诊断时应注意询问职业和生活环境，动态随访影像学改变，确诊有赖从无菌标本或病理组织中镜检、培养发现曲霉。血清学检测阳性或非无菌标本中发现曲霉，仅能临床诊断曲霉病。因基层缺乏相应检查手段，诊断往往在上级医院完成，全科医师的职责是在高危人群中警惕该病发生的可能性。

（二）治疗

曲霉病的治疗应在去除诱发因素、治疗原发疾病、改善免疫功能的基础上进行。根据不同的感染部位和类型，选用不同的药物和剂型。由于曲霉病的诊断多在上级医院完成，部分患者还需手术切除病灶，因此曲霉病的治疗也常在上级医院同步进行。基层全科医师可仅了解相应的治疗原则。

1. 曲霉性鼻－鼻窦炎　应转诊上级医院，进行手术和药物联合治疗。手术主要采用鼻内窥镜切除鼻息肉，清除坏死和肉芽组织，充分冲洗，保持引流通畅。若患者中性粒细胞降低，则应在恢复正常后再行手术。抗真菌药物首选伊曲康唑，慢性侵袭性鼻－鼻窦曲霉病需连续用药至少6个月，过敏性曲霉性鼻－鼻窦炎须加用糖皮质激素。

2. 支气管－肺曲霉病　过敏性支气管－肺曲霉病首选糖皮质激素联合伊曲康唑治疗。肺曲霉球咯血频繁者建议手术切除或行支气管动脉栓塞。侵袭性肺曲霉病首选伏立康唑，疗程至少6~12周。

3. 脑曲霉病和播散性曲霉病　可选用药物包括伏立康唑、伊曲康唑、两性霉素B等，脑曲霉病可联合立体定向颅内脓肿引流术或病灶清除术。

（三）预后

非侵袭性曲霉病进展缓慢，病情相对较轻，治疗效果好。但侵袭性曲霉病病情变化迅速，尤其是免疫力低下患者病死率极高。

五、预防

（一）控制传染源

曲霉广泛存在于自然界，实难控制。高危患者应尽量减少真菌暴露机会，避免进行园艺、播种、施肥、施工等作业，或接近相关场所。

（二）切断传播途径

病房空气应定期消毒。各类操作应严格遵守无菌原则，手术器械严格消毒，避免被曲霉污染的器械接触人体。高危人群宜佩戴口罩。

（三）保护易感人群

接受骨髓移植、实体器官移植或其他免疫功能极为低下患者住院期间应安排在防护病房，或至少为单人病房。病房应远离施工场地，也不要将绿色植物或鲜花带入病房。必要时进行预防性治疗。

六、社区管理

（一）筛查与转诊

对于社区中粒细胞缺乏、接受骨髓或实体器官移植、长期使用糖皮质激素等免疫力低下患者，全科医师应关注他们随访时的症状变化，有无发热、脓鼻涕、头面部胀痛、咳脓痰、咯血等情况。按社区获得性肺炎进行常规抗菌治疗效果不佳时，应警惕曲霉或其他真菌感染的可能性。利用血常规、胸片等基层可以进行的辅助检查，并结合他们的工作、生活环境等因素进行初步判断。对于怀疑曲霉感染的患者，均应尽早转诊上级医院，进行确诊检查。

（二）健康宣教与疾病管理

应向高危人群说明高发的曲霉暴露场所，如园艺播种、装修环境，以及主要通过空气传播的特性，建议他们佩戴口罩。

（顾杰）

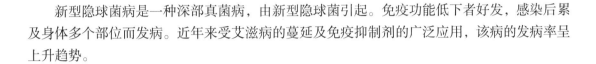

第三节　新型隐球菌病

新型隐球菌病是一种深部真菌病，由新型隐球菌引起。免疫功能低下者好发，感染后累及身体多个部位而发病。近年来受艾滋病的蔓延及免疫抑制剂的广泛应用，该病的发病率呈上升趋势。

一、概述

新型隐球菌病是一种由新型隐球菌引起的慢性深部或亚急性真菌病，可侵犯人体肺部、骨骼、皮肤、脑膜等全身各组织器官，以侵犯中枢神经最为常见，预后严重、病死率高。

（一）病原学与流行病学

1. 病原学　新型隐球菌是隐球菌属的一个种，该菌为圆形或卵圆形，酵母样的引起隐球菌病的一种病原菌。直径为 4~20μm，外有一层多糖荚膜。厚度为 1~2μm。根据荚膜多糖抗原特异性，分为 A、B、C、D 和 AD 五个血清型，临床分离株多以 A 和 D 型为常见。

2. 流行病学

（1）传染源　新型隐球菌是一种条件致病菌，广泛存在于自然环境中的。可从各种鸟类排泄物和果蔬、土壤、桉树花种分离，其中人类感染的最重要来源于鸽子粪便中分离出来的新型隐球菌。

（2）传播途径　主要是经过呼吸道传播，即吸入环境中气溶胶化的新型隐球菌孢子而发生感染致病，也可经过消化道、或皮肤进行传播，或成为病菌携带者。目前，尚无动物与人或人与人之间直接传播的报道。

（3）人群易感性　正常人体具有抵抗新型隐球菌的能力。有严重基础疾病或免疫功能异常者易感染和发病，如糖尿病、肾衰竭、肝硬化、恶性淋巴瘤、白血病、结节病、系统性红斑狼疮、器官移植以及长期、大剂量使用糖皮质激素和其他免疫抑制剂等。艾滋病患者对新型隐球菌更加易感。

（4）流行特征　世界性广泛分布，高度散发。以青壮年多见，男性发病为女性的 3 倍，无明显种族、职业等发病倾向。

（二）发病机制与病理生理

1. 病原体因素　新型隐球菌进入人体后迅速形成荚膜，并以荚膜多糖为主要毒力因子，参与增强免疫耐受性、抑制机体免疫功能。荚膜多糖还能抑制补体参与粒细胞的吞噬过程，削弱 T 细胞特异性抗隐球菌的免疫应答，使隐球菌能够在体内存活，发挥致病性。新型隐球菌的另一致病因子是黑色素，系由隐球菌的酚氧化物酶将人体的左旋多巴、多巴胺等酚化而来，黑色素能清除宿主效应细胞产生的过氧化物和其他氧化物，以保护隐球菌免受攻击。

因正常人体脑脊液缺乏可溶性抗隐球菌因子（在血清中则存在）、补体以及缺少对新型隐球菌炎症细胞，同时加上脑组织具有高浓度的儿茶酚胺介质，经过酚氧化酶系统产生黑色素，促进新型隐球菌生长，故肺外播散通常先累及中枢神经系统。中枢神经系统新型球菌病常表现为脑膜炎，脑膜增厚，以颅底为明显，蛛网膜下隙充满含大量新型球菌的胶冻样物质和少量的巨噬细胞，有时出现血管内膜炎、形成肉芽肿，脑膜和脑组织可出现粘连。新型隐球菌进入脑组织后可形成小囊肿，严重情况下可引发脑膜脑炎。肺新型隐球菌病可表现为自限性感染的病灶或活动性感染病灶，前者病灶直径小于1.5cm，后者病灶直径在1.5~7.0cm；后者病灶多靠近胸膜，呈肉芽肿或胶冻样，有时中心可坏死液化成空洞。

2. 宿主因素　机体的特异性和非特异性免疫在隐球菌感染中都发挥着重要的作用。大多数感染均从无症状的肺部开始。这一时期宿主的防御功能发挥了重要作用，由补体、致炎症细胞因子介导中性粒细胞和巨噬细胞发挥对新型隐球菌的吞噬作用。自然杀伤细胞、$CD4^+$ 和 $CD8^+$ T 淋巴细胞等非吞噬效应细胞通过氧化和非氧化机制杀伤新型隐球菌，其中，以抗新型隐球菌抗体和补体为这些细胞机制的主要成分。T 淋巴细胞免疫功能的发挥使新型隐球菌被局限于肺部，不发生活动性病变，呈自限经过，是最重要宿主因素。如果宿主免疫防御功能不全，则可引起肺部出现侵袭病灶，或者经血行播散至肺外其他器官。艾滋病患者都因为 T 细胞免疫功能缺陷而对新型隐球菌最为易感。

二、临床表现

潜伏期为数周到数年不等。临床表现变化多样，轻重不一。

（一）中枢神经系统新型隐球菌病

以新型隐球菌脑膜炎最常见。患者起病缓，病初症状不明显，常有前额、双侧颞部、枕后或眼眶后的头痛，且多为间歇性胀痛或钝痛。伴低热或不发热。伴随着疾病发展，头痛逐步加重，持续时间增长，发作频率增加。数周内，随着颅内压的增高，头痛剧烈，可伴有恶心、呕吐等临床表现，体检可发现步态蹒跚，脑膜刺激征呈阳性。老年患者可仅表现痴呆。

（二）肺新型隐球菌病

肺新型隐球菌病相对少见，约占15%。常表现为低热、乏力和体重减轻等慢性消耗症状，咳嗽、黏液痰和胸痛最为常见，一般无咯血症状。可在无肺外病变情况下发生。

三、辅助检查

（一）常规实验室检查

血常规一般正常，部分患者可见淋巴细胞比例增高，轻中度贫血，红细胞沉降率可正常或轻度增加。艾滋病患者白细胞计数降低，不同程度的贫血。病变未累及泌尿系统时，尿常规无异常。

（二）T 淋巴细胞检测

T 淋巴细胞绝对计数、$CD4^+$ T 淋巴细胞计数降低，$CD4^+/CD8^+<1$。

（三）脑脊液检查

大多数中枢神经系统新型隐球菌患者的脑脊液压力明显升高，病情严重的患者可高达 $600mmH_2O$ 以上。在腰椎穿刺之前，用 20% 的甘露醇 250ml 快速静脉滴注可降低发生脑疝的危险性。脑脊液外观稍浑浊或澄清，细胞数以淋巴细胞为主，但在疾病早期可见中性粒细胞为主，个别患者在症状明显期细胞数偶尔 >500×10⁶/L，葡萄糖和氧化物水平下降，蛋白水平轻至中度升高。

（四）病原学检查

1. 直接检查 诊断隐球菌脑膜炎最简便、最快速的方法是脑脊液墨汁涂片直接镜检，大约 70% 的隐球菌脑膜炎患者可获得脑脊液涂片阳性。

2. 分离培养 取痰液、脑脊液、皮肤病灶分泌物、冷脓肿穿刺液和血液等标本培养分离出新型隐球菌仍是确诊的"金标准"。沙氏琼脂培养基、血液或脑心浸液琼脂均可用于培养新型隐球菌，培养 2～3 天可见到菌落。由于脑脊液中隐球菌的含量较少，故需增加脑脊液培养次数才能提高阳性率。若连续培养 6 周仍没有菌落出现可视为培养阴性。凡是从人体的各种组织活检标本、脑脊液、血液、尿液、骨髓中发现新型隐球菌，均提示有侵袭性隐球菌感染。从痰液中分离到新型隐球菌，除提示侵袭性肺新型隐球菌病可能，也提示处于共生状态可能，如血清隐球菌荚膜抗原阳性或者有浸润性或结节性肺部病变存在时，则支持侵袭性肺新型隐球菌病的诊断。

（五）病理检查

在新型隐球菌感染组织形成的肉芽肿及角质样团块病变内均可检出新型隐球菌。皮肤、骨骼和关节新型隐球菌病的病原学诊断除了依靠分泌物或脓液的涂片和培养外，还可从病理活检标本中找到病原学诊断依据。

（六）血清学检查

与多数真菌病的血清学试验缺乏特异度和灵敏度截然不同，针对新型隐球菌荚膜抗原的乳胶隐球菌凝集试验及酶联免疫吸附测定具有高达 90% 以上的特异度和灵敏度，且在感染的早期，就能在患者的血清和脑脊液中检测到隐球菌荚膜抗原。中枢神经系统新型隐球菌病患者血清中隐球菌荚膜抗原的阳性率为 75% 左右，脑脊液几乎为 100%，另外抗原滴度与感染的严重性平行，可作为疗效的观察指标。艾滋病合并中枢神经系统新型隐球菌病患者，其脑脊液中的隐球菌夹膜抗原滴度常大于 1∶1 000，血清的阳性率大于 90%，可作为艾滋病患者是否并发中枢神经系统新型隐球菌病的筛查工具。值得注意的是非中枢神经系统的新型隐球菌病，荚膜抗原的阳性率仅有 25%～50%。

（七）分子生物学检测

运用 DNA 检测痰液、支气管肺泡灌洗液、经支气管吸出物的新型隐球菌具有很高的特异度和灵敏度，在不受治疗的影响情况下，不仅可用于新型隐球菌感染的早期诊断，还可以区别变种。

（八）影像学检查

肺新型隐球菌病患者的 X 线检查，可发现单个或多个结节性阴影；也可发现斑点状肺炎、浸润性肺结核样阴影或肺空洞形成；如果出现血行播散时，可出现粟粒性肺结核样的影像，一般不出现纤维性变和钙化，肺门淋巴结肿大和肺萎陷少见。中枢神经系统新型隐球菌病患者的头颅 CT 和 MRI，有助于了解肉芽肿病变的大小和部位以及脑室系统受累扩张情况。X 线照片、CT 或 MRI 检查可检测出骨骼新型隐球菌病患者的溶骨病变部位和范围。

四、诊断与治疗

（一）诊断

新型隐球菌病是一种全身性真菌病。诊断可依据以下资料综合分析。

1. 流行病学资料　应注意患者是否暴露于鸟类聚居场所，有否接触鸟类粪便特别是鸽粪的流行病学史；是否有感染 HIV 等；是否存在影响免疫功能的基础性疾病和高危因素，如结缔组织病、恶性肿瘤、使用糖皮质激素或免疫抑制剂和器官移植等。虽没有流行病学资料也不能排除本疾病。

2. 临床表现

见表 5-3-1。

表 5-3-1　新型隐球菌病临床表现

各组织器官	临床表现
肺部	咳嗽、黏液痰、胸痛
中枢神经系统	逐渐加重的剧烈头痛、呕吐、脑膜刺激征阳性；严重时可有意识障碍、抽搐、病理神经反射阳性
皮肤	痤疮样皮疹，皮疹中间坏死形成溃疡
骨骼	胀痛、冷脓肿形成

3. 实验室检查　取痰液、血液、尿液、脑脊液、胸腔积液或皮肤破损处分泌液，作墨汁涂片镜检、培养分离以及能在组织病理标本中，找到有荚膜的酵母菌，即可确诊。

（二）治疗

1. 抗真菌药物　目前，有效抗隐球菌的药物和方案仍多局限于多烯类、三唑类、嘧啶类中的两性霉素 B、氟康唑和氟胞嘧啶的单独或联合使用。

（1）两性霉素 B　属多烯类抗真菌抗生素，主要作用于深部真菌感染。通过损伤细胞膜通透性，破坏正常代谢，导致真菌死亡，抑制真菌生长。两性霉素 B 脂质体是两性霉素 B 与脂质体的结合物，不良反应低于两性霉素 B，尤其是肾毒性，适用于对两性霉素 B 不耐受的患者。

（2）氟胞嘧啶　属嘧啶类抗真菌药物，该药通过抑制真菌细胞内 DNA 合成而达到杀菌作用，脑脊液的通透性良好，脑脊液浓度可达到血液浓度的 75%。本药常与两性霉素 B 联合使用，不宜单独使用。

（3）三唑类药物　目前该类药物种类较多，作用机制均是通过与菌体胞膜结合，使胞质外渗，菌体溶解死亡。①氟康唑：血脑屏障通透性较为良好；因该药作用于中枢神经系统，脑脊液浓度高、起效快、半衰期长，有皮疹、粒细胞减少、消化道症状等不良反应，故不单独用于中枢神经系统隐球菌病的诱导期，而用于巩固期和维持期的治疗，疗效优于伊曲康唑。②伏立康唑：对隐球菌的作用较强，脑脊液浓度较高。③伊曲康唑：为亲脂性制剂，在脑脊液中浓度低，但在脑膜和脑组织中浓度可达有效水平。

2. 治疗方案　目前各种指南仍推荐两性霉素 B 联合氟胞嘧啶为治疗首选方案，尤其适用于中、重型的患者，以及出现昏迷、失明、脑神经麻痹和脑积水等并发症的患者。隐球菌脑膜炎的治疗分为诱导期、巩固期和维持期等三个阶段。具体治疗方案如下：诱导期经典方案为两性霉素 B 联合氟胞嘧啶。诱导治疗期为 2 周；待脑脊液培养转阴后，进行巩固治疗，用氟康唑每日 400～800mg，不少于 8 周；进行维持期治疗，继续用氟康唑每日 200mg，不少于 12 个月。艾滋病患者为预防复发，需终身维持治疗。患者若不能耐受氟康唑，可换用伊曲康唑每日 400mg 或两性霉素 B 静脉滴注，每周 1～3 次，每次 1mg/kg。两性霉素 B 不能耐受者可选择两性霉素 B 脂质体。

3. 对症支持治疗　对症治疗主要以降低颅内压治疗为主，并以加强营养支持和纠正电解质紊乱等治疗为辅，是降低早期病死率的关键。

（三）其他部位的隐球菌感染

1. 肺新型隐球菌病　对无症状者，可临床随访观察。对于存在其他免疫抑制因素、肺部病灶呈侵袭性发展的患者以及艾滋病患者合并肺新型隐球菌病均需要进行抗真菌治疗。可选用两性霉素 B、氟康唑、伊曲康唑，疗程为 6～12 个月。氟康唑一般用于轻、中型肺新型隐球菌病，重症患者尤其是合并中枢神经系统新型隐球菌病者可联合两种抗真菌药物治疗，如两性霉素 B 联合氟胞嘧啶治疗。治疗以临床症状、病原学复查阴性、肺部影像学病灶消失为止。

2. 皮肤、黏膜隐球菌病　可选用两性霉素单独使用或联合氟胞嘧啶治疗。氟康唑、伊曲康唑等三唑类药物抗真菌在皮肤、黏膜分布良好，不良反应轻微，虽然是抑菌剂，也足以治愈皮肤、黏膜的隐球菌病。

3. 骨骼隐球菌病　除了用两性霉素 B 进行治疗外，尚需进行外科清创术。三唑类药物抗真菌药物在治疗骨骼新型隐球菌病的疗效还需进一步评价。

（四）预后

未经治疗的隐球菌脑膜炎病死率 100%，治疗后仍有 10%～40% 的病死率，存活者有 20%～25% 的复发率。艾滋病患者继发新型隐球菌病具有很高的复发率，并常以不治告终。而非艾滋病新型隐球菌病患者常因以下几种情况提示预后较为不良：①恶性肿瘤、糖尿病等严重基础性疾病；②中枢神经系统新型隐球菌病急性起病、出现意识障碍及明显的神经系统定位体征；③脑脊液培养和 / 或涂片治疗后始终不转阴；④脑脊液新型隐球菌荚膜抗原滴度大于 1 ： 1 024，且治疗以后滴度没有下降。

五、预防

（一）控制传染源、切断传播途径

防止吸入带鸽粪的尘埃；做好家鸽和广场鸽子饲养的卫生管理，及时处理鸽粪，防止鸽粪污染空气。

（二）保护易感人群

高危人群如恶性肿瘤、长期使用免疫抑制剂、慢性消耗性疾病、艾滋病等患者，应避免与流行区鸟粪接触。艾滋病防治也极为关键，艾滋病的患病率与该病的发生率密切相关，艾滋病的有效控制能降低隐球菌脑膜炎的发生。

六、社区管理

（一）筛查与转诊

1. 筛查　基层全科医师应加强对恶性肿瘤、长期使用免疫抑制剂、慢性消耗性疾病、艾滋病等免疫功能低下的患者及与流行区鸟粪接触人群的筛查，及时发现新型隐球菌的高危患者。

2. 转诊　对于拟诊新型隐球菌病的患者，应及时转诊至上级医院。

（二）健康宣教与疾病管理

社区应该加强对新型隐球菌的宣传教育，普及新型隐球菌的健康知识，提高居民对新型隐球菌的认识。做好动物的疫苗接种，保护易感人群，切断传播途径，特定场所如鸽子养殖场建议做好空气消毒，工作人员注意戴好橡胶手套作业，做好手卫生等。对于免疫力低下的人群，加强饮食调摄，以提高免疫力。有文献报道，已在进行新型隐球菌的疫苗研制工作，相信疫苗研究成功后，可以更好地预防该疾病的发生。

（郭实）

第四节 肺孢子菌病

肺孢子菌肺炎（pneumocystis pseumonia，PCP）是免疫功能低下人群一种常见的致命性肺炎。以发热、干咳、进行性呼吸困难为主要临床表现。目前治疗 PCP 的常用药物为复方磺胺甲噁唑、氨苯砜等，疗效满意。

一、概述

肺孢子菌病是由肺孢子菌在机体免疫抑制或受损时大量繁殖，引起的间质性肺炎，即肺孢子菌肺炎。PCP 发生于免疫功能低下者，尤其见于艾滋病患者。PCP 是艾滋病患者常见的机会性感染和致死病因，其发病率高达 70%～80%。其主要表现为发热、干咳、进行性呼吸困难等，单纯吸氧不能缓解，经病因治疗后可迅速恢复。

（一）病原学与流行病学

1. 病原学　随着近年的深入研究，肺孢子菌被证实是一种不典型的真菌。存于在自然界中，广泛寄生于人和许多哺乳动物的肺泡内，在同一宿主内完成整个生活史。其繁殖及生长过程表现为包囊、滋养体和包囊前体三种形态。包囊形态稳定，呈现球形，直径 5～8μm。繁殖期包囊内有多形性单核薄壁的囊内小体，包囊破裂后，囊内小体释放出发育为滋养体。滋养体直径为 2～6μm，为单细胞，其形态多变不固定，通过无性繁殖和有性生殖形成包囊前体。患者体内肺孢子菌主要以滋养体形态为主，包囊占 10% 左右。常用的抗真菌药物对其无效。

2. 流行病学

（1）传染源　患者及健康带菌者。健康成人呼吸道常有该菌存在，当机体的免疫功能降低时，该菌激活而发病。

（2）传播途径　通过空气飞沫在人与人之间传播。

（3）人群易感性　PCP 主要发生在 CD4$^+$T 细胞减少的患者，如艾滋病、淋巴瘤、白血病及长期服用大量糖皮质激素或免疫抑制剂的患者。故细胞免疫功能低下，是发生 PCP 发生的主要危险因素。

（4）流行特征　肺孢子菌为世界性分布，广泛存在于啮齿类动物和其他哺乳类动物，但宿主不同，其基因所不同。所以肺孢子菌可能有多种亚型。PCP 散发为主，尚无人群暴发流行的报道。发病无季节性和性别差异。

（二）发病机制与病理生理

1. 病原菌因素　肺孢子菌毒力较弱，健康人感染后多呈隐性感染，多无病理损伤，且只有在宿主免疫功能缺陷或低下时，潜伏的肺孢子菌才大量繁殖，导致 PCP 发生。

2. 宿主因素　目前发病机制尚不明确。认为吸入下呼吸道的肺孢子菌，黏附寄生于肺泡细胞表面。当免疫功能低下时，大量繁殖，造成肺泡内充满肺孢子菌和泡沫状嗜酸性物质及肺泡间隙上皮细胞增生、肥厚、部分脱落，同时间质内巨噬细胞和浆细胞增生，间质纤维化，造成肺功能严重障碍。

二、临床表现

潜伏期多为 1~2 个月，通常分为两种临床类型。

（一）流行型或经典型

多见于早产、营养不良的婴幼儿，年龄多在 2~6 个月，易在育婴机构或居住拥挤环境中流行。隐匿性起病，进展缓慢。初期常有拒睡、食欲下降、低热、腹泻、体重轻，逐渐出现气促、干咳，并进行性加重，出现呼吸困难，鼻翼煽动、发绀。有时可发生脾大。病程在 3~8 周，不及时治疗，可死于呼吸衰竭，病死率达 20%~50%。

（二）散发型或现代型

多见于有免疫缺陷者，最常见于艾滋病患者，偶见于健康者。化疗或器官抑制患者并发 PCP 时，病情进展迅速，而艾滋病患者并发 PCP 时病情进展较缓慢。初期表现有食欲缺乏、体重减轻。继而出现干咳、发热、发绀、呼吸困难、很快发生呼吸窘迫，未及时诊断和治疗的患者，其病死率高达 70%~100%。症状与体征分离是 PCP 的重要特征，即症状重，肺部体征常缺如。少数患者可有数次复发，尤多见于艾滋病患者。

三、辅助检查

（一）血常规及血生化

白细胞计数在正常范围或稍增高，通常在（15~20）× 10^9/L，白细胞分类可正常或核左移，嗜酸性粒细胞数可轻度增加。血清乳酸脱氢酶常升高，虽为非特异性指标，但可反映肺间质损伤的程度。

（二）血气分析

表现为低氧血症。低氧血症是 PCP 患者的主要特点，故疑为 PCP 的患者，需及时行血气分析评估病情。

（三）病原体的直接检查

在下呼吸道分泌物或肺组织中发现肺孢子菌的包囊和滋养体是确诊本病的金标准。常用的染色法有吉姆萨染色、环六亚甲基四胺银染色和甲苯胺蓝染色。

1. 痰涂片　常规痰液检查阳性率低，仅有 6%~30%。对不易咳痰的患者，可用超声雾化器吸入高张盐水气雾剂诱导咳痰。将痰标本用 2% 的 N–乙酰半胱氨酸酸酸处理，取沉淀涂片、染色镜检，可将检出率提高至 60%~70%。

2. 支气管肺泡灌洗液（BALF）和经支气管镜肺活检　支气管肺泡灌洗液离心后沉渣染色镜检，阳性检出率可达 79%~89%。如患者能耐受纤维支气管镜检，应考虑灌洗后经支气管镜取肺组织标本检查，检测阳性率可提高至 94%~100%。

3. 经皮肺穿刺或开胸肺组织活检　仅限于痰液及纤维支气管镜检查阴性，而临床高度怀疑又必须进一步检查的患者，获取标本的阳性率较高。由于开胸肺组织活检对患者损伤较大，并发症较多，已很少应用。

（四）血清学检查

1. 特异性抗原检测　应用免疫荧光法或免疫组织化学染色法，对痰液、支气管肺泡灌洗液、肺活检组织中的肺孢子菌滋养体或包囊进行检测，灵敏度、特异度高。血清 G 试验阳性率也高。

2. 血清特异性抗体检测　常用的方法有 ELISA、间接荧光试验和免疫印迹试验。抗体滴度 4 倍以上递增有诊断意义，阳性率为 50% ~ 90%。

（五）PCR 方法

对痰液、支气管肺泡灌洗液、肺组织活检标本以及血清 / 全血标本内的肺孢子菌，均可进行检测，其灵敏度高，但特异度较低。

（六）肺部影像学检查

1. X 线检查　可见双肺门开始的弥漫性网状结节状阴影，呈毛玻璃样，以双下肺为主，病变晚期呈密度增高实变影。疾病的早期，X 线检查可能完全正常。

2. 胸部 CT　可早期发现病变，有斑片、磨玻璃样、间质型改变，非典型表现如肺部局限性或多发结节灶、大叶实变、肺不张、肺门及纵隔淋巴结肿大、胸腔积液等。

四、诊断与治疗

（一）诊断

1. 缓慢或亚急性起病，发热、干咳、发绀、进行性呼吸困难。

2. 临床症状重，但肺部阳性体征少，症状与体征的严重程度不成比例。

3. 影像学检查符合间质性肺炎改变。肺部 X 线检查可见双肺从肺门开始的弥漫性网状结节样间质浸润，胸部 CT 显示双肺毛玻璃状改变。

4. 血气分析显示低氧血症。

5. 血乳酸脱氢酶常升高。

6. 确诊依靠病原学检查，如痰液、支气管肺泡灌洗液、肺组织活检等发现肺孢子菌的包囊或滋养体。

免疫功能低下或缺陷的患者以及长期接受免疫抑制药物治疗的患者，在出现上述症状时，应高度警惕该病。对于临床高度怀疑本病而未找到病原学证据时，应尽快进行经验性治疗。

（二）治疗

1. 一般治疗　卧床休息，给予吸氧、改善通气功能，如呼吸困难进行性加重，可以人工辅助呼吸，加强支持治疗，维持水和电解质平衡。减少或停用免疫抑制剂以恢复患者的免疫功能。对合并细菌感染者应给予合适的抗生素治疗。

2. 抗病原菌治疗　有效抗病原菌治疗是 PCP 治疗的关键。复方磺胺甲噁唑（SMZ-TMP），是治疗 PCP 的首选药物。它具有高效、抗菌、价廉等优点。轻 - 中度患者口服 SMZ 每日 75 ~ 100mg/kg，分 3 ~ 4 次，TMP 每日 15 ~ 20mg/kg，疗程 21 天，必要时可延长疗程。重度患者，给予静脉用药，剂量同口服。SMZ-TMP 过敏者可试行脱敏疗法。对 SMZ-TMP 耐药或过敏者，可用氨苯砜、克林霉素、喷他脒等替代治疗。有文献报道，卡泊芬净治疗 PCP 获得很好的疗效，尤其是与 SMZ-TMP 联合用药时起效快，且不良反应明显减少。所以该种方案的联合治疗，有望成为今后的治疗趋势。

3. 肾上腺皮质激素的使用　对中 – 重度患者在抗 PCP 治疗的同时或诊断 72 小时内使用肾上腺皮质激素，可以改善低氧血症，减少肺纤维化，降低病死率。口服泼尼松 40mg，每日 2 次；5 天后减为口服 20mg，每日 2 次；再过 5 天后减为口服 20mg，每日 1 次，使用至抗 PCP 结束。如果使用静脉给药，甲泼尼松用量为上述泼尼松的 75%。

4. 高效抗反转录病毒治疗（HAART）　艾滋病患者应尽早进行 HAART，通常在抗 PCP 治疗的 2 周内进行。

（三）预后

由基础性疾病决定预后情况。一般人群若能早诊断，及早进行抗病原菌治疗，大多数患者可治愈，否则病死率高达 100%。通常在发病 1 周内确诊，疗效较好。但艾滋病患者一旦发生 PCP，呈进行性恶化，未经治疗的患者，病死率为 50% 以上。

五、预防

（一）控制传染源

对确诊的 PCP 患者进行呼吸道隔离措施。

（二）切断传播途径

做好病房的通风及消毒，是避免发生院内交叉感染的关键。

（三）保护易感人群

对高危人群，避免免疫抑制过度是预防本病的关键。因根据个体化进行使用维持性免疫抑制方案选择。对于长期使用免疫制剂的非 HIV 感染者，或 $CD4^+$ T 淋巴细胞计数 <200 个/μL 的 HIV 感染者，包括孕妇及接受高效抗反转录病毒治疗 HAART 者均应预防性用药。首选 SMZ–TMP，每日 2 片，对该药不耐受者可用氨苯砜替代。

六、社区管理

（一）筛查与转诊

1. 筛查　基层全科医师应加强对恶性肿瘤、长期使用免疫抑制剂、慢性消耗性疾病、艾滋病等免疫功能低下患者的随访，及时发现肺孢子菌病的高危患者。

2. 转诊　对于拟诊肺孢子菌病的患者，应及时转诊至上级医院。

（二）健康宣教与疾病管理

社区针对免疫功能低下患者及家属，做好肺孢子菌病相关疾病内容的宣传。如传染源、传播途径、易感人群，临床表现等相关防治工作的健康教育工作。保护易感人群，切断传播途径，建议做好空气消毒，开窗通风，摄入新鲜食物、提高肉、蛋等优质营养的摄入，防止机体抵抗力低下时发生本病。对于免疫功能低下患者，应进行健康宣教，使其了解肺孢子菌病的严重性，提醒患者出现相关症状时应立即就诊。

（郭实）

第六章

其他传染病

本章主要介绍原虫病、蠕虫病、螺旋体病及立克次体病中的疟疾、日本血吸虫病、梅毒、流行性斑疹伤寒等传染病。随着卫生条件改善及预防措施加强，发病率显著下降，但散发病例一直存在。在某些流行地区，近几年病例又有所回升。早期治疗基本多能痊愈，晚期出现多器官损害，甚至死亡。因此，社区全科医师早期发现、诊断、正确治疗患者并积极进行健康宣教，至关重要。

第一节 原虫病

阿米巴痢疾和疟疾是两种原虫性传染病，其病原体是原虫。阿米巴痢疾是由溶组织内阿米巴原虫寄生于人体的结肠内而引起的肠道传染病，临床上以腹痛、腹泻、暗红色果酱样大便为特征，易转变为慢性，称肠阿米巴病，还可发生肠出血、肠穿孔和肝脓肿等并发症。疟疾是疟原虫寄生于人体所引起的虫媒传染病，人体经携带疟原虫的按蚊叮咬或输入带疟原虫者的血液而感染致病。典型症状是寒战、发热、出汗周期性发作，俗称"打摆子"。

阿米巴痢疾

一、概述

1. 病原学 溶组织内阿米巴原虫是阿米巴痢疾的病原体，其生活史有滋养体和包囊两个期。滋养体是病原菌的致病形态，分小滋养体和大滋养体。小滋养体大小 6～20μm，伪足少，寄生于人体的结肠内；当机体抵抗力下降时，小滋养体侵入肠黏膜下层变成大滋养体；大滋养体大小 20～40μm，依靠伪足作一定方向移动，吞噬组织和红细胞。包囊多见于隐性感染者和慢性患者粪便中，大小 5～20μm，呈圆形，成熟包囊具有 4 个核，是溶组织内阿米巴的感染形态，具有传染性。滋养体离开机体很快死亡，不易生存；包囊在潮湿低温的环境中生存时间长，可存活 12 天以上，但对干燥，高温和化学药物的抵抗力较弱，如干燥环境中的生存时间仅数分钟，0.2% 盐酸、50% 酒精能迅速杀死。

2. 流行病学

（1）传染源 慢性患者，恢复期患者及无症状包囊携带者。

（2）传播途径 经口感染是主要传播途径。阿米巴包囊污染水源可引起地方性流行；生食被包囊污染的瓜果、蔬菜也是重要的传播因素；包囊污染手指、食物或用具而间接经口传播；蝇类及蟑螂因接触粪便，其体表携带和呕吐粪便，使包囊污染食物而成为重要传播媒介。

（3）人群易感性 人群普遍易感，感染后不产生保护性抗体，易再感染。

（4）流行特征 分布遍及全球，以热带和亚热带地区为多见，呈稳定的地方性流行。感染率与社会经济水平、卫生条件、人口密度等有关。我国多见于北方，夏秋季发病较多，发病率农村高于城市，男性高于女性，成人多于儿童，大多为散发，偶因水源污染等因素而暴发流行。

3. 发病机制与病理生理

（1）发病机制 溶组织内阿米巴包囊经口进入消化道后，在小肠下段，经胰蛋白酶的作用下，脱囊并逸出小滋养体，寄生于结肠内。在人体免疫力下降时，小滋养体发育为大滋养体，大滋养体释放溶组织酶、透明质酸酶、蛋白水解酶等并依靠其伪足的机械活动，侵入肠黏膜，形成小脓肿和溃疡，造成广泛组织破坏可深达肌层。大滋养体随坏死物质及血液由肠道排出，呈现痢疾样症状。

（2）病理生理　病变常见的部位在盲肠，其次为升结肠、直肠、乙状结肠、阑尾和回肠末端，横结肠和降结肠少见，有时可累及大肠全部或一部分回肠。典型的初期病变为细小的、散在浅表糜烂继而形成较多孤立而色泽较浅的小脓肿，破溃后形成边缘不整，黏液和滋养体。溃疡呈烧杯状，自针帽大小至 3~4cm，呈圆形或不规则，溃疡间黏膜正常。显微镜下可见组织坏死为其主要病变，淋巴细胞及少量中性粒细胞浸润，病损部位可见多个阿米巴滋养体，大多聚集在溃疡的边缘部位。溃疡不断深入，可破坏黏膜下层使大片黏膜坏死脱落，更深陷累及肌层及浆膜层时可并发肠出血、肠穿孔等。慢性期病变，组织损伤与修复并存，肠壁肥厚或偶可呈瘢痕性狭窄、肠息肉、肉芽肿等。

二、临床表现

潜伏期一般为 3 周，亦有数天或长达 1 年以上的，起病突然或隐匿，可有以下临床类型。

1. 包囊携带者　临床常不出现症状，粪检能发现阿米巴包囊。

2. 普通型　起病一般缓慢，全身症状较轻微，低热或不发热，有腹部不适，大便稀薄，腹泻，每天便次多在 10 次左右，量中等，为黏液血便，呈果酱样，有腥臭。回盲部、横结肠及直肠部均可有压痛。上述症状一般持续数天至数星期，可自行缓解，如未接受治疗则易于复发。粪检可有少量或多量滋养体。

3. 暴发型　极少见，多发生于原感染严重，或并发肠道细菌感染以及体质虚弱者。起病急骤，有畏寒、高热、谵妄、中毒性肠麻痹等全身中毒症状。局部表现为剧烈腹痛、里急后重，频繁腹泻，每日数十次，甚至失禁，粪呈血水、洗肉水或稀水样，颇似急性菌痢，但粪便奇臭，含大量活动阿米巴滋养体。腹部压痛明显。常有不同程度脱水与电解质紊乱，有时可出现休克，易并发肠出血与肠穿孔。

4. 慢性型　常为普通型未经彻底治疗的延续，病程可持续数月甚至数年不愈。腹泻反复发作，或与便秘交替出现。一般腹泻每天不超过 3~5 次，大便呈黄糊状，带少量黏液及血液，有腐臭，常伴有脐周或下腹部疼痛。症状可持续存在，或有间歇。间歇期长短不一，可为数星期或数月。间歇期间可无任何症状，常因疲劳、饮食不当、暴饮暴食及情绪变化等为复发的诱因。久病者常伴有贫血、乏力、消瘦、肝大及神经衰弱等。大便检查可找到滋养体或包囊。

三、辅助检查

1. 实验室检查

（1）粪便检查　典型的阿米巴痢疾粪便为酱红色黏液样，有特殊的腥臭味，镜检可见黏液中含较多黏集成团的红细胞和较少的白细胞，有时可见夏科–莱登结晶（为菱形无色透明指南针样结晶，是嗜酸性粒细胞破裂后嗜酸性颗粒相互融合而成）和活动的滋养体。临床上常用生理盐水直接涂片法显微镜下检查活动的滋养体；碘液涂片法，显微镜下检查包囊。

（2）阿米巴培养　技术操作复杂，需一定设备，且阿米巴人工培养在多数亚急性或慢性病例阳性率不高，似不宜作阿米巴诊断的常规检查。

（3）血清学检查　通过 ELISA、间接血凝及间接免疫荧光等检测不同滴度的抗体。

2. 乙状结肠镜检查　可见大小不等的散在潜形溃疡、边缘略隆起、红晕、溃疡间黏膜大多正常。从溃疡面刮取标本镜检，滋养体检出率高。

3. 影像学检查　X 线钡剂灌肠检查可见病变部有充盈缺损、痉挛及壅塞现象。此种发现虽无特异性，但有助于阿米巴瘤与肠癌的鉴别。

四、诊断与治疗

1. 诊断　根据患者流行病学资料、临床表现和辅助检查结果，可作出临床诊断。显微镜下检出溶组织阿米巴为确诊重要依据。

本病应与细菌性痢疾、日本血吸虫病、蓝氏贾第鞭毛虫病、肠结核、非特异性溃疡性结肠炎相鉴别。阿米巴肝脓肿应与膈下脓肿、原发性肝癌、肝囊炎胆石症鉴别。

2. 治疗　包括一般治疗和病原治疗，前者包括急性期要卧床休息，必要时给予输液，根据病情给予流质或半流质饮食；慢性患者应加强营养，以增强体质。病原治疗要口服抗阿米巴病的药物。

（1）甲硝咪唑　为目前抗阿米巴病的首选药物。0.4 ~ 0.6g/ 次，每日 3 次，连服 5 ~ 10 日。

（2）替硝唑　每日剂量为 1.5 ~ 2.0g，清晨 1 次服，连服 3 ~ 5 日。偶有纳差、腹部不适、便秘、腹泻、恶心、瘙痒等。

（3）氯散糖酸酯（氯胺苯酯）　0.5g/ 次，每日 3 次，连服 10 日。是安全有效的抗肠腔内阿米巴药物，对轻型和包囊携带疗效为 80% ~ 90%。

此外，还可选择巴龙霉素、土霉素、红霉素等其他抗生素。

3. 预后　一般预后良好，但暴发型患者、心包、肺、脑迁徙性脓肿以及并发肠出血、肠穿孔等预后不良。

五、预防

1. 控制传染源　早期治疗、隔离患者，做好患者粪便消毒；及时发现和治疗慢性患者和包囊携带者；如饮食工作人员为慢性患者或包囊携带者，应暂时不接触饮食工作。

2. 切断传播途径　养成良好的卫生习惯，饭前便后要洗手，注意饮水和饮食卫生，不要喝生水，不吃不洁食物。

3. 保护易感人群　养成健康的生活方式，提高人群的免疫力。

六、社区管理

1. 筛查与转诊

（1）筛查　对腹痛、腹泻患者应依据患者流行病学资料、临床表现和辅助检查结果，作出临床诊断，显微镜下检出溶组织阿米巴为确诊重要依据，应按乙类传染病管理规定及时上报、隔离和治疗。

（2）转诊　对急性暴发型阿米巴痢疾、阿米巴肝脓肿、急性阿米巴痢疾合并肠出血、肠穿孔等重大并发症，或伴随其他心脑血管等重大疾病的应及时向上一级医疗机构转诊。

2. 健康宣教与疾病管理

（1）健康宣教 该病与细菌性痢疾等肠道传染病有相似的致病环节，如传播途径和传播介质等，社区在夏秋季节应针对防治这类肠道传染病进行多种形式的宣传教育，提高卫生意识，减少阿米巴痢疾等肠道传染病的社区发病。

（2）疾病管理 该病一旦诊断，应严格按照乙类传染病规定管理，24 小时内，以最快的通讯方式向属地卫生防疫机构报告，同时通过疫情网络报出传染病报告卡，并做好各项登记。全科医生应对患者予以随访和管理，对密切接触者实施医学观察，发现疑似患者应尽早诊治；重视饮食、生活、消毒等方面的指导。

（徐晓峰）

疟疾

一、概述

1. 病原学 疟原虫是疟疾的病原体，有间日疟原虫、卵形疟原虫、三日疟原虫和恶性疟原虫四种不同类型的疟原虫，它们的临床症状不一，但基本结构和生活史是相似的，是一类单细胞、寄生性的原生动物。人是原虫的中间宿主，受染按蚊吸血时，小孢子随唾液进入人体，在人体内先寄生于肝细胞，生成裂殖子，在红细胞内裂殖子形成小滋养体，再发育长大为大滋养体，大滋养体核与原浆分裂形成裂殖体，成熟的裂殖体破裂，裂殖子逸出。此外，还在人体内形成雌雄配子体。按蚊是疟原虫终末宿主，疟原虫在蚊体内的发育包括有性增殖与孢子增殖。

2. 流行病学

（1）传染源 疟疾现症患者、无症状的带疟原虫者，且其周围血中存在成熟的雌雄配子体时才具传染性。

（2）传播途径 虫媒是疟疾的主要传播途径，其自然传播媒介是按蚊，人被有传染性的雌性按蚊叮咬后即可受染。也有少数病例因输入带有疟原虫的血液，或使用含疟原虫的血液污染的注射器而感染。带虫或患疟疾的孕妇通过母婴传播导致新生儿患有先天性疟疾。

（3）人群易感性 人群普遍易感。

（4）流行特征 我国疟疾分布广泛，除青藏高原外，全国均有发生，华中、华南为疟疾高发区。在我国间日疟分布最广，恶性疟次之，其他两种很少见。疟疾蚊虫孳生严重的夏秋季节高发。疟区成年人发病率较低，儿童和外来人口发病率相对较高。

3. 发病机制 疟原虫成熟裂殖体胀破红细胞，释出大量的裂殖子、疟原虫的代谢产物和残余、变性的血红蛋白以及红细胞碎片等一并进入脑部血流与组织，作用于下丘脑的体温调节中枢，使体温调节发生紊乱，引起寒战、高热、大汗等临床症状；这些热源物质被吞噬降解完后，体温恢复正常。故临床上出现周期性发作。

4. 病理生理 疟原虫侵入、破坏人体红细胞及大量破坏的红细胞在脾内被网织内皮细胞吞噬，可引起贫血、肝脾肿、DIC 等；由于多种病理因子的影响，使血管通透性增加，血液浓缩、血液黏滞度增加、毛细血管阻塞和血管内凝血，脑、肾、肝、脾的血液灌注量减少，造成这些重要的器官组织缺氧和坏死。患过疟疾机体可产生一定的免疫，但免疫力不持久，各型疟疾间无交叉免疫性。

二、临床表现

1. 典型症状 寒战、发热、出汗周期性发作，大体可分为潜伏期、寒战期、发热期、出汗期和间歇期。

（1）潜伏期 不同的疟原虫感染，其潜伏期的时间也是不同的，一般间日疟、卵形疟为 13 ~ 15 天，三日疟为 24 ~ 30 天，恶性疟潜伏期为 7 ~ 12 天。

（2）寒战期 表现为畏寒，先四肢末端发凉，而后背部、全身发冷。可口唇、指甲发绀，面色苍白，全身发抖，肌肉关节酸痛，牙齿打战，持续时间 10 分钟 ~ 1 小时，寒战自然停止。

（3）发热期 畏寒、寒战等症状消退后，体温迅速上升，以间歇热为主，可达 40℃以上。高热患者可表现为辗转不安、谵妄、抽搐、剧烈头痛、恶心呕吐等，可伴心悸、口渴等症状。持续 2 ~ 6 小时，个别达 10 余小时。

（4）出汗期 高热后期，患者颜面手心微汗，随后遍及全身，大汗淋漓，2 ~ 3 小时后体温降低，常至 35.5℃。患者可有困倦感，自觉症状明显缓解，进入间歇期。

2. 伴随症状 通常伴咳嗽、胸部和腹部疼痛、厌食、呕吐等症状。在儿童中，疟疾也可表现为嗜睡、营养不良等。

3. 体征 贫血、黄疸、脾肿大是疟疾的主要体征，有的患者还可出现肝脏的轻度肿大和全身周围淋巴结肿大。

三、实验室检查

1. 血常规 红细胞和血红蛋白下降；白细胞总数初发时可稍增，后正常或稍低，白细胞分类单核细胞常增多，并见吞噬有疟色素颗粒。

2. 血液涂片检查 血液涂片染色，在显微镜下检查寻找疟原虫。

3. 荧光染色检测 荧光显微镜检查寻找疟原虫，检出速度快，检出率较高。

4. 快速检测试剂条（rapid diagnostic test，RDT） 疟原虫抗原检测试剂盒（胶体金法）使用的是薄膜免疫层析技术，该技术用单克隆抗体检测静脉血和末梢血中的恶性疟原虫抗原和间日疟原虫抗原。

5. 免疫学检查 检测血液中疟原虫的特异性抗原与特异性抗体，具有方便、快速、敏感的特点。但因特异性抗体的检测临床应用价值较小，仅用于疟疾的流行病学调查。

6. 核酸检测 检测血液中疟原虫核酸，PCR 检测和 DNA 探针检测的灵敏度和特异度均较高。

四、诊断与治疗

1. 诊断　根据疟疾流行病学史，结合发病症状等临床表现，显微镜查血涂片找到疟原虫，或 RDT 检测阳性，或疟原虫核酸检测阳性，并同时具有疟疾典型或不典型临床表现的，可确诊疟疾患者；没有疟疾典型或不典型临床表现的，可确诊为无症状感染者。

2. 治疗

（1）一般治疗　卧床休息，流质、半流质饮食，注意补充水分和营养，对病性严重不能进食者，应适当补液；高热时采用物理降温，必要时可选择解热镇痛药或短期应用肾上腺皮质激素。

（2）抗疟治疗

1）间日疟、卵形疟和三日疟　氯喹加伯氨喹治疗。①氯喹：口服总剂量 1 500mg，第 1 日 600mg，顿服或分 2 次服，每次 300mg；第 2、3 日每日 450mg，1 次 /d。②伯氨喹：22.5mg/ 次，1 次 /d，在服用氯喹的第 1 日起，同时服用伯氨喹，连服 8 日。

2）恶性疟　选用氯喹或哌喹治疗。①氯喹：口服总剂量 1 500mg，第 1 日 600mg，顿服或分 2 次服，每次 300mg；第 2、3 日每日 450mg，1 次 /d。②哌喹：1 500mg，第 1 日 600mg，顿服；第 2、3 日每日 450mg，1 次 /d。以上方案均需加服伯氨喹，22.5mg/ 次，1 次 /d，在服用氯喹的第 1 日起，同时服用伯氨喹，口服 2 日。

3）抗药性恶性疟　选用以下一种药物治疗。①青蒿琥酯：100mg/ 次，1 次 /d，连服 5 日，首剂加倍。②蒿甲醚：100mg/ 次，1 次 /d，连服 5 日，首剂加倍。③双氢青蒿素：80mg/ 次，1 次 /d，连服 7 日，首剂加倍。④咯萘啶：300mg/ 次，第 1 日服 2 次，间隔 8 小时，第 2、3 日各服 1 次。

4）重症疟疾　选用以下一种药物治疗。①蒿甲醚：80mg/ 次，肌内注射，1 次 /d，连续 5 日，首剂加倍。②咯萘啶：160mg/ 次，肌内注射或静脉滴注，1 次 /d，连续 2~3 日。③青蒿琥酯：60mg/ 次，静脉注射，1 次 /d，连续 5~7 日，首剂加倍。

3. 预后　疟疾可发生再燃，间日疟和卵形疟可复发。间日疟、三日疟和卵形疟患者预后较好，恶性疟并发黑尿热、脑型疟疾、肺水肿、肾脏或肝脏衰竭者预后差，死率较高。

五、预防

1. 控制传染源　根治疟疾现症患者和无症状的带疟原虫者。

2. 切断传播途径　开展爱国卫生运动，进行环境改造与治理，减少蚊虫孳生场所，降低蚊虫密度。在疫点采取杀虫剂室内滞留喷洒和杀虫剂处理蚊帐等措施。加强个人防护，如疟疾传播季节，提倡流行区居民使用驱避剂、蚊香、蚊帐、纱门纱窗等防护措施，减少人蚊接触。

3. 保护易感人群　化学药物预防是目前较常应用的措施，对高疟区的健康人群及外来人群可选用氯喹，口服 0.3g/ 次，1 次 / 周；在耐氯喹疟疾流行区，可用甲氟喹 0.25g/ 次，1 次 / 周；亦可选用乙胺嘧啶 25mg/ 次，或多西环素 0.2g/ 次，1 次 / 周。

六、社区管理

1. 筛查与转诊

（1）筛查　要对临床诊断为疟疾、疑似疟疾和不明原因的发热患者开展疟原虫血液涂片镜检，或 RDT 检测。

（2）转诊　社区对重症疟疾、脑型疟疾、合并黑尿热、肺水肿、肾脏或肝脏衰竭、脾脏破裂等重大并发症等应及时向上一级医疗机构转诊。

2. 健康宣教与疾病管理

（1）健康宣教　社区要加强疟疾防治知识的健康宣教工作，特别在"全国疟疾日"前后和疟疾流行季节，应采取多种形式对社区、所属学校和企业开展疟疾防治知识的宣传教育，广泛宣传疟疾防治知识和国家消除疟疾政策，提高全民自我防护意识和参与疟疾防治和消除工作的积极性。

（2）疾病管理　对疟疾确诊病例、临床诊断病例和疑似病例，应严格按照乙类传染病规定管理，24 小时内，以最快的通讯方式向属地卫生防疫机构报告。社区全科医生应对疟疾患者做好各项登记，予以随访与疾病管理，对上年度间日疟患者应进行休止期抗复发根治治疗。

（徐晓峰）

第二节　蠕虫病

蠕虫病是由蠕虫寄生在人体而引起的传染病，早期识别、诊断及治疗，基本可以痊愈，晚期引起器官功能障碍、衰竭、甚至死亡。常见的蠕虫病有日本血吸虫病、绦虫病、棘球蚴病、丝虫病等。本节针对前三种做了全面的介绍，旨在提高基层全科医师早期诊治、防控寄生虫病的能力，通过健康宣教提高全民自我防护意识，减少传染病的发生。

日本血吸虫病

一、概述

日本血吸虫病是由日本血吸虫寄生于人体及多种哺乳动物体内所引起的传染病，系皮肤与黏膜接触含尾蚴的疫水而感染，是人畜共患疾病。临床表现复杂多样，分为急性、慢性、晚期及异位血吸虫四种。

1. 病原学　血吸虫发育分为四个阶段尾蚴、幼虫、成虫、虫卵。人是终末宿主，钉螺是中间宿主，牛、羊等多种哺乳动物是保虫宿主。在人体内，尾蚴经皮肤与黏膜进入人体血液循环系统，逐步发育成成虫。成虫寄生在肝脏的门静脉和肠系膜静脉系统中，交配产卵，一部分虫卵滞留于宿主体内，另一部分虫卵随粪便排至体外，入水后在适宜温度孵出毛蚴，又侵入必需的唯一中间宿主钉螺体内，经过二代发育繁殖成大量尾蚴，从螺体逸出，漂浮在水面，当人畜接触疫水后感染而致病。

2. 流行病学

（1）传染源　主要是血吸虫病患者和被感染的哺乳动物，尤其是病牛。

（2）传播途径　①患者及病畜带虫卵的粪便入水；②钉螺孳生；③人畜接触疫水，通过饮用含有尾蚴的生水，河边洗漱、洗菜淘米；下河游泳、没有任何防护在水上作业等。

（3）易感人群　人群普遍易感，未采取必要防护的水上作业的渔民和稻田耕种的农民感染率最高，男性多，青壮年多，低教育水平以及卫生保健不完善，血吸虫病防治宣教不到位，人群意识淡薄的高疫地区易感染，在水中游泳、嬉戏的儿童易感。

（4）流行区域　主要在江浙、两湖、两广等地，地形是湖沼、水网和山丘三种类型。其中湖沼疫情最为严重。

3. 发病机制与病理生理

（1）发病机制　主要是引起一系列变态反应，血吸虫尾蚴穿透皮肤后，其分泌的酶和产生的崩解产物，引发皮炎、荨麻疹等，幼虫在体内主要破坏肺脏，出现局部细胞浸润和点状出血，导致咳嗽、咯血、发热、嗜酸性粒细胞增多等表现，成虫的代谢产物与抗体形成免疫复合物，引起全身反应与局部血管损伤及组织病变，虫卵释放可溶性虫卵抗原，在虫卵可溶性抗原刺激下，宿主产生相应的抗体，抗原抗体在虫卵周围形成肉芽肿，造成肝纤维化与肠壁纤维化。

（2）病理生理　整个过程分为四个阶段，每个阶段对人体都会造成不同程度的损害。从人体接触含有尾蚴的疫水开始，尾蚴钻入皮肤或黏膜，引起皮炎，继而进入人体血液循环系统，幼虫在移行过程中，主要侵犯肺脏，引起发热、咳嗽、胸痛等呼吸道症状，逐步发育为成虫，寄生在肝门静脉及肠系膜静脉系统，引起周围静脉炎、贫血、嗜酸性粒细胞增多等，成虫交配产卵，一部分虫卵随粪便排出体外，一部分虫卵沉积于宿主肠壁黏膜及肝内，留存在体内虫卵释放可溶性虫卵抗原，抗原抗体结合形成虫卵肉芽肿，早期引起肝脏充血肿胀，晚期导致肝脏纤维化，由于纤维化，血液循环障碍，肝细胞萎缩，最后形成肝硬化，导致门静脉高压，食管－胃底静脉曲张，容易引发上消化道出血，肝硬化晚期，出现肝昏迷。同时门静脉高压致脾脏淤血，呈进行性增大，形成巨脾，继发脾功能亢进。寄生在肠壁的虫卵早期引起黏膜充血肿胀、点状出血及溃疡，慢性期容易引起肠息肉，甚至肠梗阻。血吸虫病临床分为四型，急性、慢性、晚期、异位损害，前三期与寄生在门静脉系统有关，异位损害是指发生于门脉系统以外的器官，主要指肺型血吸虫病与脑型血吸虫病。前者虫卵肉芽肿侵犯肺间质及炎性细胞浸润引起的一系列肺部症状，包括咳嗽、咳痰、胸痛等呼吸道症状，肺部偶可闻及干湿性啰音，后者为虫卵肉芽肿主要寄生在顶叶与颞叶，可出现意识障碍、癫痫、瘫痪、抽搐等脑炎相似症状。

二、临床表现

1. 症状　典型症状发热、皮疹、腹痛、腹泻、咳嗽，肝区疼痛等，临床上可分为急性、慢性、晚期血吸虫病及异位损害四种类型。

（1）急性血吸虫病　多见于短期内大量感染的患者，潜伏期平均为 40 天左右，病程一般小于半年，可有皮疹、荨麻疹，病情轻重不同，热型不同，重症患者体温可高达 41℃，可有意识障碍、抽搐等，嗜酸性粒细胞显著增多。

（2）慢性血吸虫病　多见于无症状感染者和急性期治疗未痊愈患者，一般病程大于半年。大多无症状，可有乏力、食欲不振，脓血便、月经紊乱等。

（3）晚期血吸虫病　传统上分为巨脾型、腹水型、结肠肉芽肿型及侏儒型四型。可有腹胀、腹痛、黏液脓血便，恶病质表现、气短及呼吸困难等。

（4）异位血吸虫病（异位损害）　是指虫卵或成虫寄生于门脉系统以外的器官，寄生部位不同，临床表现各异。常见肺和脑，分别称为肺血吸虫病和脑血吸虫病。可有咳嗽、咳痰、气促、癫痫、偏瘫等症状。

2. 体征　典型体征皮炎、荨麻疹、全身淋巴结肿大，早期肝脾肿大及压痛，晚期肝硬化、腹水，巨脾，腱反射亢进、脑膜刺激征阳性，身材矮小（侏儒症）、性器官不发育较少见。

三、辅助检查

1. 实验室检查

（1）血常规检查　嗜酸性粒细胞显著增多，可高达 90% 以上。晚期血常规三系均低。

（2）肝肾功能检查 早期可正常，异常表现为转氨酶升高，白球比例倒置等。

（3）免疫学检测

1）皮内试验 阳性率高、特异度差，用于筛查疑似病例。

2）特异性抗体检测 阳性不能区分曾经感染还是正在患病。

3）循环抗原检测 阳性理论上表明现在正在患病。

4）间接血凝试验 可作为筛查或综合查病方法之一。

（4）病原学检查

1）粪便涂片找虫卵。

2）粪便孵化后是否有毛蚴。

3）直肠黏膜活检观察是否有虫卵。

2. 影像学检查

（1）肺部 X 线 急性血吸虫病、肺血吸虫病可见肺纹理增多、散在点状、粟粒样浸润阴影，边缘模糊，以中下肺多见。

（2）超声检查 可判断肝、脾肿大的程度、腹水、肝硬化、肝纤维化的程度。

（3）CT 检查 肝脏 CT 可显示肝包膜增厚、钙化、重度肝纤维化等特异图像；头颅 CT 可见脑实质内单侧多发性高密度阴影，常位于顶叶。

3. 胃肠镜检查

胃镜可以观察食管 – 胃底静脉曲张，上消化道出血，且可进行镜下止血治疗，肠镜可见慢性结肠炎改变。

四、诊断与治疗

1. 诊断 结合流行病学史、临床表现、影像学、病原学及免疫学检查可诊断。

（1）疑似病例 符合流行病学史中的任何一条，且符合临床表现及其他检查中的任意一条。

1）流行病学史 ①发病前曾接触过含有尾蚴的疫水；②去过血吸虫病高发地区并有疫水接触史。

2）临床表现 符合上述典型及不典型临床表现。

3）其他检查 ①血常规嗜酸性粒细胞明显增多；②符合上述血吸虫病的影像学表现之一（胸片、超声、CT、胃肠镜）。

（2）临床诊断病例 疑似病例且同时符合下列免疫学检查任意一项阳性者。

1）皮内试验 阳性率高、特异度差，用于筛查疑似病例。

2）特异性抗体检测 阳性不能区分曾经感染还是正在患病。

3）循环抗原检测 阳性理论上表明现在正在患病。

4）间接血凝试验 可作为筛查或综合查病方法之一。

（3）临床确诊病例 疑似病例或者临床诊断病例基础上，同时符合下列病原学检查之一者可确诊。

1）粪便找到血吸虫虫卵。

2）粪便孵化找到毛蚴。

3）直肠黏膜活检发现虫卵。

2. 鉴别诊断　对于症状不典型的血吸虫病、或疑似血吸虫病的都应该进行鉴别，避免误诊。血吸虫病有发热、皮炎、肝脾肿大及肝区疼痛、腹痛、腹泻等症状，需要与伤寒、阿米巴肝脓肿、阿米巴痢疾、菌痢、慢性结肠炎等鉴别，对于有肝硬化、脾功能亢进等门静脉高压综合征的应与除血吸虫病所致的其他肝硬化鉴别，对于出现抽搐、癫痫等脑型血吸虫病症状的患者应与脑膜炎、癫痫、脑瘤、脑血管意外鉴别。

3. 治疗

（1）一般治疗　对于急性、高热、晚期恶病质患者，应卧床休息，进食易消化吸收的食物，加强营养，注意补充蛋白质、维生素，保证足够的热量摄入，维持水、电平衡；发热患者应根据温度高低采用物理降温、口服解热镇痛药退热治疗，对于超高热，中毒症状较重，及时应用肾上腺皮质激素。贫血患者可以口服铁剂及维生素C纠正贫血。肝硬化门静脉高压时予保肝、纠正低蛋白血症、限钠、限水、利尿、应用血管活性药物、腹水超滤回输及外科手术、胃镜下止血等治疗，脑水肿时甘露醇脱水等对症支持治疗。

（2）病原治疗　吡喹酮是治疗血吸虫病首选药物，对各期各型均有效。

1）急性血吸虫病　①对于轻型患者（低热、毒血症状轻）开始就可以在社区进行病原治疗，吡喹酮成人总量120mg/kg（儿童140mg/kg），体重最大限制在60kg，6日疗法，每日总量分3次服用，其中总量的1/2在前2天服完，剩下1/2在后4天服完；②中型患者，可以在社区一边治疗，一边观察，可以采用一般治疗与病原治疗相结合，吡喹酮用量与用法同轻型患者；③重型患者必须先进行一般及对症治疗，例如抗休克、抗惊厥、退热等，生命体征平稳后，再用吡喹酮治疗，对于此型患者社区全科医师在积极对症治疗的基础上迅速转诊上级医院，转运途中密切观察生命体征。

2）慢性血吸虫病　①吡喹酮成人总量60mg/kg，体重最大限制在60kg，2日疗法，年老患者可以3日疗法，每日总量分3次服用；②肝功异常，转氨酶升高者口服复方甘草酸苷片2片/次，3次/d，黄疸者口服茵栀黄口服液10ml/次，3次/d，还可以辅助维生素类保护肝脏；③合并感染可选用广谱抗生素，如头孢菌素。

3）晚期血吸虫病　晚期可根据分型不同采取不同的支持对症治疗+病原学治疗，分型不同吡喹酮用量及用法也不相同。

（3）预防性治疗　主要针对在血吸虫病流行区、有疫水接触史但不能确定是否感染血吸虫的高危人群，目前有三种药物可以预防急性发作，临床可以任选一种。

1）吡喹酮　40mg/kg顿服（接触疫水后4～5周）。

2）蒿甲醚　6mg/kg顿服（接触疫水后15天），以后每15天1次，连服4～10次。

3）青蒿琥酯　6mg/kg顿服（接触疫水后7天），以后每7天1次，连服8～15次。

（4）并发症及治疗

1）类赫氏反应　吡喹酮+肾上腺皮质激素。

2）感染　吡喹酮+抗生素。

3）复燃　吡喹酮重复给药。

4）上消化道出血　应用止血药口服或镜下止血治疗，必要时手术。

5）肝肾综合征　利尿、纠正电解质紊乱，肾衰重者可做血液透析。

6）肝性脑病　控制感染、改善氨基酸平衡、脱水降颅内压、维持水电平衡等。

7）自发性腹膜炎　典型表现发热、腹部压痛、反跳痛及肌紧张，因此要早期识别、诊断、治疗，积极控制感染。

五、预后

急性血吸虫病的轻型、中型由于毒血症较轻，没有神经系统表现，潜伏期短，治疗及时，多可痊愈，预后好；重型患者如果出现心肌损害、恶病质、昏迷、癫痫等脑型血吸虫病表现或直接进展成晚期血吸虫病，预后差；出现严重并发症的血吸虫病患者，例如类赫氏反应、肝肾综合征等，预后差甚至导致死亡。慢性血吸虫病患者的无症状型预后好，有症状型的早期预后相对较好；但是随着病程延长，病情加重，逐渐向晚期血吸虫病转化，预后不良。晚期血吸虫病患者肝脏功能处于代偿期时，无门静脉高压症时预后相对较好；出现肝功能失代偿，食管－胃底静脉曲张、上消化道出血、肝硬化、腹水、脾亢、肝性脑病等并发症时预后较差。

六、预防

1. 控制传染源　积极早期根治血吸虫病现症及无症状患者；积极治疗患病哺乳动物，尤其是病牛。

2. 切断传播途径

（1）管粪　改善血吸虫高流行地区、高疫区公共卫生环境，建立公厕，渔民和农民不要随地排便，禁止用新鲜粪便施肥，不要在河边、草地、滩涂随意放牧，做出隔离带，最好采取圈养，改善耕作方式，用机器替代古老的农耕，这些举措可以有效地防止带虫卵的粪便入水，从而切断这一传播途径。

（2）管水　不要饮用生水，不要使用含有尾蚴的疫水洗漱，洗菜淘米、教育儿童不要在疫水中游泳、嬉戏，采取措施防止洪水的时候疫水泄入水库，污染民众的饮用水。

（3）消灭钉螺

1）物理灭螺　破坏钉螺容易滋生的环境，可以晒干河床、在河道铺无螺土等。

2）化学灭螺　常用氯硝柳胺，效果好。

3）生物灭螺　引入其他生物消灭或破坏生物平衡。

3. 保护易感人群

（1）加强个人防护　对于在高疫区接触疫水的渔民和稻田耕种的农民必须穿必要的防护用具，涂抹防护油、防护膏，尽量减少皮肤暴露面积及长时间接触疫水。

（2）预防性用药　药物预防是保护易感人群预防血吸虫病的有效措施，常用蒿甲醚，每次 6mg/kg，半月 1 次，共 4 次。目前没有预防血吸虫疫苗。

七、社区管理

1. 筛查与转诊

（1）筛查

1）筛查对象　①有血吸虫疫水接触史；②血吸虫病流行区居住；③疫区居住出现原因不明的发热及其他疾病难以解释的症状和体征，例如肝区疼痛、肝脾肿大、乏力、恶性贫血、腹痛、腹泻等。

2）筛查方法　①皮内试验，阳性率高、特异度差，用于筛查疑似病例；②间接血凝试验，可作为筛查或综合查病方法之一；③粪便涂片找到血吸虫虫卵可确诊；④粪便孵化找到毛蚴可确诊；⑤血常规，嗜酸性粒细胞明显增多；⑥超声提示肝硬化、肝纤维化、巨脾、腹水等，除外其他疾病后，均具有辅助诊断作用。

（2）转诊

1）社区医院转诊上级医院　①疑似病例（有疫水接触史、有发热、腹痛、腹泻、咳嗽等症状）需要进行病原学检查明确诊断的；②确诊的急性血吸虫患者发生类赫氏反应的；③确诊的急性血吸虫病重型患者（超高热、意识障碍、癫痫、抽搐等）；④晚期血吸虫病患者出现严重并发症（上消化道出血、肝肾综合征、肝硬化、腹水、恶病质等）和需要手术治疗的；⑤脑型血吸虫病出现颅内高压。

2）上级医院转诊社区医院　①确诊的轻型、普通型血吸虫患者；②经过治疗后，目前病情平稳，需要全科医师协助管理的。

2. 健康宣教及疾病管理

（1）健康宣教　社区全科医师要加强血吸虫病防治知识的健康宣教工作，特别在血吸虫病的高发地区及流行季节，应采取多种形式（发放血吸虫病防治手册、社区宣传展板、广播、医生面对面普及）对社区、所属学校、和企业开展血吸虫病防治知识的宣传教育，提高居民文化素质，开展卫生宣教工作，改变生活习惯，不随地排便、不饮用生水，不在河边进行生活活动，例如洗漱、淘米、洗菜、刷洗马桶等，家长要看管幼儿，不要去河边嬉戏、游泳，渔民及在稻田耕种的农民、参加抗洪救灾的民众要进行必要的防护，穿长靴、雨衣、雨裤、戴手套等防护用具，尽量减少皮肤暴露及接触疫水的时间，对这些高危人群要积极预防服药，主动进行筛查。对于确诊病例要根据情况及早开始治疗，规范服药，定期复查，尽量达到痊愈。除了管理好流行地区的人群，还要管理好病畜，尤其是病牛，提倡圈养。通过广泛宣传血吸虫病防治知识和国家消除血吸虫病政策，从而提高全民自我防护意识和参与血吸虫病防治和消除工作的积极性，早日免除血吸虫病的危害。

（2）疾病管理　血吸虫病属于乙类传染病，一旦发现血吸虫病（包括确诊病例、临床诊断病例和疑似病例），应严格按照《中华人民共和国传染病防治法》和《传染病信息报告管理规范》的规定在 24 小时内由首诊医师负责报告；社区全科医师应对辖区内的血吸虫患者根据不同分期进行登记造册，定期随访，指导用药；对接触疫水的易感人群进行筛查，指导预防用药；对有疫水接触史、出现发热、腹痛、腹泻等患者及时进行病原学检查，明确诊断，尽早用药。

（黄贵华）

绦虫病

一、概述

绦虫病是由各种绦虫寄生在人体的小肠而引起的一类传染病。本节主要介绍最常见的猪带绦虫和牛带绦虫。

1. 病原学 绦虫是雌雄同体，其成虫分为头、颈、体三节，其中体节的妊娠节片含有大量的虫卵，随粪便排出体外，被猪或牛吞食后，在其体内经过 2~3 天孵出六钩蚴，大约 2 个月发育成囊尾蚴，主要寄生在中间宿主猪或牛的骨骼肌肉内，人食用了含有活的囊尾蚴的猪、牛肉后而感染。囊尾蚴在人体内经过大约 3 个月发育为成虫，人成为猪、牛带绦虫的唯一终宿主。中间宿主除了猪、牛外，人也是中间宿主，系人通过自体、异体二种方式感染猪带绦虫卵后，在人体内发育为六钩蚴，继而进一步发育为囊尾蚴，寄生在人体各个部位，引起囊尾蚴病，因此绦虫病患者常有 2.3%~25.0% 合并囊虫病。

2. 流行病学

（1）传染源 猪、牛带绦虫病患者。

（2）传播途径 消化道传播，进食生的或未煮熟的含囊尾蚴的猪、牛肉，生熟菜板不分，尝生肉馅等。

（3）易感人群 人群普遍易感。

（4）流行特征 猪带绦虫病散发在我国华北、西北等地，地方流行在云南，牛带绦虫地方流行在内蒙古、新疆等地。一人感染，常全家患病。

3. 发病机制与病理生理 猪带绦虫从虫卵、六钩蚴、囊尾蚴到成虫的发育过程中对中间宿主及终宿主均有不同程度的损害。无论是猪、牛吞食粪便、还是人误食虫卵，虫卵进入体内都会孵出六钩蚴，均会引起组织炎症反应，导致中性粒细胞及嗜酸性粒细胞浸润，且释放炎症介质，早期引起黏膜充血肿胀，后期出现成纤维增生。在囊尾蚴的发育过程中，要不断地从中间宿主汲取养分，因此消耗了中间宿主大量的蛋白、糖、脂肪等，出现消化不良、食欲改变、消瘦乏力、面色萎黄等。猪、牛患上囊尾蚴病后，人食用了生肉或未煮熟的肉后而感染猪、牛带绦虫病，猪带绦虫成虫头节有小钩，刺破肠壁，进入肠黏膜，容易引起腹膜炎，表现中上腹痛、脐周痛，常伴恶心、呕吐等症状。牛带绦虫妊娠节片蠕动能力强，可自行从肛门爬出，因此出现肛门瘙痒，导致磨牙、夜不能寐。人患上囊尾蚴病后，由于囊尾蚴寄生部位及虫体数量不同、导致临床表现及病情轻重不同。最易侵犯脑部，出现癫痫、抽搐等神经系统症状，危害极大。

二、临床表现

潜伏期 2~3 个月，一般症状较轻微，很多首次就诊患者是因为被褥、内裤或粪便中发现白色带状节片。

1. 症状 典型症状中上腹痛、脐周痛，腹胀不适，常伴恶心、呕吐、消化不良、消瘦、乏力、面色萎黄、肛门瘙痒，失眠、偶有神经过敏、磨牙。合并囊尾蚴病时，寄生部位不同、临床表现各异，可出现头痛、癫痫、抽搐、晕厥、听力减退、共济失调等神经系统症状。肌肉酸痛及视力下降，虹膜炎等。

2. **体征** 一般没有特异体征，合并不全肠梗阻时腹部可扪及条索状团块，肠鸣音可亢进或正常，合并阑尾炎时可有压痛、反跳痛及肌紧张，合并囊尾蚴病时，可有皮下结节、腱反射亢进、脑膜刺激征阳性等。

三、辅助检查

1. 实验室检查

（1）血常规检查　早期嗜酸性粒细胞轻度增高，白细胞正常。

（2）病原学检查

1）粪便或拭子涂片找虫卵　可以确诊带绦虫病，缺点为不能区别猪带还是牛带绦虫病，阳性率较低。

2）粪便妊娠节片检查　可以确诊绦虫病及其类型，阳性率高。

3）粪便头节检查　取材为驱虫 24 小时后，既能观察驱虫疗效，又能区别绦虫病类型，既有吸盘又有小钩为猪带绦虫，没有小钩为牛带绦虫。

（3）免疫学检查

1）特异性抗原检查　具有高特异度，灵敏度 100% 优点，可作为诊断筛查方法。

2）特异性抗体检查　阳性率大约 74%～99%，可作为诊断筛查方法。

（4）特异性核酸检测　聚合酶链反应（PCR）和环状介导等温 DNA（LAMP）技术，可以高效、快速、准确的检测出病原体，可作为诊断筛查方法。

2. 影像学检查

单纯绦虫病患者一般症状轻微，基本没有影像学表现，有 2.3%～25.0% 的绦虫病患者合并囊尾蚴病时，根据囊尾蚴寄生部位不同，会有不同的影像学表现。

（1）头颅 CT 或核磁　对合并脑囊尾蚴病诊断与定位有重要价值。

（2）检眼镜、裂隙灯、眼超　对合并眼囊尾蚴病诊断有重要价值。

四、诊断与治疗

1. 诊断

结合流行病学史，典型及不典型临床表现、免疫学或病原学检查可诊断。

（1）疑似病例　符合以下 2 条高度怀疑

1）流行病学史　进食生的或未煮熟的含囊尾蚴的猪、牛肉，生熟菜板不分，尝生肉馅等，尤其来自流行地区。

2）临床表现　上述典型及不典型临床表现。

（2）临床诊断病例　在疑似病例的基础上，符合下列情况之一者。

1）呕吐或粪便中发现白色带状节片。

2）特异性抗原、抗体检查阳性。

3）特异性核酸检测阳性。

（3）确诊病例　在临床诊断病例的基础上，符合下列检查之一者可确诊。

1）粪便或拭子涂片检测找到绦虫虫卵。

2）粪便妊娠节片检查子宫分支数目及形状。

3）粪便头节检查。

2．鉴别诊断　猪、牛带绦虫病主要与其他类型绦虫病鉴别，可以借助病原学检查及特异性抗原、特异性核酸检测等。当猪带绦虫病合并囊尾蚴病时要注意与其他疾病鉴别，如合并脑囊尾蚴病时应与癫痫、脑膜炎、脑血管疾病鉴别，当合并眼囊尾蚴病时应与视网膜炎、虹膜炎等眼病鉴别，当合并皮肤组织及肌肉囊尾蚴病时应与皮脂腺囊肿、神经纤维瘤等鉴别。

3．治疗

（1）一般治疗　发作期应注意休息，给予易消化的饮食，恶心、呕吐进食差的，应注意水、电解质平衡，合并不全肠梗阻的，应给予流食、半流食，合并囊尾蚴病引起颅内高压的，应用地塞米松、甘露醇脱水降颅压，出现癫痫发作的，应给予地西泮或苯妥英钠镇静。

（2）驱虫治疗　常用吡喹酮、苯咪唑类及氯硝柳胺。三种药物作用机制不同，但疗效显著，不良反应少，多可痊愈。

1）吡喹酮　猪或牛带绦虫用量及用法为 5~10mg/kg，清晨空腹服用，顿服，2 小时后服用硫酸镁导泻。

2）甲苯咪唑　300mg/次，口服，2 次/d，疗程 3 天，孕妇禁用。

3）氯硝柳胺　成人 2g/次，儿童 1g/次，嚼碎空腹服用，顿服，2 小时后口服硫酸镁导泻。

4．预后

单纯感染猪、牛带绦虫病患者，积极按疗程治疗，多可痊愈，预后好；迁延不愈、反复感染的预后差；其中 2.3%~25.0% 的合并囊尾蚴病的患者预后差，尤其合并脑囊尾蚴或眼囊尾蚴病的绦虫病患者，预后极差，严重时可以昏迷、失明、甚至死亡；囊尾蚴寄生在皮下或肌肉组织的绦虫病患者，预后相对较好。

五、预防

1．控制传染源　根治确诊患者及无症状的绦虫病感染患者。

2．切断传播途径

（1）严格市场监管　在猪、牛肉的流通过程中，严格进行检验、检疫，把好检疫关，杜绝有问题的生猪、牛肉上市。居民也要提高意识，坚决不购买未经检疫的生猪、牛肉。

（2）加强卫生宣传　尤其在猪、牛绦虫病流行地区，教育文化落后地区，积极开展爱国卫生运动，建立健全基础设施，改建冲水公厕，不随地排便，严格粪便管理，改变群众的饮食卫生习惯，不吃生肉或未煮熟的肉，生熟菜板、刀具分开，饭前便后洗手，不用污水浇地、种菜，牲畜最好采取圈养的方式，保证圈舍卫生，减少寄生虫病。

（3）在流行地区对猪、牛进行预防性用药。

3．保护易感人群

在猪、牛带绦虫病流行地区，进行普查普治；讲究个人卫生，养成良好的饮食习惯；加强营养、锻炼身体、增强体质。

六、社区管理

1. 筛查与转诊

（1）筛查

1）筛查对象　①绦虫病流行地区居住；②在被褥、衣裤或粪便中发现白色节片的；③喜食火锅及烤肉、进食未煮熟的猪、牛肉；④出现不明原因的消瘦、面色萎黄、腹痛等其他疾病不能解释的症状；⑤屠宰场工作人员；⑥绦虫病患者的家人。

2）筛查方法　①粪便或拭子涂片找虫卵：方法简便，可以确诊带绦虫病，但不能区分类型，阳性率低；②粪便找妊娠节片：可以确诊绦虫病及其类型；③特异性抗原抗体检测：抗原灵敏度100%，抗体检测稍差；④特异性核酸检测具有快速、灵敏度高、特异度高的特点。

（2）转诊

1）社区医院转诊上级医院　①符合流行病学史，无症状感染者或有症状需要去上级医院进行病原学检查明确诊断的；②被褥、内裤或粪便中发现白色带状节片，需要进行病原学检查的；③合并脑囊尾蚴病时出现癫痫发作、脑膜炎的；④绦虫病患者合并眼囊尾蚴病出现视力模糊、视网膜炎等并发症的；⑤绦虫病患者出现肠梗阻、阑尾炎等并发症。

2）上级医院转诊社区医院　①经病原学检查确诊单纯性绦虫病患者，社区医师对其进行彻底规范驱虫治疗，定期随访，观察疗效；②绦虫病出现肠梗阻、阑尾炎及合并囊虫病出现严重并发症，经治疗病情稳定的，需要社区医师观察随访管理。

2. 健康宣教与疾病管理

（1）健康宣教　社区全科医师要加强绦虫病防治知识的健康宣教工作，特别在绦虫病的流行地区及贫困落后地区，应采取多种形式（发放绦虫病防治手册、社区宣传展板、广播）对社区、所属学校、幼儿园开展绦虫病防治知识的宣传教育，开展爱国卫生运动，改变群众的饮食卫生习惯，不吃生肉或未煮熟的肉，生熟菜板、刀具分开，饭前便后洗手，不随地排便，不用污水浇地、种菜，牲畜最好采取圈养的方式，保证圈舍卫生，在流行地区对猪、牛进行预防性用药。通过宣教，了解传染病知识的同时也提高全民自我防护意识，出现症状或者有流行病史主动进行筛查，确诊病情后积极配合医师根治，达到痊愈。

（2）疾病管理　绦虫病不属于国家法定传染病，因此不需要填报传染病报告卡，社区全科医师应对辖区内的绦虫病患者进行登记，便于随访及管理，对于首次患病者，需要对其进行根治，定期随访，直至痊愈。对于反复感染合并囊虫病的，应住院进行驱虫治疗。

（黄贵华）

细粒棘球蚴病

一、概述

细粒棘球蚴病（又称囊型包虫病），系因细粒棘球绦虫的幼虫（棘球蚴）寄生在人体的组织器官而引起的传染病，是人畜共患病，寄生部位不同，临床表现各异。

1. 病原学 细粒棘球绦虫成虫由头节、颈节、幼节、成节、孕节组成。成虫寄生在犬的小肠，其孕节的子宫内有大量虫卵，可随犬便排出体外，可污染草地、水源及其皮毛等。羊吃了犬的粪便，或者由于人与犬密切接触感染，虫卵在体内孵出六钩蚴，继续发育成囊状棘球蚴，寄生在人或羊的组织器官，最常见的是肝脏、肺脏、腹腔。引起肝细粒棘球蚴病、肺细粒棘球蚴病等。被感染的动物内脏被犬吃掉，最终在犬小肠内经过 3～10 周发育为成虫，棘球蚴所含的每个原头蚴都可发育为一条成虫。终末宿主主要是犬，中间宿主主要是羊、牛和人。

2. 流行病学

（1）传染源 被感染的犬是主要传染源。

（2）传播途径 经口传播。

（3）易感人群 尤其是牧区学龄前儿童、牧民、农民、养、贩犬人士、屠宰场工人、贩卖皮毛商人。

（4）流行特征 世界流行，主要在牧场广袤的地区多发，我国如新疆、内蒙古、青海、西藏等以畜牧业为主的地方。

3. 发病机制与病理生理 细粒棘球绦虫的发育分为虫卵、六钩蚴、棘球蚴、成虫四个阶段。其虫卵不论是通过直接感染还是间接感染的方式被吞食，均在体内孵出六钩蚴，六钩蚴对肠壁造成机械性损伤，嗜酸性粒细胞、淋巴细胞浸润，释放炎性介质，致使黏膜充血肿胀，继续经血液循环到达全身各脏器，发育成棘球蚴，寄生在肝、肺、脑、腹腔等脏器。不断发育长大的棘球蚴囊对脏器产生压迫和刺激，并释放毒素，从而引起一系列临床表现，如肝区胀痛、黄疸、消瘦、胸痛、呼吸困难、咯血、癫痫、骨折，甚至残疾等表现。一旦囊壁破裂，原头蚴释放出来、囊液溢出，累及其他组织器官，即可引起继发感染和棘球蚴再生，表现为发热、腹膜炎、胸膜炎、过敏性休克，甚至死亡。

二、临床表现

潜伏期一般在 10 年以上，寄生部位、包囊大小不同，临床表现及病情轻重各异。早期多无明显症状，后期出现的症状多由于逐渐长大的包虫囊对脏器产生的压迫、包虫囊破裂、感染等因素引起。比较常见的细粒棘球蚴病有肝细粒棘球蚴病，约占 75%；肺细粒棘球蚴病，约占 10%；少见的是脑、肾、脾等器官和组织的细粒棘球蚴病类型。

1. 肝细粒棘球蚴病

症状 可有肝区不适、恶心、呕吐、腹部胀痛、呼吸困难、高热、荨麻疹、消瘦、贫血等，严重时出现过敏性休克。

体征 黄疸、淋巴结肿大、腹部膨隆、可触及囊性包块，肝脏肿大、腹水、偶可触及包虫震颤。合并腹膜炎时可有压痛、反跳痛。

2. 肺细粒棘球蚴病

症状 可有咳嗽、痰中带血、咯血、胸痛、吞咽困难、乏力，合并感染时出现高热、寒战、咳脓痰，偶可咯出粉皮样物质，甚至窒息。

体征 可有液气胸、肺不张的相关体征。

3．其他细粒棘球蚴病

棘球蚴寄生在脑部可出现癫痫、恶心、呕吐、头痛等症状，寄生在肾脏，可出现腰痛；寄生在脾脏，可出现脾肿大；寄生在骨骼，容易出现病理性骨折；寄生在眼部，可引起虹膜炎、视网膜炎，严重时导致失明等。

三、辅助检查

1．实验室检查

（1）血常规　嗜酸性粒细胞轻度增高，白细胞可正常或升高。

（2）包虫囊液皮内试验　具有快速，操作简便，阳性率高优点，缺点是特异度相对较差，可作为初筛试验。

（3）特异性抗体试验　常用酶联免疫吸附试验检测包虫 IgG 抗体，特异度、敏感度相对较高，既可辅助影像学确诊，也可作为诊断的筛选试验。

（4）循环抗原测定　具有重要的诊断价值，缺点是特异度差，灵敏度低。

2．影像学检查

（1）超声检查　可见肝内边缘整齐的囊状液性暗区，形态为圆形或类圆形、蜂房状或车轮状、大小不一，合并感染时酷似肝脓肿征象。

（2）X 线检查　肺细粒棘球蚴病显示为圆形或类圆形的大小不一的囊性阴影。

（3）CT 或核磁检查　受累脏器显示为边缘光滑、大小不一、圆形或类圆形囊性阴影。

3．病原学检查

（1）肺棘球蚴病对痰液、咳出液涂片显微镜镜检。

（2）对破裂后咳出的组织做病理、手术摘除包虫囊后做病理，查到棘球蚴头节、小钩、囊壁或子囊等均可确诊。

四、诊断与治疗

1．诊断

结合流行病学史、临床表现及影像学诊断、免疫学检查、病原学做出诊断。

（1）疑似病例　符合以下条件高度疑似细粒棘球蚴病。

1）流行病学史　患者有在牧区居住或旅行史、与被感染的犬有密切接触史。

2）临床表现　可有上述临床表现。

3）影像学检查　器官或组织有囊性占位性病变。

（2）临床诊断病例　疑似病例的基础上符合以下免疫学指标之一者。

1）包虫囊液皮内试验阳性。

2）特异性抗体试验阳性。

3）循环抗原测定阳性。

（3）确诊病例　临床诊断病例的基础上符合下列病原学检查之一者即可确诊。

1）肺棘球蚴病对咳出痰液、咳出液做镜检找到寄生虫。

2）手术摘除包虫囊后做病理、对咳出组织做病理找到棘球头节、小钩、囊壁或子囊等均可确诊。

2. 鉴别诊断　主要与各脏器的囊性占位性病变鉴别，例如肝囊肿、肾囊肿、肺囊肿、肝脓肿、脑囊尾蚴病等。

3. 治疗

（1）一般治疗　高热、晚期恶病质患者，应卧床休息，进食易消化吸收的食物，加强营养，注意补充蛋白质、维生素，保证足够的热量摄入，维持水、电平衡；发热患者应根据温度高低采用物理降温、口服解热镇痛药退热治疗，贫血患者可以口服铁剂及维生素 C 纠正贫血，出现恶心、呕吐、头痛等颅内高压症状时应利尿、脱水降颅内压，发生感染或过敏性休克时应积极抗感染、抗休克治疗等。

（2）手术治疗　仍是目前首选的治疗方法。适应证为巨大囊性病变，出现严重并发症。

（3）驱虫治疗　适用于不能手术、手术后效果不佳或者囊肿不大、早期的患者，阿苯达唑 0.4g/ 次，口服，2 次 /d，疗程至少 1 年，定期复查肝肾功能和血常规。

4. 预后　早期、无症状感染者预后好，囊肿巨大，出现并发症（压迫、感染、破裂）等预后差。

五、预防

1. 控制传染源　对牧羊犬、警犬应该登记造册、定期对犬进行普查及驱虫治疗。

2. 切断传播途径　积极对牧区群众进行宣传教育，注意手卫生，接触动物前后要认真洗手，不要给牧羊犬吃生的动物内脏，尤其是病羊、牛。严格管理好犬的粪便，避免其污染水源及草地，避免羊、牛吞食犬的粪便，人畜不要共用水源，不要喝生水，不要使用被污染的水生活。

3. 保护易感人群　加强个人卫生，尤其是牧区的学龄前儿童、牧民、农民、接触犬类及其他动物后、饭前便后要及时洗手，贩犬、养犬及进行皮毛加工的人员要做好防护。

六、社区管理

1. 筛查与转诊

（1）筛查

1）筛查对象　①在牧区长期居住的牧民、农民、儿童；②去牧区旅游或短期居住过的人群；③与牧羊犬有过密切接触的人群；④养犬、贩犬、加工动物皮毛的人群；⑤有流行病学史，不明原因的肝区不适、腹部隐痛等。

2）筛查方法　①包虫囊液皮内试验，具有快速，操作简便，阳性率高优点，可作为初筛试验；②特异性抗体试验，检测包虫 IgG 抗体；③超声检查，经济方便无创，可以发现脏器囊性病变；④胸部 X 线检查，经济方便，可发现受累脏器囊性阴影。

（2）转诊

1）社区医院转诊上级医院　①符合流行病学史，无症状或有症状，超声或胸片提示囊性占位性病变的；②已经确诊棘球蚴病（又称包虫病），出现严重并发症的（压迫、感染、破裂）；③已经确诊的包虫病患者经药物驱虫治疗，效果不满意，需要手术治疗的。

2）上级医院转诊社区医院　①疑似病例经上级医院经过各项检查诊断为早期包虫病，进行驱虫治疗的；②包虫病合并严重并发症经治疗病情平稳的；③包虫病晚期已经出现恶病质，各种治疗方法无效，需要安宁养护的。

2．健康宣教与疾病管理

（1）健康宣教　包虫病被称为虫癌，对人和牲畜的危害很大，特别是在广大贫困的农牧区，人民群众普遍文化水平偏低，卫生条件较差，对包虫病的传播途径、传染源、临床表现及如何预防等知识比较欠缺，因此社区全科医师要积极采取多种形式（社区宣传展板、广播）对辖区农牧民、所属学校、幼儿园的儿童开展包虫病防治知识的宣传教育，开展爱国卫生运动，改变群众的饮食卫生习惯，饭前便后洗手，人和牲畜用水分开，生活要用井水或者自来水，饲养的牛、羊应和犬分开，最好采取圈养的方式，保证圈舍卫生，在流行地区对牧羊犬要登记在册，定期普查、驱虫治疗，不要给犬喂生的动物内脏，不要与犬密切接触，接触后要立即洗手，对于野狗、狼要进行捕杀。通过宣教，了解传染病知识的同时也提高全民自我防护意识，出现不适症状或者有流行病史主动进行筛查，早期诊断，尽早治疗。

（2）疾病管理　包虫病属于我国三类传染病，所有包虫病病例（包括确诊病例、临床诊断病例和疑似病例）一旦诊断，应严格按照《中华人民共和国传染病防治法》和《传染病信息报告管理规范》的规定在 24 小时内报告。传染病报告实行属地化管理，首诊负责制。社区全科医师应对本辖区包虫病患者做好各项登记，予以随访及疾病管理。

（黄贵华）

第三节 螺旋体病及立克次体病

螺旋体是一类革兰氏阴性原核细胞微生物，形态细长、柔软、弯曲为螺旋状，能进行活泼的螺旋状运动，以其螺旋的数目、大小、形态等而分为不同的属，对人类具有重要致病作用的包括 ①密螺旋体，主要引起梅毒、雅司等疾病；②疏螺旋体，具有代表性的是回归热螺旋体。③钩端螺旋体，具更密更多的规则螺旋，且一端或两端有钩，能引起钩端螺旋体病。螺旋体对完整的皮肤难于穿过，但对有细小破损的皮肤或黏膜，螺旋体以其独特的螺旋状运动方式极易侵入人体而发生感染。螺旋体侵入机体后，经血管或淋巴系统进入血液繁殖，产生轻重不等的全身感染症状，并在局部侵入处形成特征性的皮肤及黏膜病损，进一步可侵入各自的靶器官，出现不同的临床综合征。

立克次体病是一族由多种立克次体所引起的急性传染病，广泛存在于世界各地，多具自然疫源性，有的具有较强的流行性（如流行性斑疹伤寒），它们共同的临床表现是发热、头痛和皮疹。病后有较稳定的免疫力，也存在复发型。由于文化的进步、经济条件的改善，曾经肆虐的某些立克次体病已经得到较好的控制，但是新的立克次体种属不断被发现，并引起人类发病。因而立克次体病仍然是重要的防治研究对象。

钩端螺旋体病

一、概述

钩端螺旋体病（leptospirosis）简称钩体病，是一种由致病性钩端螺旋体引起的急性全身性感染性疾病。世界各地均可发病，无地域性特征，其主要传染源为猪和鼠类。含钩端螺旋体（简称钩体）的疫水经皮肤和黏膜感染患者。在临床上可分为三期：即早期的钩端螺旋体败血症，中期的各器官损害及功能紊乱，以及病程后期的各种变态反应性后发症。重症患者可发生严重肝肾衰竭和肺弥漫性出血，常危及患者生命。

1. 病原学 钩端螺旋体（简称钩体）体形纤细，故亦称细螺旋体，其两端或一端有钩，呈较活跃地旋转式运动，穿透力较强。钩端螺旋体由轴丝、菌体及外膜组成。在体外湿度和温度适宜的条件下，可存活 1~3 个月，但对寒冷、干燥及一般消毒剂钩体抵抗力弱，在干燥环境下数分钟死亡，对常用的各种消毒剂均无抵抗力，极易被稀盐酸、70% 乙醇、含氯石灰、苯酚和肥皂水所灭活。钩端螺旋体分类主要根据血清学反应。常见的有黄疸出血型、七日热型、犬型、澳洲型、流感伤寒型、秋季热型及波摩那型等。波摩那群分布最广，是洪水型和雨水型的主要菌群；黄疸出血群毒力最强，是稻田型的主要菌群。钩体的型别不同，其毒力和致病性也不同。某些钩体的细胞壁含有内毒素样物质，有较强的致病作用。

2. 流行病学

（1）传染源 钩体有相当广泛的动物宿主，在我国证实有 80 多种动物，鼠类和猪是主要的储存宿主和传染源。鼠感染钩体后带菌率较高，带菌时间较长，甚至终生带菌，由尿液排出含大量钩端螺旋体的尿液污染稻田、土壤、水及食物，易引起稻田型流行。而猪是我国北方钩体病的主要传染源。猪带菌率高，排菌时间长和排菌量大，与人接触密切，易引起洪水型或雨水型流行。

（2）传播途径 主要的途径是直接接触病原体，带钩体动物排泄物污染周围环境，人接触环境中污染的水是本病的主要感染方式。我国南方各省主要以鼠类为传播动物。鼠类患病后，排出含大量钩端螺旋体的尿液污染稻田及土壤，农民赤足下田劳作时，尤当手足皮肤有细微破损时，极易接触疫水而被感染，称为稻田型。北方各省则以猪为主要传染源，在雨季和洪水季节，由猪的排泄物外溢污染环境而传播流行，称雨水型或洪水型。这两种特定的感染方式，使我国多数地区的钩体病发生和流行集中在多雨温暖的夏秋季节。亦有个别经鼠、犬咬伤，护理患者，实验室工作人员感染的报道。经食物传播吃了被鼠尿污染的食物和水，经口腔和食管黏膜而感染。其他受染情况包括渔民、屠宰场工人、下水道作业工人及矿工。

（3）人群易感性 人群对钩端螺旋体普遍易感，但以青少年、孕妇及城市人员更易感染，并易发展为重型病例。感染后可获较强同型免疫力，不同型别的钩端螺旋体间无交叉免疫力，且可引起第二次发病。我国南方以农民为主要易感人群，产稻区各省尤为明显。

（4）流行特征

1）地区分布 本病广泛分布，几乎遍及世界各地，主要集中在热带、亚热带地区。我国除新疆、甘肃、宁夏、青海外，在其他省份均有本病散发或流行，西南和南方各省更是多见。

2）季节分布 全年均可发病，主要流行于夏、秋季节。

3）人群分布 青壮年男性好发，儿童也易感染。职业分布以农民、渔民、屠宰工人、野外工作者和矿工等为主。

4）流行类型 以稻田型，雨水型，洪水型为常见类型。

3. 发病机制及病理改变

钩端螺旋体经皮肤侵入人体后，可经淋巴系统或直接进入血液循环繁殖，产生毒素引起初期（约 3~7 天）的钩端螺旋体败血症，出现临床上的全身毒血症状群。中期（3~14 天）钩体进入内脏器官，与器官组织间相互反应，从而导致器官程度不等的功能紊乱。多数患者为单纯败血症，内脏器官损害轻，少数患者有较重的内脏损害，出现肺出血、黄疸、肾衰竭、脑膜脑炎等。后期为恢复期或后发症期，后发症期主要是机体的变态反应所引起，可出现后发热、黄疸及神经系统症状等。钩体病的临床类型及严重程度差异很大，随感染钩端螺旋体的型别、毒力、数量、不同地区的人群，以及机体个体反应差异的不同而复杂多样。

钩体病病理改变的突出特点是机体器官功能障碍的严重程度和组织形态变化轻微的不一致性，机体器官功能障碍严重，但组织形态变化轻微。其具特征性的病理检查是在各组织切片上直接查找到钩端螺旋体，特别在肝、肾等实质器官中。

二、临床表现

钩体病的临床表现差异性很大，取决于钩端螺旋体的类型和机体免疫状态的差异。钩体病的潜伏期 7~14 天，平均 10 天，长至 28 天，短至 2 天。本病的典型临床经过可分为三个阶段，即早期的钩端螺旋体败血症、中期的各器官损害症状群和晚期的变态反应症状。

1. 早期（钩端螺旋体败血症期）　钩端螺旋体败血症一般持续 13 天，以全身感染中毒症状为特点，是各种类型的钩体病早期共有的临床表现。急性起病，起病即可出现寒战、高热，体温可达 39℃，多为稽留热，少数患者为弛张热，可持续 7~10 天。同时出现伴随症状，如头痛、乏力、肌痛等。头痛为前额部较剧烈的疼痛；周身肌痛比较明显，早期就出现腓肠肌疼痛，甚至拒按；早期乏力显著，双下肢明显，患者可出现行走困难；起病时就可以出现眼结膜充血，很快进展为结膜下出血；发病第二天就可以出现浅表淋巴结肿大；还会出现咽部疼痛和充血，扁桃体肿大，软腭小出血点，恶心，呕吐，腹泻，肝脾轻度肿大等全身症状。

2. 中期（器官损伤期）　各器官受侵后，特殊症状出现在第 3~5 天，临床表现差异很大，视受累器官不同和感染的菌型差异而表现不同，病情轻重亦差异悬殊。

（1）流感伤寒型　本型钩体病器官损害并不明显。主要由败血症阶段直接发展到免疫反应阶段，此类临床病例约占钩体病例的 90% 以上，病程一般 5~10 天。

（2）黄疸出血型　本型发病初期表现为全身感染中毒症状，于病程 4~8 日出现进行性加重的黄疸、出血倾向和肾功能损害，少数患者在黄疸高峰期出现肺弥漫性出血而死亡。轻型病例只有黄疸，能在短期内恢复，重型病例常因肾衰竭、肝衰竭或大出血而死亡。出血部位以胃肠道最常见，亦可表现全身皮肤及黏膜广泛出血。引起本型的钩端螺旋体常为毒力强的黄疸出血型、秋季热型及澳洲型等。

（3）肺出血型　本型是一组以肺部严重出血为主要临床表现的类型，其发生率超过黄疸出血型，并成为钩体病中致死的主要类型。于病程 3~4 天开始，病情加重而出现不同程度的肺出血。一般分为肺出血轻型和弥漫性肺出血型，两者的临床表现与预后有很大差别。

1）肺出血轻型　临床症状可以有咯血，胸部 X 线检查肺部有局限阴影，但无呼吸循环功能障碍，短期动态观察病情平稳，经治疗可迅速恢复，预后良好。

2）弥漫性肺出血型　一般无黄疸，经短期钩体毒血症症状后，于 2~3 天迅速出现进行性加重的呼吸循环功能障碍，临床上可有少量咯血或不咯血，但患者常出现烦躁不安，面色苍白，进行性发展的呼吸困难，心率加快，可迅速死于肺弥漫性出血所引起的窒息。本型病死率较高，临床分为以下三期。

①先兆期　患者表现心慌烦躁、面色苍白，呼吸、心跳进行性增快，但神志清楚。肺部呼吸音增粗，可有散在湿啰音，X 线肺部检查有散在点片影。此期治疗及时，病情尚易逆转。

②出血期　患者极度烦躁，明显发绀，面色青灰，有窒息感及恐惧感，心率增达 120~140 次 /min，呼吸可达 40 次 /min。肺部湿啰音扩展至全肺，胸部 X 线检查显示双肺广泛点片状阴影或大片融合。救治难度很大。

③垂危期　患者表现神志不清、极度发绀，双肺满布大量湿啰音，迅速因下呼吸道充满不凝泡沫状血液而窒息死亡。临终前可出现口鼻涌血，或在死后移动尸体时，从口鼻溢出大量不凝血液。此种类型的出血，为钩体病的特点。

（4）脑膜脑炎型　为流行中少见的类型，在感染中毒症状出现不久即表现为非化脓性脑膜炎或脑炎的症状，如剧烈头痛、呕吐、颈强直等脑膜刺激征，或出现不同程度的意识障碍、抽搐、颅内压增高等表现。严重者可发生脑水肿、脑疝及呼吸衰竭。脑脊液检查压力增高，蛋白增加，白细胞多在 500×10^6L 以下，以淋巴细胞为主，糖正常或稍低，氯化物正常。脑脊液中分离到钩体的阳性率较高。仅表现为脑膜炎者预后较好；脑膜脑炎者往往病情重，预后较差。

（5）肾衰竭型　肾损害在各型钩体病中比较常见，可表现为仅有少量蛋白尿、细胞及管型，重者因急性肾衰竭出现少尿或无尿，以及不同程度的氮质血症，黄疸出血型的肾损害最为突出。单纯肾衰竭型较少见。

3. 后期（恢复期或后发症期）钩体病急性期过后，在恢复期的早期或晚期，可出现发热、眼部症状或中枢神经系统症状等一系列临床表现，一般认为是由机体感染后的变态反应所引起，称为钩体病的后发症。可表现为眼部后发症、神经系统后发症及后发热等。

三、辅助检查

1. 一般检查　血常规可见白细胞及中性粒细胞计数和百分数轻度增高，尿常规可出现蛋白尿，镜检可见红细胞、白细胞和管型，重症患者可出现中性粒细胞百分数明显增高，即核左移，同时血小板下降。

2. 血清学检查

（1）显微凝集试验（microscopic agglutination test，MAT）简称显凝试验，检测血清中存在钩体特异性抗体，一般在病后 1 周出现阳性，15~20 天达高峰。1 次凝集效价 $\geq 1 : 400$；最好采用早期及恢复期双份血清，间隔约 2 周，抗体效价上升 4 倍以上者可确定为阳性，活的钩体抗原的应用，使试验特异度高。此法是目前国内最常用钩体血清学诊断方法。

（2）酶联免疫吸附试验（ELISA）　近年国外已较广泛应用 ELISA 测定血清钩体 IgM 抗体，其特异度和特异度均高于显凝试验。该法还可用于检测脑脊液中的钩体 IgM 抗体，在鉴定原因不明脑膜炎的病因方面有较高的价值。

3. 病原学检查

（1）血培养　发病早期（1 周内）抽血接种于柯氏培养基，28℃培养 1~8 周左右，阳性率为 20%~70%，由于培养时间长，对急性期患者诊断及治疗帮助不大。

（2）分子生物学检查　应用聚合酶链反应（PCR）可迅速地检测出血、血清、脑脊液（发病 7~10 天）或尿液（发病 2~3 周）中的钩体 DNA，操作简单，结果准确，对于钩体病患者的早期诊断具有重要意义。

四、诊断与治疗

1. 诊断与鉴别诊断

钩体病的诊断主要依据为流行病学史，即在流行病区，在 28 天之内接触过疫水，同时具有钩体病的相应临床表现，如发热、周身乏力、腓肠肌疼痛、腹股沟淋巴结肿大、黄疸、肺出血等临床症状，而且需要有特异的血清学及病原学检查阳性，即可诊断。

不同类型的钩体病临床表现不同，根据不同的临床表现，应与相应的疾病进行鉴别。流感伤寒型应与上呼吸道感染及流行性感冒、败血症相鉴别；黄疸出血型需与急性黄疸型肝炎相鉴别；肺出血型需与大叶性肺炎、肺结核等相鉴别；脑膜脑炎型需与其他中枢神经系统感染性疾病相鉴别。根据各自的临床表现以及血清学、病原学检查等不难鉴别。

2. 治疗

（1）一般治疗 钩体病患者早期应卧床休息，给予易消化、高热量饮食，高热的患者应以物理降温为主，并注意补液，防治脱水及离子紊乱。

（2）病原治疗 杀灭病原菌是治疗本病的关键和根本措施，因此强调早期应用有效的抗生素。钩体对多种抗菌药物敏感，如青霉素、庆大霉素、四环素、第三代头孢菌素和喹诺酮类等。

1）青霉素 为治疗钩体病的首选用药。常用剂量为40万U，每6~8小时肌内注射1次，疗程7天，或至退热后3天。也有专家认为应从小剂量开始应用青霉素，以避免青霉素引起的赫氏反应。所谓的赫氏反应就是钩体病患者在应用大剂量青霉素后，钩体在机体内被大量杀死，被杀死的钩体释放出大量毒素，导致患者的病情出现加重的现象。故用青霉素治疗钩体病时，宜首剂小剂量和分次给药。青霉素以小剂量肌内注射开始，首剂5万U，4小时后10万U，渐过渡到每次40万U；或者在应用青霉素的同时静脉滴注氢化可的松200mg，以避免赫氏反应。需要注意的是，赫氏反应也可以发生在其他抗菌药物应用的过程中。

2）庆大霉素 对青霉素国民党患者可以更换为庆大霉素8万U，每8小时肌内注射1次，疗程同青霉素。

3）四环素 剂量0.5g，每6小时口服1次，疗程5~7天。

（3）对症治疗 对于较重钩体病患者均宜常规给予镇静剂，如地西泮、苯巴比妥、异丙嗪或氯丙嗪，必要时2~4小时可重复1次。

1）赫氏反应 尽快使用镇静剂，以及静脉滴注或静脉注射氢化可的松。

2）肺出血型钩体病 尤其是肺弥漫性出血型钩体病，及早加强镇静剂使用，并给予氢化可的松缓慢静脉注射，对于重症患者，甚至每日用量可达1 000~2 000mg。根据心率情况，可给予强心药治疗。应注意慎用升压药和提高血容量的高渗溶液，补液不宜过快过多，以免加重出血。

3）黄疸出血型 加强护肝、解毒、止血等治疗。

（4）并发症的治疗

1）发热、反应性脑膜炎 一般采取简单对症治疗，短期即可缓解。

2）葡萄膜炎 可采用1%阿托品或10%去氧肾上腺素滴眼扩瞳，必要时可用肾上腺糖皮质激素治疗。

3）闭塞性脑动脉炎 大剂量青霉素联合肾上腺糖皮质激素治疗，辅以血管扩张药物等。

五、预后

与病情轻重、治疗早晚及治疗正确与否有关。轻症者预后良好；起病2天内接受抗生素和对症治疗者，恢复快，病死率低。重症者，如肺弥漫性出血型钩体病，肝、肾衰竭或未得到及时、正确处理者，其预后不良，病死率高。葡萄膜炎与脑内动脉栓塞者，可遗留长期眼部和神经系统后遗症。

六、预防

1. 控制感染源　全科医生应积极宣传灭鼠和防止猪粪尿污染环境，以积极控制疾病感染源。

2. 切断传播途径　收割季节，全科医生应提醒农民放干田水、下田劳作时穿靴及戴用防护手套、牲畜饲养场所、屠宰场等应搞好环境卫生和消毒工作。

3. 保护易感人群

（1）预防接种　在常年流行地区应采用多价钩体菌苗接种，目前常用的钩体疫苗是一种灭活全菌疫苗。对易感人群在钩体病流行前1个月完成菌苗接种，一般是4月底或5月初。接种后1个月左右产生免疫力，该免疫力可保持1年左右。

（2）药物预防　对进入疫区短期工作的高危人群，可服用多西环素预防，0.2g，每周1次。对高度怀疑已受钩体感染但尚无明显症状者，可每日肌内注射青霉素80万~120万U，连续2~3天。

七、社区管理

1. 筛查与转诊

（1）筛查　对有近期疫水接触史，且同时出现发热、乏力、腓肠肌疼痛、腹股沟淋巴结肿大、黄疸、肺出血等临床症状者，应尽早行血清学或病原学检查。

（2）转诊　社区对于黄疸出血型、肺出血型、脑膜脑炎型、肾衰竭型的患者；对于早期即出现多脏器衰竭且无法进行临床分型的患者；对于在社区治疗期间出现赫氏反应的患者应及时向上级医疗机构进行转诊。

2. 健康宣教与疾病管理

（1）健康宣教　社区全科医师应加强对高发地区钩体病预防的宣教工作，特别是对可能在疫水中劳作的农民，做到务农者了解钩体病的传染源及传播途径，并明确早期治疗的关键性，以提高务农者的自我防护意识，进而降低钩体病的致死率。

（2）疾病管理　所有钩体病一经诊断，社区全科医师应严格按照《中华人民共和国传染病防治法》和《传染病信息报告管理规范》的规定在24小时内上报疾病预防控制部门，并对钩体病患者做好各项登记，予以随访与疾病管理。

（高展）

梅毒

一、概述

梅毒（syphilis）是感染梅毒螺旋体而引起的一种性病，临床表现复杂，可侵犯全身各个器官，造成多器官损害。早期梅毒分为一期和二期，主要侵犯皮肤黏膜，如未彻底治疗则经过一段潜伏后发展为晚期梅毒，亦称三期梅毒，可有心脏、中枢神经、骨骼及眼部等处的病变。

1. 病原学与流行病学　梅毒螺旋体（Treponemia pallidum，TP）属螺旋体目，密螺旋体科，密螺旋体属.因其透明不易着色，故又称苍白螺旋体，由8~14个整齐规则、固定不变、折光性强的螺旋构成，TP系厌氧微生物，在体外不易生存，煮沸、干燥、日光、肥皂水和普通消毒剂均可迅速将其杀灭，但其耐寒力强。

（1）传染源　患者是唯一的传染源，皮损、血液、精液、乳汁和唾液中均有TP存在。

（2）传播途径　除先天性梅毒外，性接触（包括口和肛门与性器官的接触）几乎是唯一传播途径，梅毒螺旋体通过完整的皮肤或黏膜进入体内。

（3）人群易感性　人群普遍易感。

（4）流行特点　近年来在男性同性恋者中梅毒的发病率有所增加，表现为原发性肛门直肠感染。

2. 发病机制与病理生理

（1）闭塞性动脉内膜炎和小血管周围炎　闭塞性动脉内膜炎是指小动脉内皮细胞及纤维细胞增生，致使管壁增厚、管腔狭窄。小血管周围炎指围管性单核细胞、淋巴细胞和浆细胞浸润。

（2）树胶样肿　又称梅毒瘤，该肉芽肿质韧而有弹性，像树胶，故称为树胶样肿。镜下结构似结核结节，中央为凝固性坏死，形态似干酪样坏死，但坏死不如干酪样坏死彻底，弹力纤维保存。

二、临床表现

临床分为潜伏期梅毒、获得性和先天性梅毒三类。潜伏期一般为9~90天，平均21天，此期的临床血清反应呈阳性，但无明显症状。

1. 潜伏梅毒　感染梅毒后经过一定的活动期，由于机体免疫力增强或不规则治疗的影响，症状暂时消退，但梅毒血清反应仍阳性，且脑脊液检查正常，此阶段称为潜伏梅毒。根据感染时间长短分早期潜伏梅毒（感染2年以内）和晚期潜伏梅毒（感染2年以上）。

2. 获得性梅毒　各期表现如下。

（1）一期梅毒　又称原发性梅毒和梅毒初疮。主要表现为硬下疳，发生于不洁性交后约2~4周，硬下疳常单发于外生殖器部位，少数发生在唇、咽、宫颈等处，同性恋男性常见于肛门或直肠。初起为一丘疹，硬结或浸润性红斑，之后轻度糜烂或形成浅在性溃疡，直径约1~1.5cm，其上有少量黏液性分泌物或覆盖灰色薄痂，内含大量梅毒螺旋体，边缘隆起，溃疡底无脓性分泌物，周边及基底部呈软骨样硬度，不痛不痒，可伴有局部淋巴结肿大。疳疮不经治疗，可在3~8周内自然消失，而淋巴结肿大会持续很久。

（2）二期梅毒　此期为梅毒泛发期，TP从淋巴系统进入血液，在体内播散，约在感染后10周出现全身性前驱症状，可有头痛、头晕、食欲差、乏力、肌痛、骨痛、关节痛、低热等，也可伴肝脾肿大及全身淋巴结肿大。

1）梅毒疹　为此期的特征性表现，皮疹通常缺乏特异性，可为红斑、丘疹、斑丘疹、斑块、结节、脓疱或溃疡等，大多数泛发，不痒或轻微瘙痒。其中斑疹（玫瑰疹）最常见，其次为丘疹性梅毒疹。在潮湿易摩擦部位如肛周和外生殖器，丘疹性梅毒疹融合形成特殊的形态，稍高出皮面，界限清楚，可有糜烂及渗出物，内含大量梅毒螺旋体，称为扁平湿疣。

2）复发性梅毒疹　原发性梅毒疹可在 2~3 个月内自然消失，但螺旋体潜伏体内，约 20% 的患者将于 1 年内复发，二期梅毒的任何症状均可重新出现，以环状丘疹最为多见。

3）黏膜梅毒疹　约 50% 的患者出现黏膜损害，多发生于口腔黏膜和阴道黏膜，表现为黏膜斑或黏膜炎，表面有渗出物覆盖而呈乳白或灰白色，含有多数螺旋体。

4）梅毒性脱发　约占患者的 10%，眉毛、睫毛、胡须、腋毛和阴毛亦有脱落现象。

5）骨关节损害　骨膜炎、骨炎、骨髓炎及关节炎，伴有局部疼痛。

6）眼梅毒　主要表现为梅毒性虹膜炎、虹膜睫状体炎、脉络膜炎、视网膜炎等，常为双侧。

7）神经梅毒　多无明显症状，但脑脊液异常，脑脊液快速血浆反应素环状卡片试验（RPR test）阳性。可有脑膜炎症状。

8）全身浅表淋巴结肿大。

（3）三期梅毒　此期特点是病程长，体内螺旋体极少而破坏力强，除皮肤外常侵犯多种脏器且可危及生命。

1）三期皮肤黏膜梅毒　结节性梅毒疹以面部和四肢多见，也可发于头皮、肩胛及背部，为直径 0.5cm 左右的皮下小结节，呈古铜色，群集排列成蛇状或肾形。树胶肿样梅毒瘤常发生在下肢，初起时为小硬结，数周后增生至 4~5cm 直径，呈暗红色浸润斑块，中心软化成溃疡，排出血性脓汁，溃疡一面愈合一面继续发展，可破坏组织，发生在上额部时，常引起组织坏死、穿孔：发生于鼻中隔者则骨质破坏，形成马鞍鼻；发生于舌部者表现为穿凿性溃疡；阴道损害常形成溃疡，进而引起膀胱阴道瘘或直肠阴道瘘等。近关节结节是梅毒性纤维瘤缓慢生长的皮下纤维结节，大多在肘、膝、髋等大关节附近，呈对称性分布，大小不等，触之坚硬、无痛，表面无炎症现象，可自行消退。

2）骨骼梅毒　以长骨、肩胛骨和颅骨的骨膜炎较常见。

3）心血管梅毒　即梅毒性心脏病，主要侵犯主动脉弓，发生主动脉瓣闭锁不全。

4）神经梅毒　发生率约为 10%，多发生在感染 TP 后 10~20 年。可无症状，也可发生梅毒性脑膜炎、脑血管梅毒、脑膜树胶样肿、麻痹性痴呆。

3. 先天性梅毒　是母体内的 TP 由血液通过胎盘传到胎儿血液中，导致胎儿感染。多在妊娠 4 个月以后受感染，可致早产或死产，娩出婴儿则呈胎传梅毒表现。

（1）早期先天性梅毒　发病年龄小于 2 岁者称早期先天性梅毒，多在出生后 2 周~3 个月内出现症状，其发病与症状相当于后天二期梅毒，表现为消瘦，皮肤松弛多皱褶，哭声嘶哑，发育迟缓，其中 33%~58% 的患儿有水疱 – 大疱型皮损（梅毒性天疱疮），口腔和鼻黏膜损害可致哺乳和呼吸困难。口周、鼻孔和肛周有线状放射性糜烂，愈合后留有特征性放射性瘢痕。

（2）晚期先天性梅毒　发病年龄大于 4 岁者称晚期先天性梅毒，临床表现相当于后晚期梅毒。患儿发育不良、智力低下，皮肤黏膜损害与成人相似。

（3）胎传潜伏梅毒　先天性梅毒未经治疗，无临床症状，而血清反应呈阳性。

三、辅助检查

实验室检查

（1）暗视野显微镜检查　暗视野显微镜检查是一种检查 TP 的方法。取硬下疳、扁平湿疣、黏膜疹的分泌液，在暗视野显微镜下直接观察梅毒螺旋体。每日进行 1 次，连续 3 日，可提高阳性率。对早期梅毒的诊断有十分重要的意义。

（2）梅毒血清学检测

1）非梅毒螺旋体血清试验　这类试验的抗原分为心磷脂、卵磷脂和胆固醇的混悬液，用来检测抗心磷脂抗体。可用作临床筛选，并可作定量，用于疗效观察。①性病研究实验室试验（VDRL test）亦称絮状玻片沉淀反应。此试验易于操作，灵敏度出结果快，可作半定量测定，也可用于大规模普查。出现下疳后 1～2 周即阳性，但约 1/2 的一期梅毒为阴性。二期梅毒阳性率高达 99%，效价亦明显提高，其至因抗体过剩而出现假阴性。经有效治疗则效价下降，甚至消失。晚期梅毒常为低效价阳性，不治疗也可有 20%～30% 自然转阴。脑脊液 VDRL 计验阳性提示有中枢神经系统梅毒。本试验的缺点是有假阳性。假阳性持续时间有长有短，一般以 6 个月为界，小于 6 个月的多为急性病，如非典型肺炎、疟疾、病毒性肝炎、水痘，以及一些细菌性疾病；大于 6 个月的常见于自身免疫性疾患，在 SLE 尚未出现其典型临床症状前，长期 VDRL 阳性确易迷惑临床医师。约有 1/3 的麻醉药成瘾者长期阳性。淋巴瘤患者亦可因假阳性而误诊。在 65 岁以上老年人 1：8 低滴度阳性长期阳性者约有 10%。② VDRL 试验的改良法 快速血浆反应素（rapid plasma regin，RPR）环状玻片试验的试剂中含氯化胆碱，可灭活未加热处理的受检血清，还含有乙二胺四醋酸以防止抗原变性。另外，因加有高纯度的胶体碳，试剂与阳性血清反应产生黑色凝集，便于目测。目前我国推广应用的是不加热血清反应素玻片试验（unheated serum regin，USR），与上述试剂相比基本相同，但不含胶体碳。

2）梅毒螺旋体血清试验　用抗原为螺旋体特异性抗原，直接测定血清中的抗螺旋体抗体，可用以肯定诊断。包括：①荧光密螺旋体抗体吸收试验（fluorescent treponemal antibody absorption test，FTA-ABS）。玻片覆以活的 Nichol 株螺旋体，加上患者的经致病性螺旋体提取物吸收过的血清，然后滴加荧光素标记的抗 IgG，以检测特异性 IgG 型抗体。一般在感染早期即可阳性，晚期梅毒的阳性率为 98%、假阳性率仅 0.18%～0.26%，其缺点是抗梅毒治疗后阳性血清反应仍可保持 10 年，不能作为疗效判断标志。系统性红斑狼疮（SLE）、类风湿性关节炎、伴有高丙球蛋白症的炎症性疾病，以及胆汁性肝硬化可出现假阳性。偶尔遇到反复 FTA-ABS 阳性，无梅毒的临床和组织学证据，也无其他疾病的线索，一个必不可少的检查是脑脊液常规和 VDRL，如有神经梅毒的线索，考虑青霉素试验治疗。②梅毒螺旋体血凝试验（treponema pallidum hemagglutination assay，TPHA）用超声粉碎的 Nichol 株螺旋体悬液作抗原。操作比 FTA-ABS 简单，易定量。感染梅毒后 3～4 周即出现阳性，对潜伏梅毒特别敏感；其缺点是对一期梅毒不如 VDRL 和 FTA-ABS 敏感，治疗后也不易阴转。③梅毒螺旋体制动试验（梅毒螺旋体 I）等。

（3）梅毒螺旋体 -IgM 抗体检测　梅毒螺旋体 -IgM 阳性的一期梅毒患者经过青霉素治疗后，约 2～4 周梅毒螺旋体 -IgM 消失。二期梅毒梅毒螺旋体 -IgM 阳性患者经过青霉素治疗后，约 2～8 个月之内 IgM 消失。由于 IgM 抗体分子较大，母体 IgM 抗体不能通过胎盘，因此如果婴儿梅毒螺旋体 -IgM 阳性则表示已被感染。

（4）脑脊液检查　检查项目应包括细胞计数、总蛋白测定、VDRL 试验及胶体金试验。

四、诊断与治疗

1. 诊断

（1）病史　包括有无不洁性交史，配偶或性伴侣有无梅毒。已婚妇女有无早产、流产、死产史，父母兄弟姐妹有无性病。

（2）体格检查　应做全面检查，对感染时间较短的患者应注意检查其皮肤、黏膜、外阴、肛门、口腔等处。对感染较长的患者除检查皮肤黏膜外还应注意检查心血管系统、神经系统、眼、骨骼等。

（3）实验室检查　暗视野显微镜检查，早期梅毒皮肤黏膜损害可查到梅毒螺旋体。梅毒血清试验，用非螺旋体抗原试验做初试，如阴性，若怀疑为梅毒患者，应进一步检查；如果阳性，结合病史及体格检查符合梅毒，可以确定诊断。

2. 鉴别诊断

（1）硬下疳同固定性药疹的鉴别　固定性药疹多有服用磺胺类等药物过敏史，既往可能有生殖器部位局限性溃疡史。溃疡边界欠清，附近组织水肿，有渗出，瘙痒，停药及抗过敏可迅速痊愈。

（2）硬下疳同生殖器疱疹并发局部感染相鉴别　生殖器疱疹的基本临床过程是局部出现红斑，伴感觉异常，继之形成水疱，数天后破溃，并发细菌感染者溃疡有脓性分泌物，多有既往发病史等。

3. 治疗

（1）治疗原则　越早期治疗效果越好。疗程必须充分，治疗后要定期追踪观察。如有症状复发或血清检测转阳，应加倍剂量复治疗。驱梅治疗首选青霉素，迄今无耐药菌株报道，治愈率在95%以上。对青霉素过敏者可选四环素、红霉素等。部分患者青霉素治疗之初可能发生赫氏反应（Herxheimer reaction），该反应系由于在短期内杀死大量螺旋体，释出较多异性蛋白所致，通常在第一次注射青霉素后数小时到24小时内出现流感样症状，体温上升，全身不适，梅毒性损害暂时加重。内脏和中枢神经系统梅毒症状显著恶化时，可危及生命，因此可由小剂量开始加以防止，必要时治疗前一天开始口服泼尼松5mg，每日3次，连服3日，可减轻反应。

（2）治疗方案的选择

1）早期梅毒　苄星青霉素240万U，分两侧臀部肌内注射，每周1次，共2次即可；或采用普鲁卡因青霉素80万U肌内注射，每日1次，连续10天。青霉素过敏者可选用头孢曲松钠1.0g/d静脉滴注，连续10~14天，或连续口服四环素类药物（多西环系100mg，每日2次；米诺环素100mg，每日2次）15天；或连续服大环内酯类药物（阿奇霉素0.5g，每日1次或红霉素0.5g，每日4次）15天。

2）晚期梅毒　青霉素，剂量同上，疗程15天，总量1 200万U；或用苄星青霉素240万U，每周1次，共3次。青霉素过敏者可用四环素类或大环内酯类药物30天，剂量同上。

3）心血管梅毒　应住院治疗，对于并发心力衰竭者，应控制心力衰竭后再进行抗TP治疗。为避免赫氏反应，抗TP治疗前1天应开始口服泼尼松，连续3天。首先选用水剂青霉素肌内注射，剂量第1天10万U，第2天20万U（分2次），第3天40万U（分2次），第4天起肌内注射普鲁卡因青霉素80万U/d，连续15天为1个疗程，共2个疗程，疗程间歇 2 周。

4）神经梅毒　应住院治疗，为避免赫氏反应，应口服泼尼松（同上）。首先选用水剂青霉素 1 200 万 ~ 2 400 万 U/d，分 4 ~ 6 次静脉滴注，连续 10 ~ 14 天，继以苄星青霉素 240 万 U 肌内注射，1 次 / 周，连续 3 次；或普鲁卡因青霉素 240 万 U/d 肌内注射，同时口服丙磺舒（2.0g/d，分 4 次）连续 10 ~ 14 天，继以苄星青霉素 240 万 U 肌内注射，1 次 / 周，连续 3 次。

5）妊娠梅毒　根据孕妇梅毒的分期不同，采用相应的方案进行治疗，用法及用量与同期其他梅毒患者相同，但妊娠初 3 个月及妊娠末 3 个月内各用一疗程青霉素。青霉素过敏者选用红霉素类药物口服。

6）先天性梅毒　①早期先天性梅毒。脑脊液异常者选用水剂青霉素 10 万 ~ 15 万 U/（kg·d），分 2 ~ 3 次静脉滴注，连续 10 ~ 14 天；或普鲁卡因青霉素 5 万 U/（kg·d）肌内注射，连续 10 ~ 14 天。脑脊液正常者选用苄星青霉素 5 万 U/（kg·d）肌内注射。无条件检查脑脊液者按脑脊液异常者的方案进行治疗。②晚期先天性梅毒。水剂青霉素 20 万 ~ 30 万 U/（kg·d），分 4 ~ 6 次静脉滴注，连续 10 ~ 14 天；或普鲁卡因青霉素 5 万 U/（kg·d）肌内注射，连续 10 ~ 14 天为 1 个疗程，可用 1 ~ 2 个疗程。较大儿童的青霉素剂量不应超过成人同期患者剂量。青霉素过敏者选用红霉素，20 ~ 30mg/（kg·d），分 4 次口服，连续 30 天。

五、预后

1. 早期梅毒　经过规范的治疗，硬下疳可达到根治，二期梅毒疹经规范治疗，皮疹消失，无功能性障碍。

2. 晚期皮肤黏膜、骨、关节梅毒　经规范治疗能够痊愈，形成瘢痕，功能障碍部分得到恢复，有些损害如鼻骨的树胶肿、上腭穿孔等则不能恢复。

3. 心血管梅毒　如出现心力衰竭、心绞痛发生则不能达到根治。主动脉弓降段的梅毒性动脉瘤，经抗 TP 治疗，可使病情稳定，不再恶化。

4. 早期神经梅毒的脑顶部脑膜炎、脑底部脑膜炎、横断性脊髓炎、脑动脉炎如不严重，经治疗后有望全部或部分恢复功能，严重者治疗则多无裨益。

六、预防

1. 控制传染源　性病患者治疗期间应禁止性生活，女性梅毒患者治愈前应避免妊娠。凡与性病患者有过性接触的人，应及时到正规医院皮肤性病科检查，及时发现疾病，及时治疗。

2. 切断传播途径　防止性滥交。使用一次性针头，医疗器械严格消毒。

3. 保护易感人群　个人洁身自好，避免不洁性行为，鼓励采用避孕套性行为。

七、社区管理

1. 筛查与转诊

（1）发现急性尿道炎症状，并有尿道溢脓症状者，要及时转法定性病诊疗机构治疗。

（2）如女性患者外阴红肿明显，前庭大腺及阴道有脓性分泌物者，要及时转上级医院明确诊断。

2．健康宣教与疾病管理

（1）介绍梅毒的传播途径及防范措施，提倡安全性行为，正确使用避孕套。

（2）介绍治疗梅毒药物的性能及用药的方法，强调接受心理疏导的重要性。

（3）向患者介绍配偶接受检查和治疗的重要性。

（4）告诉患者污染物的隔离、消毒方法。

（5）吩咐患者在用药期间应停止性生活。

（6）劝告患者治疗期间卧床休息并且避免食用刺激性食物和饮料。

（高展）

流行性斑疹伤寒

一、概述

流行性斑疹伤寒（epidemic typhus）又称虱传斑疹伤寒，是普氏立克次体（Rickettsia prowazekii）引起，通过人虱为传播媒介而引起的急性传染病。其临床特征为持续高热、瘀点样皮疹、中枢神经系统症状等。本病的存在和流行，与天灾、饥荒、战争有密切的关系，故亦曾被称为"饥荒热""战争热"。随着经济发展及卫生条件改善，其发病率已显著降低。

1．病原学　普氏立克次体为立克次体属，斑疹伤寒群，其基本形态为球杆状，多成对排列，约（0.3~0.6）μm×0.3μm，革兰氏染色阴性，可在鸡胚卵黄囊及组织培养中繁殖。其胞壁组成近似革兰氏阴性杆菌的细胞壁。具有两种抗原：①可溶性耐热型特异性抗原，具有群特异性，可用来区分地方性斑疹伤寒立克次体引起的地方性斑疹伤寒；②可溶性不耐热型颗粒性抗原，具有种特异性，可与斑疹伤寒以外的立克次体病相鉴别。本病原体对热、紫外线及一般化学消毒剂均很敏感，不耐热，56℃、30分钟或37℃、5~7小时均可灭活。对低温和干燥有较强耐力，−30℃以下可保存数月至数年。在干燥的虱粪中能存活数月。

2．流行病学

（1）传染源　患者是唯一的传染源，自潜伏期末1~2日至热退后数日的患者血液均具传染性，而病后第1周传染性最强，一般不超过3周。个别患者痊愈后，体内的立克次体可长期存在于单核巨噬细胞内，当机体免疫力降低时引起复发，称为复发性斑疹伤寒，故患者有可能是病原体的贮存宿主。近年来有人认为东方鼯鼠以及牛、羊、猪等家畜也可能是贮存宿主，但尚待证实。1975年在美国东南部的松鼠体内分离出普鲁娃立克次体。1980—1981年发现该处有15例斑疹伤寒患者均接触过松鼠，但松鼠作为本病传染源的意义尚未肯定。

（2）传播途径　人虱是本病的主要传播媒介，以体虱为主，头虱次之，阴虱虽也可作为媒介，但意义较小。当虱叮咬患者时，病原体随血进入虱肠内入肠壁上皮细胞内增殖，然后进入其肠腔随粪排出，或因虱体被压碎而散出，可通过因瘙痒的抓痕侵入皮肤。干虱粪中的立克次体可成为气溶胶，偶可经呼吸道、口腔或眼结膜感染进入体内。人虱适宜生活于29℃左右，当患者发热或因病重致死后，人虱移至新宿主而引起传播。

（3）人群易感性 人群普遍易感，多数患者病后可获相当持久的免疫力，少数因免疫力低偶可再次感染，另有少部分患者体内潜伏的立克次体再度增殖引起复发。

（4）流行特征 本病多发生于寒冷地区的冬春季节，历史上呈全球性分布，40年代以来，发病已大为减少。但在高原地带仍然有局部流行区，尤以非洲为甚。中华人民共和国成立前有过十多次大的流行，主要发生在北方，病死率高达20%。中华人民共和国成立后随着卫生条件的改善及预防措施的加强，本病基本得到控制，仅有过两次流行高峰，第一次于1951—1952年发生于贵州、四川、云南三省，第二次于1961—1962年发生于黑龙江、吉林和辽宁三省，但病死率明显减少。现在较寒冷地区的农村以及高寒山区仍有本病的散发或小流行。

3. 发病机制及病理改变 普氏立克次体侵入人体后，先在小血管和毛细血管内皮细胞内繁殖，引起血管内皮细胞病变，细胞破裂后，引起立克次体血症。全身脏器小血管内皮细胞感染，引起第二次立克次体血症。同时病原体死后释出大量毒素，引起临床症状。病程第二周出现的变态反应加重病变的发生。病理改变的特点是小血管炎，典型时形成斑疹伤寒结节，即增生性、血栓性或坏死性血管炎及其周围的炎性细胞浸润而形成的肉芽肿。病变遍及全身，以真皮、心肌、脑、脑膜、肺、肝、肾、肾上腺、睾丸等处较著。非特征性改变有支气管肺炎、间质性肾炎、间质性心肌炎、间质性肝炎。中枢神经系统中以大脑皮质、延髓、基底核的损害占重要地位。由于病变重且弥漫，患者在体温下降后，精神神经症状仍延续多日。严重毒血症、心血管功能紊乱、DIC、微循环障碍、肾上腺功能减退等可引起休克甚至死亡。

二、临床表现

潜伏期为10～14天（5～23天），可分为以下临床类型。

1. 典型斑疹伤寒 大多数患者急剧起病。少数患者有疲乏、头痛、头晕、畏寒、恶心等前驱症状，为期2～3日。

（1）发病初期 突发寒战高热，体温在1～2天内迅速上升至39℃以上或更高，第1周呈稽留热，第2周起有弛张热趋势。患者寒战、乏力、头痛剧烈、全身酸痛（以腰部及腓肠肌疼痛较剧），伴颜面潮红，眼结膜充血等全身毒血症状。中枢神经系统症状较明显，且很早出现，患者可有剧烈头痛、头晕、耳鸣及听力减退，也可出现表情淡漠，反应迟钝或烦躁不安。第一周常出现相对缓脉，酷似伤寒。大约90%患者出现脾大，少数患者肝轻度增大。

（2）发疹期 为重要体征。90%以上病例常于第4～5病日出现皮疹，先见于腋下及两肋，1～2天内遍及全身，严重病例手心足底均可见疹，但面部通常无疹。皮疹初为圆形或不规则形浅红斑疹，直径1～4mm，压之褪色，继而变为暗红色或瘀点。多孤立存在，不融合。皮疹常持续1～2周后消退，轻者只存在1～2天，常遗留色素沉着或脱屑，但无焦痂。随着皮疹的出现，病情逐渐加重，体温持续40～41℃，神经精神症状也加重，患者谵妄、嗜睡或昏迷，两手无意识动作（抓空摸被等），大小便失禁，心血管系统症状可有脉搏加快，合并中毒性心肌炎时可有心音低钝、心律失常、奔马律、低血压甚至循环衰竭。呼吸系统可出现咳嗽、胸痛、呼吸急促，两肺底有干湿啰音。也可出现恶心、呕吐、便秘、食量减少、腹胀等消化道症状，也可发生急性肾衰竭。部分病例出现脑膜刺激征。严重者多于第 8 ~ 9 日因循环衰竭或其他并发症而死亡。

支气管肺炎是最常见的并发症，也可发生脓性腮腺炎、中耳炎、心内膜炎、肾炎等，偶可见由血栓形成所引起的坏死或坏疽，可发生于趾、指、阴囊、耳垂、鼻尖等处。

（3）恢复期 如无并发症，高热持续 2 ~ 3 周后，于 3 ~ 4 天内降至正常。神志恢复正常，各种临床症状明显好转，1 ~ 2 周后恢复健康。重症患者高热可持续两周以上，皮疹及神经精神症状极明显，体温恢复正常后，仍可有头晕、耳鸣、耳聋、手颤及乏力等，需要更长的时间才能完全康复，整个病程亦相应延长。

2. 轻型斑疹伤寒 近年来，国内散发病例此型多见，占本病总病例数的 70% 以上。其特点为：①热程短（8 ~ 9 天），热度较低，约 39℃，多为弛张型。②毒血症症状轻，可有明显的头痛和全身疼痛。③常无皮疹，或有数量较少的充血性皮疹，1 ~ 2 日内消退。④神经系统症状不明显，可有较重的头痛、失眠、兴奋等，但很少出现意识障碍和其他神经系统症状。⑤肝脾大者少见。

3. 复发性斑疹伤寒 亦称 Brill-Zinsser 病，国内很少有本病报道，国外多见于东欧居民及美国的东欧移民。初次感染后，立克次体潜伏体内，无任何临床表现，数年或数十年后，一旦机体的免疫功能下降，它能繁殖而致疾病复发。临床特点：①呈轻型经过，弛张热，热程较短（7 ~ 11 日）。②无皮疹，或仅有稀少斑丘疹。③毒血症症状及中枢神经系统症状均较轻，可有头痛。④散发，无季节性，大年龄组发病率高。

三、实验室检查

1. 一般检查 白细胞总数多正常，中性粒细胞增多，嗜酸性粒细胞减少或消失；血小板常减少。尿蛋白常阳性。有脑膜刺激征者脑脊液白细胞和蛋白稍增高，葡萄糖浓度常在正常范围。

2. 血清学检查

（1）立克次体凝集试验 亦称外斐试验（Weil-Felix test），利用变形杆菌的某些菌株的菌体抗原代替立克次体抗原以检测相应抗体的凝集反应，效价在 1 ∶ 160 以上有诊断价值，病程中呈 4 倍以上升高者意义更大。本试验在病程 2 ~ 3 周时效价最高，数周或 3 个月后转阴。但特异度差，不能与地方性斑疹伤寒鉴别，与回归热螺旋体、布鲁氏菌和结核分枝杆菌等发生交叉凝集而出现假阳性。复发型斑疹伤寒亦常呈阴性或仅低滴度反应（≤1 ∶ 40）。

（2）立克次体凝集反应 以本病原体的颗粒抗原与患者血清作凝集反应，特异性强，阳性率高。效价 1 ∶ 40 即为阳性。此方法虽与地方性斑疹伤寒立克次体有一定交叉凝集，但后者效价低，故仍可与地方性斑疹伤寒立克次体相鉴别。然而本试验抗原需要量大，不易普遍应用。

（3）补体结合试验 补体结合抗体在病程第 1 周内即可达有意义的效价（≥1 ∶ 32），第 1 周可有 64% 的阳性率，第 2 周阳性率达 100%，低效价可维持 10 ~ 30 年，故可用于流行病学调查。用可溶性抗原不能鉴别地方性斑疹伤寒，如用颗粒性抗原，则特异度较好。

（4）间接血凝试验 用斑疹伤寒立克次体可溶性抗原致敏绵羊或家兔的红细胞，进行微量间接血凝试验，其灵敏度较外斐反应高 4～32 倍，特异度高，与其他群立克次体无交叉反应，便于流行病学调查及早期诊断，但不能与地方性斑疹伤寒相鉴别。斑点酶染色法、葡萄球菌 A 蛋白协同凝集试验有简易、快速、灵敏等优点，可用于鉴定斑疹伤寒立克次体。

（5）间接免疫荧光试验　用两种斑疹伤寒立克次体作抗原进行间接免疫荧光试验，特异度、灵敏度高，不但可鉴别流行性与地方性斑疹伤寒，还能分别测定特异性 IgM 及 IgG 两种抗体，有早期诊断价值。

3. 病原学检查　一般不用于临床诊断。取发病 5 日内的早期患者血液接种雄性豚鼠腹腔，10 天豚鼠发热，阴囊轻度发红，取其睾丸鞘膜和腹膜刮片或取脑，肾上腺，脾组织涂片染色镜检，可在细胞质内查见大量立克次体。亦也可将血液标本接种于鸡胚卵黄囊或组织细胞培养中以分离病原体。

4. 核酸检测　用 DNA 探针或 PCR 方法模拟天然 DNA 的复制过程，在体外进行特异性 DNA 扩增，特异度好、快速、灵敏，有助于早期诊断。

四、诊断与治疗

1. 诊断　流行病学资料，即当地有斑疹伤寒流行或 1 个月内去过流行区，以及与虱子接触史对本病诊断很有意义。患者突起高热，第 4～5 病日出现较多皮疹，伴有头痛等神经系统症状，外斐反应 OX19 效价双份血清有 4 倍以上升高者应考虑本病。有条件也可加做其他血清学试验。

2. 鉴别诊断

（1）其他立克次体病　恙虫病有焦痂和淋巴结肿大，有一定的地区性分布，立克次体凝集试验阳性，立克次体凝集试验及补体结合试验的特异反应可作鉴别。Q 热除发热及头痛外无皮疹，主要表现为间质性肺炎，贝纳立克次体的血清学试验阳性，立克次体凝集试验阴性。

（2）伤寒　多发生于夏、秋季，起病缓慢，全身中毒症状轻，皮疹出现晚，特征性表现是出现淡红色玫瑰疹，多见于胸腹，数量少；可有相对缓脉。白细胞减少，肥达反应阳性，血和 / 或骨髓培养出伤寒杆菌可确诊。

（3）回归热　体虱传播，有典型的回归热型，全身酸痛剧烈，肝、脾肿大，皮疹少见；发热时患者血液和骨髓涂片可见螺旋体。回归热与斑疹伤寒可混合感染，应特别留意。

（4）钩端螺旋体病　夏、秋季节发病，有疫水接触史。可有黄疸、出血或咯血，腓肠肌压痛明显，腹股沟和 / 或腋窝淋巴结肿大，无皮疹钩端螺旋体补体结合试验或显微镜下凝集试验阳性。乳胶凝集试验有助于早期诊断。

（5）流行性出血热　有明显的区域性。典型患者有发热期、低血压休克期、少尿期、多尿期和恢复期 5 期经过。以发热、出血、休克和肾损害为主要表现，血清检测特异性 IgM 抗体可确诊。

3. 治疗

（1）一般治疗　卧床休息，注意口腔清洁，定时翻身，防止肺部并发症及褥疮。供给足够的热量，半流质饮食，维持水、电解质平衡，每日摄入水量应在 3 000ml 左右，必要时可静脉补液。高热患者可行物理降温，慎用退热剂，以防大汗虚脱。剧烈头痛者可给予止痛镇静剂。有严重毒血症症状伴低血容量者可考虑补充血浆、低分子右旋糖酐等，并短期应用肾上腺皮质激素。如有继发感染，应注意抗生素的选择。

（2）病原治疗　病原治疗是本病的主要治疗措施。首选四环素类抗生素，剂量每日1.5～2.0g，小儿25～50mg/（kg·d），分3～4次口服，通常于24～48小时可退热，毒血症亦随之好转，体温正常后继续服药1～2日；不能口服者，可静脉内给药（成人每日不超过1.5g）。若用强力霉素，可使用单剂量1次顿服200mg，或3日疗法，即每日3次，每次100mg，共服3日。上述药物可与甲氧苄啶（TMP）同用，剂量200mg/d，2次分服。氯霉素也有效，因有骨髓抑制而不作为首选。磺胺类药物可加重病情，禁止应用。抗生素只能抑制而不能杀死立克次体，病原体的彻底清除，有赖人体免疫功能的恢复。早期开始抗生素治疗，患者不能形成足够的免疫功能以抑制剩余立克次体的繁殖，易致复发。

五、预后

预后与病情轻重、年龄、治疗早晚、有无并发症等有关。由于有效的抗生素疗法，已使本病病死率下降至1.4%。有严重毒血症、显著精神神经症状、泛发皮疹（或紫癜）、休克、肾衰竭等并发症者，预后常不良。老年人、孕妇预后不良，儿童则病情轻且很少死亡。

六、预防

改善卫生条件、个人卫生知识的普及、灭虱是预防本病的最为重要的措施。

1. 管理传染源　早发现、早治疗患者，并对其进行灭虱处理。灭虱方法是：给患者剃发、沐浴及更衣，剃下的头发应即焚烧，衣服亦应及时灭虱和消毒。不能剃发者可用1∶10百部煎液或666粉剂揉头发，并包裹以发挥作用。密切接触者医学观察21天。

2. 切断传播途径　防虱、灭虱是关键。加强卫生宣教，勤沐浴更衣。发现患者后，同时对患者及接触者进行灭虱。并在7～12日后复查1次，必要时重复灭虱。

3. 保护易感者　疫苗接种有一定效果，但不能代替灭虱。疫苗只能减轻病情，而不能明显降低发病率。对疫区居民及新入疫区人员进行疫苗接种，国内常用鼠肺灭活疫苗，效果尚好。第1年注射3次，以后每年加强1次，6次以上可获较持久的免疫力。口服强力霉素，每周1次，每次200mg，共服2～4周，亦有可能预防普氏立克次体之感染，但必须在前2周内监测体温，因为药物可以掩盖早期感染而延迟其发病症状。起病后重复服用强力霉素是有效的。新一代的DNA疫苗将有望控制流行性斑疹伤寒。

七、社区管理

全科医师应对流行性斑疹伤寒患者给予随访管理，直至患者恢复健康，同时需加强卫生宣教，勤沐浴更衣。

（高展）

第七章　**传染病健康教育**

　　健康教育是预防控制传染病的重要措施和重点工作内容，在提高公众应对传染病防控意识和防控能力，帮助公众做好传染病预防控制、自我防护和心理调适等方面具有十分重要的作用。《中华人民共和国传染病防治法》规定："国家开展预防传染病的健康教育""各级人民政府组织开展群众性卫生活动，进行预防传染病的健康教育，倡导文明健康的生活方式，提高公众对传染病的防治意识和应对能力"。因此，要根据传染病流行的自然因素和社会因素，深入开展传染病健康教育与健康促进，以加强传染病防控工作。

第一节 健康教育概述

健康教育与健康促进是改善公众生活方式及影响健康的社会、经济和环境因素，是维护和促进健康最经济有效的措施，也是提升全民健康素养和健康水平的重要策略。我国卫生与健康工作方针提出："坚持预防为主，深入开展爱国卫生运动，倡导健康文明生活方式，预防控制重大疾病。"因此，通过健康教育与健康促进活动，传播健康科普知识，开展健康行为干预，以帮助人们养成有益于健康的行为和生活方式，维护和促进公众健康。

一、健康教育

健康教育（health education）是通过有计划、有组织、有系统的社会和教育活动，促使人们自愿的改变不健康行为和影响健康行为的相关因素，消除或减轻影响健康的危险因素，预防疾病，促进健康和提高生活质量。通过健康教育，面向城乡居民大力普及健康知识和技能，引导人民群众树立科学的健康观，提升人民群众的健康知识水平和自我保健技能，提高人民群众应对健康问题的能力，最终的目标是提升全民健康水平。

健康教育的核心问题是促使个体或群体改变不健康的行为和生活方式，尤其是组织的行为改变。改变行为与生活方式是复杂的过程，受社会习俗、文化背景、经济条件、卫生服务等影响，更广泛的行为涉及生活状况，如居住条件、饮食习惯、工作条件、市场供应、社会规范、环境状况等，因此，要改变行为还必须增进健康行为的相关因素，如获得充足的资源、有效的社区领导和社会的支持以及自我保健的技能等，此外还要采取各种方法帮助公众了解他们自己的健康状况并做出科学的选择以改善他们的健康。因此健康教育必须是有计划、有组织、有系统的教育过程，才能达到预期的目的。健康教育是连续不断的学习过程，一方面是通过人们自我学习或相互学习取得经验和技能，另一方面是通过有计划、多部门、多学科的社会实践中获取经验。健康教育活动已经超出了保健的范畴，它包括整个卫生体系和卫生服务的开展以及非卫生部门如大众媒介、社区等许多涉及卫生问题的部门。因此健康教育不仅是教育活动也是社会活动。健康知识的传播是十分必要的，但当个体和群体做出健康选择时，更需要得到有利于健康的政策、经济、社会、文化和环境的支持、自我保健技能的掌握、可获得的卫生服务等。

（一）健康教育的特点

健康教育具有多学科性和跨学科性，健康教育不但具有自然科学的特征，而且也具有社会科学的特点。其目标是围绕人的行为和生活方式而确立的，所以改变人们的不健康行为和生活方式，帮助建立有利于健康的行为和生活方式是健康教育的重要工作目标。健康教育首先要把改变其行为和生活方式作为工作的重点，必须通过各种方式进行健康信息传播、教育和干预来促使人们的行为发生改变。同时，健康教育必须开展效果的评价，全面的、完整的健康教育项目应该从科学的设计开始。健康教育是健康教育工作者通过深入到人群和社区中去调查，发现人群和社区存在的健康问题后进行诊断、分析，确立健康教育项目的主要内容、方向和目标。当健康教育项目有计划、有组织、系统地和完整地实施完成后，对其实施过程和效果进行评价也是健康教育的另一项重要内容。

（二）健康教育的作用

1. 帮助公众建立健康的生活方式　健康教育是通过信息传播、认知教育和行为干预，帮助个人或群体掌握卫生保健的知识和技能，树立正确的健康观，自愿采纳和接受有利于健康的行为和生活方式来达到增进健康的目的。知识是行为的基础，但由知识转变成行为尚需要具备一定的外部条件。健康教育除了传播知识外还要创造条件满足知识转变成行为需要的外界条件。健康教育的作用就在于把健康知识转变成健康行为，因此健康教育工作者除了具备相关的专业知识外，也需要健康传播和行为干预技术和方法。

2. 有效预防慢性非传染性疾病　不良生活方式直接或间接地影响到多种慢性非传染性疾病，如高血压、冠心病、肥胖、糖尿病、恶性肿瘤、高脂血症、高胆固醇血症等。当今有45%～47%的疾病与行为和生活方式有关，而死亡的因素中有60%与行为和生活方式有关。只有通过健康教育才能达到预防、控制慢性非传染性疾病的目的。

3. 有效预防与行为相关的传染病　当今流行严重的某些传染病虽然是病原微生物感染引起的结果，但也与人类生活方式和行为方式密切相关。例如艾滋病、性传播疾病、伤寒、痢疾、病毒性肝炎和非典型肺炎等传染病就直接与不良生活方式相关。运用健康教育手段广泛传播艾滋病预防知识，干预高危行为，是预防控制艾滋病的有效措施。即使以后研制出了艾滋病疫苗，通过健康教育建立健康行为仍然是预防艾滋病不可缺少的重要手段。另外，控制其他的行为相关传染病也是如此，比如生吃、半生吃不洁食品引起伤寒、痢疾、病毒性肝炎，把住病从口入关十分重要。

4. 满足全社会对卫生保健的需要　经济的发展、人民生活和教育水平的提高，使人们的健康需求也从有病能够获得治疗，发展到对医疗卫生保健服务要求的提高，及健康知识的普及、健康技能的培训、自我健康管理和疾病预防技术需求的不断增长。此外，人们也越来越重视心理健康，不仅要求身体避免遭受疾病的侵袭，而且也希望能够在精神和心理方面获得帮助和指导。要满足全社会人群的这种需求只有通过全民健康教育才能得到根本的解决。

二、健康促进

健康促进（health promotion）的概念比健康教育更为广义。1986年世界卫生组织在加拿大渥太华召开的第一届国际健康促进大会发表的《渥太华宪章》中指出："健康促进是促使人们提高、维护和改善他们自身健康的过程。"而美国健康教育学家格林教授将健康促进定义为："健康促进包括健康教育及能促使行为与环境有益于健康改变的相关政策、法规、组织的综合。"因此健康促进是把健康教育和有关组织、政治、经济和法规政策干预结合起来促使行为和环境改变，来改善和保护人们健康的一种综合性策略。只有把健康教育同强有力的政府承诺和政策支持相结合，才能获得预期的效果。政府的承诺和支持实质上就是从政策、法律、组织、管理、财政等方面，创造有利于健康的条件，保证其全面实施和完成。这就是健康促进的本质。健康教育在健康促进中起基础性作用，这不仅是因为健康教育在促进个体行为改变中起重要作用，而且对于激发领导者拓展健康教育的政治意愿、促进公众的积极参与以及寻求社会的全面支持，促成健康促进氛围的形成都起着极其重要的作用，没有健康教育也就没有健康促进的基础。

（一）健康促进五个主要领域

1. 制定健康的公共政策　健康促进超越了医疗卫生保健的范畴，它把健康问题提到了各个部门、各级领导和全社会的议事日程上，使每一个组织和个人了解他们的决策对健康的影响并唤起他们承担健康的责任。健康的公共政策由多样而互补的各方面综合而成的，它包括政策、法规、财政、税收和组织改变等。

2. 创造支持性环境　人类与其生存的环境是密不可分的，这是对健康采取社会－生态学方法的基础。健康促进在于创造一种安全、舒适、满意、愉悦的生活和工作条件。任何健康促进策略必须积极提出保护自然资源、保护生态环境，同时创造良好的社会环境。

3. 强化社区的行动　健康促进工作是通过具体和有效的社区行动，包括确定需优先解决的健康问题、做出决策、规划设计、制定策略及组织执行，以达到促进健康的目标。在这一过程中核心问题是赋予社区以当家作主、积极参与和主宰自己命运的权利。

4. 发展个人的技能　健康促进通过提供信息、健康教育和提高生活技能以支持个人和社会的发展，这样做的目的是使公众能更有效地维护自身的健康和他们的生存环境，并做出有利于健康的选择。

5. 调整卫生服务方向　卫生部门的作用不仅仅是提供临床与治疗服务而必须坚持健康促进的方向。调整卫生服务方向也要求向更重视卫生政策研究及专业教育与培训的方向转变，并立足于把一个完整的人的健康总需求作为服务对象，实现"全人全程全方位"的服务，积极主动提供均等化的基本医疗和基本公共卫生服务。

（二）健康促进的策略

1. 倡导（advocacy）　倡导政策支持（卫生部门和非卫生部门对公众的健康需求和有利于健康的积极行动负有责任），激发公众对健康的关注，促进卫生资源的合理分配并保证健康作为政治和经济的一个组成部分，倡导卫生及相关部门努力满足群众的健康需求和愿望、积极提供支持环境和方便，使公众更容易做出健康选择。

2. 赋权（empowerment）　健康是基本人权，健康促进的重点是在于实施健康方面的平等，取消目前存在的资源分配和健康状况的政策差异，保障人人都有享受卫生保健的机会与资源。应对个人赋权，给公众提供正确的健康观念、知识和技能，促使他们能够正确地、有效地控制那些影响自己健康的有关决策和行动的能力，解决个人和集体的健康问题，在选择健康措施方面能获得稳固的支持环境（包括健康知识、生活技能和机会）。

3. 协调（mediation）　需要协调所有相关部门（政府、卫生和其他经济、社会管理部门、非政府与志愿者组织、地区行政机构和社区、企业和媒体）的行动，各专业部门与社会团体及卫生人员的主要责任是协调社会不同部门共同参与卫生工作，组成强有力的联盟和社会支持系统，共同协作实现健康的目标。

（三）健康促进的基本特征

1. 健康教育是以健康为中心的全民教育，需要社会公众自觉参与，通过自身认知态度和价值观念的改变，采取有益于健康的行为和生活方式。从原则上讲，健康教育最适于那些有改变自身行为愿望的人群。健康促进是在组织、政治、经济、法律上提供支持环境，对行为改变的作用比较持久，并且带有约束性。

2．健康促进涉及整个人群和人们社会生活的各个方面，不仅仅限于某一部分人群或不仅仅针对某一疾病的危险因素。

3．在疾病的三级预防中，健康促进强调一级预防甚至更早阶段，即避免暴露于各种行为、心理、自然和社会环境的危险因素之中。

4．公众的健康知识和观念是主动参与的关键。通过健康教育激发领导者、社区和个人参与的愿望，营造健康促进的氛围。因此，健康教育是健康促进的基础，健康促进如果不以健康教育为先导，则如无源之水，无本之木。

5．健康促进融客观的支持和主观参与于一体，因而不仅包括了健康教育的行为干预内容，还强调行为改变所需的组织、政策、经济、法律支持等各项策略。这就表明健康促进是一个系统工程，不仅是卫生部门的事业，更是全社会参与和多部门合作的社会系统工程。

（四）健康促进的核心策略

健康促进的核心策略是社会动员，社会动员不仅在把健康目标转化为社会目标方面与健康促进完全一致同时它采取的一系列综合的、高效的动员社会、政治和群众方面的策略。与健康促进策略也是不可分割的整体，体现了先进的公共卫生理念。

1．社会动员的概念　联合国儿基会给社会动员做如下定义：社会动员（social mobilization）是一项人民群众广泛参与，依靠自己的力量，实现特定的社会发展目标的群众性运动，是一寻求社会改革与发展的过程，它以人民群众的需求为基础，以社区参与为原则，以自我完善为手段。

2．社会动员的层次

（1）领导层的动员　大力宣传，积极主动争取各级领导从政策上的支持，增加"健康投资"，保证提供必需的卫生资源，制定正确的方针、政策并且督导执行。领导层动员的具体措施包括：为人大代表和政协委员的提案、建议提供事实和数据，向政府领导游说、汇报，举行学术交流会等活动并向媒体通报、向社会宣传。

（2）社区、家庭、个人参与的动员　应大力开发和动员社区的决策者，使之充分了解各种社会卫生项目的意义和方法；发挥家庭成员在健康促进、健康保护中的作用；认识到人人有权享受基本卫生保健，同时又有义务参与。要提供有关的知识和技术，促使个人和家庭参与社区的项目规划、设计、和评价。动员社区、家庭和个人参与的最佳途径是健康教育。

（3）非政府组织的动员　工会、共青团、妇联、宗教团体（尤其在少数民族地区）和民间组织的作用不容忽视，应提高关键人物的认识，让其向公众宣传卫生项目的意义。

（4）动员专业人员参与　医疗卫生专业人员，尤其是基层卫生工作者是卫生服务的提供者，直接影响人们的健康意识和健康行为，他们的参与至关重要。应加强对专业人员的培训，提高其健康教育的技术水平，明确其职责、权利和义务。

三、健康素养

健康素养是近年来在健康教育与健康促进方面研究的一个新的领域。它既是健康教育和健康促进的目标，又可以衡量健康教育和健康促进工作的结果或产出，越来越多的证据证明其具有核心作用。

健康素养（health literacy）是指个人获取和理解健康信息并运用这些信息维护和促进自身健康的能力。公民健康素养包括三个方面内容：基本知识与理念、健康的生活方式与行为、基本技能。美国国家医学图书馆健康素养的定义是：健康素养是个体获取、理解、处理基本的健康信息和服务，并做出适当的卫生健康决策的能力。世界卫生组织提出了提高和改善个人能力及健康行为的定义：健康素养代表着认知和社会技能，这些技能决定了个体具有动机和能力去获得、理解和利用信息，从而促进和维持健康。健康素养不仅是个体具备的信息获取、理解、决策和其他在卫生保健系统运用自如、维护和促进自身健康所具备的综合能力，而且健康素养是个人能力、文化因素、医疗环境乃至整个社会环境的综合能力。健康素养是健康的重要决定因素，直接影响到人的生命和生活质量，进而影响社会生产力的水平和整个经济社会的发展。提升人民群众的健康素养，有利于人民群众树立科学的健康观念和健康意识，有利于提高人民群众的健康知识水平和自我保健技能，有利于增强人民群众应对健康问题的能力，推动全民健康水平和生命质量的提升。

在预防控制传染病过程中，以传播健康知识和推广健康行为为目标的健康教育活动显得尤为重要。基于公共卫生学视角，从传染病相关知识、行为和技能三个维度，提出了传染病健康素养的概念。传染病健康素养可以用作传染病防控的重要指标，应用于健康教育与健康促进活动的全过程，评价传染病健康教育相关活动的实施过程和实施效果，以了解当地居民传染病相关知识知晓率和行为形成率现状，及时发现主要问题，作为健康干预的重点。因此传染病健康素养应作为传染病防控重点指标之一，在将来的传染病（尤其是新发传染病）防控中发挥更大的作用。

（徐水洋　黄玉）

第二节　健康教育常用理论与传播方法

健康教育与健康促进具有独特的学科体系，构建在生物学、行为学、社会学、传播学和公共卫生等的基础上，是多学科实践、原则和概念的综合。

一、健康相关行为

（一）行为与健康行为

1. 行为　人的行为是具有认知、思维能力、情感、意志等心理活动的人，对内外环境因素做出的能动反应，这种反应可能是外显的，能被他人直接观察到；也可能是内隐的，不能被直接观察，而需要测量及观察外显行为来间接了解。人类行为由5个因素基本要素构成：行为主体、行为客体、行为环境、行为手段和行为结果。

2. 行为的分类　人的行为有本能行为和社会行为两大类。人的生物属性决定人类各种本能行为，如摄食行为、性行为、睡眠行为、自我防御行为等。人的社会属性决定人的社会行为。人的社会存在决定人的思想意识，思想意识又决定人的行为。除了本能行为以外，人在后天习得的行为都是具有社会属性的行为。

3. 健康相关行为　健康相关行为是指个体或团体与健康和疾病有关的行为，按照行为者对自身和他人健康状况的影响，健康相关行为一般可分促进健康行为和危害健康行为。

（1）促进健康行为（health-promoted behavior）　促进健康行为是个人或群体表现出的、客观上有利于自身和他人健康的一组行为。

正常人的促进健康行为表现为不同的方面。其一为基本健康行为，指人们日常生活中的合理营养、平衡膳食、适量睡眠、积极锻炼。其二为保健行为，指合理应用医疗保健服务，如定期体检、预防接种等。其三为主动地避开环境危害的行为以及预防事故的发生和事故发生后能正确处理的预警行为等。

（2）危害健康行为　危害健康的行为是偏离个人、他人和社会健康期望，不利于健康的行为。危害健康行为的基本方面是不良生活方式与习惯，系指某些习以为常的、对健康有害的行为习惯，如吸烟、酗酒、缺乏体育锻炼；高脂、高糖、低纤维素饮食；偏食、挑食和过多吃零食；嗜好含致癌物的食品以及不良进食习惯等。有人将致病性行为模式也归于危害健康的行为之中。

（二）健康相关行为理论

目前学术界公认的若干种理论都能够较好地解释人类行为。健康行为是人类行为的一种类型，这些理论是解释健康行为的基础，是健康行为的基础理论。

1. "知信行"理论模型　知信行是知识、信念和行为的简称，健康教育的知-信-行（KAP）模式实质上是认知理论在健康教育中的应用。知信行理论认为：卫生保健知识和信息是建立积极、正确的信念与态度，进而改变健康相关行为的基础，而信念和态度则是行为改变的动力。只有当人们了解了有关的健康知识，建立起积极、正确的信念与态度，才有可能主动地形成有益于健康的行为，改变危害健康的行为。

但是，要使知识转化为行为，仍然是一个漫长而复杂的过程，有很多因素可能影响知识到行为的顺利转化，任何一个因素都有可能导致行为形成改变的失败。知识、信念与态度是行为产生的必要条件，但有了前者并不是一定导致后者。在促使人们健康行为的形成、改变危害健康行为的实践中，只有全面掌握知、信、行转变的复杂过程，才能及时、有效地消除或减弱不利影响，促进形成有利环境，进而达到改变行为的目的。

2. 健康信念模式　健康信念模式用于解释人们的预防保健行为，特别是分析哪些因素影响人们遵从医学建议的行为。该理论强调感知在决策中的重要性，是运用社会心理学方法解释健康相关行为的理论模式。该理论认为信念是人们采纳有利于健康的行为的基础，人们如果具有与疾病、健康相关的信念，他们就会采纳健康行为，改变危险行为。

在健康信念模式中，是否采纳有利于健康的行为与下列因素有关。

（1）感知疾病的威胁　对疾病威胁的感知由对疾病易感性的感知和对疾病严重性的感知构成。对疾病易感性和严重性的感知程度高，即对疾病威胁的感知程度高，是促使人们产生行为动机的直接原因。

1）感知疾病的易感性　指个体对自身患某种疾病或出现某种健康问题的可能性的判断。人们越是感到自己患某疾病的可能性大，越有可能采取行动避免疾病的发生。

2）感知疾病的严重性　疾病的严重性既包括疾病对躯体健康的不良影响，如疾病会导致疼痛、伤残和死亡，还包括疾病引起的心理、社会后果，如意识到疾病会影响到工作、家庭生活、人际关系等。人们往往更有可能采纳健康行为，防止严重健康问题的发生。

（2）感知健康行为的益处和障碍

1）感知健康行为的益处　指个体对采纳行为后能带来的益处的主观判断，包括保护和改善健康状况的益处和其他边际收益。一般而言，人们认识到采纳健康行为的益处，或认为益处很多则更有可能采纳该行为。

2）感知健康行为的障碍　指个体对采纳健康行为会面临的障碍的主观判断，包括行为复杂、时间花费、经济负担等。感觉到障碍多，会阻碍个体对健康行为的采纳。

因此，个体对健康行为益处的感知越强，采纳健康行为的障碍越小，则采纳健康行为可能性越大。

（3）自我效能　自我效能是个体对自己能力的评价和判断，即是否相信自己有能力控制内、外因素而成功采纳健康行为，并取得期望结果。自我效能高的人，更有可能采纳所建议的有益于健康的行为。

（4）其他　有些人口学、社会心理等因素可能会影响人们的知觉，从而间接影响到健康行为，尤其是人口学因素中教育背景特别重要。

3. 理性行动理论和计划行为理论

（1）理性行动理论　1967 年由 Fishbein 提出的，该理论首次建立了行为信念、行为态度、行为意向和行为之间的联系，并把人们对与健康行为有关态度分为对最终目标的态度和对行为本身的态度。理性行动理论认为，行为发生与否的最重要影响因素是人们的行为意向，即是否有意图或打算采取行动；而行为意向则由两个基本因素所决定：个体对行为的态度和主观行为规范准则。

（2）计划行为理论 计划行为理论是在理性行动理论的基础上发展起来的，该理论在解释行为时增加了控制能力这个变量。计划行为理论的基本思想是行为不仅取决于人们采纳某行为的意向或意愿强度，还取决于其对个人因素和外在因素的控制能力。当个人对自身的控制能力有信心时，更有助于行为意向转化为行为。控制能力由控制信念和感知能力构成。控制信念指个体对采纳某种行为的自信心；感知能力指个体对采纳行为过程中困难和难度的察觉能力。当个体能比较准确地认识到采纳行为的困难，又有信心、有办法克服困难，才能实现行为。

4. 群体动力论 群体动力论借用了力学原理来解释群体对群体中个体的影响，进而揭示群体行为的特点。社会心理学家 Kurt Lewin 认为，人们结成群体后，个体间会不断相互作用、相互适应，从而形成群体压力、群体规范、群体凝聚力、群体士气等，既影响和规范群体中个体的行为，也最终影响群体行为。

5. 组织变化阶段理论 组织变化阶段理论关注的核心是组织在变化过程中必须经历的阶段以及各阶段影响变化的因素和措施。该理论最早也由 Lewin 于 1951 年提出以后的近 30 年间得到不断丰富和完善，形成了 Beer 等描述的包括 7 个阶段的模式：①认识到组织中存在的问题，并意识到组织的行为已经不能满足组织发展的需要；②提出解决问题的策略和方法；③评估各种策略、方法的可行性、预期结果、成本与效益等；④进行决策，明确实施哪些行为改变才能更好满足组织的需要；⑤开始尝试组织行为的变化；⑥行为改变全面铺开，并为这种组织的改变配置资源；⑦将变化以组织运行机制的方式确定下来，实现变化的可持续性。

（三）健康相关行为的干预与矫正

改变个体和群体的健康相关行为，是健康行为学重要的目的之一。对个体和群体的不利于健康的行为实施干预与矫正，也是健康教育与促进中的重要手段。

1. 健康相关行为转变的步骤 要使人的行为向着有利于健康的方向转变，需要通过教育者和受教育者两方面的共同努力。行为转变成功的步骤包括：

（1）教育者和受教育者对促进健康行为、危害健康行为有明确的认识，即明确意识到哪些行为有益于健康，哪些行为对健康有害。

（2）教育者和受教育者了解健康行为对健康有哪些好处，益处有多大；危险行为对健康有哪些害处，危害程度如何。

（3）教育者提倡、鼓励人们采纳健康行为、改变危险行为；受教育者有采纳健康行为、改变危险行为的愿望，并决心采取行动。

（4）教育者帮助受教育者掌握行为改变的方法；受教育者明确目标，按照行为改变的方法去做。

（5）教育者加强对健康行为的强化和督促；受教育者巩固和发展有益于健康的行为。

2. 群体行为干预 在促使某一特定人群形成健康行为、改变危险行为的过程中，群体行为的综合干预是通常使用的手段，干预机制包括以下内容。

（1）政策倡导 政策、法规、制度等是群体行为的根本原则与依据，因此对于群体行为的改变有着重要影响。为此，需要利用文件报告、数据分析、典型案例、媒体呼吁等策略和活动积极影响策者，以制定有益于健康的公共政策，并使群体行为干预得到组织、资源、舆论等方面的支持。

（2）目标人群行为干预　改变群体行为需要从群体中的每个个体和整个群体两方面入手，尤其应充分利用群体有群体目标、组织、规范等的独特优势。通常采用的人群干预方法有以下几种。①信息传播。利用大众媒体、培训与讲座、分发宣传材料等方法，向目标人群传播有关疾病与健康、如何改变行为等信息，为行为转变奠定基础。②心理支持与压力。群体成员之间往往具有亲密的关系，每个成员有群体归属感和集体荣誉感。在这样的群体环境下，率先改变行为的个体可能成为群体中的骨干，起到示范与带动他人共同行动的作用。另一方面，由于归属感和集体荣誉感的存在，群体成员会影响群体规范的制约，形成群体压力。这种支持与压力的联合作用，能有效地促使群体中的个体形成健康行为，改变危险行为。③竞争与评价。在群体间引入竞争与评价机制，利用群体凝聚力激发群体的强大力量，促使群体成员健康行为的形成与巩固。评价可以总结成功的经验，发现存在的问题，激励行为干预取得良好效果的群体，督促还存在差距的群体，最终达到增进健康的目的。

（3）环境改善　环境包括物资环境条件和社会环境。①改善环境条件：环境条件的改善是行为干预中必须考虑的因素之一，如果没有环境条件的支持，即使人们已经做出了改变行为的决定，也会由于环境条件的制约而无法实施。②社会支持与制约：通过社会舆论的倡导，形成关注健康，支持促进健康行为的社会氛围和群体氛围；约束既不利于自身健康，又对他人健康造成损害的行为。

3. 个体行为矫正　行为矫正指的是按照一定的期望，在一定条件下采取特定的措施，促使矫正对象改变自身的特定行为的行为改变过程。行为矫正由三方面要素构成：行为矫正对象、行为矫正环境和行为矫正过程。根据矫正对象对行为指导的态度，行为矫正对象分为3类，分别为需要型、冷漠型和无需要型。行为矫正环境包括行为指导者、矫正场所和矫正时机，其中行为指导者可以是健康教育者、医生、护士、教师、矫正对象的亲友等；矫正场所可以不固定，但大多数行为矫正的场所是固定的，便于对行为矫正效果进行观察、记录和评价；选择行为矫正的时机也很重要，在易诱发行为表现的特定时机进行行为矫正，容易取得最佳的行为矫正效果。行为矫正过程就是为矫正技术的选择和实施过程，其核心是针对矫正对象的具体行为来选择矫正技术。

行为矫正技术是用于矫正各种危害健康的行为，指导建立有益于健康的行为。在健康教育领域内运用较多的行为矫正技术有脱敏疗法、厌恶疗法、示范疗法和强化疗法等。

（1）脱敏疗法　脱敏疗法又可分为系统脱敏疗法、接触脱敏疗法和自身脱敏疗法等主要用于消除个体因对某种因素过于敏感而产生的不良行为表现，如恐怖症、焦虑症和紧张症等。该方法以认知原理为基础，在矫正中有目的、循序渐进地主动提供这一刺激因素，适时修正个体对刺激因素的错误认知，再通过反复的操作、强化，就可以达到消除这种过于敏感行为的目的。

（2）厌恶疗法　厌恶疗法的基本做法是每当矫正对象出现目标行为或出现该行为的欲望冲动时，就给予矫正对象一个能引起负性心理效应的恶性刺激。反复作用后，在矫正对象的内心就会建立起该行为与恶性刺激间的条件反射，引起内心的由衷厌恶，直至消除该目标行为。厌恶疗法常用于矫正各种成瘾行为、强迫症、恐怖症和异常癖好等，如吸毒、酗酒、吸烟。厌恶疗法在使用时首先应注意持续性、强度的适宜性和矫正原理的保密性。

（3）示范疗法　示范疗法在应用时，将所要形成的健康行为或所要改变的危险行为分解成不同阶段或不同表现，设计相应的模拟场景，让行为矫正对象扮演其中角色或观察角色行为，身临其境模仿角色的示范，从而形成自己的行为。

（4）强化疗法　强化疗法是一种在行为发生后通过正强化或负强化来矫正行为的方法。通常的做法是当矫正对象表现出有益于健康的行为时，对矫正对象施以正强化，去肯定和巩固健康行为。正强化的形式有口头表扬、代币奖励、物质/货币奖励等。反之，当矫正对象表现出对健康有危害的行为时，对其施以负强化，使矫正对象由于逃避负强化而放弃不利于健康的行为，但负强化的使用应慎重。

二、健康传播基本方法

（一）传播的概念

1. 传播　通常是指人与人之间通过一定的符号和媒介进行的信息交流与分享，是人类普遍存在的一种社会行为。传播具有社会性、普遍性、互动性、共享性、符号性、目的性等基本属性。

2. 健康传播　是健康教育与健康促进的重要策略和干预手段，也是一般传播行为在卫生领域的具体和深化，健康传播具有一切传播行为的共有特征，并有其独自特点和规律。

（二）传播模式及其基本要素

传播结构（communication construction）是指包括从传播者端到受传者一端之间构成的各种传播关系的总和。为了让大家了解复杂的传播现象、传播结构和传播过程，传播学家采用简化而具体的图解模式来对传播进行描述，解释和分析，以求揭示传播结构内各因素之间的相互关系，这就是传播模式。

1. 五因素传播模式　传播学家提出了"一个描述传播行为的简便方法，就是回答下列5个问题：①谁（who）？②说了什么（says what）？③通过什么渠道（through what channel）？④对谁（to whom）？⑤取得什么效果（with what effect）？"这就是被誉为传播学研究中经典的传播过程的文字模式，即拉斯韦尔五因素传播模式（又称5W模式）。

这个五因素传播模式把繁杂的传播现象用五个部分高度概括，虽然不能解释和说明一切传播现象，但抓住了问题的主要方面，不但提出了一个完整的传播结构，还进而提出了五部分的究范围和内容，从而形成了传播学研究的五大领域，为传播学研究奠定了基础。

2. 传播要素

（1）传播者　传播者是指在传播过程中信息的发出者。传播者可以是个人或团体或组织。

（2）信息与讯息　信息泛指情报、消息、数据、信号等有关人类传播的一切内容；而讯息是由一组相关联的信息符号所构成的一则具体的信息，是信息内容的实体。信息必须转变为讯息才能传播出去。健康信息泛指一切与人体健康有关的健康的知识、技术、技能、观念和行为模式，即健康的知、信、行。同一信息可有不同的讯息表达形式，同一讯息表达形式又可表达不同的信息。

（3）符号　符号是代表事物的标记、记号，是信息的载体。符号与其所代表的事物两者之间没有必然的联系。符号具有形式和意义两方面的属性。形式是感官可以感知的，而信息意义是人为赋予的。常见的符号有语言、文字、图像、色彩、声音、表情、气味、手势等。把信息制作成符号称为编码，将符号所代表的信息原义还原和解释，称为译码和释码。

（4）媒介渠道　媒介是讯息的载体，传递信息符号的中介、渠道。主要有人际渠道、大众媒介渠道、通俗类媒介渠道和小媒介渠道。

（5）干扰又称噪声　干扰是在传播过程中，对讯息形成的减弱或加强的因素。常见的干扰因素有机械性干扰、社会性干扰和心理性干扰。克服各种干扰因素的影响，是提高健康传播效果的一个重要途径。

（6）把关人　把关人是指在信息传递路线上，决定舆论导向和信息命运的人。其职责是对信息进行审核、选择取舍、突出处理及删节，以确保健康信息的思想性、科学性、技术性、通俗性与适用性。

（7）舆论领袖（又称舆论导向者）　指在社区政治、社会、经济、文化、宗教或某些技术方面受他人尊重、珍视、请教，甚至崇拜的人，其他人乐于听从他的意见和想法。这些舆论领袖对信息传播起到导向作用。

（8）受传者　讯息的接受者和反应者，传播者的作用对象。同样，受种者可以是个人、群体或组织，大量的受传者称为受众。

（9）反馈　反馈特指传播者获知受传者接收信息后的心理和行为反应。反馈是体现信息交流的重要机制，其速度和质量依媒介不同而不同，反馈在信息传播中具有非常重要的作用。

（三）人际传播

1．人际传播的概念　人际传播又称人际交流是指人与人之间面对面直接的信息交流，这是个体之间相互沟通，共享信息的最基本的传播形式和建立人际关系的基础。

2．人际传播形式　包括以下内容。

（1）二人传播（咨询，访谈等）。

（2）公众传播（讲演，讲课等）。

（3）小群体传播（小组讨论、自我导向学习、同伴教育等）。

3．基本沟通技巧

（1）开场与结束技巧　人际传播形式无论是访谈、咨询、演讲、授课或讨论等，在交流开始与结束时，都要有或短或长的开场白与结束语。

（2）说话技巧　人类语言是信息传播的基本符号之一。它是由"语言＋说话"两部分组成，前者是语言行为的核心，后者是运用语言的行为。说话技巧的关键是如何能以对方能够理解的语言和能够接受的方式，向其提供适合个人需要的信息。

（3）倾听技巧　这里所指的"听"，不是生理技能的"听力"，而是对接受到有效信息所做的一种积极能动的心理反应。通过主动参与、避免造成中断、注意观察和总结要点等技巧，有意识地听清和了解对方所说的每一个字句及表达方法，观察用语言和非语言符号所表达的内容，来了解说话人的真正意图和情感。

（4）提问技巧　提问的目的在于打开"话匣子"，获得真实准确、可信的信息，以便进一步沟通。"一个问题如何问，常比问什么重要得多。"提问的方式有以下几种：①封闭型问题。适用于在已经集中限定的范围内，希望迅速得到需要证实的确切答复的场合，要求对方作出简短而准的、肯定或否定的答复。②开放型问题。给对方以思考和判断的余地，有助于坦率地表达个人意见和作出解释，适用于交流活动能够继续下去，并希望获得更多信息反馈答案的场合。③倾向型（诱导性、暗示性）问题。提问者把重要人物、团体或自己的观点强加在问话里，有暗示或诱导对方按"有希望的倾向"作出答案的问题。④试探型问题。提问者对对方进行试探，以证实某种估测。⑤索究型问题。针对已经获得的开放型、封闭型问题的回答，进一步用"为什么……?"来向回答者追索究竟和原因的问题。⑥复合型问题：一个问话中包括了两个或两个以上的问题，使得对方感到不知如何回答，常容易顾此失彼，难免遗漏。

（5）非语言传播技巧　非语言传播是指除语言外，还可以通过视、听、触等感官，借助于手势、姿势、音容笑貌等非语言符号实现信息的交流与分享。非语言传播技巧是人类社会交往中不可缺少的重要手段。非语言传播技巧主要有以下四种：①动态体语，包括手势、面部表情、眼神与注视方向、触摸等；②静态体语，包括姿势、人际距离、仪表形象等；③类语言，如惊讶声、惊喜声、感叹声、呻吟声、懊悔声、口哨声等；④时空语言，包括时间与空间语言。如准时给人信赖感，环境安静让人安全和轻松等。

（6）观察技巧　观察技巧是细心、全面和敏锐。用"心、眼"细心品味，全面观察，收集和捕捉交流中的各种信息。要注意对方的表情、动作、周围人物与环境的细微变化，体察言外之意，听出弦外之音，发现深层"只可意会，不可言传"、不便明说的含义或掩盖的事物、现象，以利于对情况或问题作出正确判断和评估。

（7）反馈技巧　反馈具有重要的传播作用，是传播要素之一。反馈及时，是人际传播的一个重要特点。

在人际交流中有三种反馈形式：语言反馈、体语反馈和书面反馈。语言反馈是用语言"我同意（喜欢、拥护、支持）""我反对（讨厌抵制）"等；体语反馈是用动作、表情等"身体语言"给予反馈；书面反馈是利用文字或符号做出反馈，如"同意照此意见处理""建议书"等。

反馈也分为三种不同性质：①积极性反馈（肯定性反馈），作出赞同、喜欢、理解、支持的反应；②消极性反馈（否定性反馈），作出不赞同、不喜欢、不理解、不支持的反应，注意使用消极性（否定性）反馈要先肯定对方的话中值得肯定的部分，然后在"但是"后面做文章，用建议的方式指出问题所在；③模糊性反馈，没有明确立场、态度和感情色彩的反应，如支支吾吾、含含糊糊、模棱两可、似是而非的言语表态。

（四）大众传播

1. 大众传播概念　大众传播是指职业性信息传播机构和人员通过广播、电视、电影、报纸、期刊、书籍等大众媒介和特定传播技术手段，向范围广泛、为数众多的社会人群传递信息的过程。

2. 大众传播的特点　大众传播是健康教育者常利用的媒介渠道与工具。其特点有：①传播者是职业性的传播机构和人员，并需要借助特定传播技术手段；②大众传播的信息是公开的、公共的，面向全社会人群；③大众传播信息扩散距离远，覆盖区域广泛，速度飞快；④大众传播对象虽然为数众多，分散广泛，互不联系，但从总体上来说是大体确定的。

⑤大众传播是单向的，信息反馈速度缓慢而且缺乏自发性。

3. 大众媒介的共同特点　凡是具有大众传播活动特征的传播活动中应用的媒介均属于大众传播媒介。大众媒介主要有电视、广播、图表、标语、书籍、手册和教学设备传播。在大众媒体中，常用的电子媒介是电视、广播；常用的印刷媒介是杂志、报纸和宣传栏。大众媒介的目标人群数量相对比较大，信息相对简单化且较完整。但大众传播媒介所传播的信息常不能将特定的目标人群分开来。利用大众传播渠道开展健康教育，可以使健康信息在短时间内迅速传及千家万户，提高人们的健康意识。

在选择传播媒介时，应遵循如下原则：①保证效果原则，如疫病流行期间宜选用大众媒介的健康新闻发布或公益广告传播；②针对性原则，针对目标人群状况，选择传播媒介；针对性是指所选择媒介对目标人群的适用情况；③速度快原则，力求将健康信息以最快、最通畅的渠道传递给目标人群；④可及性原则，根据媒介在当地的覆盖情况，受众对媒介的拥有情况和使用习惯来选择媒介；⑤经济性原则，从经济角度考虑媒介的选择，如有无足够经费和技术能力制作、发放材料或使用某种媒介。实际工作中，在通盘考虑上述四个原则后，这一原则可能具有决定性。

4. 宣传技巧

（1）美化法（颂扬法）　把某一种观点或事物与一个褒义词联结在一起，利用渗透作用的手法，以使人们接受、赞许该事物或观点。

（2）丑化法（加以恶名）　把某一种观点或事物与一个贬义词联结在一起，贴上坏标签，利用渗透作用的手法，使人们对该事物或观点持反感并加以谴责。

（3）号召法（号召随大流法，随风倒法）　疫情防控"党的号令要宣传，摸排上报要当先，消杀隔离是重点"。

（4）假借法　以某种受人尊敬的权威，公认性和信誉加之于某一事物之上，通过联想造成信赖与好感，使其更易于被人接受。

（5）加以倾向性法（洗牌作弊法）　"21世纪的新时尚是：请吃饭不如请出汗！"。

（6）以平民自居法　把自己的身份、言行、穿着等尽量打扮得与老百姓一样，通过"设身处地"的谈话，容易让群众觉得他可靠，具有吸引力，相信他和他的观点都是好的，代表着老百姓的利益，发出了群众的心声。

（7）现身说法　一位长寿老人（或糖尿病、肥胖患者）谈自己的饮食。

（8）隐喻法典故　"小虫与大船的故事""曲突徙薪""亡羊补牢"。

（王志香）

第三节 常见传染病的健康教育

常见传染病可以通过行为改变而得到有效的预防。因此，运用健康教育广泛传播预防知识、干预高危行为是预防传染病的有效措施。

一、传染病健康教育内容

1. 传染病基本知识 即各种传染病的临床表现、流行病学特点、主要健康危害、预防措施等基本知识。了解针对传染源、传播途径和易感人群预防控制知识。教育公众正确对待传染病和传染病患者，针对不同类型传染病传播途径，传播相应的预防知识。

2. 公共卫生道德教育 传染病的发生与流行与不良卫生习惯和传统风俗有关。因此，公共卫生道德教育也十分重要，通过健康教育逐步使公众养成良好的行为习惯，减少传染病的发生与流行。

3. 防控技能教育 传授知识和生活技巧而预防传染病染，培养良好行为习惯，提升公众公共卫生安全技能。主要内容围绕：①控制传染源。通过健康教育，帮助公众做到早发现、早诊断、早报告、早隔离、早治疗。②切断传播途径。通过健康教育，传播传染病相关知识，了解各种传染病的传播途径和预防措施，帮助人们养成良好的卫生习惯。③保护易感人群。对于一般人群，主要是通过健康教育帮助其掌握传染病预防的知识和技能，养成良好的卫生习惯和健康的生活方式，加强免疫接种，合理用药等。

4. 心理健康教育 在公众受到传染病威胁时，心理健康教育可以指导公众保持正确的态度去应对危机，以积极的心态应对突发传染病事件，克服消极的心理因素，积极配合专业机构的防控工作，维护社会稳定，避免不必要的恐慌和因心理失衡造成的自我伤害。这些心理问题与对患者进行隔离治疗产生的孤独感或被歧视感、缺乏家人照顾有关，同时也有来自经济、社会方面的压力等。此时，要对患者进行心理疏导，维持健康的自我意识有助于疾病的康复。

二、传染病健康教育策略

1. 重点人群健康 针对传染病患者的健康教育主要是住院期间的患者健康教育，由医务人员对其开展面对面的健康宣教和咨询指导。对于高危人群，健康教育的重点是进行行为干预，减少与传染病发生密切相关的行为习惯。如建立高危人群互助小组，开展同伴教育、参与式培训、技能演示等。对于普通公众，传染病防治的健康教育方式主要是开展大众传播，应根据文化程度不同、职业不同、获取传染病防治信息渠道和媒体的喜好不同，采用不同的教育内容和方法。对病原携带者则重点是要促使其遵守健康道德，定期检查，做好职业选择，如乙肝病毒携带者不适宜从事托幼、餐饮娱乐服务行业。

2. 重点场所健康教育 中小学校应采取健康教育课，开展传染病防治健康教育，从而使青少年从小培养传染病防治意识，养成良好的个人卫生习惯，系统掌握传染病防治的基本知识和技能。在医院场所，可采用患者集中健康讲座、播放传染病防治视频材料、发放传染病防治手册等文字材料等方式。社区传染病健康教育可设立固定的传染病知识宣传栏，结合传染病的季节性流行特点开展传染病防治核心信息宣传，也可结合重要卫生宣传日开展健康咨询宣传活动。在地铁、车站、商场等公共场所，适合采用悬挂标语、张贴宣传画等对人们进行示和提醒。或者设立固定电子显示屏。播出传染病防治相关公益广告或核心信息。

三、重点传染病健康教育

（一）结核病健康教育

结核病又称为"痨病"，是史前即存在的一种古老传染病。人体感染结核分枝杆菌后不一定发病，仅于抵抗力低下时才会发病。除少数可急起发病外，临床上多呈慢性过程。常有低热、乏力等全身症状和咳嗽、咯血等呼吸系统表现。开展健康教育，有助于提高结核病的发现率和治愈率，减少疾病负担。由于不同人群在结核病防治活动中的需求不同、所起的作用不同、与结核病防治相关利益和接受能力等的不同，应针对主要不同人群，以不同的方式开展不同的健康教育活动，以便提高结核病防治健康教育活动的效果。

1. 公众健康教育

公众作为最广大的结核病防治知识的受众群体，也是结核病患者的潜在人群，因此，要结合本地实际情况，因地制宜，有重点、有针对性地通过多种方法、多种途径普及结核病防治基本知识，即核心信息。公众健康教育的重点目标是提高公众的结核病防治意识和素养，倡导建立良好的卫生行为和健康的生活方式，减少结核病对人们的传播和危害。开展公众健康教育的核心信息如下。

（1）结核病是国家重点控制的传染病之一。防治结核病是全社会的共同责任，为了自己和他人的健康，人人都应积极参与结核病防治活动。

（2）肺结核是一种严重危害人们健康的慢性呼吸道传染病。主要通过患者咳嗽、打喷嚏或大声说话时向空气排出的大量飞沫核传播。

（3）咳嗽、咳痰2周以上，或痰中带血丝，应怀疑得了肺结核。

（4）怀疑得了肺结核，应到县（区）级结核病定点医院等专业防治机构接受检查和治疗。

（5）在县（区）级定点医院等结核病专业防治机构检查和治疗肺结核可享受国家免费政策。

（6）只要坚持正规治疗，绝大多数肺结核患者是可以治愈的。

（7）关爱结核病患者，为患者提供所需的帮助和支持，减少对结核病患者的歧视。

（8）养成良好的卫生行为和健康的生活方式，可以有效地预防结核病。居住环境经常通风、不随地吐痰、不要正对他人咳嗽或打喷嚏等；加强锻炼，平衡膳食，保持心情舒畅等。

2. 患者健康教育

肺结核病患者，尤其是痰涂片阳性的肺结核病患者是结核病的主要传染源，又是治疗管理的重点对象。患者健康教育的重点目标是患者坚持规范服药、治疗和避免可能传染他人的行为。对肺结核患者要进行规范治疗、定期复查和接受管理等健康教育，树立患者的信心，争取早日康复。针对普通和耐药患者的健康教育核心信息分别如下。

（1）普通结核病患者健康教育核心信息

①坚持完成6~8个月的规范治疗是治愈肺结核的关键。

②经过规范治疗2~3周或以后，大部分肺结核患者的传染性会大大降低。

③按时取药服药，定期复查，出现身体不适要及时就医，切勿擅自停药。

④不规范服药和擅自停药极易产生耐药，将难以治愈，严重的可危及生命。

⑤注意环境通风，不随地吐痰，咳嗽、打喷嚏时遮掩口鼻，痰菌转阴之前要避免去人群密集的场所。

（2）耐药结核病患者健康教育核心信息

①耐多药结核病病情严重，不坚持规范治疗可引发广泛耐药，几乎无药可治。

②耐多药结核病治疗时间一般为1.5~2.0年，坚持完成疗程多数患者可以治愈。

③服药期间出现不适应及时就诊。

④耐多药结核病患者治疗期间要通过戴口罩、减少外出、房间通风、不随地吐痰、焚烧处理痰液等措施避免传染给他人。

⑤耐多药结核病患者要在指定医疗机构（定点医院）进行住院治疗，出院后治疗期间要到指定机构定期复查。

3. 密切接触者健康教育

密切接触者一般是患者的家属、朋友、同学、同事等，被感染和发病的可能性比一般人更大。同时，他们又对患者的治疗和管理起着积极的作用。针对密切接触者的健康教育重点目标是提高他们对于结核病易感性和传染性的认知，采取自我防护的措施，督促患者完成规范治疗。该人群健康教育的核心信息如下。

（1）肺结核是通过呼吸道传播的慢性传染病。

（2）做好个人防护，如提醒患者佩戴口罩、尽量让患者独居、多开窗通风；锻炼身体、适当营养、避免疲劳，提高自身抵抗力。

（3）关爱结核病患者，鼓励患者树立信心，积极治疗，减少恐惧心理。

（4）如自身出现咳嗽、咳痰要及时就诊，进行肺结核的相关检查。

（5）要督促患者按时服药和定期复查，坚持完成规范治疗。

4. 学生健康教育

由于紧张的学习和集体生活的特点，学校结核病暴发的案例时有发生，给青少年学生的身心健康带来了严重的危害。另外，学生时期形成的卫生行为和生活方式，会对他们一生的行为生活方式产生深远的影响。学生还可以通过对家长和社区其他人员进行结核病防治政策的宣传和基本知识的传播，向家庭和社区普及防治知识，从而提高当地结核病防治知识的知晓率，促进不良行为的改变，可对预防结核病的产生积极的影响。学生健康教育的重点目标是提高对结核病的认知，形成良好的卫生行为和健康的生活方式。

（1）针对学生的健康教育核心信息

①肺结核病是我国重点控制的慢性传染病之一。

②肺结核病防治的五条核心信息。

③怀疑患肺结核病要尽快报告老师，并及时到当地结核病防治机构（定点医院）接受检查。

④痰中没有查到结核分枝杆菌的患者不具有传染性，不要恐慌，减少歧视，关爱结核病患者。

⑤日常工作学习中如何预防肺结核。

（2）针对学校的相关信息　重点是《学校和托幼机构传染病疫情报告工作规范（试行）》及相关文件中对学校在防治校园结核病暴发工作中的责任、意义、工作内容。

5. 流动人口健康教育

近年来流动人口骤增给结核病控制工作增加了难度，城市中的流动人口通常集中在建筑工地，因其劳动强度大、文化程度低、健康观念差、居住空间又相对狭小，使结核病传播的机会大大增加。流动人口健康教育的重点目标是提高对结核病的认知，出现可疑症状及时就诊。该人群结核病健康教育核心信息如下。

（1）肺结核病是我国重点控制的慢性传染病之一。

（2）肺结核诊治优惠政策不受户籍限制。

（3）患者尽量留在居住地完成全程治疗，如必须离开，应主动告知主管医生，并由医生为其办理转出手续，以便患者返乡后可以继续接受治疗管理。

（4）患者返乡或到新居住地后，要主动到当地结核病定点医院继续接受治疗管理。

6. 农村居民健康教育

我国肺结核病患者80%在农村，多为青壮年，正是劳动力产出的年龄，而农村居民文化水平相对较低、生活条件相对较差、劳动强度大，这也使得他们患肺结核病的概率大大增加。因此，在农村开展结核病防治健康教育是非常必要的，其重点目标是提高对结核病危害性、易感性和相关知识的认知，促进肺结核病患者的早发现、早诊断、早治疗。其核心信息如下。

（1）肺结核是一种严重危害人们健康的慢性呼吸道传染病。

（2）咳嗽、咳痰2周以上，或痰中带血丝，应怀疑患了肺结核。

（3）怀疑患了肺结核，应到县（区）级定点医院接受检查和治疗。

（4）在县（区）级定点医院检查和治疗肺结核，可享受国家免费政策。

（5）只要坚持正规治疗，绝大多数肺结核病患者是可以治愈的。

7. 羁押人群健康教育

羁押人群由于集中居住，一旦发生肺结核容易造成局部暴发。因此，羁押人群健康教育的重点目标是提高监管人群和羁押人群对结核病的认知，一旦羁押人员出现结核病可疑症状应及时报告。

（1）针对羁押人群健康教育核心信息

①肺结核主要通过咳嗽、打喷嚏传播。

②咳嗽、咳痰2周以上可能是肺结核，应及时报告。

③不随地吐痰。

④保持监舍通风，每天至少早、晚各开窗1次。

（2）针对羁押场所内的相关司法人员健康教育核心信息

①肺结核是一种严重危害人们健康的慢性呼吸道传染病。

②咳嗽、咳痰2周以上，或痰中带血丝，应怀疑患了肺结核。

③定期对场所进行清洁与消毒。

④采取通风、佩戴口罩等措施进行必要的自我防护。

8．医务人员健康教育

医务人员是结核病患者发现、诊断、治疗管理和健康教育的主要实施者，同时也是疫情报告和转诊的责任人。医务人员对患者开展健康教育是预防控制结核病的关键环节。

（1）发现肺结核或疑似肺结核病例必须在24小时内进行传染病报告，并及时转诊到结核病防治专业机构（根据"《中华人民共和国传染病防治法》第三十条"中的相关规定）。

（2）及时发现并彻底治愈肺结核病患者是预防控制肺结核最有效的措施。

（3）规范治疗肺结核病患者是治愈患者、预防耐药的关键。

（4）疾病预防控制中心结核病防治专业机构为肺结核病患者提供全程督导管理。

（二）艾滋病健康教育

自20世纪80年代首次发现艾滋病以来，艾滋病一直以惊人的速度在全世界流行蔓延，成为全球重要的公共卫生问题和社会问题。目前，针对艾滋病还没有行之有效的治疗方法，通过健康教育在人群中开展艾滋病相关知识的普及宣传，以提高人们对艾滋病的科学认识和防范意识，对干预与控制艾滋病的流行会取得良好的社会效果。

1．针对传播途径进行健康教育

性接触传播是艾滋病的重要传播途径，树立健康的恋爱、婚姻、家庭及性观念，100%使用安全套。尽量避免输入未经检测的血液及血浆，吸毒者不共用注射器，不共用剃须刀、牙刷等，减少经血液途径的传播。大力推行孕产期保健、住院分娩等，减少将HIV传染给胎儿或婴儿的机会，阻断母婴传播。

2．消除歧视，减少恐惧

目前社会上由于对艾滋病防治知识的缺乏，普遍存在对艾滋病感染者的歧视现象，这对控制艾滋病非常不利，应广泛开展政策宣传和健康教育，艾滋病患者、感染者及其家属依法享有公民的权利和义务、不应该受到歧视。

3．教育高危对象自愿咨询检测

鼓励有危险行为的人进行自愿咨询检测而不是强制的检测，并在检测前后为受检者提供相应的支持和转诊服务，不仅可以发现、治疗、预防感染，而且可为受检者（特别是感染者）提供心理支持。

4．国家防治政策的宣传与讲解

"四免一关怀"主要内容为：农村居民和城镇未参加基本医疗保险等医疗保障制度的经济困难人员中的艾滋病患者，可到当地卫生部门指定的传染病医院或设有传染病区（科）的综合医院服用免费的抗病毒药物，接受抗病毒治疗；所有自愿接受艾滋病咨询和病毒检测的人员，都可在各级疾病预防控制中心和各级卫生行政部门指定的医疗机构等，得到免费咨询和HIV抗体初筛检测；对已感染HIV的孕妇，由当地承担艾滋病抗病毒治疗任务的医院提供健康咨询、产前指导和分娩服务，及时免费提供母婴阻断药物和婴儿检测试剂；地方各级人民政府要通过多种途径筹集经费，开展艾滋病遗孤的心理康复，为其提供免费义务教育。"一关怀"指的是国家对HIV感染者和患者提供救治关怀，各级政府将经济困难的艾滋病患者及其家属，纳入政府补助范围，按有关社会救济政策的规定给予生活补助；扶助有生产能力的 HIV 感染者和患者从事力所能及的生产活动，增加其收入。

（三）呼吸道传染病健康教育

呼吸道传染病是指病原体从人体的鼻腔、咽喉、气管和支气管等呼吸道感染侵入而引起的有传染性的疾病。引起呼吸道传染病的主要病原体包括病毒、细菌、支原体、衣原体等，常见的呼吸道传染病包括流行性感冒 / 人禽流感、麻疹、流行性腮腺炎、风疹、水痘、流行性脑脊髓膜炎、猩红热等。由于呼吸道传染病通过飞沫、飞沫核、尘埃等传播因子进行传播，传播易于实现，因此在人类与传染病作斗争的过程中，呼吸道传染病具有特殊重要的地位。而通过开展呼吸道传染病的健康教育和健康促进，可以提高广大人民群众的呼吸道传染病防控意识，增强自我防护能力，从而在最大程度上减少呼吸道传染病的传播。

1. 呼吸道传染病健康教育共性要点

（1）科学洗手　科学洗手可以有效减少呼吸道传染病的感染机会，我们要掌握 6 步洗手法。第一步：掌心相对，手指并拢，相互揉搓；第二步：手心对手背沿指缝相互揉搓，交换进行；第三步：掌心相对，双手交叉指缝相互揉搓；第四步：弯曲手指使关节在另一手掌心旋转揉搓；第五步：右手握住左手大拇指旋转揉搓；第六步：将手指尖并拢放在另一手掌心旋转揉搓。

（2）文明咳嗽　打喷嚏或咳嗽是呼吸道传染病扩散的重要因素，打喷嚏、咳嗽时用清洁的手绢或纸巾遮掩口鼻；若一时来不及拿纸巾遮掩，可用手肘弯的衣服遮挡口鼻；打喷嚏或咳嗽时，千万不能用手遮掩口鼻。

（3）开窗通风　开窗通风可以有效减少病原微生物数量和存活时间。居家时要注意开窗通风，一般以一天内开窗 3~4 次，一次 30 分钟为宜，尤其是在两个空气相对清洁，适宜开窗通风的时段（10:00 及 15:00 前后）要及时开窗通风。但在阴天、雨雪天、刮风以及雾霾天气时不宜多开窗。

2. 常见呼吸道传染病健康教育要点

（1）流行性感冒 / 人禽流感　预防流感的基本措施是接种疫苗，易感人群尤其是重点人群应在流行季节到来之前一个月接种流感疫苗。在冬春季节等流感高发时节应当少去人多拥挤的公共场所，一旦出现发热、咳嗽、咽痛等流感样症状要及时就医。流感患者须在家休息，多饮水。

人禽流感的早期症状与流感类似，一旦确诊为人禽流感，应当在医疗机构隔离治疗。为预防人禽流感，应尽可能避免接触禽类；在有禽流感流行时，应避免前往禽类养殖场、批发市场、活禽交易及鸟类迁徙、养殖等禽类聚集区；应主动举报周边的违规养禽、宰杀、销售现象。

（2）麻疹　预防麻疹的关键措施是对易感者接种麻疹疫苗。对麻疹患者应当隔离治疗，一般情况下患者隔离至出疹后 5 天，伴呼吸道并发症者应延长到出疹后 10 天。流行期间避免去人多拥挤的公共场所。

（3）流行性腮腺炎　预防流行性腮腺炎的关键措施是对易感者接种流行性腮腺炎疫苗。对流行性腮腺炎患者应当及早隔离，直至腮腺肿胀完全消退为止。流行期间避免去人多拥挤的公共场所。

（4）风疹　预防风疹的关键措施是对儿童及易感育龄期备孕妇女和孕妇接种风疹疫苗。

对已确诊为风疹的早期孕妇，应考虑终止妊娠。孕妇在妊娠 3 个月内应避免与风疹患者接触，若有接触史可在接触 5 天内接种丙种球蛋白。

（5）水痘 预防水痘的基本措施是接种疫苗。对于水痘患者应予以呼吸道隔离至全部疱疹结痂，其污染物、用具可用煮沸、日晒等方式消毒。流行期间避免去人多拥挤的公共场所。

（6）流行性脑脊髓膜炎 流行性脑脊髓膜炎疫苗接种对象主要为 15 岁以下儿童。对于流脑患者应当及早发现，就地隔离。隔离至症状消失后 3 天，一般不少于病后 7 天。密切接触者应医学观察 7 天。流行期间避免去人多拥挤的公共场所。

（7）猩红热 猩红热目前没有可用的疫苗。对于患者应当及早发现，并进行 6 天的隔离治疗，对接触者应观察 7 天。流行期间避免去人多拥挤的公共场所。

（四）肠道传染病健康教育

肠道传染病是由多种细菌和病毒感染引起的以消化道症状为主的传染性疾病。常见的有霍乱、细菌性痢疾、甲型病毒性肝炎、伤寒、副伤寒以及感染性腹泻、手足口病等。开展健康教育，帮助人们了解肠道传染病，养成健康文明卫生习惯，严防"病从口入"，同时加强环境卫生，做好"三管一灭"，即管水源、管饮食、管粪便、灭苍蝇，对肠道传染病防控至关重要。

1. 普及肠道传染病基本知识

肠道传染病可通过水、食物、日常生活接触和苍蝇等媒介进行传播。如果生活饮用水源被肠道传染患者和病原携带者排出的粪便、呕吐物污染或在水中洗涤患者的衣裤、器具、手等，容易造成水源污染，可引起霍乱、伤寒、细菌性痢疾等疾病的暴发流行。食品在加工、储存、制作、运输、销售等过程中被肠道传染病的病原体污染，可造成局部的暴发和流行。通过握手、使用或接触患者的衣物、文具、门具、门把手、人民币等造成病原体传播。有些肠道传染病的病原体可在苍蝇、蟑螂等媒介昆虫体内存活一段时间，并随着昆虫的活动进行传播，再传给别人。

2. 肠道传染病健康教育共性要点

在开展肠道传染病健康教育的时候，主要应就以下内容教育广大群众，以进行疾病的有效防治。

（1）注意饮水卫生 在流行季节保证生活饮用水的安全卫生，不喝生水，并尽可能喝开水；未使用合格自来水地区的居民需对饮用水及洗漱用水进行消毒后才能使用，防止因饮用病原体污染的水而发生肠道传染病的感染。

（2）注意饮食卫生 不吃腐败变质食物，尤其注意不要生食或半生食海产品、水产品。食物（包括肉、鱼、蔬菜等）要彻底煮熟、煮透。剩余食品、隔餐食品要彻底再加热后食用。瓜果宜洗净去皮再吃。外出旅游、出差、工作要挑选卫生条件好的饭店就餐，并尽量少食凉拌菜，最好不要在路边露天饮食小摊点就餐。

（3）合理饮食 平衡膳食；注意劳逸结合，避免过度疲劳；随时增减衣服，注意防寒保暖；注意心理平衡，保证充足睡眠，以提高机体抵抗疾病的免疫力。

（4）自觉讲究个人卫生 饭前便后及处理生的食物（鱼、虾、蟹、贝类等水产品）后要擦肥皂、洗手液用流水反复洗手。

（5）保持环境清洁 搞好家庭卫生，消灭苍蝇、蟑螂。

（6）接种疫苗　家长或法定监护人应按照卫生部门实施免疫规划的要求，及时给适龄儿童接种脊髓灰质炎和甲肝疫苗。高危人群可接种甲肝疫苗、伤寒和霍乱疫苗等。

（7）科学就医　当发生腹痛、腹泻、恶心、呕吐等胃肠道症状时，要及时去就近医疗机构的肠道门诊治疗，切不可随意自服药物，以免延误病情。患者和带菌者均需主动配合医务人员采集标本并进行隔离治疗。

（8）早报告　发现同一家庭或集体单位在短时间内连续发生多名腹泻患者时，应该立即以最快的速度报告当地社区卫生服务中心（卫生院）或疾控中心。

此外，还应告知公众获取肠道传染病健康教育知识的方式，医疗卫生机构在当地发生肠道传染病暴发流行时，应通过大众传播媒介和新媒体及时将防控知识告知群众，作好宣传教育和舆论引导工作。同时疾控机构应设置热线咨询电话，配备专业人员解答群众提出的问题。

在肠道传染病防控的健康教育工作中，我们应该强调防止传染病发生和流行的三个环节；我们应该倡导：每个人都应该管理好自己的健康，即管好嘴、用好腿、不抽烟、少喝酒、勤通风、多晒被、强体质、平心态，以此提高抵抗力，达到身体强壮，疾病不能入侵的良好状态。

3. 健康教育核心信息

（1）肠道传染病的主要传播途径　经水传播，患者或病原携带者的粪便、呕吐物排入水源，洗涤被病原体污染的衣裤、器具、手等都可使水受到污染；经食物传播，在食品的生产、加工、运输、贮存和销售的过程中都存在被病原体污染的危险；接触传播，通过握手，使用或接触衣物、文具、门把手、钱币等都有可能造成病原体的传播和扩散；昆虫传播，苍蝇、蟑螂等都能起机械搬运病原体的作用，有些病原体还能在昆虫的肠管里存活一段时间，甚至繁殖。

（2）常见的肠道传染病症状

①霍乱　吐泻大量米汤样排泄物、严重失水、不发热、无腹痛，重症者脱水，可导致死亡。

②伤寒　疲倦、无力，不思饮食，常有肚胀，腹泻或便秘，发高热，约2周逐渐退烧。第2周后，有些病例出疹，脾脏肿大。病重者可能有神志不清烦躁不安，说胡话等症状，后期还可能发生肠出血或肠穿孔。

③细菌性痢疾　腹痛、腹泻、脓血便以及"里急后重"等为主要临床表现。严重者可惊厥、昏迷、休克。

④病毒性肝炎　主要是甲型肝炎和戊型肝炎。浑身无力、厌食、恶心、腹泻，右上腹痛，可发热，眼球发黄，小便黄，分为"黄疸型肝炎"和"无黄疸型肝炎"。

⑤脊髓灰质炎　又称小儿麻痹症，发病急，突然发烧，精神不好，很像感冒，发烧三四天后自动退烧，其后反复发烧，可发生腿或胳臂瘫软无力。

⑥肠出血性大肠埃希菌　可表现为无症状，典型者腹部剧烈疼痛，先期水样便，1～2天后出现鲜血样便或血便相混，低热或不发热，可死亡。

（3）肠道传染病的自我防护　以改善饮水、饮食、加强环境卫生、培养良好个人卫生为主要的防护措施，并做好"三管一灭"，即管水源、管饮食、管粪便、灭苍蝇，严防"病从口入"。

（徐水洋　黄玉）

第四节 传染病应急健康教育和健康促进

在突发传染病疫情发生前、发生中和发生后的全过程，为预防与控制传染病，快速消除或减轻传染病疫情对人们健康所产生的影响，通过有计划、有目的、有组织、有系统的一系列健康教育和健康促进活动，帮助个人和群体掌握传染病防护知识，树立防护理念，自觉采纳有利于健康的行为和生活方式，降低突发传染病发病率、死亡率，促进传染病疫情处置，保护公众健康。

一、传染病应急健康教育目的

随着社会的发展和互通，人们需要面对原有的传染病与新出现传染病的双重威胁。部分原先存在的传染病至今仍未完全控制，危害着人群健康；部分过去一段时间已经控制的传染病又死灰复燃，影响人们的健康；进入 21 世纪以来，我国境内相继发生了严重急性呼吸综合征（SARS）、H7N9 禽流感、甲型 H1N1 流感、H5N1 高致病性禽流感、新型冠状病毒感染等多种新发传染病。突发传染病疫情不仅对自然环境或社会环境造成严重影响，还影响人们的生活方式，产生社会动荡和无法估量的经济损失。因此在突发传染病疫情期间，开展相关传染病应急健康教育和健康促进活动非常重要。

通过开展突发传染病疫情健康教育和健康促进活动，使人们掌握传染病基本知识，了解如何在传染源、传播途径和易感人群的关键环节做好防护。在健康教育过程中，还应加强传染病相关法律法规教育、政府政策措施的实施建言献策及大众健康行为和不良风俗习惯干预教育，促使公众提高传染病防治意识，建立良好的健康意识和行为生活方式，实现科学、理性地应对突发传染病疫情。促进家庭和社区对传染病防治的广泛支持，创造有利于传染病防控的条件，增加社区居民应对突发传染病的综合素质，提高社区居民健康水平和生活质量。

二、突发传染病特点与健康教育策略

1. 突发性与时效性 各类传染病尤其是新发的传染病，早期极易被人忽视，当出现大范围流行时，很容易出现公众恐慌，如专业机构指导措施不足，会引发突发公共卫生事件。对新发和突发的传染病疫情的处置，要求迅速有效开展应急健康教育和健康促进工作，需要根据传染病发生的各个时期，及时有针对性的采取应急措施，传播正确健康知识和技能、缓解公众恐慌等不良情绪、促进社会生产生活恢复次序。

2. 复杂性与可控性 全球化带来的人群流动和生活方式改变增加了传染病发生的风险；继发于地震、天气灾害、动物疫情、洪水等因素引起的突发传染病疫情常常伴有原生灾害存在；不同传染病在不同时期、不同地点和不同人群分布差异，增加了传染病应急健康教育和健康促进工作的复杂性。但我们也可以根据传染病的特点，从控制传染源、切断传播途径、保护易感人群等方面入手，使大部分突发传染病疫情能得到有效控制。

3. 频发性与持续性 新的传染病疫情不断出现，原有的传染病也时有暴发与流行，甚至引发全球性大流行，可以说人类的文明发展史就是跟传染病的斗争史。各种传染病的危害要求我们健康教育和健康促进的过程一刻都不能松懈。结合传染病的流行季节特点和爱国卫生运动等时机，开展健康教育和健康促进工作应贯穿于传染病发生前、发生中、发生后的全过程。

4. 共性与特殊性 突发传染病疫情在其发生区域内可能会影响所有人员的健康和生命安全，在健康教育与健康促进过程中，我们既要针对各类传染病的共同特性，开展普及性的健康教育行动，如正确洗手、勤通风、注意饮食和饮用水卫生等。又要结合突发传染病疫情的特点，有针对性地开展切合实际工作需求的健康教育和健康促进工作，切不可千篇一律。

5. 严重性与机遇性 重大的传染病事件不但是对个人的健康有影响，对家庭、社区都可能造成危害，而且还能影响社会环境、经济、文化、政治，造成极其严重的灾难。但在应对重大传染病事件过程中，及时有效的健康教育和健康促进工作对人群健康素养水平的提高、不良生活习惯的改变、传染病应急管理体系的完善、突发公共卫生事件防控工作的推进及国际相关合作等都有极大的意义。

三、突发传染病应急健康教育原则

1. 部署统一、部门协作、共同参与、属地负责 突发传染病疫情是一个复杂的系统工程，需要多部门和社会各团体组织共同参与，有时还需要多个国家或地区甚至全世界联合应对。建立跨行政区域、多部门联防联控机制非常重要。健康教育机构在属地政府指挥下，负责辖区各类传染病健康教育和参与传染病网络信息平台监管，实现信息互通、资源共享、协调联动、部门协作，达到跨部门、跨层级、多主体合作的应急响应有效机制。

2. 预防为主、分级响应、阶段明确、策略得当 预防是避免突发传染病疫情的首要环节，也是处置突发传染病疫情的前提。平时开展爱国卫生和常见传染病防控健康教育和健康促进行动，战时对不同突发传染病疫情及疫情发展阶段特点，采取不同的健康教育和落实不同层级的应急响应机制，制定有针对性的干预措施，结合不同阶段社会公众心理变化及关键信息的分析，及时调整健康教育重点和策略，通过各种有效方式，开展健康教育活动。

3. 反应迅速、监测到位、灵活机动、尊重现实 突发传染病疫情的健康教育和健康促进活动十分强调时效性，只要有突发传染病疫情发生的风险，就要开展各类影响因素、健康干预措施及其效果监测。对可能发生的传染病疫情，必须准确判断，迅速采取有效手段传播正确的疫情防控知识技能，并重视社会舆论引导。特别是在新媒体迅猛发展的今天，要针对不同的目标人群，选择合适的传播渠道，提高健康教育信息的可及性，满足居民需求。

4. 科学有序、实用易懂、及时评估、经济有效 建立科学有效的传染病防控健康教育机制，通过分析评估，确定健康教育的核心信息、目标人群和传播策略，结合本地区实际，采取经济、实用、易懂的健康教育措施，并及时对开展的健康教育活动进行科学的评估、改进、应用，提高健康教育工作成效。

四、传染病应急健康教育方法与内容

1. 按提供服务的方式

（1）发放相关传染病宣传资料、折页、画报。

（2）开展面对面的干预、咨询活动。

（3）宣传栏、黑板报、科普画廊宣传。

（4）组织座谈会、讨论会和突发传染病疫情健康知识讲座。

（5）开展重点人群和医务人员健康教育知识培训。

（6）利用广播、电视、网络开展各类事件相关知识的宣传。

（7）政府和社区人员及医务人员卫生应急知识培训。

（8）开展事件信息交流、通报。

（9）开通热线电话为群众提供咨询活动。

以下流程图（图 7-4-1）供参考。

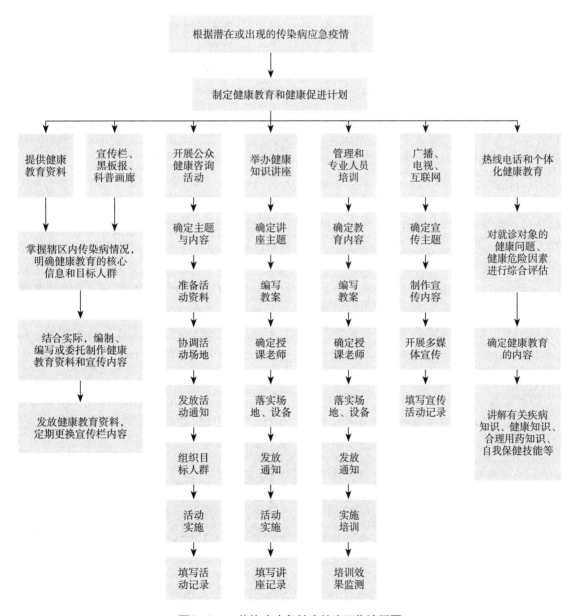

图7-4-1　传染病应急健康教育工作流程图

2．按传染病发病不同时期

（1）潜伏期 此时传染病还处于酝酿时期，公众关注度不高。要求医务人员具备"危机识别"的意识和能力，发现可能的突发传染病疫情端倪，提前收集和制作相关健康教育资料，让公众了解存在某种传染病流行可能，提高人群防范意识，发挥预警作用。

（2）发生期 为突发传染病疫情的应急时刻。此期公众极易出现恐慌、焦虑心理，各类谣言和错误的防控知识四起。要求开展健康教育和健康促进活动必须快速有效，要有较强针对性地普及相关传染病预防、治疗、康复、救护知识和正确的生活习惯与方式。同时关注人群的心理危机疏导与干预，协调和利用一切资源，开展健康促进工作。

（3）持续期 针对出现的传染病严重程度、变化情况，做好疫情通报工作。进一步加大健康教育力度，将突发传染病有关防控知识反复向群众宣教。以全民普及相关传染病防控知识为基础，倡导科学防治和健康的生活方式。公布咨询热线和搭建互联网互动平台，解答群众对相关传染病防控的问题，疏导恐慌、焦虑情绪。动态调整相关传染病防控策略，并根据策略制定方案，采取各种途径，开展突发传染病疫情的健康教育和健康促进工作。

（4）恢复期 重点是普及环境卫生知识，提高个人健康素养水平。开展爱国卫生运动，改善环境卫生状况。树立健康信念，倡导健康行为，提高群众对社区、家庭和个人的卫生意识。做好相关传染病康复保健知识的宣传教育，进一步疏导不良情绪、抚平因疫情导致伤残或失去亲人的心理创伤，积极使社会生产生活恢复正常。

3．按传染病传播基本环节

（1）针对传染源环节 传染病的传播与传染源的关系密切，确定传染源才能使应急健康教育和健康促进工作有的放矢，事半功倍。传染源主要包括患者、病原携带者和受感染的动物。对于受感染的动物，可以采取各种不同的措施，例如开展对未感染动物接种疫苗的健康宣教，对已感染的动物采取积极治疗、杀死深埋等健康教育和健康促进措施。对于人的传染源，可以开展个体化药物治疗宣教和个人、家庭、社区健康教育和健康促进行动。这里要强调对隐性感染者和无症状病原携带者的健康教育与健康促工作。

（2）针对切断传播途径环节 肠道传染病主要通过粪口途径传播。经水和食物传播时容易引起暴发流行。健康教育宣传重点是做好手卫生、饮用水和食物的卫生，提倡"吃熟食，喝开水，洗净手"，严防病从口入关。

呼吸道传染病主要通过空气和密切接触传播。在健康教育中，强调常开窗、保持室内空气流通的宣教；同时加强各类消毒剂安全使用健康宣传工作。如有呼吸道感染病征的患者，应戴上口罩，及时就诊，避免传染给他人。

对传播途径不明的传染病，普及综合性防控知识，教育居民避免接触可能的传染源。

（3）针对易感人群

1）个人防护 ①注意个人卫生，勤洗手，勤换衣服，学会七步洗手法。②疫情期间减少聚会，避免前往人员密集场所，能正确打喷嚏或咳嗽。③注意均衡饮食，加强锻炼，充足休息，增强身体的抵抗力。④肠道传染病要注意饮食卫生，避免接触患者的排泄物、分泌物。⑤能正确使用体温计，知道发热的判断标准和处理流程。⑥不接触可疑媒介（畜禽、昆虫、花鸟等），被狗、猫伤后知道接种狂犬病疫苗。⑦重视心理健康。⑧能获取传染病相关知识，能看懂一般检验单和药品说明书。⑨定期做健康检查，积极接种疫苗。

2）家庭防护　①注意家庭卫生，勤通风、勤换晒衣被，保持家庭环境干净整洁。②家庭成员如患传染病，及时动员到医院诊治；其患病成员在住宿、饮食、物品等方面尽量单独清洗与消毒。③培养家庭成员外出回家后先洗手的习惯。④对健康状况不详的来客到家拜访后，及时对室内相关物体表面进行消毒。⑤及时处理患病家庭成员的排泄物、呕吐物、分泌物。⑥关注家庭成员均衡饮食、合理运动、良好的心理状态、充足睡眠。⑦规劝家庭成员戒烟、限酒。⑧定期组织家庭成员参加健康体检，并对家庭成员健康问题积极处理。⑨创造良好家庭氛围，培养家庭成员健康知识和素养，提高家庭健康知识和技能水平。

3）社区防护　①开展社区爱国卫生运动，保持社区环境整洁。②社区健康教育及发展有益于健康改变的一切支持系统。③动员社区居民积极参与健康促进规划的制定与实施。④开发社区资源，纵向联系上下层级、横向发动社区内各企事业单位和公益组织。⑤开展社区健康教育培训，扩大健康信息的传播。⑥加大社区传染病相关健康服务设施和措施的投入。⑦普及公民健康素养66条，加强社区居民应对突发传染病事件知识的普及教育。⑧开展社区诊断，创建健康社区。⑨创造良好社区健康氛围，提高社区居民传染病防治知识、技能和素养。

五、重点场所传染病应急健康教育

1. 医疗机构　医生和护士是医院健康教育的主力军，基层医疗机构在突发传染病疫情健康教育中应具备"预防能力""准备能力""救援能力"，并贯穿于预防、医疗、护理、康复、管理等全程。健康教育范围包括医护人员教育、患者健康教育、院外健康教育等。其中医护人员教育包括传染病管理专职人员业务培训、健康教育专职人员相关传染病应急健康教育、全体医务人员传染病相关健康教育等。患者教育包括门诊的候诊、随诊、咨询、输液、治疗等过程教育；住院的出入院教育。院外教育主要包括随访教育、家庭教育、社区教育等。

对突发传染病处置，从出现到有效应对需要一个过程，这个过程的长短会导致不同的损失，过程越长，造成的损失就会越大。

2. 村和社区　村或社区是社会最常见的基本单位，也是社区健康教育和健康促进工作的重要组成。以村或社区人群为对象，有组织、有计划、有评价地开展突发传染病疫情健康教育和健康促进工作，能改变个体错误健康知识、信念和行为，能改变群体生活方式和环境卫生，提高生活质量和健康素养，降低社区的传染病发病率和死亡率。

在村和社区传染病应急健康教育过程中，关注"386199"人群，"38"指妇女、"61"指儿童和青少年，"99"指老年人。按照传染病应急健康教育基本原则，对村或社区居民的需求进行客观分析和排序，列出优先需要解决的问题及可干预的危险因素或原因，结合村和社区公共卫生网络和家庭医生签约等基层医疗机构专业人员资源，综合开展有社区特色的综合性、持续性、协调性、可行性和人性化的传染病应急健康教育工作。

3. 学校　包括托幼机构、中小学和大学在内的所有学校。学校因学生上学时人群集中、放学后人群流动到千家万户，学生免疫系统不完善，学生健康生活和卫生习惯还处于形成期等特点，使学校成为传染病潜在高发和易发场所。需要学校、家长和相关社会关系内所有成员的共同努力，才能做好健康教育和健康促进工作。

儿童和青少年是行为形成的关键阶段，加强健康教育，使其减少和避免接触有害因素，养成健康行为习惯和生活方式，不仅对现阶段的传染病防控有益，还对其一生的健康有益。学校传染病应急健康教育重点关注提高儿童和青少年相关传染病防控知识水平、预防各种心理障碍、改善行为卫生习惯，可利用口头教育、书面教育等形式开展，同时应针对全体教职员工和不同年级儿童青少年生长发育特点，开展不同层级水平的健康知识、技能、行为的培训。

4. 职业场所　随着工业化和城市化的推进，职业场所作为重要的人群生活、工作区域，成为传染病高发场所。从业人群的身心健康和传染病防控健康素养对各工作单位产生直接影响，并可能进一步影响家庭、社会的稳定和发展。因此，职业场所传染病应急健康教育和健康促进工作应包含职业场所和从业人员在内的相关传染病防控健康教育政策法规的宣传、良好行为的倡导、健康环境的支持等。建立多部门的合作机制，充分发挥大众媒体在健康教育中的作用，建立完善的健康教育和健康促进应急体系及物资储备。

关注政府各级领导和社区工作人员的传染病防治意识，他们对传染病应急健康教育和健康促进工作的推进、对突发传染病防控的效果有重要的影响。对他们及时准确地开展重大传染病疫情"应对准备、预警管理、应急处理、疫后处理"等健康教育，使他们正确认识和重视突发疫情，从而在科学决策和政策制定、落实等各方面提高效率。

关注餐饮、公共场所等从业人员传染病应急健康教育。由于餐饮和小宾馆、小美容美发、小浴室等公共场所职业特点，其引起传染病传播的危险性较大。应在场所卫生许可证和从业人员健康证办理或变更过程中，加大突发传染病疫情健康教育，在日常卫生监督巡查中加大传染病防控流程监管。

六、传染病应急健康教育效果评估

1. 形成评价　形成评价在传染病应急健康教育和健康促进项目计划设计阶段开展。内容包括目标人群选择、确定策略、设计方案等。可通过查阅文献档案，组建专家咨询和专题小组讨论等方式开展，有学者采用"品管圈活动结合 PDCA 管理"方法提高形成评价效率，值得借鉴。

2. 过程评价　过程评价贯穿于传染病应急健康教育和健康促进计划执行全过程，包括三方面内容：一是评价人体参与传染病应急健康教育情况；二是评价涉及的组织情况；三是评价对政策和环境产生的影响。可采用人群调查、查阅档案资料和现场观察等方法。

3. 效应评价　评价干预人群因突发传染病疫情而开展的健康教育和健康促进相关行为及其影响因素的变化。包括：倾向因素、促成因素、强化因素和健康相关行为。

4. 结局评价　基于突发传染病疫情而开展的健康教育和健康促进项目实施后，目标人群相关健康知识、信念、行为改变及生活质量变化情况。

5. 总结评价　对前面形成评价、过程评价、效应评价和结局评价进行总结性的概括，全面分析传染病应急健康教育和健康促进项目的成败，总结经验，为今后类似项目提供参考。

（王为波）

第八章　常用抗生素的社区应用

常用抗生素的社区应用

社区常见传染性疾病有细菌、病毒等感染，而寄生虫感染、结核病同样可见。全科医生作为居民健康的"守门人"，肩负着预防、诊断和治疗传染性疾病的重担。本章介绍常用抗细菌、抗病毒、抗寄生虫和抗结核药物在社区的应用。

第一节 抗菌药物

我们日常生活环境中多种致病菌威胁着人类健康。抗菌药物是临床治疗致病菌导致的感染性疾病的主要药物。抗菌药物是我国临床应用最广泛的一类药物。不合理应用抗菌药物，既不能有效控制感染，还会导致药物相关不良反应增加，会加快细菌产生耐药性和耐药菌感染流行，多重耐药菌增多使人类抗感染治疗面临巨大挑战。随着全科医学的发展，全科医生承担"社区居民健康守门人"的职责，抗菌药物在社区医院合理应用的重要性与日俱增。社区医生应掌握抗菌药物的相关知识，做到规范合理应用抗菌药物。

抗菌药物种类繁多，主要有以下 9 种。

（一）β- 内酰胺类

β- 内酰胺类药物包括青霉素类、头孢菌素类、头霉素类、碳青霉烯类、单环 β- 内酰胺类、氧头孢烯类、β- 内酰胺类 /β- 内酰胺酶抑制剂复方制剂、青霉烯类。

1. 青霉素类　包括天然青霉素、耐青霉素酶青霉素、广谱青霉素、抗假单胞菌青霉素类（具体代表药物见表 8-1-1）。

表 8-1-1　青霉素类药物分类

抗菌药物分类		代表药物
天然青霉素		青霉素、普鲁卡因青霉素、苄星青霉素、青霉素 V
耐青霉素酶青霉素		甲氧西林、萘夫西林、苯唑西林、氯唑西林、双氯西林、氟氯西林
广谱青霉素		氨苄西林、阿莫西林、匹氨西林、巴氨西林
抗假单胞菌青霉素类	羧基青霉素	羧苄西林、替卡西林
	脲基青霉素	哌拉西林
	苯咪唑类青霉素	阿洛西林、美洛西林

2. 头孢菌素类　包括第一代头孢菌素、第二代头孢菌素、第三代头孢菌素、第四代头孢菌素（具体代表药物见表 8-1-2）。

表 8-1-2　头孢菌素类药物分类

抗菌药物分类		代表药物
第一代头孢菌素	静脉	头孢唑林、头孢拉定
	口服	头孢拉定、头孢氨苄

抗菌药物分类		代表药物
第二代 头孢菌素	静脉	头孢呋辛、头孢替安
	口服	头孢克洛、头孢呋辛酯、头孢丙烯
第三代 头孢菌素	静脉	头孢噻肟、头孢曲松、头孢唑肟、头孢匹胺、头孢哌酮、头孢他啶
	口服	头孢克肟、头孢泊肟、头孢地尼
第四代 头孢菌素	静脉	头孢匹罗、头孢吡肟
	口服	头孢卡品酯

3. 头霉素类药物 包括头孢西丁、头孢美唑、头孢米诺、头孢替坦。

4. 碳青霉烯类药物 包括亚胺培南、美罗培南、帕尼培南、多立培南、厄他培南。

5. 单环 β- 内酰胺类药物 包括氨曲南。

6. 氧头孢烯类药物 包括拉氧头孢、氟氧头孢。

7. β- 内酰胺类 /β- 内酰胺酶抑制剂复合制剂 包括氨苄西林 / 舒巴坦、阿莫西林 / 克拉维酸、替卡西林 / 克拉维酸、哌拉西林 / 他唑巴坦、头孢哌酮 / 舒巴坦。

8. 青霉烯类药物 包括法罗培南。

（二）氨基糖苷类

氨基糖苷类药物包括链霉素、新霉素、庆大霉素、妥布霉素、阿米卡星等。

（三）喹诺酮类

喹诺酮类药物包括环丙沙星、氧氟沙星、诺氟沙星、左氧氟沙星、莫西沙星、吉米沙星、加替沙星、依诺沙星等。

（四）大环内酯类

大环内酯类药物包括红霉素、罗红霉素、克拉霉素、阿奇霉素、麦迪霉素、吉他霉素等。

（五）糖肽类

糖肽类药物包括万古霉素、去甲万古霉素、替考拉宁等。

（六）四环素类

四环素类药物包括四环素、金霉素、土霉素、地美霉素、多西环素、美他环素、米诺环素。

（七）酰胺醇类

酰胺醇类药物包括氯霉素、甲砜霉素。

（八）林可霉素类

林可霉素类药物包括克林霉素和林可霉素。

（九）硝基咪唑类

硝基咪唑类药物包括甲硝唑、替硝唑、奥硝唑。

下面按照分类介绍主要的抗菌药物。

一、β- 内酰胺类

（一）青霉素

1. 抗菌作用特点　通过与位于细菌细胞膜上的青霉素结合蛋白紧密结合，干扰细菌细胞壁合成产生抗菌作用。对于繁殖期细菌具有较强的杀菌作用，属于繁殖期杀菌剂。对革兰氏阳性菌（包括不产 β- 内酰胺酶葡萄球菌属、A 组和各组乙型溶血性链球菌和多数草绿色链球菌等）均具有高度活性。对人类的毒副作用小，但较易引起变态反应，甚至可发生致死性过敏性休克。

2. 适应证及临床应用

（1）治疗敏感菌所致的心内膜炎、心包炎、脑膜炎、呼吸道、皮肤和软组织、血流感染。

（2）治疗气性坏疽、梅毒、雅司病、鼠咬热、放线菌病等。

3. 剂量及用法

（1）成人肌内注射　每日 80 万 ~ 200 万 U，分 3 ~ 4 次。

（2）成人静脉滴注　每日 200 万 ~ 1 000 万 U，分 3 ~ 4 次。

（3）治疗细菌性脑膜炎　每日 2 000 万 ~ 3 000 万 U，分 4 ~ 6 次。

（4）儿童肌内注射　每日 2.5 万 ~ 5 万 U/kg，分 4 ~ 6 次。

（5）儿童静脉滴注　每日 5 万 ~ 20 万 U/kg，分 3 ~ 4 次。

4. 不良反应

（1）毒性反应　青霉素鞘内注射和全身大剂量应用可引起青霉素脑病（表现为腱反射增强、肌肉疼挛、抽搐、昏迷等神经系统反应），不宜做鞘内注射。老年人和肾功能减退者易发生上述毒性反应。

（2）变态反应　表现为过敏性休克、溶血性贫血、血清病型反应、药疹等。

（3）赫氏反应　用青霉素治疗梅毒时可有症状加剧现象。

（4）电解质代谢紊乱。

（5）大剂量应用干扰凝血机制，导致出血。

（6）二重感染。

5. 禁忌证及注意事项

（1）对青霉素或青霉素类抗菌药物过敏者禁用。

（2）使用前必须做皮试，有青霉素过敏史者不宜做皮试，需换其他抗菌药物。

（3）大剂量应用应监测电解质。

（4）青霉素钾不宜静脉注射。

（5）孕妇可安全应用，哺乳期妇女应用可致婴儿致敏，需慎用。

（6）老年、肾功能减退者依据内生肌酐清除率酌情减量。

6. 药物相互作用

（1）不宜与氯霉素、大环内酯类、四环素类、磺胺类药合用。

（2）与氨基糖苷类抗生素联用须分瓶滴注。

（3）丙磺舒、阿司匹林、吲哚美辛、保泰松、磺胺药使青霉素血药浓度升高，不良反应可能增加。

（4）与重金属呈配伍禁忌。

（5）呈酸性的葡萄糖注射液或四环素注射液可破坏青霉素的活性。

（6）可加强华法林的抗凝血作用。

（7）与甲氨蝶呤同时应用，增加后者毒性。

（8）与考来替泊同用时降低青霉素血药浓度。

（9）与避孕药同时应用降低避孕药效果。

（二）苯唑西林

1. 抗菌作用特点　耐酸、耐酶，对产青霉素酶和不产青霉素酶的金黄色葡萄球菌均具有抗菌活性。

2. 适应证及临床应用

（1）对青霉素耐药以及对苯唑西林敏感的金黄色葡萄球菌和凝固酶阴性葡萄球菌所致的各种感染。

（2）化脓性链球菌或肺炎链球菌与耐青霉素酶葡萄球菌属所致的混合感染。

（3）不用于甲氧西林耐药葡萄球菌感染。

3. 剂量及用法

（1）成人肌内注射　每日 $4\sim6g$，分 $4\sim6$ 次。

（2）成人静脉滴注　每日 $4\sim8g$，分 $3\sim4$ 次。

（3）治疗严重感染　每日 $12g$。

（4）儿童静脉滴注　每日 $50\sim150mg/kg$，分 4 次。

4. 不良反应

（1）常见过敏反应。

（2）神经毒性反应　头痛、抽搐、惊厥等。

（3）少数发生非特异性肝炎。

（4）偶引起急性间质性肾炎伴肾衰竭，婴儿大剂量用药引起血尿、蛋白尿、尿毒症。

（5）偶中性粒细胞减少。

（6）口服给药可出现胃肠道反应。

（7）偶发生白色念珠菌继发感染和静脉炎。

5. 禁忌证及注意事项

（1）对苯唑西林或其他青霉素类抗菌药物过敏者禁用。

（2）孕妇、哺乳期妇女、新生儿、肝肾功能严重减退、哮喘、湿疹、花粉症、荨麻疹等慎用。

（3）其他参见青霉素。

6. 药物相互作用

（1）与西索米星、奈替米星、庆大霉素等氨基糖苷类抗菌药物联合，对金黄色葡萄球菌肠球菌属有协同作用。

（2）丙磺舒增加苯唑西林血药浓度。

（3）磺胺药可抑制苯唑西林对血浆蛋白的结合，且减少其从胃肠道吸收。

（三）阿莫西林

1. 抗菌作用特点　对肠球菌属的活性较强，对流感嗜血杆菌、沙门菌属、志贺菌属、大肠埃希菌等部分菌株有良好的抗菌活性。

2. 适应证及临床应用

（1）敏感菌所致的尿路、呼吸道感染、小儿中耳炎。

（2）轻症伤寒及慢性带菌者。

（3）联合甲硝唑治疗幽门螺杆菌感染。

（4）单纯性淋病。

3. 剂量及用法

（1）成人口服　每日 1.5 ~ 4.0g，分 3 ~ 4 次。

（2）儿童口服　每日 25 ~ 50mg/kg。

（3）急性单纯性下尿路感染或淋病奈瑟菌所致单纯性淋病　每次 3g，1 ~ 2 次。

4. 不良反应

（1）胃肠道反应。

（2）过敏反应　皮疹多发。

5. 禁忌证及注意事项

（1）对阿莫西林或其他青霉素类抗菌药物过敏者禁用。

（2）发生假膜性肠炎时，立即停药，视病情给予补液等处理。

（3）哺乳期妇女应用本品停止哺乳。

（4）其他参见氨苄西林。

6. 药物相互作用　阿莫西林与丙磺舒合用使前者血药浓度升高。

（四）阿洛西林

1. 抗菌作用特点　脲基青霉素，对大多数革兰氏阴性杆菌和革兰氏阳性球菌、厌氧菌有抗菌作用，对 β- 内酰胺酶不稳定。

2. 适应证及临床应用

（1）敏感菌（包括铜绿假单胞菌）所致的各种感染。

（2）腹腔和妇科生殖道同时合并厌氧菌的混合感染。

（3）与氨基糖苷类抗菌药物合用治疗严重革兰氏阴性杆菌感染。

3. 剂量及用法

（1）成人　每日 4 ~ 16g，分 3 ~ 4 次静脉滴注，时间 >30min。尿路感染：每日 100mg/kg，每次 2g，每 8h 一次。

（2）儿童　每日 100 ~ 240mg/kg，分 3 ~ 4 次静脉滴注。尿路感染：每日 100mg/kg，分 4 次肌内注射。

（3）肾功能减退者每 12h 应用，肝肾功能同时减退适当减量。

4. 不良反应

（1）过敏反应多见　皮疹、药物热等。

（2）偶见胃肠道反应。

5. 禁忌证及注意事项

（1）对阿洛西林或其他青霉素类抗菌药物过敏者、妊娠 <3 个月禁用。

（2）肾功能减退者酌情减量。

（3）患者限制钠盐摄入。

6. 药物相互作用

（1）与氨基糖苷类抗菌药物合用对铜绿假单胞菌和部分肠杆菌科细菌发生协同作用。

（2）与氨基糖苷类抗菌药物同瓶滴注，可使后者的抗菌活性降低。

（3）与环丙沙星合用可增加后者血药浓度。

（4）不宜与肝素等抗凝药或非甾体抗炎药合用，以免引起出血。

（五）头孢拉定

1. 抗菌作用特点　头孢菌素类是广谱半合成抗菌药物，通过干扰细菌细胞壁主要成分——肽聚糖的合成而发挥抗菌作用，具有抗菌作用强、耐青霉素酶、临床疗效高、毒性低、过敏反应较青霉素类少等优点。第 1 代注射用头孢菌素，对需氧革兰氏阳性球菌及部分革兰氏阴性杆菌有抗菌活性。

2. 适应证及临床应用

（1）敏感菌所致的急性咽炎、扁桃体炎、中耳炎、支气管炎、泌尿生殖道感染、皮肤软组织感染。

（2）预防手术部位感染。

3. 剂量及用法

（1）成人　肌内注射，每日 2～4g，分 2～4 次。静脉滴注，每日 4～6g，分 2～4 次。

（2）儿童　每日 50～100mg/kg，分 2～4 次。静脉滴注，每日 50～150mg/kg，分 2～4 次。

4. 不良反应　胃肠道反应、药疹，偶有尿素氮、转氨酶升高。

5. 禁忌证及注意事项

（1）对本品和其他头孢菌素类抗菌药物过敏者禁用。

（2）有青霉素过敏性休克或速发型变态反应史者不宜应用本品。

（3）孕妇必须在有明确指征时应用本品，哺乳期妇女应用本品停止哺乳。

（4）老年人及肾功能减退者应用时须减少给药剂量或延长给药间期。

6. 药物相互作用

（1）与含钙溶液（林格液）有配伍禁忌。

（2）与氨基糖苷类抗生素可相互灭活，两种药物同时使用时，应在不同部位给药，两药物不能在同一容器中静脉滴注。

（3）注射液头孢拉定不宜与其他抗生素混合后给药。

（4）与氨基糖苷类抗生素联合有协同作用。

（5）与氨基糖苷类、强利尿药及其他肾毒性药物合用，可增加肾毒性。

（六）头孢呋辛

1. 抗菌作用特点　第 2 代注射用头孢菌素，具有广谱抗菌作用，对革兰氏阳性菌有活性，对葡萄球菌属和革兰氏阴性杆菌产生的 β- 内酰胺酶有稳定的作用。

2．适应证及临床应用

（1）敏感菌所致的下呼吸道感染、肺炎、尿路感染、皮肤和软组织感染、血流感染、脑膜炎等。

（2）金黄色葡萄球菌（甲氧西林敏感株）所致的骨、关节感染。

（3）淋病奈瑟球菌所致的单纯性和播散性感染。

（4）预防手术部位感染。

3．剂量及用法

（1）成人　每次 0.75 ~ 1.50g，每 8h 1 次，肌内注射或静脉滴注。

（2）儿童　每日 50 ~ 100mg/kg，分 3 ~ 4 次。

4．不良反应　皮疹、胃肠道反应、肌内注射区疼痛，偶有嗜酸性粒细胞增高、一过性血清 ALT、胆红素升高。

5．禁忌证及注意事项

（1）对本品和其他头孢菌素类抗菌药物过敏者禁用。

（2）有青霉素过敏性休克或速发型变态反应史者不宜应用本品。

（3）应用过程中发生腹泻，应考虑假膜性肠炎可能，应立即停药，给予甲硝唑口服，无效时考虑用去甲万古霉素或万古霉素口服。

（4）应用期间监测肾功能，肾功能减退者宜减量应用。

（5）避免长期应用以致对本品耐药细菌过度生长造成二重感染。

（6）与氨基糖苷类抗菌药物、利尿剂合用易产生肾毒性。

（7）孕妇必须在有明确指征时应用本品，哺乳期妇女应用本品停止哺乳。

（8）不推荐用于 <3 个月的婴儿。

6．药物相互作用

（1）与氨基糖苷类抗生素联合有协同作用。

（2）与强利尿剂联合应用可产生肾毒性。

（七）头孢克肟

1．抗菌作用特点　第一个口服第三代头孢菌素，抗菌谱广，抗菌活性强，尤其对多数肠杆菌科细菌有较强的活动。

2．适应证及临床应用　由敏感菌所致的单纯性尿路感染、中耳炎、咽炎、扁桃体炎、呼吸道感染、单纯性淋菌性尿道炎和宫颈炎。

3．剂量及用法

（1）成人　每日 400mg，单次或分 2 次口服。

（2）儿童　每日 8mg/kg，单次或分 2 次口服。

4．不良反应　主要是胃肠道反应。

5．禁忌证及注意事项

（1）对本品及其他头孢菌素类过敏者禁用，有青霉素过敏性休克史者避免应用。

（2）有哮喘及荨麻疹等过敏性疾病史和家族史的患者慎用本品。

（3）肾功能不全患者须根据肾功能调整给药剂量及给药间期。

（4）孕妇必须在有明确指征时应用本品，哺乳期妇女应用本品停止哺乳。

（5）不推荐 <3 个月的婴儿。

6. 药物相互作用　与卡马西平合用可导致后者血药浓度升高。

（八）头孢曲松

1. 抗菌作用特点　为半合成第 3 代注射用头孢菌素，对革兰氏阳性、革兰氏阴性杆菌、厌氧菌有高度活性，可被革兰氏阴性菌产生的超广谱 β- 内酰胺酶水解灭活。

2. 适应证及临床应用

（1）敏感菌所致的下呼吸道、尿路、血流、皮肤软组织、骨、关节感染、急性中耳炎。

（2）由淋病奈瑟菌所致的单纯性尿道、子宫颈、直肠感染及盆腔炎性疾病，由非产青霉素酶菌株所致的淋菌性咽炎。

（3）联合抗厌氧菌药物治疗敏感菌所致的腹腔内感染。

（4）由敏感菌所致的脑膜炎。

3. 剂量及用法

（1）成人　每日 1~2g，1 次静脉滴注。每日不宜 >4g。

（2）儿童　每日 50mg/kg，1 次静脉滴注。严重感染，每日 50~75mg/kg，不 >2g，分 2 次。脑膜炎：每日 100mg/kg，不 >4g。

（3）严重肾功能不全及同时存在肝、肾功能不全者应适当减量。

（4）单纯性淋病奈瑟球菌感染　250mg 肌内注射。

4. 不良反应

（1）胃肠道反应和过敏反应。

（2）肌内注射部位局部疼痛等，静脉滴注后血栓性静脉炎。

5. 禁忌证及注意事项

（1）对本品及其他头孢菌素类过敏者禁用，有青霉素过敏性休克史者避免应用。

（2）禁止与含钙的药品及胃肠外营养液同时静脉给药。

（3）同时存在肝肾功能不全时需减量应用，每日不宜 >2g。

（4）慎用于有结肠炎等胃肠道疾病患者。

（5）长期应用可能导致细菌耐药或耐药菌过度繁殖，或二重感染。

（6）大剂量应用需要监测肾功能。

（7）孕妇必须在有明确指征时应用本品，哺乳期妇女应用本品停止哺乳。

6. 药物相互作用

（1）与多种药物间有配伍禁忌，应单独给药。

（2）应用期间不宜饮酒或含酒精饮料。

（九）头孢吡肟

1. 作用机制及特点　第 4 代注射用头孢菌素，抗菌谱广，对革兰氏阳性菌和革兰氏阴性杆菌，包括某些耐氨基糖苷类和耐第 3 代头孢菌素的菌株有效。

2. 适应证及临床应用

（1）敏感菌所致中重度肺炎、尿路、血流、皮肤软组织感染。

（2）中性粒细胞缺乏患者发热的经验治疗。

（3）与甲硝唑合用治疗敏感菌所致的复杂性腹腔内感染、盆腔感染。

（4）难治性感染，包括青霉素高度耐药的肺炎链球菌等的多重耐药菌感染。

3. 剂量及用法

（1）成人　每次 1~2g，分 2 次静脉滴注、静脉注射、肌内注射。

（2）中性粒细胞减少患者发热或重症　每次 2g，分 3 次。

（3）复杂性腹腔内感染　每次 2g，分 2 次，同时联合应用甲硝唑。

（4）肾功能不全患者应视内生肌酐清除率酌情减量。

4. 不良反应　胃肠道反应、皮疹、瘙痒、头痛等。

5. 禁忌证及注意事项

（1）对本品及其他头孢菌素类过敏者禁用，有青霉素过敏性休克史者避免应用。

（2）应用期间可出现腹泻，停用或口服甲硝唑，若仍无效，可口服去甲万古霉素或万古霉素。

（3）应用于具有中枢神经系统基础疾患和肾功能减退患者时应掌握给药剂量，警惕癫痫等中枢神经系统严重不良反应发生。本品不宜用于中枢神经系统感染、体重小于 30kg 的肾功能不全儿童。

（4）孕妇必须在有明确指征时应用本品，哺乳期妇女应用本品停止哺乳。

6. 药物相互作用

（1）与氨基糖苷类抗菌药物或袢利尿剂联合应用可能增加肾毒性，需监测肾功能。

（2）与氨基糖苷类抗生素、万古霉素、甲硝唑、氨苄西林、氨茶碱配伍禁忌。

（十）头孢西丁

1. 抗菌作用特点　为半合成头霉素 G，对需氧革兰氏阳性菌、革兰氏阴性菌及厌氧菌具广谱抗菌作用，对大多数超广谱 β- 内酰胺酶（ESBLs）稳定。

2. 适应证及临床应用

（1）敏感菌所致下呼吸道、尿路、腹腔、盆腔、血流、骨、关节、皮肤和软组织感染。

（2）无污染手术的术前预防用药。

3. 剂量及用法

（1）成人　依据感染严重程度，每次 1~3g，分 3~4 次静脉滴注。

（2）儿童（年龄 >3 个月）　每 8h 20~40mg/kg 静脉滴注。

（3）肾功能不全患者应视内生肌酐清除率酌情减量。

（4）预防用药　术前 0.5~1.0h 2g 以后 24h 内每 6h 1~2g。

4. 不良反应

（1）局部反应　静脉炎。

（2）过敏反应　皮疹等。

（3）低血压等心血管反应。

（4）胃肠道反应。

（5）神经肌肉反应。

（6）粒细胞减少、血小板减少等血液系统反应。

（7）ALT、AST、LDH、AKP、血胆红素等增高。

5. 禁忌证及注意事项

（1）对本品及其他头孢菌素类过敏者禁用，有青霉素过敏性休克史者避免应用。

（2）有结肠炎或其他胃肠道疾病病史的患者慎用本品。

（3）孕妇必须在有明确指征时应用本品，哺乳期妇女应用本品停止哺乳。

（4）肾功能不全患者应视内生肌酐清除率酌情减量。

（5）不宜应用于 <3 个月的婴儿。

6. 药物相互作用

（1）与羧苄西林、美洛西林等合用产生拮抗作用。

（2）丙磺舒可提高其血药浓度。

（3）与某些头孢菌素类和氨基糖苷类抗菌药物合用可增加肾毒性。

（十一）厄他培南

1. 抗菌作用特点　对大多数青霉素酶、头孢菌素酶、超广谱 β- 内酰胺酶稳定，但可被金属酶水解。

2. 适应证及临床应用

（1）敏感菌所致社区获得性肺炎、皮肤和软组织、复杂性尿路、复杂性腹腔中度感染。

（2）择期结肠手术的手术部位感染预防用药。

3. 剂量及用法

（1）成人　每次 1g，每日 1 次静脉滴注。

（2）儿童（3 个月~12 岁）　每次 15mg/kg，每日 2 次。

（3）肌内注射　1g 溶于 1% 利多卡因。

（4）肾功能不全患者应视内生肌酐清除率酌情减量。

4. 不良反应

胃肠道反应、静脉炎、头痛、女性阴道炎等，注射部位疼痛，ALT、AST、AKP 等升高。

5. 禁忌证及注意事项

（1）对本品或其他碳青霉烯类抗生素过敏者禁用。

（2）本品肌内注射剂用利多卡因溶液，不能用作静脉给药，不能用于对利多卡因过敏者或合并严重休克、房室传导阻滞等利多卡因禁忌证患者。

（3）不应用于 <3 个月的婴儿。

（4）孕妇必须在有明确指征时应用本品，哺乳期妇女应用本品停止哺乳。

6. 药物相互作用

（1）与丙戊酸或丙戊酸钠缓释片联合应用可能导致后者血药浓度低，增加癫痫发作风险。

（2）合用丙磺舒可提高其血药浓度。

（十二）氨曲南

1. 抗菌作用特点　单环 β- 内酰胺类抗菌药物对需氧革兰氏阴性菌具有良好抗菌活性，对需氧革兰氏阳性菌和厌氧菌无抗菌活性。在 pH 6~8 及厌氧环境下可保持抗菌活性。

2. 适应证及临床应用

（1）敏感菌所致的尿路、肺部、血流、手术后伤口、溃疡和烧伤等皮肤、软组织感染。

（2）与甲硝唑联合应用治疗腹膜炎等腹腔感染、子宫内膜炎、盆腔炎等妇科感染。

（3）联合抗革兰氏阳性菌药物用于未查明病原菌的经验治疗。

（4）替代氨基糖苷类药物治疗肾功能损害患者的需氧革兰氏阴性杆菌感染。

（5）用于对青霉素、头孢菌素过敏的患者，但需严密观察应用情况。

3. 剂量及用法

（1）成人　每日 1～8g，具体视感染部位及感染程度而定，分 2～4 次，可静脉滴注、静脉注射或肌内注射。

（2）儿童　每次 30mg/kg，分 3～4 次给药。

（3）肾功能不全患者应视内生肌酐清除率酌情减量。

4. 不良反应　静脉炎、注射部位肿胀或不适、胃肠道反应、皮疹及血清转氨酶升高。

5. 禁忌证及注意事项

（1）对本品过敏者禁用。

（2）孕妇必须在有明确指征时应用本品，哺乳期妇女应用本品停止哺乳。

6. 药物相互作用　与头孢西丁、亚胺培南等药物合用发生拮抗作用。

（十三）阿莫西林/克拉维酸

1. 抗菌作用特点　克拉维酸与阿莫西林合用可保护阿莫西林免遭 β- 内酰胺酶水解，使阿莫西林抗菌活性增强、抗菌谱增宽。

2. 适应证及临床应用

（1）口服制剂适用于敏感菌所致的鼻窦炎、中耳炎、下呼吸道、尿路、生殖系统、皮肤、软组织感染。

（2）静脉制剂还适用于敏感菌所致的骨、关节、腹腔内感染、败血症。

3. 剂量及用法

（1）成人口服　每次 625mg（阿莫西林和克拉维酸 4：1），每日 2～3 次。

（2）儿童口服　每次 25mg/kg，分 3 次给药。

（3）成人静脉注射　每次 1.2g，每日 3～4 次。

（4）儿童静脉注射　每次 30mg/kg，每日 2～4 次。

（5）肾功能不全患者应视内生肌酐清除率酌情减量。

4. 不良反应　胃肠道反应、皮疹、阴道炎。

5. 禁忌证及注意事项

（1）对本品或青霉素过敏者禁用。

（2）有其他 β- 内酰胺类过敏者、青霉素皮肤试验阳性者、与本品或青霉素类药物相关的胆汁淤积性黄疸或肝功能不全病史者、单核细胞增多症者需慎用。

（3）孕妇必须在有明确指征时应用本品，哺乳期妇女应用本品停止哺乳。

（4）应用期间须定期查血常规、肝肾功能。

（5）偶有出血现象，须停药。

6. 药物相互作用

（1）与氨基糖苷类药物联合应用具有协同作用。

（2）与避孕药合用，可降低避孕药的作用。

（3）与别嘌醇合用可使痛风患者皮疹发生率上升。

（十四）拉氧头孢

1. 抗菌作用特点　氧头孢烯类抗菌药物是广谱抗生素，对拟杆菌属等厌氧菌有良好活性，对金黄色葡萄球菌所产青霉素酶和革兰氏阴性杆菌所产 β- 内酰胺酶稳定。

2. 适应证及临床应用　适用于敏感菌所致的血流感染、细菌性脑膜炎、下呼吸道感染、腹腔感染、盆腔感染、上尿路感染。

3. 剂量及用法

（1）成人　每日 1～2g，分 2 次静脉注射或静脉滴注。严重感染可增至每日 4g。

（2）儿童　每日 40～80mg/kg，分 2～4 次静脉给药。严重感染可增至每日 150mg/kg.

（3）肾功能不全患者应视内生肌酐清除率酌情减量。

4. 不良反应　皮疹、药物热、肝肾功能异常、中性粒细胞减少、嗜酸性粒细胞增多等。

5. 禁忌证及注意事项

（1）对本品或氧头孢烯类药物过敏者禁用。

（2）对头孢菌素过敏者慎用。

（3）孕妇必须在有明确指征时应用本品，哺乳期妇女应用本品停止哺乳。

6. 药物相互作用

（1）与呋塞米联合应用可加重肾功能损害。

（2）应用期间饮酒可发生戒酒硫样反应。

二、氨基糖苷类

氨基糖苷类抗菌药物水溶性好，性质稳定，抗菌谱广，对葡萄球菌、需氧革兰氏阴性杆菌具有良好活性，部分品种对结核分枝杆菌有作用。胃肠道吸收差，有肾毒性、耳毒性等。与头孢菌素类或青霉素类联合应用，对多种细菌产生协同杀菌作用。

（一）庆大霉素

1. 抗菌作用特点　对于各种革兰氏阳性菌和革兰氏阴性菌（包括铜绿假单胞菌）都有良好的抗菌作用。

2. 适应证及临床应用

（1）严重革兰氏阴性杆菌感染。

（2）尿路感染。

（3）感染性心内膜炎。

（4）与哌拉西林或头孢菌素类联合用于病原菌未查明的严重全身感染患者的经验治疗。

（5）对青霉素过敏的甲氧西林敏感、葡萄球菌严重感染患者或该葡萄球菌合并革兰氏阴性杆菌感染者，可选择庆大霉素与其他药物联合应用。

（6）口服治疗细菌性肠道感染。

3. 剂量及用法

（1）肌内注射　每次 1.0～1.5mg/kg（或 80mg），每 8 小时 1 次。对较重感染，每日剂量 5mg/kg，分 2～3 次肌内注射。

（2）静脉滴注　适用于严重感染或血流感染，成人每日 4～8g，每 6 小时应用 1 次。

（3）口服　成人每日 240 ~ 640mg，儿童每日 10 ~ 15mg/kg，分 4 次口服。

（4）肾功能减退者依据内生肌酐清除率酌情减量。

4. 不良反应

（1）耳毒性，主要影响耳蜗神经。血药浓度持续在 30mg/L 以上、疗程较长、肌内注射每日 1g、总量 >15g 时易发生听力减退。

（2）肾脏损害，停药后减轻。

（3）可引起神经肌肉阻滞而产生呼吸抑制。

5. 禁忌证及注意事项

（1）对本品及其他氨基糖苷类药物过敏者禁用。

（2）避免与其他神经毒性或肾毒性药物及利尿剂、麻醉药、神经肌肉阻滞剂等合用，避免同时大量输血。

（3）老年人应用需监测肾功能。

（4）孕妇不可应用，哺乳期妇女应用应停止哺乳。早产儿和新生儿不宜用，儿童慎用。

6. 药物相互作用　避免药物过量，尤其对于肾功能减退患者。

（二）阿米卡星

1. 抗菌作用特点　为卡那霉素的半合成衍生物，对多数革兰氏阴性杆菌和铜绿假单胞菌所产生的乙酰转移酶、磷酸转移酶和核苷转移酶等稳定。

2. 适应证及临床应用

（1）与广谱青霉素或头孢菌素类药物联合用于敏感革兰氏阴性杆菌所致的严重感染。

（2）对庆大霉素或妥布霉素耐药的菌株所致的感染。

（3）与 β- 内酰胺类药物联合应用作为经验用药治疗中性粒细胞减低或免疫缺陷患者或其他病原菌未查明的危重感染患者。

（4）与其他抗菌药物联合应用治疗葡萄球菌重症感染或革兰氏阴性杆菌与葡萄球菌混合感染。

3. 剂量及用法

（1）肌内注射　成人每日 15mg/kg，分 1 ~ 2 次肌内注射，或每 12 小时 0.25 ~ 0.4g。

（2）静脉滴注　成人每日 0.8 ~ 1.2g，分 1 ~ 3 次。

（3）肾功能减退者依据内生肌酐清除率酌情减量。

4. 不良反应

（1）耳毒性，主要影响耳蜗神经，少数引起前庭神经损害。

（2）肾脏损害，停药后减轻。

（3）神经肌肉阻滞少见。

5. 禁忌证及注意事项

（1）对本品及其他氨基糖苷类过敏者禁用。

（2）避免与其他神经毒性或肾毒性药物及利尿剂、麻醉药、神经肌肉阻滞剂等合用，避免同时大量输血。

（3）老年人应用需监测肾功能。

（4）孕妇不可应用，哺乳期妇女应用应停止哺乳。早产儿和新生儿不宜用，儿童慎用。

6. 药物相互作用　避免药物过量，尤其对于肾功能减退患者。

三、喹诺酮类

喹诺酮类属化学合成抗感染药，对需氧革兰氏阳性菌、肺炎支原体、肺炎衣原体、军团菌抗菌活性增高。

（一）环丙沙星

1. 抗菌作用特点　作用于细菌 DNA 螺旋酶的 A 亚单位抑制 DNA 的合成和复制而导致细菌死亡。具有广谱抗菌作用，尤其对革兰氏阴性杆菌抗菌活性高，对铜绿假单胞菌的作用强，对甲氧西林敏感葡萄球菌属、肺炎链球菌等具有抗菌活性。对沙眼衣原体、支原体属、军团菌具有抗微生物作用。对结核分枝杆菌和非结核分枝杆菌有一定抗菌活性。对厌氧菌抗菌作用差。

2. 适应证及临床应用

（1）敏感菌所致的泌尿生殖道、呼吸道、胃肠道、骨、关节、皮肤软组织、腹腔等部位感染。

（2）伤寒。

（3）局部可用于敏感菌所致的结膜炎、角膜溃疡、外耳道炎等。

3. 剂量及用法

（1）口服　成人每日 0.5~1.5g，分 2~3 次口服，具体疗程可 5~14 天，甚至 4~6 周或更长，具体视病情而定。

（2）静脉注射　成人每日 0.4~1.2g，分 2 次。肾功能减退者可根据内生肌酐清除率调整剂量。

4. 不良反应　胃肠道反应较常见，可有头晕等中枢神经系统反应，可有过敏反应，表现为皮疹等，偶有精神异常等表现。

5. 禁忌证及注意事项

（1）对本品或其他喹诺酮类药物过敏者禁用。

（2）应用时应避免过度暴露于阳光下。

（3）静脉滴注时间 >1 小时以避免发生静脉炎。

6. 药物相互作用

（1）与咖啡因、丙磺舒、茶碱类、华法林同时应用可减少其清除，可能产生毒性反应。

（2）环丙沙星与环孢素合用使后者血药浓度升高。

（二）氧氟沙星

1. 抗菌作用特点　具有广谱抗菌作用，对需氧革兰氏阴性杆菌和需氧革兰氏阳性球菌有抗菌作用。对沙眼衣原体、军团菌和结核分枝杆菌有作用。

2. 适应证及临床应用

（1）敏感菌所致的泌尿生殖道、呼吸道、胃肠道、骨、关节、皮肤软组织、腹盆腔、胆道等部位感染。上述适应证轻中度感染患者可口服给药。

（2）伤寒。

（3）可作为治疗多重耐药性结核病的二线联合用药之一。

3．剂量及用法

（1）口服或静脉　成人每日 0.4～0.6g，每 12 小时 1 次，重症感染或铜绿假单胞菌等感染可增至 0.8g/d。具体疗程可 5～14 天，具体视病情而定。

（2）静脉制剂需静脉滴注，不可静脉注射、肌内注射、鞘内注射、腹腔注射和皮下注射。

（3）肾功能减退者首剂按照正常量给予，维持量根据内生肌酐清除率调整剂量，给药次数减为每 24 小时给药 1 次。

（4）严重肝功能不全的患者需减量应用，不超过 0.4g/d。

4．不良反应　胃肠道反应较常见，可有头晕等中枢神经系统反应，可有过敏反应，表现为皮疹等，偶有精神异常等表现，少数出现一过性血清氨基转移酶升高等实验指标异常。

5．禁忌证及注意事项　对本品或其他喹诺酮类药物过敏者禁用。

6．药物相互作用　抑制氨茶碱、咖啡因、口服抗凝剂等在肝脏代谢，使其血药浓度升高。

（三）诺氟沙星

1．抗菌作用特点　具有广谱抗菌作用，尤其对需氧革兰氏阴性杆菌抗菌活性高。

2．适应证及临床应用　敏感菌所致的下尿路、淋病、前列腺炎、肠道感染、伤寒和其他沙门菌感染。

3．剂量及用法

（1）每次 0.4g，每日 2 次，具体疗程可 3～28 天，具体视病情而定。

（2）伤寒沙门菌感染，每次常用量 0.4g，每日 2～3 次。

（3）内生肌酐清除率 <30ml/min，每次常用量 0.4g，每日 1 次。

4．不良反应　胃肠道反应较常见，可有头晕等中枢神经系统反应，可有过敏反应，表现为皮疹等，偶有精神异常等表现，少数出现一过性血清氨基转移酶升高等实验指标异常。

5．禁忌证及注意事项　对本品或其他喹诺酮类药物过敏者禁用。

6．药物相互作用

（1）抑制氨茶碱、咖啡因、口服抗凝剂等在肝脏代谢，使其血药浓度升高。

（2）与呋喃妥因有拮抗作用。

（四）左氧氟沙星

1．抗菌作用特点　具有广谱抗菌作用，尤其对需氧革兰氏阴性杆菌抗菌活性高，对铜绿假单胞菌的作用强。

2．适应证及临床应用

（1）敏感菌所致的急性鼻窦炎、慢性支气管炎急性加重、肺炎、单纯性皮肤软组织感染、各种尿路感染。

（2）作为多重耐药性结核病联合用药之一。

3．剂量及用法

（1）成人　每次 0.5g，每日 1 次，具体疗程可 7～14 天，具体视病情而定。

（2）肾功能减退者首剂按照正常量给予，维持量根据内生肌酐清除率调整剂量。

4．不良反应　少见，常见胃肠道反应。

5．禁忌证及注意事项

（1）对喹诺酮类药物过敏者禁用。

（2）静脉滴注时间 >1 小时以避免发生静脉炎。

6．药物相互作用

（1）与降糖药合用可能干扰其糖代谢，需监测血糖。

（2）与环孢素、苯巴比妥、西咪替丁合用可使上述药物的血药浓度升高。

（五）莫西沙星

1．抗菌作用特点　具有广谱抗菌作用，对革兰氏阳性菌和革兰氏阴性菌均有较高抗菌活性。对肺炎衣原体、支原体、军团菌具有抗微生物作用。对脆弱拟杆菌等厌氧菌有较高抗菌作用。

2．适应证及临床应用　敏感菌所致的急性细菌性鼻窦炎、慢性支气管炎急性加重、社区获得性肺炎、单纯性或复杂性皮肤软组织感染、大肠埃希菌等肠杆菌科细菌及脆弱拟杆菌等厌氧菌所致轻症腹腔感染。

3．剂量及用法

（1）成人　每次 0.4g，每日 1 次，具体疗程可 7 ~ 21 天，具体视病情而定。

（2）肾功能减退者无须调整剂量。

（3）肝功能不全者无须调整剂量，但可因代谢障碍导致 Q-T 间期延长。

4．不良反应　常见恶心、腹泻、头痛、头晕、Q-T 间期延长。

5．禁忌证及注意事项　对本品及喹诺酮类药物过敏者禁用。

6．药物相互作用　与活性炭服用会减少 80% 的药物吸收。

四、大环内酯类

大环内酯类药物对革兰氏阳性菌具有良好的抗菌作用，对厌氧菌、李斯特菌属、军团菌属、支原体属、衣原体属等病原微生物有效。

（一）红霉素

1．抗菌作用特点　常用的口服剂型有硬脂酸红霉素、琥乙红霉素、依托红霉素，对化脓性链球菌及其他链球菌属、甲氧西林敏感金黄色葡萄球菌及表面葡萄球菌具有良好抗菌作用。

2．适应证及临床应用

（1）化脓性链球菌、肺炎链球菌等革兰氏阳性菌所致的咽炎、扁桃体炎、鼻窦炎、中耳炎及轻、中度肺炎；乙型溶血性链球菌引起的猩红热及蜂窝织炎；白喉及白喉带菌者；气性坏疽、炭疽、放线菌病；李斯特菌病；心脏病及风湿热患者预防细菌性心内膜炎和风湿热。

（2）军团菌病。

（3）非典型病原体如肺炎支原体、肺炎衣原体等所致的呼吸道及泌尿生殖道感染。

（4）厌氧菌或厌氧菌与需氧菌所致的口腔感染。

（5）葡萄球菌属所致的皮肤软组织感染。

（6）空肠弯曲菌肠炎。

（7）百日咳。

3．剂量及用法

（1）成人每日 0.75～1.50g，儿童每日 20～40mg/kg，分 3～4 次口服。

（2）预防风湿热，250mg 每日 2 次。

4．不良反应　主要为胃肠道反应，可引起肝毒性。

5．禁忌证及注意事项

（1）硬脂酸红霉素、琥乙红霉素应在餐前 1 小时口服，依托红霉素可餐前或餐后口服。

（2）对大环内酯类过敏者禁用。

（3）禁止与抗组胺药特非那定合用，以避免引起心脏毒性。

（4）肝病患者和孕妇不宜选用，哺乳期妇女使用应暂停哺乳。

（5）严重肝功能不全需适当调整剂量。

（6）严重肾功能减退者剂量可略减少。

6．药物相互作用　与甲基氢化可的松、茶碱、卡马西平、华法林、特非那定及环孢素合用增加其生物利用度，宜进行血药浓度监测。

（二）阿奇霉素

1．抗菌作用特点　对某些革兰氏阴性菌的抗菌作用增强。

2．适应证及临床应用

（1）化脓性链球菌引起的急性咽炎、急性扁桃体炎。

（2）流感嗜血杆菌、卡他莫拉菌或肺炎链球菌引起的细菌性鼻窦炎、急性支气管炎、慢性支气管炎急性发作。

（3）肺炎链球菌、流感嗜血杆菌、肺炎支原体、衣原体及军团菌等所致的社区获得性肺炎。

（4）沙眼。

（5）杜克雷嗜血杆菌所致软下疳，衣原体属所致的尿道炎和宫颈炎，梅毒。

（6）金黄色葡萄球菌或化脓性链球菌敏感株所致的皮肤软组织感染；

（7）与其他药物合用，用于 HIV 感染者鸟分枝杆菌复合群感染的预防与治疗。

3．剂量及用法

（1）口服　成人第 1 天 0.5g 顿服，第 2～5 天，每日 0.25g 顿服，或每日 0.5g 顿服，连服 3 天。

（2）静脉滴注　社区获得性肺炎 0.5g，每日 1 次，连续用药 2 日后改为口服，每日 0.5g，疗程 7～10 日。盆腔感染，每日 0.5g，1～2 日后改为口服，每日 0.25g，疗程 7 日。

（3）儿童中耳炎、肺炎用量　第 1 日 10mg/kg 顿服，第 2～5 天，每日 5mg/kg 顿服。（注：50kg 以上按照成人剂量服用。）

4．不良反应　主要为胃肠道反应，偶尔有肝功能异常、外周血白细胞下降等。

5．禁忌证及注意事项　参见红霉素。

6．药物相互作用　不影响其他经肝脏代谢的药物的代谢。

（三）克拉霉素

1．抗菌作用特点　对革兰氏阳性菌的抗菌活性是大环内酯类中最强的。

2．适应证及临床应用

（1）化脓性链球菌所致的咽炎、扁桃体炎。

（2）流感嗜血杆菌、卡他莫拉菌或肺炎链球菌引起的上颌窦炎、儿童中耳炎、慢性支气管炎急性加重。

（3）流感嗜血杆菌、肺炎链球菌、肺炎支原体、肺炎衣原体或嗜肺军团菌肺炎。

（4）金黄色葡萄球菌或化脓性链球菌所致的单纯性皮肤软组织感染。

（5）播散性鸟分枝杆菌或细胞内分枝杆菌感染的预防与治疗。

（6）与其他药物联合用于幽门螺杆菌感染的治疗。

3. 剂量及用法

（1）成人　每日 0.5～1.0g，分 2 次口服，疗程 7～14 天。

（2）儿童　给予克拉霉素混悬液，依据体重 9kg、17kg、25kg、33kg，分别给予 62.5mg、125.0mg、187.5mg、250.0mg，每日 2 次口服。

4. 不良反应　主要为胃肠道反应，偶有头疼、耳鸣等神经系统症状。

5. 禁忌证及注意事项　参见红霉素。

6. 药物相互作用　与利福平或利福布汀合用时，其血药浓度明显下降。

（四）罗红霉素

1. 抗菌作用特点　参见红霉素。

2. 适应证及临床应用

（1）肺炎链球菌、流感嗜血杆菌、卡他莫拉菌或肺炎支原体引起的鼻窦炎、中耳炎、支气管炎及肺炎。

（2）葡萄球菌属及化脓性链球菌所致的皮肤软组织感染。

（3）沙眼衣原体所致输卵管炎及非淋菌性尿道炎。

3. 剂量及用法

（1）成人　每次 150mg，每日 2 次，或每次 300mg，每日 1 次，空腹口服。

（2）儿童　每日 2.5～5.0mg/kg。

（3）肝硬化患者慎用，必须应用时，应减量为每次 150mg，每日 1 次。

（4）严重肾功能损害者给药间隔应延长 1 倍。

4. 不良反应　主要为胃肠道反应，偶有皮疹、皮肤瘙痒等。

5. 禁忌证及注意事项　参见红霉素。

6. 药物相互作用　对细胞色素 P450 干扰小。

五、糖肽类（万古霉素）

1. 抗菌作用特点　对革兰氏阳性细菌有活性，主要用于甲氧西林耐药葡萄球菌属、肠球菌属等所致严重感染，有耳毒性、肾毒性。

2. 适应证及临床应用

（1）耐甲氧西林葡萄球菌感染。

（2）肠球菌及链球菌性心内膜炎。

（3）肺炎链球菌脑膜炎。

（4）中性粒细胞缺乏者感染。

（5）假膜性肠炎（甲硝唑治疗无效者）。

3．剂量及用法

（1）静脉滴注　成人每日 2g，儿童每日 20～40mg/kg，分 2～4 次给药。具体疗程可7～28 天，具体视病情而定。

（2）口服给药　125～500mg，每日 3～4 次，用于治疗艰难梭菌所致假膜性肠炎，疗程7～10 天。

（3）肾功能减退者需根据内生肌酐清除率减量应用，需要监测血药浓度。

（4）每克至少加 200ml 液体，静脉滴注时间 >1 小时，滴注速度 <15mg/min。

4．不良反应　肾毒性，耳毒性、变态反应。

5．禁忌证及注意事项

（1）对本品过敏者禁用。

（2）孕妇必须在有明确指征时应用本品，哺乳期妇女应用本品停止哺乳。

（3）老年人应用时要注意肾功能。

（4）慎用于听力减退、耳聋及肾功能减退者。

（5）只能静脉滴注或经中心静脉导管输入，避免药物外漏。

6．药物相互作用

（1）氨基糖苷类、两性霉素 B 注射剂、阿司匹林等药物与之合用可增加耳毒性和 / 或肾毒性。

（2）静脉给药时不能与氨茶碱、氯霉素、肾上腺皮质激素等药物同瓶滴注。

六、四环素类

此类抗菌药物由链霉菌属发酵分离获得，其抗菌谱广，且无严重不良反应，在临床上被广泛应用，包括四环素、金霉素、土霉素、地美环素、多西环素、美他环素、米诺环素。

1．抗菌作用特点　四环素类抗菌药物具有广谱抗菌作用，对革兰氏阳性菌的抗菌活性优于革兰氏阴性菌，对多数厌氧菌具有活性。为快速抑菌剂，抑制细菌肽链延长和蛋白质合成。目前临床应用较多为半合成四环素类米诺环素及多西环素，仅限用于立克次体病、支原体、衣原体、霍乱、回归热等疾病。对常见病原菌的耐药性以及不良反应的增高，限制了其临床应用。

2．适应证及临床应用

（1）立克次体病、支原体感染、衣原体属感染、回归热、霍乱、兔热病。

（2）多西环素用于鼠疫耶尔森菌所致的鼠疫，与氨基糖苷类联合应用治疗布鲁氏菌病。

（3）对青霉素类抗生素过敏的破伤风气性坏疽、雅司病、梅毒、淋病、钩端螺旋体病。

（4）依据药敏结果选用用于敏感菌所致的呼吸道、胆道、尿路、皮肤软组织感染，痤疮等。

（5）米诺环素用于治疗多重耐药鲍曼不动杆菌感染的联合用药之一。

3．剂量及用法

（1）成人　多西环素、米诺环素首剂 200mg 口服，以后每次 100mg，每日 1～2 次。

（2）儿童（≥8 岁）　多西环素首剂 4mg/kg，以后每日 2～4mg/kg，分 1～2 次口服。

4．不良反应

（1）对消化道、肝、肾、神经系统、血液系统有毒性，影响牙齿及骨骼发育。

（2）变态反应。

（3）二重感染。

5．禁忌证及注意事项

（1）对四环素类过敏者禁用，使用剂量不宜过大。

（2）在牙齿发育期（妊娠后期、新生儿、8岁以下小儿）应避免使用。

（3）孕妇应避免使用，哺乳期妇女使用应停止哺乳。

（4）肾功能不全者禁用四环素，慎用多西环素及米诺环素。

（5）肝功能不全者应避免使用，必须应用时需减量应用。

6．药物相互作用

（1）长期应用苯妥英钠或卡马西平、巴比妥及嗜酒患者应用多西环素抗菌效能降低。

（2）与抗凝药合用，抗凝药需减量。

（3）与避孕药合用，可能影响避孕药的效果。

七、酰胺醇类（氯霉素）

1．抗菌作用特点　氯霉素具有广谱抗微生物作用，对革兰氏阴性菌的抗菌活性优于对革兰氏阳性菌，对厌氧菌的抗菌活性强。氯霉素抑制转肽酶，使肽链延长受阻，从而抑制菌体蛋白质合成。

2．适应证及临床应用

（1）细菌性脑膜炎和脑脓肿。

（2）伤寒及其他沙门菌属感染。

（3）眼科感染。

（4）厌氧菌感染。

（5）对四环素过敏、需胃肠外给药者、孕妇、8岁以下儿童等患者。

3．剂量及用法

（1）口服　每日25~50mg/kg，2~4周新生儿每日25mg/kg，分4次。

（2）静脉　成人2~3g，分2次。

4．不良反应

（1）造血系统毒性　严重骨髓抑制、再生障碍性贫血。

（2）灰婴综合征　主要发生于早产儿和新生儿。

（3）神经系统反应　末梢神经炎等。

（4）变态反应　皮疹、药物热等。

5．禁忌证及注意事项

（1）对氯霉素过敏者或既往应用氯霉素后有毒性反应史的患者禁用。

（2）禁止与其他骨髓抑制药物合用。

（3）应用期间监测血常规，若有骨髓抑制表现，及时停药，避免大剂量长疗程应用。

（4）孕妇及哺乳期妇女应避免使用，哺乳期妇女使用应停止哺乳。

（5）早产儿、新生儿及严重肝病患者避免使用。

（6）肝功能不全者应避免使用，必须应用时需减量应用。

6. 药物相互作用

（1）与红霉素等大环内酯类及林可霉素类药物合用时发生拮抗作用。

（2）与苯妥英钠、双香豆素、甲苯磺丁脲合用，可升高其血药浓度，需减量应用。

八、林可霉素类（林可霉素和克林霉素）

1. 抗菌作用特点　作用于细菌核糖体 50S 亚单位，抑制肽链延长而影响蛋白质合成，并可清除细菌表面 A 蛋白及绒毛状外衣，使细菌易于被吞噬和杀灭。对革兰氏阳性菌具有良好的抗菌作用，对厌氧菌、李斯特菌属、军团菌属、支原体属、衣原体属等病原微生物有效。

2. 适应证及临床应用

（1）敏感菌所致下呼吸道、皮肤软组织、妇产科、血流感染、骨髓炎。

（2）与抗需氧革兰氏阴性菌药物联合应用治疗腹腔感染。

（3）敏感菌所致的骨、关节感染手术后用药。

3. 剂量及用法

（1）林可霉素口服　成人，每日 1.5～2.0g；>4 周小儿每日 30～60mg/kg，分 3～4 次。

（2）林可霉素肌内注射或静脉注射　成人，每日 1.2～2.4g；小儿每日 15～40mg/kg，分 2～3 次。

（3）克林霉素口服　成人，每日 0.6～1.8g，小儿每日 8～20mg/kg，分 3～4 次。

（4）克林霉素静脉注射　成人每日 0.6～1.8g，小儿每日 15～20mg/kg，分 3～4 次。

（5）肾功能减退者依据内生肌酐清除率酌情减量。

4. 不良反应　以胃肠道反应为主，偶可出现皮疹、药物热、嗜酸性粒细胞增多等。

5. 禁忌证及注意事项

（1）对林可霉素或克林霉素过敏者禁用。

（2）假膜性肠炎发生率高，尤其老年人，应注意观察排便情况。

（3）合并前列腺增生老年人偶出现尿潴留。

（4）孕妇必须在有明确指征时应用本品，哺乳期妇女应用本品停止哺乳。

（5）不推荐新生儿使用。

（6）肝功能不全者应避免使用，必须应用时需减量应用。

（7）肾功能减退者酌情减量应用。

6. 药物相互作用

（1）避免与神经肌肉阻滞剂合用。

（2）与大环内酯类药物合用产生拮抗作用，应避免应用。

九、硝基咪唑类（奥硝唑）

1. 抗菌作用特点　硝基咪唑类衍生物，对多种革兰氏阳性和革兰氏阴性厌氧菌有抗菌作用。

2．适应证及临床应用

（1）与其他抗需氧菌药物联合应用治疗各种系统性厌氧菌感染。

（2）结肠、直肠、妇科、口腔等手术的术前预防用药。

（3）代替甲硝唑用于幽门螺杆菌所致的消化性溃疡的联合用药之一。

3．剂量及用法

（1）厌氧菌感染（口服）　成人：每次500mg，每日2次。儿童：10mg/kg，每12小时1次。

（2）外科术前预防用药（口服）　成人：术前12小时1 500mg，术后500mg，每日2次，至术后24～48小时。

（3）厌氧菌感染（静脉）　成人每次0.5～1.0g，然后每12小时1g，症状改善，改口服治疗。

（4）外科术前预防用药（静脉）　成人，术前1～2小时1g，术后12小时500mg，术后24小时500mg。

4．不良反应

（1）消化系统　胃部不适等。

（2）神经系统　头痛及眩晕等。

（3）过敏反应　皮疹、瘙痒等。

（4）局部反应　刺痛、疼痛等。

5．禁忌证及注意事项

（1）对奥硝唑或其他硝基咪唑类药物过敏者禁用。

（2）脑和脊髓病变、癫痫、各种器官硬化症的患者禁用。

（3）肝功能损害者需监测肝功能。

（4）不推荐用于<3个月的婴儿。

6．药物相互作用

（1）抑制华法林的代谢，增强抗凝药疗效。

（2）与巴比妥类药物、雷尼替丁、西咪替丁等存在配伍禁忌。

（闫巍）

第二节　抗病毒药物

病毒是病原微生物中最小的一种，不具有细胞结构，其核心是核糖核酸（RNA）或脱氧核糖核酸（DNA），外壳是蛋白质。多数病毒缺乏酶系统，不能独立进行新陈代谢，必须依靠宿主细胞的酶系统及其营养物质才能繁殖，从而损害宿主细胞，引起各种病毒感染性疾病。抗病毒治疗主要是通过影响病毒复制周期的某个环节而实现的。抗病毒药物主要通过阻止病毒穿入宿主细胞、损坏病毒外壳及干扰病毒复制而发挥作用，使宿主抵御病毒侵袭、修复被破坏的组织，缓和病情或使之不出现症状。

一、广谱抗病毒药

（一）利巴韦林

利巴韦林为合成的核苷类抗病毒药。

1. 临床应用　用于呼吸道合胞病毒（respiratory syncytial virus，RSV）引起的病毒性呼吸道感染，如肺炎、支气管炎、鼻炎、咽峡炎、咽结膜热、口咽部病毒感染；用于皮肤疱疹病毒感染、疱疹性口炎；用于治疗和预防流行性感冒；本药滴眼液用于单纯疱疹病毒性角膜炎；其他，与干扰素 α 联用于治疗代偿性肝病患者的慢性丙型肝炎（FDA 批准适应证）。

2. 给药途径　通常以静脉滴注、口腔含服、吸入给药、经眼给药。

3. 不良反应　最主要毒性为溶血性贫血、乏力等；可见低血压，有贫血患者用药后引起致命或非致命性心肌损害报道；少见疲倦、胃部不适、肌肉痛、失眠等不良反应，停药后即消失；长期或大剂量服用可影响肝功能，口服本品后约 25% 的患者可出现胆红素升高。

4. 注意事项　本品有较强的致畸作用。治疗开始前、治疗期间和停药后至少 6 个月，服用本药的女性或男性的配偶均应避免妊娠，可能妊娠者应采用至少 2 种以上避孕措施的有效避孕；本品不用于哺乳期妇女呼吸道 RSV 感染（因哺乳期妇女呼吸道 RSV 感染具自限性）；用药前后及用药时应当监测血常规、血红蛋白水平（用药前、治疗第 2 周、第 4 周应分别检查）、血生化、肝功能、促甲状腺素等，对可能怀孕的妇女每月进行妊娠试验。

（二）干扰素（IFN）

干扰素是使宿主细胞受到病毒感染或干扰素诱生剂等激发后，诱导产生的一类具有多种生物活性的糖蛋白。干扰素与细胞膜表面的特异性干扰素受体结合后，可启动一系列的细胞内反应，阻止受病毒感染细胞中病毒的复制及保护未感染的细胞免遭病毒的攻击。根据其理化性质及抗原特性，干扰素可分为 α、β、γ 三种类型，均有抗病毒作用。

1. 临床应用　用于治疗病毒性疾病如水痘、流感、病毒性上呼吸道感染、病毒性心肌炎、带状疱疹、流行性出血热、流行性腮腺炎、乙型脑炎、慢性病毒性感染，某些恶性肿瘤及慢性或定性乙型肝炎等。

2. 不良反应　常见有发热、疲乏、食欲下降、恶心呕吐、头晕、流感样症状等；偶见嗜睡和精神紊乱、呼吸困难、肝功能下降，少数患者出现白细胞减少，血小板减少等血象异常的不良反应，出现时应减少或停药，予以对症治疗。

3. 注意事项 严重心、肝、肾功能不全，骨髓抑制者禁用；孕妇、哺乳期妇女慎用；本品抑制多种肝 CYP450 同工酶的代谢活性，影响合用药物如茶碱、地西泮、普萘洛尔、西咪替丁、华法林的代谢清除，避免合用或监测血药浓度变化。

二、抗疱疹病毒药物

（一）阿昔洛韦

阿昔洛韦为 2'-脱氧鸟苷的无环类似物，是化学合成的酸核苷类抗病毒药。

1. 临床应用 用于单纯疱疹病毒（HSV）感染，如：生殖器疱疹毒感染、免疫缺陷者皮肤黏膜 HSV 感染、单纯性疱疹性脑炎等；带状疱疹病毒（HZV）感染；免疫缺陷患者的水痘治疗；眼部疾病治疗，如：急性视网膜坏死的治疗、单纯疱疹性角膜炎等。

2. 不良反应 常见蛋白尿、血尿素氮、血肌酐升高；常见轻度头痛；血清转氨酶、碱性磷酸酶、乳酸脱氢酶、总胆红素升高；常见恶心呕吐、腹泻、皮肤瘙痒、荨麻疹、发热等。少见急性肾功能不全、血尿，少见红细胞、白细胞、血红蛋白减少；可见肾衰竭等。

3. 注意事项 本品可引起急性肾衰竭，肾损害患者接受本药治疗可出现死亡；儿童、老年人、妊娠期妇女应慎用本品，或在监测下使用；静脉给药可引起静脉炎，用药前及用药期间应检查肾功能，监测尿常规。

（二）更昔洛韦

更昔洛韦为核苷类抗病毒药，是鸟嘌呤核苷衍生物，与阿昔洛韦是同系物，抗病毒作用与阿昔洛韦相似，但作用更强，尤其对艾滋病患者的巨细胞病毒（CMV）有强大的抑制作用。

1. 临床应用 用于免疫缺陷患者（包括艾滋病患者）发生的巨细胞病毒（CMV）性视网膜炎；用于接受器官移植的患者预防 CMV 感染；口服制剂还可用于晚期人类免疫缺陷病毒（HIV）感染患者预防 CMV 感染；眼用制剂用于单纯疱疹病毒性角膜炎。

2. 不良反应 骨髓抑制为常见不良反应，其他不良反应类似于阿昔洛韦。

3. 注意事项 动物试验中本药显示出致畸性、致癌性、并可导致精子生成缺乏，育龄女性用药期间应采取有效的避孕措施，男性在用药期间和用药后至少 90 日内应避孕；本药可引起中性粒细胞及血小板减少，并易引起出血和感染，故用药期间应注意口腔卫生；本药注射液呈强碱性，避免与皮肤、黏膜接触，避免液体渗漏到血管外组织，需给予充足水分以免增加药物毒性。

（三）阿糖腺苷

阿糖腺苷为嘌呤核苷，是抗脱氧核糖核酸（DNA）病毒药。

1. 临床应用 主要用于治疗疱疹病毒感染所致的口炎、皮炎、脑炎及巨细胞病毒感染。

2. 不良反应 本品毒性反应情况与用药剂量成正相关。主要表现为神经毒性，偶见血小板减少或骨髓巨细胞增多现象，停药后多可恢复。

3. 注意事项 哺乳期妇女禁用；妊娠期妇女慎用；用药期间须定期监测血常规及肝、肾功能。

三、抗肝炎病毒药物

（一）拉米夫定

拉米夫定是合成的二脱氧胞嘧啶核苷类抗病毒药物。

1. 临床应用　用于治疗伴有 ALT 升高和病毒活动复制的、肝功能代偿的成人慢性乙型肝炎；与其他抗逆转录病毒药联用于治疗人类免疫缺陷病毒（HIV）感染。

2. 不良反应　常见头痛、腹部不适、腹痛、恶心呕吐、腹泻、乏力等，可见高血糖，在高剂量核苷类药物联合治疗 HIV 感染患者中有出现乳酸性酸中毒的报道。通常合并严重肝肿大和肝脏脂肪变性。

3. 注意事项　目前尚无资料显示妊娠期妇女用药后可抑制 HBV 的母婴传播，因此，治疗乙肝期间仍应对新生儿进行常规的乙型肝炎疫苗免疫接种；不可轻易停药；本药可透过胎盘，导致胎儿线粒体功能障碍，故用药期间不宜妊娠；本药可随乳汁排泄（在母乳中浓度与血浆中接近），哺乳期妇女用药期间应暂停哺乳。

（二）阿德福韦酯

阿德福韦酯是一种单磷酸腺苷的无环磷酸化核苷类似物。本品对 HBV、Ⅰ型人类免疫缺陷病毒（HIV-1）和Ⅱ型人类免疫缺陷病毒（HIV-2）、疱疹病毒（HSV-1 型和 HSV-2 型单纯疱疹病毒、巨细胞病毒、EB 病毒）、Moloney 鼠肉瘤病毒均有活性。

1. 临床应用　本品多用于治疗有乙型肝炎病毒（HBV）活动复制证据，并伴有血清 ALT 持续升高或 AST 持续升高或肝脏组织学活动性病变的肝功能代偿的慢性乙型肝炎。

2. 不良反应　常见头痛、腹痛、腹泻、恶心、胃肠胀气、消化不良、虚弱、两肋胀，乏力等；可见肾毒性反应、肾衰竭、白细胞及中性粒细胞减少、肌病皮疹等。

3. 注意事项　停止乙型肝炎治疗的患者中，有发生肝炎急性加重的报道，故停用本品后应严密监测肝功能数月；肾功能不全者或有肾功能不全风险者长期使用本药可出现肾毒性；核苷类似物单用或联用抗逆转录病毒药物可导致乳酸性中毒、严重肝肿大伴脂肪变性，甚至死亡；妊娠期妇女用药研究尚不充分，应权衡利弊后使用；哺乳期妇女用药应暂停哺乳。

（三）恩替卡韦

恩替卡韦为鸟嘌呤核酸类似物。体外研究发现，拉米夫定耐药病毒株对本药的显型敏感性显著降低。

1. 临床应用　主要用于病毒复制活跃，血清 ALT 持续升高或肝脏组织学显示有活动性病变的慢性乙型肝炎的治疗。

2. 不良反应　常见肌痛、头痛、眩晕、疲劳、ALT 升高、肝区不适、恶心、腹痛、风疹等；可见高血糖症、血尿、血肌酐升高、糖尿、白蛋白及血小板减少、类过敏反应等。

3. 注意事项　用药期间及停止治疗后的几个月内，应严密监测肝功能；核苷类似物单用或联用抗逆转录病毒药物可导致乳酸性中毒、严重肝肿大伴脂肪变性，甚至死亡；本品口服后表观清除率随肌酐清除率的降低而降低，故肌酐清除率小于 50ml/min 的患者应调整用药剂量，老年人用药应监测肾功能；妊娠期妇女用药研究尚不充分，应权衡利弊后使用；不推荐哺乳期妇女用药。

四、抗 HIV 药物

目前国际上共有六大类 30 多种抗 HIV 药物（包括复合制剂），分别为核苷类反转录酶抑制剂（NRTI）、非核苷类反转录酶抑制剂（NNRTI）、蛋白酶抑制剂（PI）、整合酶抑制剂（INSTI）、融合抑制剂（FI）及 CCR5 抑制剂。国内的抗反转录病毒治疗药物有 NRTI、NNRTI、PI、INSTI 以及 FI 五大类（包含复合制剂）。常用抗 HIV 药有核苷反转录酶抑制剂（嘧啶衍生物的齐多夫定，扎西他滨，司他夫定和拉米夫定，嘌呤衍生物的去羟肌苷，阿巴卡韦）、非核苷反转录酶抑制剂（地拉韦定、奈韦拉平和依法韦恩茨等）和蛋白酶抑制剂（利托那韦、奈非那韦、沙奎那韦、英地那韦和安普那韦）三大类。

（一）齐多夫定

齐多夫定为天然胸腺嘧啶核苷的合成类似物，是一种有效的逆转录酶抑制剂药。本药对人 α-DNA 聚合酶的影响小而不抑制人体细胞增殖。

1. 临床应用　与其他抗逆转录病毒药物联用，用于治疗 HIV 感染。

2. 不良反应　常见咳嗽、肌痛、尿频、头痛、感觉异常、失眠、智力下降、眩晕、嗜睡、恶心呕吐、厌食腹痛、消化不良、血中肝酶及胆红素升高、贫血、白细胞及中性粒细胞减少、流感样症状、焦虑、抑郁、皮疹等；可见严重肝肿大伴脂肪变性、乳酸性酸中毒、口腔黏膜及指甲、皮肤等色素沉着；罕见味觉障碍、胰腺炎、男子乳腺发育、丧失精神敏度等。

3. 注意事项　单用核苷类似物或与其他抗逆转病毒药物联用，可发生乳酸型酸中毒、严重肝肿大伴脂肪变性，甚至死亡；本品具有血液毒性（尤其对于 HIV 晚期感染患者），可致中性粒细胞减少及严重贫血，长期用药可出现肌病；禁用于中性粒细胞 $<0.78 \times 10^9/L$ 或血红蛋白 <7.5g/dl 者；本品可随乳汁排泄，推荐 HIV 感染妇女避免哺乳；本品可通过胎盘，妊娠 14 周内妇女用药应权衡利弊，妊娠 14 周以上妇女用药可显著降低 HIV 母婴传播；不能与司他夫定合用。

（二）去羟肌苷

去羟肌苷为双脱氧腺苷的脱氧基产物，为嘌呤核苷类似物。

1. 临床应用　与其他抗逆转录病毒药联用，用于治疗 I 型人类免疫缺陷病毒（HIV-1）感染。

2. 不良反应　可见肝炎、肝功能异常，伴有脂肪变性的重度肝肿大，可见贫血、心悸、心律不齐、糖尿病、关节痛等。

3. 注意事项　可诱发胰腺炎，确诊胰腺炎者应停用；单用核苷类似物或与其他抗逆转病毒药物联用，可发生乳酸性酸中毒、严重肝肿大伴脂肪变性、甚至死亡；妊娠期妇女用药尚无充分和严格的对照研究；哺乳期妇女用药期间应停止哺乳；

（三）奈韦拉平

奈韦拉平是一种非核苷类逆转录酶抑制药。本药对 HIV-2 的逆转录酶及真核 DNA 聚合酶无抑制作用，与 HIV 蛋白酶抑制药出现交叉耐药性的可能性小。

1. 临床应用　与其他抗 HIV-1 药物联用于治疗 HIV-1 感染。

2. 不良反应　常见肝功能异常、恶心呕吐、腹泻腹痛、头痛、嗜睡、皮疹、疲劳、发热等；可见高脂血症、肾功能损害、溃疡性口腔炎、嗜酸性粒细胞增多、粒细胞缺乏、过敏反应等；少见贫血、中性粒细胞减少等。

3. 注意事项　本药可导致严重甚至致命的肝毒性（包括重症肝炎和肝衰竭）及皮肤不良反应，故在使用本药的最初 18 周内应对患者进行严密监测，以及时发现潜在的严重甚至致命的肝毒性及皮肤不良反应；本药可迅速产生耐药，故不可单独用药或作为治疗 HIV 失败方案的唯一添加药物；本药可通过胎盘，妊娠期妇女用药应权衡利弊；本药可随乳汁排泄，用药期间停止哺乳。

（四）利托那韦

利托那韦为 HIV-1 和 HIV-2 蛋白酶抑制药。本药与逆转录酶抑制药之间不存在交叉耐药性。

1. 临床应用　与其他逆转录酶抑制药联用于治疗人类免疫缺陷病毒（HIV）感染。

2. 不良反应　常见神经系统症状（口周和四肢感觉异常）、无力、恶心呕吐及腹泻腹痛等胃肠道症状；可见肝酶异常、胰腺炎、房室传导及右束支传导阻滞、PR 间期延长等。

3. 注意事项　本药可影响肝脏对一些药物（无镇静作用的抗组胺药、镇静催眠药、抗心律失常药、麦角生物碱等）的代谢，可导致潜在的严重或致命的不良反应；妊娠期妇女缺乏严格对照研究，仅在必需时方可使用；哺乳期妇女应停止哺乳。

五、抗流感药物

应对流感病毒的主要方式是疫苗和药物治疗。对于大规模暴发的流感疫情来讲，药物治疗是最好的控制流感病毒传播的手段。目前，我国上市的药物有神经氨酸酶抑制剂、血凝素抑制剂和 M2 离子通道阻滞剂三种。

（一）奥司他韦

奥司他韦是一种作用于神经氨酸酶的特异性抑制剂，其抑制神经氨酸酶的作用，可以抑制成熟的流感病毒脱离宿主细胞，从而抑制流感病毒在人体内的传播。

1. 临床应用　用于预防及治疗甲型和乙型流感。

2. 不良反应　常见有恶心呕吐，鼻出血等；可见支气管炎、咳嗽、头痛、头晕、失眠、眩晕、乏力、嗜酸性粒细胞增多、白细胞减少、皮炎、皮疹、面部水肿等；有谵妄及自我伤害报道。

3. 注意事项　早期使用本药疗效较好；本药不能取代流感疫苗；严重肾衰竭患者不推荐使用本药；本药可随乳汁排泄，哺乳期妇女应权衡利弊使用；妊娠期妇女用药尚无足够数据，应权衡利弊使用。

（二）扎那米韦

扎那米韦为选择性的甲型和乙型流感病毒神经氨酸酶抑制药。

1. 临床应用　用于预防及治疗成人及 7 岁和 7 岁以上儿童的甲型和乙型流感。

2. 不良反应　可见支气管痉挛、流感样症状、鼻部症状、肌痛、肌酸激酶升高、淋巴细胞减少、谵妄、妄想症、头痛、腹泻、恶心、呕吐、眩晕等。

3. 注意事项　与支气管扩张剂合用时，宜先使用支气管扩张剂；本药有导致严重支气管痉挛，包括死亡的报道，故不推荐用于哮喘、慢性阻塞性肺疾病者；妊娠期妇女须权衡利弊使用；本品动物试验显示可随乳汁排泄，哺乳期妇女慎用。

（三）阿比多尔

阿比多尔为血凝素抑制剂。

1. 临床应用 可用于成人甲、乙型流感的治疗（2 岁以上儿童，我国尚无临床研究数据）。

2. 不良反应 常见恶心、腹泻、头昏和血清转氨酶增高；可见心动过缓。

3. 注意事项 孕妇、哺乳期妇女、严重肾功能不全者慎用；有窦房结功能病变或功能不全者慎用。

（四）金刚乙胺

金刚乙胺为合成的抗病毒药，属于 M2 离子通道阻滞剂，一种具有笼形结构的胺类广谱抗病毒药，口服吸收良好，能影响细胞及溶酶体膜，使病毒核酸不能脱壳，此外，还可以阻止病毒进入细胞，其特点是干扰病毒的早期复制。

1. 临床应用 用于预防和治疗成人甲型（包括 H1N1、H2N2、H3N2）流感病毒感染；用于预防和治疗儿童甲型流感病毒感染。可补充接种的预防作用，用于儿童以及成人。特别推荐用于老年人、免疫缺陷患者及慢性患者。

2. 不良反应 常见恶心呕吐、厌食、腹痛、失眠、头晕等；少见心肌病、高血压、脑血管功能紊乱、急躁不安、抑郁等。

3. 注意事项 本药在治疗过程中可产生耐药性；不可用作流感疫苗的替代品；未控制的精神病及严重精神神经病患者避免使用本药；有癫痫病史者慎用本药；本品具有胚胎毒性，妊娠期妇女应权衡利弊使用；哺乳期妇女应权衡利弊用药。

六、其他常用抗病毒药物

（一）炎琥宁

本品系植物穿心莲提取物（穿心莲内酯）经酯化、脱水、成盐精制而成的脱水穿心莲内酯琥珀酸半酯钾钠盐，与穿琥宁在体内活性代谢物为同一物质。

1. 临床应用 适用于病毒性肺炎和病毒性上呼吸道感染。

2. 不良反应 ①过敏反应可表现为皮疹、瘙痒、斑丘疹、严重甚至呼吸困难、水肿、过敏休克，多在首次用药出现；②消化道反应，恶心、呕吐、腹痛、腹泻，也有肝功能损害报道；③血液系统反应，可见白细胞减少、血小板减少、紫癜等；④致热原样反应，寒战、高热，甚至头晕、胸闷、心悸、心动过速、血压下降等。

3. 注意事项 孕妇禁用。

（二）连花清瘟胶囊

1. 成分 连翘、金银花、炙麻黄、炒苦杏仁、石膏、板蓝根、绵马贯众、鱼腥草、广藿香、大黄、红景天、薄荷脑、甘草。辅料为玉米淀粉。

2. 临床应用 清瘟解毒，宣肺泄热。用于治疗流行性感冒，属热毒袭肺证。症见：发热或高热，恶寒，肌肉酸痛，鼻塞流涕，咳嗽，头痛，咽干咽痛，舌偏红，苔黄或黄腻等。

3. 不良反应 上市后监测数据显示本品可见以下胃肠道不良反应，如恶心、呕吐、腹痛、腹泻、腹胀、反胃，以及皮疹、瘙痒、口干、头晕等。

4. 注意事项 风寒感冒者不适用，不宜在服药期间同时服用滋补性中药。

（三）防风通圣丸

1. 成分　防风、荆芥穗、薄荷、麻黄、大黄、芒硝、栀子、滑石、桔梗、石膏、川芎、当归、白芍、黄芩、连翘、甘草、白术（炒）。辅料为桃胶。

2. 临床应用　解表通里，清热解毒。用于外寒内热，表里俱实，恶寒壮热，头痛。咽干，小便短赤，大便秘结，风疹，湿疮。

3. 不良反应　尚不明确。

4. 注意事项　服用后大便次数增多且不成形者，应酌情减量；体虚者、孕妇、运动员慎用；不宜在服药期间同时服用滋补性中药。

（四）疏风解毒胶囊

1. 成分　虎杖、连翘、板蓝根、柴胡、败酱草、马鞭草、芦根、甘草。

2. 临床应用　疏风清热，解毒利咽。用于急性上呼吸道感染。属风热证，症见发热，恶风，咽痛，头痛，鼻塞，流浊涕，咳嗽等。

3. 不良反应　偶见恶心。

4. 注意事项　风寒感冒者、脾胃虚寒者慎用，不宜在服药期间同时服用滋补性中药。

（胡杰波）

第三节　抗寄生虫药物

寄生虫病（包括疟疾、阿米巴、滴虫、血吸虫、丝虫、蛲虫等感染）是影响我国人民健康的疾病之一，其防治是一个重要的公共卫生问题。近年来，社区抗寄生虫药物相对固定，如阿苯达唑为广谱杀虫药，而中国人研制的青蒿素及其衍生物广泛而有效地用于治疗各种疟原虫感染。

一、氯喹

（一）抗原虫作用

氯喹对早期在红细胞内发育的4种疟原虫均有效，是高效杀灭裂殖体的药物，对间日疟、三日疟和卵形疟的成熟配子体也有一定的作用。氯喹除可用于控制疟疾急性发作外，也可用于临床预防。

（二）适应证及临床应用

主要用于疟疾急性发作的治疗，控制症状，还可用于治疗肠外阿米巴病、结缔组织病等。

（三）剂量及用法

1. 疟疾的预防　成人每周1次，每次0.5g。儿童每次8mg/kg。从暴露前2周直至末次暴露后6周。

2. 控制疟疾急性发作　成人总剂量为2.5g，分3天口服。第1天1.0g，第2、3天各0.75g，每日1次。儿童首剂16mg/kg，6～8小时后和第2～3天各服8mg/kg。治疗间日疟或卵形疟时还需在氯喹治疗后服用伯氨喹，每日15mg，共14天。

3. 阿米巴肝脓肿的治疗　第1、2天，剂量为1.0g，分2次服用，以后每日0.5g，分2次服用，连用3周。

（四）不良反应

服药后可有纳差、恶心呕吐、腹泻等消化道反应；头痛、头晕、耳鸣、睡眠障碍、精神错乱、视野变小、角膜及视网膜变性等；白细胞减少；还可出现过敏反应，如皮肤瘙痒、紫癜、脱发、湿疹等。

（五）禁忌证及注意事项

1. 本品针剂只能静脉滴注，禁静脉注射。

2. 孕妇禁用。

3. 由于氯喹对心脏有抑制作用，可致心律失常，心脏病患者慎用。

4. 长期使用可产生抗药性（多见于恶性疟），如用量不足，恶性疟常在2～4周后复燃。

（六）药物相互作用

1. 与易导致肝损害的药物合用，可加重肝损。

2. 与伯氨喹同时使用时，可有严重心血管不良反应，考虑改为序贯服用。

二、羟氯喹

羟氯喹为 4- 氨基喹啉，药理作用同氯喹，但抗疟作用不及氯喹。本品对间日疟、三日疟、卵形疟及敏感恶性疟所致疟疾均有效。

羟氯喹用于疟疾预防，剂量：成人每周 1 次，400mg 顿服；儿童 5mg/kg，每周 1 次。治疗疟疾的急性发作，成人首剂服用 800mg，6 小时后 400mg，以后 2 天每日 400mg；儿童首剂 10mg/kg，6 小时后再服 5mg/kg，以后每日 5mg/kg。本品的不良反应和注意事项同氯喹。

三、青蒿素及其衍生物

（一）抗原虫作用

青蒿素及其衍生物是化学结构上全新的高效杀疟原虫红内期裂殖体药物，对红前期和红外期均无效，与氯喹无交叉耐药性。

（二）适应证及临床应用

用于治疗间日疟、对氯喹有抗药性的恶性疟和脑型疟疾患者。

（三）剂量及用法

青蒿素片每片 100mg，首剂口服 1g，第 2、3 天各 0.5g，水混悬液每毫升 100mg，首剂肌内注射 0.6g，第 2、3 天各 0.3g；栓剂每支 100mg，肛塞首剂 0.6g，4 小时后 0.6g，第 2、3 天各 0.4g。儿童每日 1.6mg/kg，首剂加倍，疗程同成人。青蒿琥酯钠粉针剂第 1 天 200mg，第 2、3 天各 100mg，缓慢静脉滴注。

（四）不良反应

较少，可有药物热、红细胞减少，少数患者有恶心、呕吐和腹泻等胃肠道反应。

（五）禁忌证及注意事项

孕妇不宜应用。

四、甲硝唑

（一）抗原虫作用

本品为硝基咪唑类衍生物，具有广谱杀原虫作用，是目前治疗阿米巴病、阴道滴虫病、梨形肠鞭毛虫病和结肠小袋纤毛虫病等疾病的较好药物。

（二）适应证及临床应用

用于治疗肠道和肠外阿米巴病、阴道滴虫病、小袋虫病、皮肤利什曼病、麦地那龙线虫感染等。广泛用于厌氧菌感染的治疗。

（三）剂量及用法

1. 成人常用量

（1）肠道阿米巴病　1 次 0.4～0.6g，每日 3 次，疗程 7 天；肠道外阿米巴病，1 次 0.6～0.8g，每日 3 次，疗程 20 天。

（2）贾第虫病　1 次 0.4g，每日 3 次，疗程 5～10 天。

（3）皮肤利什曼病 1次0.2g，每日4次，疗程10天。间隔10天后可重复一疗程。

（4）滴虫病 1次0.2g，每日4次，疗程7天；可同时用栓剂，每晚0.5g置入阴道内，连用7～10天。

2. 小儿常用量

（1）阿米巴病 每日按体重35～50mg/kg，分3次口服，10天为一疗程。

（2）贾第虫病 每日按体重15～25mg/kg，分3次口服，连服10天。

（3）治疗麦地那龙线虫病、小袋虫病、滴虫病的剂量同贾第虫病。

（四）不良反应

消化道反应多见，包括恶心、呕吐、纳差、腹痛，症状大多较轻，可耐受；神经系统症状有头痛、头晕，感觉异常、肢体麻木、共济失调、多发性神经炎等，大剂量可致抽搐。另有少数病例出现口中金属味、白细胞减少、荨麻疹、膀胱炎、排尿困难等。

（五）禁忌证及注意事项

妊娠早期不宜应用；有活动性中枢神经系统疾病患者慎用；肝功能异常或肾功能不全者慎用。本品可抑制酒精代谢，用药期间应戒酒。

（六）药物相互作用

本品能增强华法林等抗凝药物的作用。

五、替硝唑

（一）抗原虫作用

替硝唑与甲硝唑同属硝基咪唑类，对原虫和厌氧菌有良好活性。对阿米巴和兰氏贾第虫的作用优于甲硝唑。

（二）适应证及临床应用

用于治疗滴虫病、兰氏贾第虫病、阿米巴病等。亦可用于治疗男女泌尿生殖道毛滴虫病；肠道或泌尿生殖道毛滴虫病、梨形鞭毛虫病以及肠道和肝阿米巴病。

（三）剂量及用法

1. 肠阿米巴病 每次0.5g，每日2次，疗程5～10天；或2g顿服，每日1次，疗程2～6天。

2. 肠外阿米巴病 2g，每日1次顿服，疗程3～5天。

3. 滴虫病 2g顿服，必要时间隔3～5天后可重复1剂。也可1g每日1次，连服3天，首剂加倍。

4. 贾第虫病 2g顿服，必要时3～5天后重复1剂。

5. 阿米巴包囊 需加用杀包囊药物。

6. 梨形鞭毛虫病 1次2g。

（四）不良反应

不良反应少，偶有消化道症状，个别有头痛、头晕、口腔金属味、皮疹及白细胞减少。

（五）禁忌证及注意事项

本品可通过胎盘，也可经乳汁排出，故早期妊娠及哺乳期妇女不宜用。对本品过敏者、有器质性神经系统疾病、血液病史、12岁以下患者禁用。用药期间忌酒及含酒精饮料，因可发生双硫仑样反应。

（六）药物相互作用

与抗凝药同时使用时，可增强抗凝药的药效，应注意监测凝血酶原时间并调整给药剂量。

六、阿苯达唑

（一）抗蠕虫作用

本品系苯并咪唑类衍生物，对多种线虫有高效，对绦虫和华支睾吸虫亦有效。

（二）适应证及临床应用

本品为广谱抗蠕虫药，可用于治疗钩虫、蛔虫、鞭虫、蛲虫、旋毛虫等线虫，以及囊虫和棘球蚴病。

（三）剂量及用法

成人用量：蛔虫及蛲虫病，一次400mg顿服；钩虫病及鞭虫病，每次400mg，每日2次，连服3日；旋毛虫病，1次400mg，每日2次，连服7日；囊虫病，每日20mg/kg，分3次口服，10日为1个疗程，一般需1~3个疗程；棘球蚴病，每日10m/kg，分2次口服，30日为1疗程，一般需5个疗程以上，疗程之间相隔为7~10日。儿童用量：12岁以下小儿用量减半。

（四）不良反应

不良反应轻微，可有头晕、头痛、乏力、口干、嗜睡、恶心等症状。治疗囊虫病和棘球蚴病，因用药剂量较大且疗程较长，可能出现肝功能损害。

（五）禁忌证及注意事项

1. 孕妇、对本品过敏者、严重肝、肾、心脏功能不全、活动性溃疡病患者禁用。

2. 蛲虫病患者可有自身重复感染，故在治疗2周后应重复治疗1次。

3. 脑囊虫患者必须住院治疗观察。

4. 合并眼囊虫病时，须先行手术摘除虫体，而后进行药物治疗。

（蒋黎）

第四节　抗结核药物

结核病的化学治疗是控制治疗结核病的主要手段，而抗结核药则是结核病化学治疗的基础。抗结核药物可分为两类："一线药"有异烟肼、利福平、乙胺丁醇、吡嗪酰胺等，特点是疗效好、不良反应少。但对上述药物产生耐药，或是有 HIV 感染的患者，需要转用氟喹诺酮类等"二线药"。结核病需长期用药，因患者的依从性及药物副反应等因素，治疗较复杂。

一、异烟肼

异烟肼，是目前抗结核药中最具强杀菌作用的合成抗菌药，对各型结核菌都有高度选择性抗菌作用。

（一）抗菌作用

异烟肼对结核菌具有高度抗菌作用，对繁殖期、静止期、细胞内外结核菌均有杀菌作用，不受环境 pH 的影响。结核菌对本品易产生耐药性，但其耐药性不稳定，低浓度耐药时使用高浓度可能有效。与其他抗结核药合用可明显地延缓或防止耐药菌的出现。

（二）适应证及临床应用

1. 结核病的预防　可单用，也可与其他 1 种抗结核药联合使用。预防应用适应证：

（1）与新诊断传染性肺结核患者有密切接触的结核菌素试验阳性儿童。

（2）5 岁以下儿童，未曾接种卡介苗，而结核菌素试验阳性者。

（3）人类免疫缺陷病毒感染者。

（4）结核菌素皮试阳性的患者（糖尿病、长期使用肾上腺皮质激素治疗、接受免疫抑制治疗、硅沉着病）。

2. 结核病的治疗　不可单独应用，需根据不同类型的结核病，选择与其他抗结核药组成不同的化疗方案。异烟肼是治疗结核病的首选药物，适用于各种类型结核病，尤其对新发渗出性病灶，对干酪性病灶也有效。治疗粟粒性结核、结核性脑膜炎等急性血行播散性病时需增大剂量及延长疗程，早期静脉给药，病情稳定后改用口服。

3. 非结核分枝杆菌病的治疗　需联合用药。

（三）剂量及用法

1. 常规用量　重症患者或不能口服用药的患者采用静脉滴注，成人每日 300～400mg；儿童每日 10～15mg/kg，不超过 300mg。急性粟粒性肺结核或结核性脑膜炎患者，成人和儿童均每日 10～20mg/kg，成人不超过 900mg，儿童不超过 600mg。采用间歇疗法时，成人每日 600～900mg。

2. 肾功能减退　轻度减退者，异烟肼的用量不需减少。肾功能严重减退者需减量，要求异烟肼服用后 24 小时的血药浓度不超过 1mg/L。

3. 肝功能不全　异烟肼可引起肝功能损害，故治疗前及疗程中，应监测血清转氨酶水平，如测定值≥正常值的 3 倍时，应停药。

（四）不良反应

1. 肝毒性　异烟肼可引起肝损害，如转氨酶升高、黄疸等，多见于用药后 1~2 个月，甚至 4~6 个月后。

2. 神经系统毒性　异烟肼可引起周围神经炎，常以手足感觉异常开始，多为双侧对称性改变，伴肌痛、肌力减退、反射减弱，甚至肌肉萎缩及共济失调。每日服用维生素 B_6 10~50mg 可以预防或缓解周围神经炎，但大剂量维生素 B_6 可降低异烟肼的抗菌活性。其他毒性反应如兴奋、欣快感、失眠、丧失自主力，有癫痫或精神病史者可诱发其发作。中毒性脑病、中毒性精神病、视神经炎、视神经萎缩等少见。

3. 胃肠道症状　纳差、恶心、呕吐、便秘、腹痛等。

4. 变态反应　发热、皮疹、淋巴结病、脉管炎等，多发生在用药后 3~7 周。

5. 血液系统症状　白细胞减少、嗜酸性粒细胞增多、贫血，亦可引起眼底出血、鼻出血、咯血等。

6. 内分泌失调　男性乳房发育、泌乳，性欲减退，月经不调，偶见甲状腺功能障碍。

（五）禁忌证及注意事项

1. 对诊断的干扰　用硫酸铜法进行尿糖测定可呈假阳性反应，但不影响酶法测定的结果。

2. 本品可穿过胎盘屏障，属妊娠期用药 C 类，但孕妇患者确有应用指征时必须充分权衡利弊后决定是否采用。

3. 异烟肼在乳汁中浓度与血药浓度相近，如用药则应停止哺乳。

4. 老年人接受异烟肼治疗时需密切注意肝功能的变化，必要时减少剂量或同时使用护肝药。

（六）药物相互作用

1. 服用异烟肼时饮酒，易引起异烟肼诱发的肝毒性反应。

2. 与利福平、吡嗪酰胺等其他有肝毒性的抗结核药合用时，可增加本品的肝毒性，因此在疗程的前 3 个月应密切随访肝功能。

3. 与对乙酰氨基酚合用时，可增加肝毒性及肾毒性。

4. 异烟肼为维生素 B_6 的拮抗剂，可增加维生素 B_6 经肾排出量，致周围神经炎的发生。同时服用维生素 B_6 者，需酌情增加用量。本品不宜与其他神经毒药物合用，以免增加神经毒性。

5. 为减少胃肠道刺激，异烟肼可与食物或制酸剂同服，但会减少吸收，应在口服制酸剂前至少 1 小时服用。

6. 与肾上腺皮质激素合用时，可增加异烟肼在肝内的代谢及排泄，使血药浓度减低，应适当调整剂量。

7. 异烟肼可抑制卡马西平的代谢，使其血药浓度增高，引起毒性反应；卡马西平则可增加异烟肼的肝毒性。

8. 抗凝血药与异烟肼同时应用时，由于异烟肼可抑制抗凝药的酶代谢，使抗凝作用增强。

9. 与芬太尼合用时，可延长芬太尼的作用。

10. 异烟肼不宜与酮康唑或咪康唑合用，因可使后两者的血药浓度降低。

11. 与苯妥英钠或氨茶碱合用时可抑制二者在肝脏中的代谢，导致苯妥英钠或氨茶碱血药浓度增高，故异烟肼与两者合用时，应适当调整两者的剂量。

二、利福平

利福平为半合成广谱杀菌药，抗菌谱广，抗菌作用强，和异烟肼是抗结核化疗中最为主要的两种药物。

（一）抗菌作用

利福平在低浓度时抑菌，高浓度时杀菌，常与异烟肼联合应用，单用利福平极易产生耐药性。利福平对革兰氏阳性和阴性菌、部分非结核分枝杆菌、麻风分枝杆菌均有抑制作用。

（二）适应证及临床应用

1. 结核病的预防 本品不可单用，常与异烟肼联合。

2. 结核病的治疗 利福平是短程化疗方案的重要组成部分，常与其他抗结核药联合用于各种类型结核病的治疗。单独用于治疗结核病时可迅速产生耐药性，因此常与异烟肼、乙胺丁醇和吡嗪酰胺等抗结核药配伍，增强抗菌作用，延缓耐药的发生，以及缩短疗程。但联合用药时，如与异烟肼合用可使肝功能损害发生率增高，与乙胺丁醇联用时加重对视神经的损害等。

（三）剂量及用法

与其他抗结核药联用，成人每日 0.45～0.6g，顿服；1 个月以上小儿每日按体重 10～20mg/kg 顿服；老年患者每日 10mg/kg 顿服，各年龄当天剂量不超过 0.6g。肝功能减退的患者常需减少剂量，每日不超过 8mg/kg。利福平应于空腹时（餐前 1 小时或餐后 2 小时）服用，如出现胃肠道刺激症状则可在进食后服用。

（四）不良反应

1. 肝功能损害 表现为转氨酶升高，严重时伴有黄疸。长期嗜酒者、营养不良、慢性肝病患者、老年人、孕妇较易发生。

2. 过敏反应 多表现药物热、皮肤瘙痒，严重者致过敏性间质性肾炎、剥脱性皮炎、过敏性休克等。

3. 类流感样综合征 发生率较少，可有畏寒、头晕、头痛、寒战、发热、肌肉骨骼疼痛等。

4. 其他 血尿、少尿、纳差、恶心、呕吐等。

（五）禁忌证及注意事项

1. 对诊断的干扰可致直接抗球蛋白试验（Coombs 试验）阳性。因服用利福平后可使尿液呈红棕色或橘红色，可干扰尿液分析结果。另该药可使血清转氨酶、碱性磷酸酶、胆红素、血尿素氮、尿酸浓度测定值增高。

2. 利福平可引起白细胞和血小板减少，并导致牙龈出血和感染等。

3. 肝病患者慎用。

4. 对本品过敏患者及妊娠 3 个月以内的孕妇禁用。

5. 利福平可穿过胎盘屏障，本品属妊娠期用药 C 类，孕妇患者确有应用指征者应充分权衡利弊。

6. 利福平可由乳汁排泄，哺乳期妇女用药应充分权衡利弊后决定是否用药。

（六）药物相互作用

1. 服用利福平时饮酒可导致肝毒性发生率增加。

2. 与异烟肼合用可增加肝毒性发生率。

3. 利福平不宜与酮康唑或咪康唑合用，因可使后两者的血药浓度降低。

4. 利福平与肾上腺皮质激素、抗凝药、茶碱类、氯霉素、环孢素、维拉帕米、普罗帕酮、洋地黄苷类、地西泮、苯妥英钠、左甲状腺素、美沙酮等合用时，可影响肝脏代谢，故上述药物需调整剂量。

5. 利福平可促进雄激素的代谢或减少其肠肝循环，降低口服避孕药的作用，导致月经不规则，月经间期出血和计划外妊娠。

三、乙胺丁醇

乙胺丁醇是人工合成抗结核药，有左旋、右旋、消旋异构体 3 种，其中以右旋异构体的抗结核作用最强。

（一）抗菌作用

乙胺丁醇对各型分枝杆菌都具有高度的抗菌活性，包括对异烟肼、链霉素及其他抗结核药耐药的分枝杆菌菌株，结核菌对乙胺丁醇及其他药物之间无交叉耐药现象。单独应用时，结核菌易逐渐产生耐药性，故不宜单独应用，需与其他抗结核药联用。

（二）适应证及临床应用

乙胺丁醇治疗结核病安全有效，与其他抗结核药联合治疗结核菌所致的肺结核和肺外结核，亦可用于非结核分枝杆菌病的治疗。

（三）剂量及用法

需与其他抗结核药联合使用。成人体重≥50kg，每日 1 次 1 000mg 顿服；体重 <50kg，每日 1 次 750mg 顿服；或每次口服 25mg/kg，最大剂量 1.25g，每周 2～3 次。13 岁以下儿童，每日 15mg/kg。非结核分枝杆菌感染，每日 15～25mg/kg，一次顿服。

（四）不良反应

1. 胃肠道反应　恶心、呕吐、腹泻等，一般较轻。

2. 球后视神经炎　发生率较高，表现为视力模糊、视力减退、视野缩小、眼痛、红绿色盲，可为单侧或双侧。

3. 过敏反应　发生率较低，表现为大关节肿痛，极少出现皮疹、皮肤麻木、针刺感、烧灼痛等。

（五）禁忌证及注意事项

1. 治疗期间应检查

（1）眼部，视野、视力、红绿鉴别力等，一旦出现视力障碍或下降，应立即停药观察。

（2）由于本品可使血清尿酸浓度增高，引起痛风发作，因此在疗程中应定期测定血清尿酸。

2. 鉴于目前尚无切实可行的测定血药浓度方法，剂量应根据患者体重计算。肝或肾功能减退的患者，本品血药浓度可能增高，半衰期延长。因此，有明确肾功能减退的患者应用本品时需减量。

3. 乙胺丁醇可透过胎盘屏障，孕妇应用须充分权衡利弊后决定。哺乳期妇女用药时宜停止哺乳。

4. 有 HIV 感染者或 AIDS 患者需延长疗程或长期用药。

（六）药物相互作用

1. 与氢氧化铝同用，会减少乙胺丁醇的吸收。

2. 与神经毒性药物合用，可增加本品神经毒性，包括视神经炎、周围神经炎等。

四、吡嗪酰胺

吡嗪酰胺为烟酰胺的衍生物，其对顽固菌有较好的杀灭作用，是短程化疗中不可缺少的化疗药物。

（一）抗菌作用

吡嗪酰胺对细胞外及在中性、碱性环境中的结核菌无效，故被称为"半杀菌药"。单用药极易产生耐药，与其他抗结核药无交叉耐药，与利福平和异烟肼合用有明显协同作用，对异烟肼、链霉素耐药的结核菌也有抗菌作用。

（二）适应证及临床应用

适用于各种类型的肺内外结核。因细菌易对本品产生耐药性，故需与其他抗结核药合用。在短程化疗中，吡嗪酰胺与链霉素联用可杀死细胞内外结核菌。对异烟肼的耐药菌株，本品仍有作用。一般在强化期应用。

（三）剂量及用法

口服每日 25～30mg/kg，成人每日常用量 1.5g，不超过 2.5g。间歇疗法可增至每日 2g，顿服。

（四）不良反应

1. 肝损害　最常见，如血清转氨酶升高，出现黄疸。不良反应与药物剂量有明显关系，每日剂量达 2g 以上时，肝损害明显。

2. 痛风样关节炎　主要发生在大关节，多在开始用药的 1～2 个月内，停药后即缓解，必要时采用对症治疗。

3. 过敏反应　偶见，表现为药物热、皮疹、光敏反应等。

（五）禁忌证及注意事项

1. 对该药有过敏史者禁用。

2. 不宜用于肝功能较差者，慎用于原有肝病、营养不良和痛风者。

3. 服用吡嗪酰胺的患者应注意光敏性皮炎。

4. 糖尿病患者服用本品后血糖控制不佳，应注意监测血糖，及时调整降糖药物。

五、氟喹诺酮类抗菌药

目前常用的具有抗分枝杆菌作用的氟喹诺酮类药物，包括氧氟沙星、左氧氟沙星、莫西沙星。

（一）抗菌作用

氟喹诺酮类药物抗菌谱较广，对革兰氏阴性杆菌、阳性球菌均有杀菌作用。对结核分枝杆菌、非结核分枝杆菌具有不同程度的杀菌活性。

（二）适应证及临床应用

本类药物适用于各类型复治、耐药结核病的治疗，亦可作为不能耐受一线抗结核药初治结核患者化疗方案的组成成分。氟喹诺酮类药物与现有其他抗结核药无交叉耐药性。在耐药结核病的化疗中，其抗结核作用强弱依次为：莫西沙星 > 左氧氟沙星 > 氧氟沙星。

（三）剂量及用法

氧氟沙星每日 600 ~ 800mg，左氧氟沙星每日 400 ~ 600mg，莫西沙星每日 400mg，1 次顿服。静脉注射剂量与口服等同。

（四）不良反应

1. 胃肠反应　纳差、恶心、呕吐、腹胀、腹泻。

2. 过敏反应　表现为药物热、皮肤瘙痒、皮疹。

3. 光敏反应　光敏性皮炎的发生与光照和剂量相关。严重时皮肤糜烂、红斑、剥脱性皮炎。

4. 中枢神经系统损害　表现为头痛、头晕、失眠。重者出现幻觉精神错乱，甚至引发癫痫。

5. 肝、肾功能损害　表现为转氨酶升高，甚至肝功能衰竭；肾功能异常以间质性肾炎多见，特别是对喹诺酮类药物过敏的患者。

6. 心脏毒性　致 Q-T 间期延长。

7. 血液系统毒性　可引起白细胞、血红蛋白减少、溶血性贫血等表现。

8. 骨关节损害　表现为关节痛和肌腱损害，可导致肌腱断裂。

（五）注意事项及药物相互作用

1. 需与其他抗结核药联合应用。

2. 与其他抗结核药联合应用时，需注意肝肾功能、中枢神经系统、造血系统等的损害，以及过敏反应等。

3. 用药期间避免日光直接长时间照射。

4. 18 岁以下禁用。

5. 对任何喹诺酮药物过敏者禁用。

6. 有精神病史、癫痫病史者、肾功能障碍者慎用。孕妇禁用，哺乳期妇女应用此药需暂停哺乳。

7. 应用氟喹诺酮类药物时，注意不与含铝、镁、铁、锌、钙制剂同服。

8. 碳酸氢钠等碱性药和阿托品、东莨菪碱等抗胆碱药，可减少氟喹诺酮类药物的吸收，用药期间注意药量调整。

9. 禁止非甾体抗炎药（阿司匹林、双氯芬酸等）与氟喹诺酮类药物合用，因可能加剧中枢神经系统毒性反应。

10. 合用茶碱、咖啡因等药物时，氟喹诺酮类可减少茶碱在体内的消除，需注意调整剂量，预防茶碱中毒。

（蒋黎）

第九章

中医药在传染病防治中的应用

　　我国人民在几千年抗疫过程中，积累了丰富的传染病防治经验，推动了中医的发展，中医在与传染病的斗争中发展与提高，形成了自己的理论体系，积累了宝贵的经验。本章概述了传染病的病因、病理、"中医治未病"理念和传染病的辨证论治等中医概念，介绍了八纲辨证、病因辨证、六经辨证、卫气营血辨证、三焦辨证、气血津液辨证、脏腑辨证等传染病的常用辨证方法和传染病的中医治疗，并详细介绍了临床上防治传染病的常用中草药与中草药类型以及中药方剂，以及传染病的中医预防和社区中医防疫工作。

第一节 概述

中医将传染性、流行性疾病称为"外感热病""温病""瘟疫""疫疠"等，具有发病急骤、病情危重、传染性强、易于流行的特点，包括天花、霍乱、鼠疫、炭疽、流行性感冒、禽流感、埃博拉出血热、严重急性呼吸综合征（SARS）、甲型 H1N1 流感、新型冠状病毒感染（COVID-19）等急性传染病。

一、病因

（一）六淫致病

六淫是指风、寒、暑、湿、燥、火六种邪气，是外感病的致病因素，统称为六淫病邪，是各类传染病最常见病因。

1. 风邪 风邪在六淫致病因素中是最重要的原因，可伤及机体的各个脏腑，引起传染病的各种症状，如风邪伤于肺则肺气宣降失常，表现出鼻塞流涕、咽痒、咳嗽，风邪上扰头面，则表现出头项强痛等。风邪不仅致病多，且多兼夹其他外邪致病，致病范围广，如与湿合为风湿之邪，是六淫病邪的最主要致病因素。

2. 寒邪 寒为冬令的主气，在气温偏低，自身防寒保暖不足的情况下，是受寒邪最常见的重要原因，如临床上寒邪袭表，伤于肌表，卫阳被遏者则为"伤寒"。

3. 暑邪 暑为夏季主气，暑病主要发生在夏至以后，立秋之前，暑为火热之邪，有明显的季节性。暑病只有外感，没有内生，这在六淫中是独有的。暑热之邪侵袭人体，初期卫表证候非常短暂，多出现一系列阳热之征象，如壮热、汗出、口渴、面赤、脉洪大等。

4. 湿邪 湿为长夏的主气，分外湿和内湿。外湿与气候因素和环境因素相关，如居处相对潮湿，以致湿气偏盛。内湿则是由脾虚，水湿停聚，或饮酒、生冷而逐渐形成。因此，有许多夏季传染病是由湿邪所引起。

5. 燥邪 燥为秋天的主气，其性干燥。燥邪引起的传染病，多从口鼻而入，有温燥和凉燥之分。初秋有夏热之余气，久晴少雨，秋阳暴晒，燥与热相合侵犯人体，病多温燥；深秋近冬，西风肃杀，燥与寒相合侵犯人体，病多凉燥。

6. 火邪 在春夏较为多见。火为阳邪，其性炎热，故常称火热之邪。同时，感受风、寒、湿、燥等邪在一定条件下皆可以化火，而引发传染病及其症状。如重症 COVID-19，火热之邪侵袭人体，灼伤阴津，使筋脉失其滋养濡润，而致肝风内动，出现四肢抽搐、颈项强直、目睛上视等症。

（二）疫气致病

疫气又称疫毒、疠气、戾气、乖戾之气等，即细菌、病毒等致病因子，是一类具有强烈传染性的病邪。疫气所致的传染病有如下致病特点。

1. 传染性强，易于流行 疫气具有强烈的传染性和流行性，这是疫气有别于其他病邪的最显著特征。处在疫气流行的地区的人群，无论男女老少，体质强弱，只要接触疫气的，都可能发生疫病。

2. 特异性强，症状相似　一种疫气只能导致一种疫病发生，所谓"一气一病"；疫气对机体作用部位具有一种特异的亲和力，即具有特异性定位的特点；因此，每一种疫气所致之疫病，均有较为相似的临床特征和传变规律。

3. 发病急骤，病情危笃　疫气多属热毒之邪，其性疾速迅猛，故其致病具有发病急骤，来势凶猛，变化多端，病情险恶的特点，发病过程中常出现热盛、伤津、扰神、动血、生风等临床表现。

（三）时邪致病

时邪泛指与四时气候相关的病邪，是季节流行病致病因素的统称。所谓时邪者，冬寒、春温、夏暑、秋凉，受之者曰时邪；又有冬宜寒而温，春宜温而寒，夏宜热而凉，秋宜凉而热，所谓非时之寒热，故直谓之时邪。比如流行性感冒冬春两季较为多见；水痘时邪病毒从口鼻而入，邪犯肺卫，蕴于肺脾，风热时邪与湿热相搏于肌腠；细菌性痢疾（简称菌痢）是由痢疾杆菌引起的急性肠道传染病，其因外感时邪疫毒，侵入肠胃，湿热郁蒸，腑气壅阻，气血阻滞，结化为脓血，常见湿热痢、疫毒痢。流行性腮腺炎是由风温邪毒引起，风温邪毒从口鼻而入，壅阻少阳经脉，郁而不散，经脉壅滞，气血流行受阻；乙脑是由乙型脑炎病毒引起的中枢神经系统急性传染病，其主要是感暑温邪毒所致。

（四）免疫因素

在传染过程中，人与病原体相互作用的情况下，人体能获得一系列的防御，适应和代偿功能。在传染病的发病过程中，免疫因素起着十分重要的作用。

二、病理

传染病的发生、发展与变化，与机体的体质强弱和致病邪气的性质有密切关系。体质不同，病邪各异，可以产生全身或局部的多种多样的病理变化。尽管疾病的种类繁多，临床征象错综复杂，千变万化，各种疾病、各个症状都有其各自的机制，但从整体来说，主要表现在邪正盛衰的一般规律。

（一）正盛邪实

邪气盛而正气尚未虚衰，以邪气盛为主要矛盾的一种病理变化。实所表现的证候称之为实证。发病后，邪气亢盛，正气不太虚，尚足以同邪气相抗衡，临床表现为亢盛有余的实证。实证必有外感六淫或痰饮、食积、瘀血等病邪滞留不解的特殊表现。一般多见于疾病的初期或中期，病程较短，如疾病进入热盛期阶段，出现了以大热、大汗、大渴、脉洪大等"四大"症状，或潮热、谵语、狂躁、腹胀满坚硬而拒按、大便秘结、手足微汗出、舌苔黄燥、脉沉数有力等症状，前者称"阳明经证"，后者称"阳明腑证"。就邪正关系说来，它们皆属实，就疾病性质来说它们均属热，故称实热证。此时，邪气虽盛，但正气尚未大伤，还能奋起与邪气斗争，邪正激烈斗争的结局，以实热证的形式表现出来。或因痰、食、水、血等滞留于体内引起的痰涎壅盛、食积不化、水湿泛滥、瘀血内阻等病变，都属于实证。

（二）正虚邪实

正气不足，抗病能力减弱，以正气不足为主要矛盾的一种病理变化。虚所表现的证候，称之为虚证。或体质素虚，或疾病后期，或大病久病之后，气血不足，伤阴损阳，导致正气虚弱，正气对病邪虽然还在抗争，但力量已经显示出严重不足，难以出现较剧烈的病理反应。所以，临床上出现一系列的虚损不足的证候。虚证必有脏腑功能衰退的特殊表现，一般多见于疾病的后期过程中。如大病、久病，消耗精气，或大汗、吐、利、大出血等耗伤人体气血津液、阴阳，均会导致正气虚弱，出现阴阳气血虚损之证。如出血，其症状除了出血之外，同时伴有面色苍白或萎黄、神疲乏力、心悸、气短、舌淡、脉细等，称作"脾不统血"。就邪正关系而言，心脾生理功能低下，既有脾虚之证，又有心血不足之候，属虚证。

（三）虚实错杂

虚实错杂包括虚中夹实和实中夹虚两种病理变化。在疾病过程中，邪正的消长盛衰，不仅可以产生单纯的虚或实的病理变化，而且由于疾病的失治或治疗不当，以致病邪久留，损伤了人体的正气；或因正气本虚，无力驱邪外出，而致水湿、痰饮、瘀血等病理产物的凝结阻滞，往往可以形成虚实同时存在的虚中夹实、实中夹虚等虚实错杂的病理变化。

1. 虚中夹实　虚中夹实是指以虚为主，又兼夹实候的病理变化。如脾阳不振之水肿即属于此。

2. 实中夹虚　实中夹虚是以实为主，兼见虚候的一种病理变化。如外感热病在发展过程中，常见实热伤津之象，因邪热炽盛而见高热、汗出、便秘、舌红、脉数之实象，又兼口渴、尿短赤等邪热伤津之征，病本为实为热，津伤源于实热，而属于虚，此为实中夹虚。

三、"中医治未病"理念

战国时期的《黄帝内经》最先提出"中医治未病"理念，明确"未病先防"的思想核心。唐代孙思邈提出了"上工治未病，中工治欲病，下工治已病"的学术思想，同时，注重精神调摄的重要性，如《千金要方》：善养性者，则治未病之病，是其义也。东汉华佗创立了五禽戏，进一步阐述了动形养生的道理，深化了"未病先防"的理念。元代医家朱丹溪著《丹溪心法》专门列出"不治已病治未病"一节，提出"与其救疗于有疾之后，不若摄养于无疾之先"的理念。清代叶天士对于温热病的控制，根据患者体质不同而运用不同的方药，以防其传变等。所以"中医治未病"理念是中医传染病防治上强调未病先防的理论基础。

四、传染病的辨证论治

辨证论治是治疗传染病的总原则。传染病病机演变过程，是邪正相互斗争的过程，正胜则邪却；正虚则邪陷，中医不仅重视"邪气"在发病中的作用，更重要的是从正、邪关系的演变转化来认识、治疗传染病。《伤寒论》中蕴藏着大量的治疫理论与方药，其中很多方剂的配伍意义融"治伤寒、扶阳气、保胃气、存津液"于一体，如桂枝汤、白虎汤、小柴胡汤、四逆汤、理中汤等，从组方来看，在散寒或解热中时刻不忘顾护脾胃元阳、扶正以抵邪气，充分体现了扶正祛邪的治疗法则。清代温病学说的确立把中医学对传染病的诊断、辨证、治疗引向规范化、系统化，如疠气为害颇似火热之邪致病，具有一派热盛之象，其毒热较火热为甚，而且常夹有湿毒、毒雾、瘴气等秽浊之气，治疗上宜采取清热解毒、芳香化湿等法来实现。

（徐晓峰　郭实）

第二节　传染病的常用辨证方法

辨证方法是中医学在长期的临床实践中，通过历代医家的不断补充和完善而逐渐形成。诸种辨证法的内容是相互包容，相互联系的，分别从不同的角度对疾病，包括传染病的性质进行分类。

一、八纲辨证

八纲辨证是最基本的辨证方法，是辨证论治的总纲，八纲辨证就是将疾病错综复杂的临床表现，归纳为表与里、寒与热、虚与实、阴与阳四对纲领性证候，用于指导临床治疗。

（一）阴阳辨证

里、虚、寒证属阴证，表、实、热证属阳证。阳盛则热，或感受外邪入里化热而表现为一派热象、实象，可见面红目赤、烦躁不安、发热、口渴喜冷饮、声高气粗、大便秘结、小便短赤、舌红苔黄、脉象洪数等；阳虚生寒，可见一派阳气不足，阴寒内盛的虚象、寒象，可见面色㿠白或黯淡、精神萎靡、倦怠乏力、畏寒肢冷、气短声低、口淡不渴、小便清长、大便稀溏、舌淡胖嫩、舌苔白、脉象沉迟无力等。阳证出现在机体正气充沛，对病邪不论寒邪或热邪都有充分抵抗力的状态。阴证则出现在机体抵抗力降低，对病邪抵抗不足，生理功能减退的状态。

（二）表里辨证

一般病在皮毛、卫表的属于表证；病在脏腑、骨髓的属于里证。从疾病的深浅来说，表证病变较浅；里证病变较重。但表里可以相互转化，亦可以表里同病。表证是指六淫、疫毒等外邪经皮毛、口鼻侵入机体的初级阶段，多见于外感病之初期，可见恶寒发热，头身疼痛，苔薄白，脉浮等；里证多见于外感病的中后期，具有病位较深、病情较重、病程较长的基本特征，病位广泛，临床表现复杂多样。表里辨证在外感病的辨证中尤为重要。

（三）寒热辨证

寒证与热证反映机体阴阳盛衰，阴盛或阳虚表现为寒证，阳盛或阴虚表现为热证。寒证一般是指人体的生理功能衰退或对有害因素的适应性反应能力低下的表现，可见畏寒喜暖，痰涎清稀，舌淡苔白，脉迟或紧等，包括表寒、里寒、虚寒、实寒；热证一般是指对有害因素反应能力旺盛的表现，可见发热、烦躁，痰涎黄稠，舌红苔黄，脉数等，寒热辨证包括表热、里热、虚热、实热等。

（四）虚实辨证

虚证与实证反映疾病发展过程中正气和邪气的盛衰变化及力量对比。虚证是正气不足，是全身功能或某种重要脏器功能衰弱表现，可见气短乏力、心烦脉弱无力；实证是邪气有余，邪气盛，是脏腑功能活动亢盛表现，正气与之相搏，可见发热，邪扰神明则躁狂不安，邪阻于肺则肺失宣肃而喘息，邪实燥结于胃肠则腹痛拒按，大便干结，邪正相争，脉实而有力。在疾病发展过程中，凡明显有病邪存在，正气具有充分的抗邪能力的为实证。

二、病因辨证

（一）外因

它是指疾病发生的外部因素，可以独立致病，也可以通过诱发内因而致病，在传染病的发病中这两种情况都可以出现。外因包括疫毒、六淫。

1. 疫毒　病症初期多属实证、热证，可见发热、烦渴，表证短暂，热甚伤阴，易入营、血而生逆变，出现痉、厥、闭、脱等危重征象。疫疠可分为燥热疫和湿热疫两大类，燥热疫热毒充斥表里、脏腑，津血大亏；湿热疫湿遏热伏，邪阻膜原，三焦气滞。

2. 六淫　六淫本身不具有传染性，但六淫与传染病的流行和发病有密切关系，是传染病暴发流行的重要外因。风寒之邪最易导致流感暴发，如冬春季之交的各型禽流感、人流感病毒导致的感冒流行等；暑热之邪鸱张，最易导致乙脑、登革热等疫病暴发流行；暑湿之邪亢盛，易导致手足口病、霍乱等疫病的暴发流行；燥邪当令，易导致白喉等疫病的暴发流行。

（二）内因

包括饮食劳倦、七情（喜、怒、忧、思、悲、恐、惊）等。

三、六经辨证

六经辨证揭示了疾病发生发展规律，认为寒邪自皮肤而入，按太阳病、阳明病、少阳病、太阴病、少阴病、厥阴病六经传变。

（一）太阳病证

外感邪气后，太阳受之，首当其冲，可见脉浮、头项强痛而恶寒，故多出现于外感病的早期阶段。

（二）阳明病证

在外感病过程中出现阳热之证，属于里实热证，可见身热汗出、不恶寒反恶热、脉洪大等，是热盛的极期阶段。

（三）少阳病证

邪气侵扰机体，为正邪交争在半表半里的证候，可见往来寒热、胸胁苦满、不欲饮食，少阳枢机不利，邪正纷争等。

（四）太阴病证

三阳病治疗失当，损伤脾阳而发病，亦可外邪直中，脾虚寒湿，可见腹满而吐、食不下、自利益甚。

（五）少阴病证

心肾功能衰退的表现，可由表证传来，亦可素体虚弱感邪导致，全身性阴阳衰惫可见脉微细，但欲寐，是外感病的后期阶段。

（六）厥阴病证

为阴之尽，阳之始，阴中有阳，病至厥阴，为六经病变发展过程中的一个关键性阶段。厥阴病的发展转归是疾病全过程的一个重要转折点，有两种转归：一则阴寒内盛，陷邪出表，阳气转复；二则阴寒盛极，阳气不续，阴阳离绝而亡。

四、卫气营血辨证

卫气营血辨证是将外感温热病发展过程中所反映的不同病理阶段，分为卫分、气分、营分、血分四类，用以说明病位的浅深、病情的轻重和传变的规律，并指导临床治疗的一种辨证方法。

（一）卫分证

邪气在肺卫表证，属于八纲辨证中的表证，亦属于脏腑辨证中的肺病证，可见发热、少汗或无汗、舌边尖红，是初期阶段。

（二）气分证

温热邪气内传脏腑，正气未伤而邪热已盛，可见高热、不恶寒反恶热、口渴汗出、烦躁、舌红苔黄、脉数有力。

（三）营分证

邪气内陷，劫伤营阴，病变在心和心包，可见发热夜盛、心烦不眠，甚至谵语神昏、舌红绛无苔、脉细数，是病邪内陷较为深重的阶段。

（四）血分证

温热邪气深入血分，损伤人体的极深阶段，病变部位涉及心、肝、肾三脏，热盛有动血、动风和伤阴三种结局。

五、三焦辨证

三焦辨证是将外感温热病的证候归纳为上、中、下三焦病证，用以阐明三焦所属脏腑在温热病过程中的病理变化、证候表现及其传变规律，并指导治疗的一种辨证方法。

六、气血津液辨证

气血津液辨证是根据气血津液的生理功能和病理特点，从而分析、判断疾病中有无气、血、津液的亏损或运行和代谢障碍证候存在的一种辨证方法。

（一）气病辨证

气虚是指机体全身或者某脏腑出现功能衰退而产生的病理变化，单纯的气不足为气虚，气机上逆为气逆，气机下陷为气陷，气机的固摄功能不利则表现为气不固。气滞是指机体脏腑或某部各部位由于情志、外邪、素体禀赋不足等因素导致气机阻滞，运行不畅，而表现出来的一系列症状。

（二）血病辨证

血虚是指血液生成不足，或者失去过多，引起脏腑经络失养所致的病症，表现为面色苍白、唇淡、头晕、心悸、脉细无力等；大量失血导致血液亡脱表现为四肢逆冷、舌淡无华、脉微等，气随血脱，甚至阴阳离绝而亡。血瘀是指血液离开经脉，瘀滞在某处，或者血液行于脉中受阻，滞留在某一经脉或脏腑之内，成为瘀血，其症状有疼痛拒按、肿块、出血、面色晦暗、口唇及皮肤甲错、舌质紫暗、脉涩等。

（三）津液辨证

主要表现在津液不足和水液积聚两个方面。津液不足是由于病后伤津，或是大吐、大下、大泻等原因导致津液亏虚，脏腑失于濡润滋养而表现出来的各种症状，临床表现为皮肤干燥、小便短少、大便干结、渴欲饮水等。水液积聚类是指机体内津液运行、输布、代谢发生障碍而积聚引起的病证。所形成的病理产物有痰、饮、水湿等。

七、脏腑辨证

脏腑辨证包括脏病辨证、腑病辨证（胃、大肠、小肠、胆、膀胱）及脏腑兼病辨证，其中脏病辨证是脏腑辨证的主要内容。

（一）心病辨证

心的主要生理功能是主血脉和主神志，凡是心脏本身、血脉运行功能的失常以及神志活动的异常，均考虑为心的病变，主要表现为心悸心痛、失眠多梦、健忘心烦、神志癫狂、脉结代等。

（二）肺病辨证

肺的主要生理功能是主气和主呼吸，肺气的生理特点是能宣发和肃降。证候有虚实之分，虚证多因津液不足，肺失所养导致；实证多因外邪或是痰饮瘀血等病邪阻肺所致，亦有虚实夹杂的证候，为难治。肺的病变，是由于宣肃失常，气机不利，表现为咳嗽、气急、咳痰、咯血等，本证还有秋燥时令易犯的特点，故咳嗽多伴有咽干、少痰等。

（三）脾病辨证

脾的主要生理功能是主运化和主统血，脾胃是后天之本，气血生化之源，其主运化的功能主要是运化水谷精微和运化水湿，水谷精微物质由于脾胃虚弱不能从饮食提取，机体化源不足，容易导致虚证，表现为神疲乏力、少气懒言，而运化水谷功能失调则容易导致机体湿困，表现为困重、气闷、饮食不香、舌腻脉濡等；其统血的功能主要是统摄血液运行在脉道之中，而防止血液溢出脉外，功能失调，容易导致各种出血，如女性崩漏和功能性子宫出血。

（四）肝病辨证

肝的主要生理功能是主疏泄和主藏血，两者是相互为用，藏血功能正常，则肝体得润；而肝的疏泄功能正常，则肝藏血和调节血液的功能得以正常发挥。肝的病变主要表现为肝失疏泄，气机逆乱，情志不畅，行血瘀滞，主要表现为胸肋胀痛、眩晕、目赤、震颤、抽搐、性急易躁、血压升高、女性月经不调等。

（五）肾病辨证

肾的主要生理功能是藏精，主水液和主纳气。肾精为先天和后天之精融合而成，是机体生长发育以及生殖的物质基础。肾主水液，凡机体涉及水液代谢异常者，均需要考虑肾脏的病理改变，如水肿。肾主纳气，可以保持呼吸的深长。肾的病变均有腰膝酸软的表现，可伴发耳鸣耳聋、发枯齿摇。肾阴虚多兼有虚热的情况，表现为五心烦热、性欲亢进等；而肾阳虚则机体一派寒象，除腰膝酸冷外，还伴有性功能减退的表现。

（胡志宏）

第三节 传染病的中医治疗

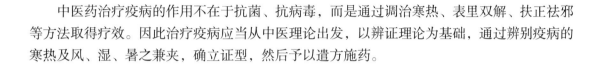

中医药治疗疫病的作用不在于抗菌、抗病毒，而是通过调治寒热、表里双解、扶正祛邪等方法取得疗效。因此治疗疫病应当从中医理论出发，以辨证理论为基础，通过辨别疫病的寒热及风、湿、暑之兼夹，确立证型，然后予以遣方施药。

一、治疗原则

治疗原则即治则，是指在中医整体观念和辨证论治精神的指导下，以临床四诊所收集的客观资料为依据，对治法、处方、用药及采用其他措施具有普遍指导意义的基本原则。

（一）治分表里

1. 清解表证 主要适用于具有表证证候或虽表里同病，但是以表证为急、为重，而里证相对较缓、为轻的情况，如流行性感冒、新型冠状病毒感染等传染病初期阶段，以恶寒、发热、头身疼痛、脉浮等为主要症状，其治疗原则都应以解表为先。但是在临床实践中，结合传染病的病因及传变特点，多会适当辅以治里的药物，做到既解除表邪，亦切断其传变途径，如麻黄连翘赤小豆汤就在解表药中，巧妙加入了少量治里的药物。

2. 治疗里证 主要适用于传染病发病过程中以里证为急、为重的阶段。如外邪未解，传变入里之流行性感冒或者脑炎等；或者外邪直接入侵脏腑而形成的传染病，如中毒性痢疾；或者患者素体虚弱，致邪毒入侵之肺结核等，都应采用治里为主的治则。

3. 表里双解 主要适用于传染病中具有表里同病证候的阶段，如此次新型冠状病毒感染、流行性感冒等传染病都可出现表里同治的证候，因此，治疗时应采用表里双解的原则，如防风通圣散就是遵循解表、治里并重的方剂。

传染病具有病情转变迅速的特点，表证时间往往相对较短，因此，临床应用解表原则的时候，应密切观察病情变化，如里证已成，就应立即采用治里或者表里双解的治则，不可长时间、大剂量应用解表药，恐温燥伤津，同时亦不可过早使用治里之药，否则易引邪入里，而加重病情，迁延难愈。

（二）扶正祛邪

1. 扶正 适用于以正气虚为主要矛盾，而邪气不盛的疾病阶段，如新型冠状病毒感染后期阶段，多见短气乏力，口干，低热，干咳无痰，舌淡苔薄，脉细数等虚性证候，治疗当以益气养阴，以恢复其根本。

2. 祛邪 适用于以邪实为主要矛盾而机体正气未衰的疾病阶段。祛邪的治疗原则在传染病中使用相当广泛，也是传染病治疗的重要方法，如新型冠状病毒感染的疫毒闭肺证阶段，国家卫健委推荐使用的化湿败毒汤就是以祛邪为主。

3. 扶正祛邪并用 扶正与祛邪并用，适用于正虚邪实的病证，两者同时兼用则扶正不会留邪，祛邪又不会伤正。但在临床运用时，又须区别正邪的强弱而有所侧重。如正虚邪实互见，但以正虚较急较重时，应以扶正为主，兼顾祛邪。相反，邪实较为明显，则应以祛邪为先，兼顾正气，以防祛邪导致正虚。

在运用扶正祛邪这一原则，临床还需注意，扶正要谨防留邪，祛邪亦慎勿伤正。扶正固然有"正足则邪自去"之效，但扶正时间过长或过早，每每有恋邪的可能。同样，祛邪固然可"邪去正自安"，但用之过量或过久，亦会有耗伤机体正气之弊，故当谨察病机，适时调整用药。

（三）调整阴阳

人体正常的状态是"阴平阳秘"，其异常变化则是阴阳失调。所谓阴阳失调，是指疾病在发生发展过程中，由于各种致病因素的作用，致使机体阴阳失去了相对平衡，而出现阴阳偏盛或偏衰的病理状态。同时，阴阳失调也是脏腑、气血、经络、营卫等相互关系失调，以及气机升降、出入失常的概括。《素问·至真要大论》强调应"谨察阴阳所在而调之，以平为期"。因此，调整阴阳，补偏救弊，恢复机体阴阳的相对平衡，是临床治疗传染病的重要法则之一。

（四）调理脏腑气血

1. 调理脏腑功能　传染病的发生发展，既有某一脏腑功能失调的表现，也有多脏腑功能失调的表现，而且随着病情的发展，以后者更为多见。因此，在传染病治疗过程中，运用调理脏腑功能这一原则时应注意以下两点：首先，某一脏的功能失调，治疗时应结合其病理特点而采用多种措施进行调理，促进其功能恢复。其次，由于脏腑之间是密切相关的，在生理上存在相互协调，病理上则相互影响，因此在传染病的治疗中，不能仅考虑某一脏腑的情况，而应注意调整各脏腑之间的关系，譬如在病毒性肝炎治疗中，我们在清利肝胆湿热的同时，应酌加健脾之品，此即仲景"见肝之病，知肝传脾，当先实脾"理论的应用，这样不仅有利于清除肝胆湿热，也可以避免过用苦寒损伤脾胃。

2. 调理气血　气血是各脏腑组织功能活动的主要物质基础，气血虽各有其功能特点，但又相互为用。因此，气血的失调主要表现在两个方面：其一是气与血自身的不足或逆乱而导致各自功能的失调。其二是气血相互为用的功能失调。在生理上，"气为血之帅"，气能生血、行血、摄血；"血为气之母"，血能载气，为气的活动提供物质基础。当临床患者出现气血失调的情况时，治疗就应根据"有余泻之，不足补之"的原则来进行调整。而且，我们在遵从治则遣方用药时，还必须与具体的经络脏腑相结合，这样调理气血才能有的放矢，取得好的疗效。

（五）区分标本缓急

1. 急则治标　所谓急则治其标，是指针对病情急重，危及患者生命或影响对"本"病的治疗而采取的暂时性的治疗原则。如此次新型冠状病毒感染患者，素有冠心病史，此时发热面红，咳嗽痰黄，喘憋气促，当先治疗新型冠状病毒感染，待病情缓解或痊愈后，再行治疗冠心病。正如《金匮要略》所云："夫病痼疾，加以卒病，当先治其卒病，后乃治其痼疾也"，此之谓也。

2. 缓则治本　所谓缓则治本，是指在疾病缓解之后，应针对疾病的本质或者本病而治疗的原则。这一治则对传染病中的慢性病或重症的恢复期具有重要的指导意义。例如，肺结核咳嗽，其本多因肺肾阴虚兼脾肺气虚，故治疗不应单纯止咳，而应滋养肺肾之阴或"补脾土生肺金"以治其本，正复则咳嗽自愈。

"急则治其标、缓则治其本"是相对而言，不可绝对化，临床上还是要根据病情的变化，灵活取舍，做到"知常达变"，才能有利于疾病的治疗。

3. 标本兼治 在标病和本病并重的情况下，采取既治其标，又治其本的一种法则。临床上很多传染病在其后期，需要标本同治，因此这一法则比单纯治本或治标更为常用。例如在部分传染病中，出现邪热里结的腹满、便秘，又有伤阴之证，治宜邪热通便，增津养液并用，方用增液承气汤，就是典型的标本兼治之法。

（六）因时因地因人制宜

1. 因时制宜 不同的季节具有不同的气候特点，甚至节气对患者病情的传变都会有明显的影响。正常气候的变化，是人体进行生命活动的重要条件，但气候变化异常就会成为致病因素。人体适应自然环境的能力是有一定限度的，如果气候变化异常，超过了人体调节的正常范围，就会产生疾病。一般来说，春夏温度较高，人体阳气亦升发趋于体表，腠理相对开泄疏松，即使某些传染病因受风寒而发，也不可过用温燥之品，以免发散太过，耗伤气阴，变生他证。

2. 因地制宜 我国幅员辽阔，不同地区的气候特点有些不同，温度、湿度差异很大，北方气候干燥，南方则潮湿多雨，长江流域尤为明显，容易湿热蕴积而暴发瘟疫。不同地区人们的生活习惯各异，其病变特点也有所不同，因此，很多传染病有一定的流行地区，用药应根据当地湿热的气候而有所侧重。

3. 因人制宜 不同性别、不同年龄的患者，其生理功能肯定不同。女性有经、带、胎、产等情况，用药更当谨慎细致。老年人与青壮年相比，气血相对较弱，用药应相对缓和，需考虑其正气，不可大肆攻伐，当中病即止。而幼儿脏腑娇嫩，气血未充，病情转变很快，需审时度势，用药要及时调整，方能取得良效。而每个人的先天禀赋不同，体质亦各有差别，用药当随其体质而有所变化。如阳虚之人，用药当慎用寒凉，以防更伤其阳气；阴虚之人，用药当少用温燥，以免更耗伤阴液。

二、常用治法

（一）清热泻火

用苦寒之剂来清里热，达到泄火邪的治疗方法。火与热均为传染病常见的致病因素，火为热之极，热为火之渐，其致病多见壮热、烦渴、汗出，甚则神昏谵语、舌红苔黄、脉洪大而数等症，代表方如白虎汤、黄芩汤等。

（二）清热凉血

用甘寒或咸寒之品，来清解营分血热的治法，适用于邪热入营或热入血分之证，具有清营透热养阴、凉血散瘀之效。临床常见身热夜甚、时有谵语，或伴有斑疹隐隐、吐血、舌绛而干、脉数等症，代表方剂有清营汤、犀角地黄汤等。

（三）清热解毒

用苦寒药清解热毒火邪的治法，适用于瘟疫、温毒或者疮疡疔毒等热深毒重之证。中医理论认为，很多传染病的发生都是由于感受疫毒疬气所致，因此，清解热毒法是临床上最为常用的治法之一，可见烦躁狂乱、发癍、或头面红肿、口渴咽痛等症，代表方剂有黄连解毒汤、普济消毒饮等。

（四）清热化湿

以苦寒清热、芳香化湿之剂，来清热祛湿的一种治法，具有清除邪热、芳香化湿、宣畅气机、运脾和胃等湿热两清的作用，适用于湿浊内盛、困阻脾胃所致的脘腹胀满、嗳气吞酸、呕吐泄泻、舌苔厚腻等症，湿为重浊黏腻之邪，与热相结则缠绵难愈，代表方剂有甘露消毒丹、藿香正气散等。

（五）清肠止痢

采用清热燥湿的药，来清除大肠湿热而达到止痢效果的治法，亦是传染病中常用之法。适用于湿热蕴积肠道、赤白下痢之证，症见腹痛、里急后重、下痢赤白、肛门灼热、小便短赤、舌红苔黄腻等，代表方剂有芍药汤、白头翁汤等。

（六）和解表里

运用调和之法，治疗正邪交争于半表半里的方法，具有和解少阳、调和肝脾、调和肠胃等作用，属于"八法"中的"和法"。症见往来寒热、胸胁苦满、心烦喜呕，以及口苦、咽干、脉弦等，代表方剂有小柴胡汤、达原饮、蒿芩清胆汤等。

（七）通里攻下

凡应用泻下、攻逐或润下的药物，来达到通便、泻热、逐水、攻积的治疗方法，称为通里攻下法。通里攻下法适用于治疗胃肠积滞、腹部胀满、燥屎内结或寒积、蓄水等里实证。代表方剂有大承气汤、调胃承气汤、新加黄龙汤等。需要注意的是：泻下剂多为苦寒之品，易伤胃气，故中病即止，不要过服久服。

（八）熄风定痉

运用滋阴潜阳、平肝熄风的药物，来平息内风、制止痉厥的治疗方法。此法适用于传染病中里热燔灼、热盛动风之证，症见头目眩晕、口噤神昏、角弓反张、舌红苔黄、脉弦数有力等，代表方剂有羚角钩藤汤、大定风珠、止痉散。

（九）开窍醒神

应用芳香开窍的药物，以开窍启闭，促使神智恢复的治疗方法。此法适用于邪气内陷心包、蒙蔽心窍所致的"闭证"，症见神昏谵语、高热烦躁、舌质红绛、脉数等，代表方剂有安宫牛黄丸、紫雪丹、至宝丹等。开窍剂所用的药物大多气味芳香，辛散走窜，只可暂用，不能久服。其中含有麝香等气味芳香强烈的，孕妇当慎用。

（十）活血化瘀

以理血药为主，来消除或攻逐停滞于体内的瘀血，具有活血祛瘀作用的一种治疗方法，适用于传染病中瘀血内停所致的诸多病证，症见头痛、胸痛日久不愈，痛如针刺，且有定处；或腹有肿块，面色晦暗，舌质紫暗，边有瘀斑，脉涩等，代表方剂有血府逐瘀汤，丹参饮，膈下逐瘀汤等。此法属于"消法"，当中病即止，毋使过之，伤其正气。

（十一）益气养阴

运用益气养阴之药，来治疗气阴两虚证的治疗方法。适用于暑热耗气伤阴之证以及传染病中汗出太过，或久病（如肺结核后期）等气阴两虚之证，症见汗出过多，口干，神疲倦怠或伴低热，舌红少苔，脉细数无力等。其代表方剂是生脉散。

（十二）回阳固脱

应用辛温燥热与甘温补气的药物，来回阳益气固脱的治疗方法，适用于传染病中心肾阳虚之阴寒重证，症见四肢厥逆，恶寒蜷缩，精神萎靡，下利清谷或大汗亡阳，脉微细欲绝等。代表方剂有四逆汤、参附汤、参附龙牡汤等。

（石镇东）

第四节 临床常用中草药与中药方剂

中医在传染病防治过程中积累了丰富的经验，总结出防治各种传染病的常用中草药与中草药类型，如清热解毒类的黄芩、金银花等，以及中药方剂，如治瘟疫专方达原饮、清瘟败毒饮、增损双解散、升降散、十全苦寒救补汤、银翘散、桑菊饮、清营汤、犀角（代）地黄汤、神犀丹、安宫牛黄丸、青蒿鳖甲汤、加减复脉汤等，治湿热病专方三仁汤、杏仁滑石汤、甘露消毒丹、蒿芩清胆汤等，均被临床证实治疗急性传染病有卓著疗效。

一、临床常用中草药
（一）清热解毒类
1. 黄芩　唇形科黄芩属植物黄芩的干燥根，味苦，性寒，归肺、脾、胆、大肠、小肠经，为常用的清热燥湿中药，具有清热解毒、凉血止血等功效。典型应用如清肺排毒汤、达原饮、小柴胡汤等方剂及中成药。其中黄芩素可能是黄芩治疗某些传染病的主要活性成分。黄芩素具有抗炎、抗病毒、免疫调节、治疗肺纤维化等作用。

2. 生石膏　天然硫酸盐类矿石，主要含有结晶水硫酸钙（$CaSO_4 \cdot 2H_2O$），味辛、甘，性大寒，归肺、胃经，为常用的清热泻火中药，具有清热泻火、除烦止渴、收敛生肌等功效。在清肺排毒汤、藿朴夏苓汤等方剂中均可见其配伍应用。历代医家广泛运用石膏退热，现代研究进一步证实了石膏的退热作用。

3. 金银花　忍冬科忍冬属植物忍冬的干燥花蕾，味甘，性寒，归肺、心、胃经，为常用的清热解毒中药，具有清热解毒、疏散风热等功效。在连花清瘟胶囊、金花清感颗粒、银翘解毒合剂中有典型应用。金银花含丰富的挥发油、黄酮类、有机酸等成分，现代药理学研究表明，金银花具有抗菌、抗病毒、消炎解热、调节免疫等功效。

（二）解表祛邪类
1. 麻黄　麻黄科麻黄属植物麻黄、木贼麻黄或中麻黄的草质茎，味辛、微苦，性温，归肺、膀胱经，为常用发散风寒中药，具有发汗解表、宣肺平喘、利水消肿等功效。麻黄在清肺排毒汤、麻杏石甘汤、金花清感颗粒等方剂和中成药中均有应用，常与杏仁、石膏、黄芩等同用治疗咳嗽、外感风寒等症。麻黄含有槲皮素、山奈酚、柚皮素、木犀草素等活性成分还参与抗炎、抗病毒、调节免疫等作用。

2. 柴胡　伞形科柴胡属植物柴胡或狭叶柴胡的根，味苦，性微寒，归肝、胆经，为常用的发散风热中药，具有和解退热、疏肝解郁、升举阳气等功效。柴胡在清肺排毒汤、小柴胡汤、疏风解毒胶囊等方剂及中成药中均有应用。柴胡中主要的抗病毒成分包括槲皮素、山奈酚、异鼠李素，其他活性成分如β-谷甾醇可能在止咳祛痰、抗炎及保护肺损伤等方面发挥作用。

3. 连翘　木犀科连翘属灌木连翘的果实，味苦，性微寒，归肺、心、小肠经，为常用的清热解毒中药，具有清热解毒、消痈散疖、疏散风热等功效。连翘是 COVID-19 治疗的常见药物，典型应用如疏风解毒胶囊、金花清感颗粒、麻杏石甘汤合银翘散加减等方剂及中成药。槲皮素、山奈酚是连翘的主要活性成分，具有广泛的药理活性，槲皮素通过抑制 MAPK 信号通路减轻小鼠肺炎及组织损伤；槲皮素可以抑制甲型流感病毒在小鼠体内的复制，减轻肺部炎症。山奈酚可通过抑制 IL-6、TNF-α 的表达，抑制 NF-κB、MAPK 通路降低小鼠放射性肺炎。

（三）健脾除湿类

1. 苍术　菊科苍术属植物茅苍术或北苍术等的根茎，味辛、苦，性温，归脾、胃经，为常用的芳香化湿中药，具有燥湿健脾、祛风湿等功效。苍术在 COVID-19 防治方剂中均有应用，苍术中主要活性化合物为汉黄芩素和乙酰氧基苍术酮，可能通过癌症通路、PI3K-Akt 信号通路、TNF 信号通路等多个通路作用于 RELA、PIK3CG、TNF、IL-6、BCL-2 等多个靶点发挥治疗 COVID-19 的作用。对麻黄 - 苍术药的分析表明，麻黄中的槲皮素、山奈酚、木犀草素和苍术中的汉黄芩素等参与到 PTGS1、PTGS2、PIK3CG、TNF、DPP4 等靶点调控，起到抗病毒、抑菌退热、止咳化痰、免疫调节等作用。

2. 藿香　唇形科藿香属植物广藿香或藿香的地上部分，味辛，性微寒，归脾、胃、肺经，为常用的芳香化湿中药，具有化湿、解暑、止呕等功效。藿香在 COVID-19 预防和治疗中均为常见应用。在预防方剂中，藿香主要应用于口服处方和香囊填料，新型冠状病毒感染诊疗方案中推荐藿香正气各种产品（胶囊、丸、水、口服液）、连花清瘟胶囊作为医学观察期应用中成药。治疗方剂的典型应用如清肺排毒汤、藿香正气口服液等。槲皮素和尼泊尔鸢尾异黄酮是藿香所含潜在的活性成分，具有抗炎、抗病毒等生理活性。

（四）补气活血类

1. 党参　桔梗科植物党参及同属多种植物的根，味甘性平，归脾、肺经，为常用的补益之药，具有补脾肺气，生津养血的功效。临床中常代替古方中的人参，用以治疗脾肺气虚的轻证。党参中含甾醇、党参苷、党参多糖、党参内酯、氨基酸等。现代药理学研究表明，党参能调节胃肠运动、抗溃疡、增强免疫功能，还有延缓衰老、抗缺氧、抗辐射的作用。党参在此次新型冠状病毒感染的恢复期之脾肺气虚证和气阴两虚证中都有所应用，能有效提高机体的免疫力，恢复其正常生理功能。

2. 甘草　豆科甘草属植物甘草的根茎，味甘，性平，归心、肺、脾、胃经，为常用的补虚中药，具有益气补中、清热解毒、祛痰止咳等功效。甘草中有较多的抗病毒活性成分，包括槲皮素、山奈酚、异鼠李素、粗毛甘草素、甘草查尔酮 A、甘草查尔酮 B、柚皮素、芒柄花黄素等。

二、临床常用中药方剂

（一）人参败毒散

1. 组成　柴胡、前胡、桔梗、甘草、羌活、独活、人参、川芎、茯苓、枳壳等。

2. 功用　益气解表，散风除湿。

3. 主治　正气亏虚，外感风寒湿邪。症见：壮热、头身烦疼、项强、无汗、鼻塞声重、咳嗽重浊有痰、舌苔白腻、脉浮而重按无力者。

4. 临床应用 此方适用于气虚而外感风寒湿邪者以及传染病（如痢疾）疫情变化证属寒湿内侵者。

（二）藿香正气散

1. 组成 大腹皮、白芷、紫苏、白术、茯苓、陈皮、藿香、厚朴、桔梗、甘草、半夏曲、生姜、红枣。

2. 功用 芳香化湿、理气和中。

3. 主治 外感风寒，内伤湿滞证。症见：恶寒发热，头痛、脘腹胀满不舒，恶心欲吐，肠鸣泄泻，舌苔白腻，脉濡。

4. 临床应用 方为芳香化湿的代表方剂。所治之证，乃外感风寒湿邪，内有湿困脾胃者，尤其夏月湿浊较重，脾为湿困，复受风寒之邪，肠胃不和者，每用此方取效。对于传染病中山岚瘴气、水土不服所致的呕吐泻痢，本方亦屡屡建功。

（三）安宫牛黄丸

1. 组成 牛黄、水牛角、郁金、黄连、黄芩、山栀、雄黄、朱砂、冰片、麝香、珍珠、金箔衣。

2. 功用 清热解毒、开窍醒神。

3. 主治 热邪内陷心包证。症见：高热神昏谵语，烦躁，舌謇肢厥，舌质红绛，脉数有力。

4. 临床应用 为清热开窍的代表方剂，治疗邪热内陷心包，或痰热蒙蔽清窍之证。凡神昏谵语属温热之邪内陷心包或痰热闭阻者，均可辨证使用。若邪陷心包兼有腹实，症见神昏舌短，大便秘结者，用安宫牛黄丸2粒化开，调大黄末9g内服。如新型冠状病毒感染危重期证属内闭外脱证者，可用参附汤送服安宫牛黄丸来急救。

（四）犀角地黄汤

1. 组成 犀角、生地黄、芍药、牡丹皮。

2. 功用 清热养阴，凉血散瘀。

3. 主治 常用于乙脑、流脑、流行性出血热等传染病证属血热所致者。

4. 临床应用 养阴清热，活血散瘀，以治热甚动血之重证。如可用于新型冠状病毒感染之气营两燔证。

（五）麻杏甘石汤

1. 组成 麻黄、杏仁、甘草、石膏

2. 功用 辛凉疏表，清肺平喘

3. 主治 外感风邪，邪热壅肺证。本方常用于急性支气管炎、肺炎、百日咳、麻疹合并肺炎等外感风邪，肺热壅闭者。

4. 临床应用 为清宣肺热，治疗肺热咳喘的基础方。国家卫生健康委推荐的救治新型冠状病毒感染的"清肺排毒汤"是在此方的基础上结合他方而成。

（六）达原饮

1. 组成 槟榔、厚朴、草果仁、知母、芍药、黄芩、甘草。

2. 功用 透达膜原，辟秽化浊。

3. 主治 瘟疫或疟疾、邪伏膜原。现在常用于治疗流行性感冒、病毒性脑炎等证属温热疫毒伏于膜原者。

4. 临床应用　治疗瘟疫初起或疟疾、邪伏膜原的代表方。瘟疫邪入膜原半表半里，临床以憎寒壮热，发无定时，胸闷呕恶，头痛烦躁，舌红苔垢腻如积粉等为辨证要点。

（七）生脉散（又名生脉饮）

1. 组成　人参、麦冬、五味子。

2. 功用　益气生津，敛阴止汗。

3. 主治　温热、暑热耗伤气阴证或久咳伤肺之气阴两虚证。

4. 临床应用　对传染病中肺结核、流行性肺炎属气阴两虚者均可加减使用。临床辨证以汗多神疲、体倦乏力、气短懒言、咽干，舌红脉虚数为证治要点。生脉散可急救亡阴，如可用于新型冠状病毒感染恢复期证属气阴两虚者。

（八）银翘散

1. 组成　连翘、银花、桔梗、薄荷、竹叶、甘草、荆芥穗、淡豆豉、牛蒡子。

2. 功用　清热解毒、辛凉透表。

3. 主治　温病初起。

4. 临床应用　常用于麻疹初起、流行性感冒、乙型脑炎、流行性脑脊髓膜炎（简称流脑）、腮腺炎等证属温病初起，邪在肺卫者。临床以发热，微恶风寒，咽痛口渴、舌尖红，脉浮数者为辨证要点。因方中多为芳香轻宣之品，故不宜久煎。

（九）白虎汤

1. 组成　石膏、知母、甘草、粳米。

2. 功用　清热生津。

3. 主治　阳明经热证。

4. 临床应用　常用于治疗乙脑、流脑、大叶性肺炎、流行性感冒、流行性出血热等属气分实热者。临床以"身大热、口大渴、汗大出、脉洪大"为辨证要点。凡热病确系阳明气分实热，热盛伤津而未成腑实者均可加减使用，不必"四大"症悉具。

（十）白头翁汤

1. 组成　白头翁、黄柏、黄连、秦皮。

2. 功用　清热解毒、凉血止痢。

3. 主治　热毒血痢证。

4. 临床应用　常用于急性细菌性痢疾、阿米巴痢疾、急性坏死性肠炎等证属热毒偏盛者。本方证是因热毒深入血分，下迫大肠所致。临床上以腹痛、下利脓血，赤多白少，里急后重，肛门灼热，舌红苔黄，脉弦数为辨证要点。里急后重较甚，加木香、枳壳以调气；脓多者，加赤芍、丹皮以凉血。

（石镇东　徐晓峰）

第五节　传染病的中医预防

我国历代在传染病的防治上强调的是未病先防的理念，旨在提前做好预防，扶养正气，防患于未然，而且需要保存体内的正气，所谓"正气存内，邪不可干"，只有正气充足，才能抵御自然界六淫之邪气，防御更为严重的戾气。

一、中医预防原则

（一）未病先防

1. 护顾形体

（1）起居有常　日常生活要有一定规律并合乎人体的生理机制，按时睡眠，保证充足的睡眠时间，遵循自然规律，顺应四时之变化调整作息时间，养成良好的生活习惯。

（2）饮食有节　脾胃乃人体后天之本，气血生化之源，饮食自倍则肠胃易伤，饮食有节，五味调，做到合理膳食才能达到强身健体，提高自身免疫力。

（3）劳逸适当　避免过度劳累、房劳过度等；还需适度的运动，古有久坐伤肉之说，只有保持适度劳作，才能舒筋活络，气血才能流通无碍。

2. 调养情志　情志指人的精神思维活动，《素问·上古天真论》指出："恬淡虚无，真气从之，精神内守，病安从来"。调畅情志，保持乐观、开朗的性格，克服不良情绪，养成平和心态，达到身心健康的目的。

（二）既病防变

中医药常可有效地阻止某些传染性肝炎、呼吸道和肠道等传染病的发展、传变和复发，应采用中西医结合的方法及时医治传染病患者。

（三）已病防传

指疫情出现后，采取的防止扩散、尽快平息的措施，要做到早发现、早诊断、早报告、早隔离。

二、中医的防疫措施

（一）调摄正气

应保持精神情志的乐观舒畅，注意饮食忌宜，加强体育锻炼，并根据季节的变化和气温的升降，合理安排作息时间、及时调整衣被和室内温度，避免过度消耗正气，除了要避免房劳过度，还要注意日常生活的劳逸结合等。

（二）隔离预防

古人隔离检疫医事制度的实施对预防疫病起到重要的作用，应认真借鉴，严格隔离传染源，隔离不仅对患者，而且对患者接触者同样重要。

（三）芳香辟秽

辛温香燥类药物多有芳香辟秽的功能，是最常用的一类防疫药，可采用苍术、木香、蜀椒、乳香、降香等辛温香燥之药辟毒疫。《本草纲目》等书中多处记载，谓凡疫气流传，可于房内用苍术、艾叶、白芷、丁香、硫磺等药焚烧以进行空气消毒辟秽，这种方法一直沿用至今。如国医大师王琦提供的新型冠状病毒感染的外用预防方：藿香 20g，苍术 12g，石菖蒲 15g，草果 10g，艾叶 10g，白芷 10g，苏叶 15g，贯众 20g，把上述药物打成粗粉，做成香囊悬挂或佩戴，非常实用，也很方便。

（四）蒸煮消毒

《本草纲目》和《松峰说疫》都有用蒸煮方法进行患者衣服消毒的记载，如对患者接触过的衣被等，李时珍提出应放于蒸笼中蒸或开水煮沸进行消毒。

（五）消灭虫害

积极消灭虫害，可切断传播媒介，防止疾病流行。我国在汉代已开始使用蚊帐，南宋已有防蝇食罩，《本草纲目》记载用中药杀灭老鼠和苍蝇、蚊子等，提倡消灭老鼠，杜绝后患。

（六）环境处理

应对疫病死者的尸体和污物进行处理，包括严格消毒和焚烧等措施；重视饮用水的卫生，做好饮用水消毒，防止饮用水污染；搞好环境卫生，应用中草药来驱虫、杀虫，以防止虫媒传染；注意饮食卫生，防止肠道传染病的发生。

（七）免疫接种

中医经过反复临床实践，发明了人痘接种技术，是医学接种免疫预防的先驱。随着现代医学的发展，人类发明各种类的疫苗，应科学接种疫苗。

（八）药物预防

采用一味或多味中药煎服，或制成丸、散剂内服。如预防流感等呼吸道传染病等可选用银花、连翘、野菊花、贯众等，也可用药物滴入鼻孔，或喷入咽部进行预防。COVID-19 中医药预防方案涵盖了口服方剂、食疗、香囊佩戴、熏蒸等中医防疫常用手段，其中口服预防处方中最典型的方剂为玉屏风散加减，中成药则包括连花清瘟胶囊、金花清感颗粒等。

（九）中医适宜技术

1. 灸法　用艾条悬灸足三里、大椎穴，每次 15～30 分钟，每日 1 次，至少连续 7 天。

2. 熏法　东晋著名的医药学家葛洪在他的《肘后备急方》中就介绍了用艾叶烟熏消毒预防瘟疫传染的方法，在瘟疫流行时"以艾灸病人床四角，各一壮，令不相染"。某些呼吸道传染病疫情期间，在公共场所采取点燃艾条的方法进行熏洗，可取得良好的预防效果。

3. 其他　还可采用针灸、火罐等中医适宜技术预防各类传染病。

三、社区中医防疫工作

1. 科普宣传　通过多种形式向社区居民普及中医和中西医结合防治各类和各种传染病的基本知识及相关防疫措施，特别要结合"世界结核病日""世界艾滋病日"等各种主题日活动开展相应的活动，要坚持科学、适用，突出中医特色；因人施教，重点突出；广泛参与，形式多样。

2. 中医诊治　积极应用中医药适宜技术，做好各种传染病的诊断、隔离防护、收治和转送等工作；建立区域中医医院和社区卫生服务机构分工合理，密切协作的合作机制，做好双向转诊。

3．中医药适宜技术　充分发挥中医药适宜技术在防治传染病方面的作用，采用包括针灸、推拿、刮痧、拔罐、敷贴、熏洗、湿敷、药熨、敷脐、穴位注射、吹鼻、耳压、点穴、雾化吸入等技术，为社区居民服务。

4．中医护理　要在辨证施护的基础上，开展对传染病患者，特别是合并某些慢性病的老年人进行社区护理和护理咨询指导以及家庭护理等专项中医护理服务。

5．中医药预防　针对季节性易感疾病和传染性疾病的易感人群，采取中医药干预措施。如在流感易发期，发放艾叶燃熏，板蓝根等中药煎水服用；在夏季经常开展社区环境卫生整治，预防疟疾等虫媒传染病的发生。

（朱露寒　徐晓峰）

第十章

传染病护理

自首个传染病被发现至今已有数千年的历史，随着医疗水平的进步，一些传染病病毒已被攻克，但人类仍然面临更多复杂和未知病毒的挑战。在人类医学与传染病斗争的过程中，传染病护理对疾病的预防、预后及转归起着至关重要的作用。尤其面对我国人口众多，以社区为单位的传染病防治成为传染病护理的一种主要模式。本章主要介绍社区传染病护理的现状、发展、传染病症状护理，以及传染病隔离和预防措施。

第一节 社区传染病护理的现状和发展趋势

社区护理在社区卫生服务中起着非常重要的作用，随着传染性疾病慢性化趋势的发展，社区护理在传染病的预防和护理中更加突显其重要性。相比于常见的慢性非传染性疾病如高血压、糖尿病和慢性肿瘤等，慢性传染性疾病护理对社区护理提出了更高的要求，不仅需要加强社区护理人员传染病专科知识水平及护理意愿，更要使预防疾病传播、普及健康教育、促进人群健康成为重要目标，同时响应国家医疗卫生体制改革，在区域医疗联合体内推进社区传染病护理的建设和发展。

一、社区传染病护理的现状

（一）社区传染病护理职能局限

1. **传染病报告** 社区门诊接诊的患者中一旦发现传染病，首诊医生在规定时间内填写报卡并按流程上报。对于发热、腹泻患者，社区一律转诊至定点医院就诊。社区护士负责追踪患者就诊去向，确保患者及时就诊。

2. **建档和随访管理** 目前社区人群健康档案管理常见的传染病病种有肺结核、手足口病、肝炎、细菌性痢疾、伤寒以及一些新发传染病如禽流感、新型冠状病毒感染等，档案内容包括个人基本信息、检验结果、健康管理记录和其他医疗卫生服务记录如患者的转诊、会诊等记录。对于需要入户随访的慢性传染性疾病患者，由社区护理人员与家庭医生共同负责完成。每次随访评估居家隔离环境，针对病情做好患者及家属的护理指导和健康宣教，督促并指导患者用药和复查。

3. **校园防控** 社区医院负责所管辖区域学校的传染病防控工作，学校一旦有学生发生水痘、流行性感冒、诺如病毒感染性腹泻等常见传染病，由校卫生所联系社区进行传染病防控工作，按病种要求上报疾病预防控制中心，并有针对性地进行疫苗接种。同时社区医院还负责校园传染病防控宣教工作。

4. **预防接种** 社区内的预防接种包括主动免疫和被动免疫两种形式，其中针对儿童和婴幼儿的计划免疫属于主动免疫的一种，它是根据儿童的机体特点和传染病的感染特点对不同年龄阶段的小儿进行有计划的疫苗接种，从而提高小儿机体免疫力，预防传染病的发生。小儿计划免疫的传染病主要包括白喉、百日咳、破伤风、结核病、麻疹、乙型肝炎等。主动免疫还包括成人乙肝疫苗、流感疫苗等的接种，同属于社区护理的工作范畴。目前儿童计划免疫均已纳入社区工作，而被动免疫如破伤风抗毒素、乙肝免疫球蛋白、狂犬病疫苗等仍由定点医院承担相应的工作。

5. **健康教育和健康促进** 除上述提及的入户随访宣教和校园防控宣教外，社区护士协同当地社区定期开展传染病相关的健康教育工作，但形式较为单一，主要以纸质宣传资料、小区宣传栏或横幅为主，部分社区有开展讲座和义诊，但次数不多，且内容涉及传染病的较少。因此社区居民对传染病相关知识掌握不足，不利于慢性传染性疾病在社区范围内的预防和控制。

（二）社区护士传染病相关知识和实践技能水平不足

1. 社区护理学结合了护理学和公共卫生学两门学科，在社区护士实践技能中，社区卫生公共服务技能成为一项重要技能，其中社区常见传染病的预防和控制就隶属于该项技能。调查研究发现，社区护士的学历普遍偏低，多以大专及以下学历为主，学习能力相对欠缺，缺乏传染病及公共卫生服务相关知识。

2. 社区护理工作多局限于基础护理和预防保健工作，社区护士较少有机会参与传染病相关护理实践，技能水平普遍偏低。虽然社区卫生服务机构针对社区护士有定期开展实践技能的培训工作，但培训力度仍然不足，尤其针对社区传染病护理实践技能的培训，培训内容涉及面窄且培训次数较少，仍有待加强。

3. 鉴于社区传染病诊治规定，社区护士仅在家庭随访时接触传染病患者，且病种局限，这类患者经医院的诊治后，病情趋于稳定，对护理健康教育的需求更大。而对于其他常见的慢性传染病如艾滋病、病毒性肝炎等，社区护士缺少护理经验。在一项针对艾滋病护理意愿的调查中发现，社区护士的护理意愿普遍偏低，未真正将其对艾滋患者的同情态度付诸实践。社区传染病护理的发展有赖于社区护士传染病护理意愿的提升，从而实现护理质量的进一步提升。

（三）社区护士对公共卫生突发事件的应急能力偏低

社区在面对突发公共卫生事件时，承担了疫情报告、追踪调查、家庭传染病防控指导、传染病转诊等工作，因此社区护士的应急能力直接关系到社区疫情防控的质量及社区居民的安危。然而研究发现，社区护士对公共卫生突发事件的应急能力普遍偏低，主要表现为对应急护理工作认识不足，以及对突发公共卫生事件的处理技能缺乏两方面。多数社区护士并未认识到突发公共卫生事件在社区护理中的重要性，而近几年新发传染病暴发事件的增多给社区护士敲响了警钟，也对他们提出了更高的要求，有必要加强社区护士在应对公共卫生突发事件时的应急能力，从而推进社区传染病护理的进一步发展。

二、社区传染病护理发展趋势

世界卫生组织发布了 2019 年威胁全球健康前 10 位因素，其中流感、埃博拉出血热、登革热、艾滋病等传染病均列入其中，加之新型冠状病毒疫情对全球的影响，医疗机构将更加重视传染病的预防和控制，未来社区传染病防控必将成为基层卫生服务机构的主要任务之一，社区传染病护理发展势在必行。

（一）加强社区护士传染病专科知识水平、护理技能及护理意愿

尽管目前社区仅接受并管理较少种类的传染病，但随着慢性传染性疾患者数的持续增加，加之国家对社区医院的政策支持，未来社区传染病护理的病种需要进一步拓展。传染病涉及的病种繁多，不同传染病其病原体、传播途径、消毒隔离、预防护理均存在较大差异，社区护士必须熟练掌握这些专科知识。然而与临床护士相比，社区护士的学历普遍偏低，未接受过传染病相关专科护理培训，缺乏护理经验，因此社区护士迫切需要接受专科知识与临床实践相结合的培训方式。护理技能的培训应着眼于提升社区护士的健康干预能力，包括对

传染病患者及家属的心理、生理和社会等方面的干预。区别于其他疾病，传染病因其具有传染性，且部分疾病特殊的传播途径如性传播，患者容易遭受社会甚至医护人员的歧视，患者更加需要被理解和支持，因此，社区护士对待患者应一视同仁，富有同理心和责任心。另一方面，从上级层面提高社区护士待遇，增加对职业防护用品的资金投入，也可帮助提升社区护士对传染病患者的护理意愿。

（二）规范社区慢性传染病护理流程和管理制度

相比住院患者，社区传染病患者病情稳定，处于疾病恢复期，但仍存在疾病传染的风险。社区环境内患者活动自由，若防控措施不当，病原体传播至社区居民，将产生严重后果，因此社区医院需及早干预。由于社区传染病随访管理涉及患者隐私，为完善制度和流程，进一步保护患者隐私，必须建立规范的随访管理制度，并将个体化管理理念引入社区护理随访工作中。参与传染病家庭访视的社区护士需相对固定且自愿，与患者建立良好的信任关系，并根据患者病情对患者和家属实施个体化的护理管理。此外，针对社区传染病护理相关的健康评估、疾病康复、临终关怀、急救等也应制定相应的护理流程和管理制度，以弥补现有社区传染病护理的不足，指导并促进持续护理质量改进。

（三）提升社区居民防控意识

改变目前社区健康教育形式单一的局面，除制定传染病宣传教育手册，增加传染病专家义诊和健康教育讲座外，利用多媒体电子信息技术，开发手机 app、微信公众号或小程序，同时在社区官网开设传染病健康教育专栏和在线咨询专栏，根据传染病发生的时间性，有目的的推送相关宣教知识。突破传统说教式的方法，加入叙事性、真实案例分享、歌曲、诗歌等形式呈现内容。定制一些实用小礼品，比如小药盒、环保袋、面巾纸等，将官网网址、app 下载码、微信二维码或小段宣教知识印在礼品包装盒上，通过各种活动发放给居民，以扩大宣传。此外，利用医联体内上级医疗资源，邀请传染病领域的医疗和护理专家，结合临床开展社区健康教育，增加对居民的吸引力。除形式外，可在内容上力求创新，增加传染病病种，突出传染病相关用药、饮食、活动、心理、消毒隔离、预防等内容的宣教，为社区居民提供全面、可信的知识来源，提高居民对传染病的防控意识，促进全民健康。

（四）实现医联体内优质护理资源精准下沉、有效共享和社会效益最大化

区域医疗联合体（简称区域医联体）是将同一区域内的各等级医院与社区卫生服务机构相联合，实现分级诊疗、双向转诊，从而优化区域卫生资源配置。社区传染病护理的发展可依托医联体的实施，将传染病专科护理优质资源下沉至基层，从而实现社区传染病护理的专业性和系统性。现阶段医师多点执业的发展已逐渐趋于成熟，而护士多点执业仍处于探索的初级阶段。医院传染病专科临床护士拥有丰富的临床实践经验和处理突发事件的应急能力，是社区传染病护理工作发展急需的宝贵资源，因此未来进一步推行护士多点执业可实现资源共享，提升社区传染病护理质量，使社区居民真正获益，同时满足临床护士职业发展的需求，提升其职业价值感，从而真正实现社会效益最大化。

（黄莺）

第二节 传染病相关症状护理要点

传染病的病种繁多，与其他疾病存在交叉性，可累及多个系统，患者可表现出复杂的临床症状，因此，护理的关键点是控制传染病相关症状，从而提高患者的生存质量。本节重点介绍发热、疲乏、皮疹、呕吐、腹泻、咳嗽、咽痛、黄疸八种常见传染病症状的评估和护理要点。

一、发热

发热是传染病最常见的症状之一，是由感染性致热原（如病毒、细菌、真菌等）所致的体温调节中枢功能紊乱，从而引起体温升高的一种临床表现。发热是人体免疫系统抵御外界侵袭的信号和外在表现，对传染病有着至关重要的临床意义。

（一）临床表现

1. 热程　感染性疾病热程包括体温上升期、极期和体温下降期3个过程。多数患者于体温上升期至社区医院就诊，此期患者体温逐渐上升，可伴有胃寒，严重者可有寒战。极期患者持续高热，因机体消耗较多水分而出现口唇干燥、呼吸频率加快等症状。体温下降期患者体温逐渐恢复正常，并伴有大量出汗。

2. 热型　很多传染病具有其特定的热型，因此掌握热型特点有助于疾病的鉴别和诊断。常见的热型有不规则热（如流行性感冒）、稽留热（如伤寒极期）、间歇热（如疟疾）、弛张热（如肾综合出血热）和回归热（如布鲁氏菌病）。社区接诊患者以不规则热最为常见。

（二）护理评估重点

1. 询问流行病学史，判断发热的热程、热型。

2. 评估全身情况，重点测量生命体征，通过皮肤弹性和口唇、面色判断失水程度。

3. 评估血常规、C反应蛋白等感染性相关血液指标，及影像学、超声等辅助检查结果。

（三）护理要点

1. 社区分诊　患者一般情况良好，行动自如者，排除疾病家庭内传播的可能后，建议居家观察和休息；因高热引起食欲明显下降，并伴有明显脱水者给予社区静脉输液治疗，必要时社区留院观察；若考虑为具有传染性的疾病，在做好防护措施的同时，联系安排转上级医院治疗。

2. 体温监测与降温　对于居家休息患者指导患者及家属选用合适的测温工具，如耳温仪、水银体温计等，指导体温测量的正确方法、不同部位体温的正常参考值及记录方法。根据体温选择合适的降温方法，低热以物理降温为主，如温水擦浴、冰袋外敷额头及大动脉处，高热患者采用药物降温，服药后0.5~1小时及时复测体温，大量出汗后及时更换衣物。

3. 活动与饮食　居家期间卧床休息，减少下床活动，待体温恢复正常后缓慢增加活动量。饮食宜清淡，高热期给予流质或半流质饮食，少量多餐。高热伴大量出汗时及时补充水分。

4. 环境　社区诊室、输液室、病区定时通风，维持适宜的温湿度，居家患者注意定时开窗通风，畏寒寒战患者注意保暖，避免吹风，保持患者卧室的安静。

二、疲乏

疲乏是疾病常见的一种症状，传染病相关性疲乏是患者感染细菌、病毒、真菌等病原体后或在疾病治疗过程中产生的一系列主观感受，相比于一般疲乏，疾病相关性疲乏通常无法通过休息得以完全缓解，需积极治疗病因，并结合运动、饮食、心理等调节得以缓解。可表现为注意力分散、情绪低落、记忆力下降、思维迟缓等。

（一）临床表现

1. 躯体疲乏　身体上的主观感受，患者可有全身无力、肢体沉重感，社区就诊时需在他人帮助下完成日常活动。

2. 情感疲乏　情绪低落，对事物失去兴趣，患者就诊时表现为不愿主动沟通，表情淡漠。

3. 认知疲乏　患者自觉记忆力明显衰退，无法集中精神，也无法清晰地思考问题。

（二）护理评估重点

1. 护士通过观察及与患者交流可主观判断其是否存在疲乏，但因不同个体间的主观差异性较大，推荐使用工具进行评估，如经汉化后的多维疲劳量表（the Multidimensional Fatigue Inventory-20，MFI-20）或简短疲劳评估量表 （The Brief Fatigue Inventory，BFI）等。

2. 辅助评估　实验室相关指标如白细胞、血红蛋白、白蛋白等。

（三）护理要点

1. 休息与活动　告知患者保证夜间充足的睡眠，白天在自我感觉适宜的情况下逐渐增加活动量，与家属一起鼓励并协助患者制定家庭活动计划，选择患者感兴趣的活动。

2. 饮食与营养　根据检验结果补充营养，如低蛋白血症可选择鱼、虾、鸡肉等优质高蛋白饮食，增加热量的供给，以保证充足的机体能量。经常变换饮食烹饪方法，以增加患者的食欲。

3. 放松训练　是一种综合性的护理干预方法，包括呼吸训练、肌肉放松、音乐减压、穴位按摩、心理干预等方法。研究证实放松训练可有效改善患者的疲乏感，提高其生活质量。

社区医院可结合自身特点，定期在医院或社区内开展相关讲座，护士上门给予评估和指导，促进患者早日康复。

三、皮疹

皮疹是传染病常见的一种临床症状。传染病相关性皮疹存在特异性，根据出疹的时间、部位及形态有助于疾病的诊断：如麻疹的皮疹于起病第 2 天出现，凸出于皮肤，多呈现为红色黏膜斑；水痘的皮疹多于起病后第 1 天出现，集中于躯干，呈向心性分布，皮疹凸出于皮肤，内含有液体等。皮疹也可因药物引发，需根据实际情况判断。

（一）护理评估

1. 评估用药史、接触史、皮疹起病的时间、顺序、持续时间和伴随症状。

2. 评估皮疹的颜色、形态、分布及进展情况。

3. 评估实验室相关指标如传染病相关特异性抗原、抗体或病原学检测。

（二）护理要点

1. 皮肤护理　指导患者穿着宽松的棉质衣服，社区住院患者尽量穿着统一的病号服。更换体位时动作缓慢，避免摩擦致皮肤破损。已破损每日 3 次消毒，并保持干燥，根据皮损情况选择外用药物以避免感染加重。避免皮疹部位直接日光照射，注意防晒。洗澡时水温不宜过高。

2. 饮食护理　指导患者和家属饮食清淡，避免辛辣刺激性食物，发病期间避免海产品、羊肉等易发食物，以避免因食物过敏加重皮疹。

3. 预防交叉感染　若引起皮疹的原发病传染性强，社区医院需做好相应的隔离、消毒、和宣教工作。如伤寒引起的玫瑰疹，做好消化道隔离和接触隔离；艾滋病引发的皮疹做好保护性隔离；水痘所致的皮疹做好空气隔离等。

四、呕吐

在传染性疾病中，呕吐通常由三类病因引起：胃肠道感染、药物副作用及中枢性感染。需要注意鉴别病因，并预防因大量呕吐所致的水电解质、酸碱平衡紊乱。

（一）临床表现

1. 药物副作用引起的呕吐常跟服药时间相关，一般于服药后数小时内发生，如抗结核药物、抗 HIV 药物均可能引起药物性肝损伤。

2. 中枢性呕吐系因颅内压增高所致，表现为喷射状呕吐，呕吐后症状不缓解，可频繁呕吐，如流行性脑脊髓膜炎、流行性乙型脑炎。

3. 剧烈频繁呕吐的患者可出现严重脱水、营养不良等表现。

（二）护理评估

1. 评估呕吐物的颜色、量、性质、气味以及伴随症状。

2. 评估用药史、近期饮食情况、传染病相关流行病学史。

3. 评估实验室检查如血常规、肝功能、电解质、血气分析等。

（三）护理要点

1. 根据呕吐情况对症处理，呕吐频繁患者给予止吐药，留院观察并静脉补充水分和电解质。

2. 调整饮食方式，建议坐位进餐，少量多餐，进餐后不宜立即平躺，避免易引起患者恶心的食物气味，减少诱因。选择易消化的面食，减少摄入油脂含量高的食物。

3. 经消化道传播的传染病，感染者的呕吐物均视为传染源，患者需在社区医院用 2 500mg/L 的含氯消毒液浸泡呕吐物 30 分钟后，再行常规的清洁消毒。

五、腹泻

腹泻是指每日排便次数增多且粪便性状的改变，可呈稀便或水样便。常见引起腹泻的传染病有细菌性痢疾、阿米巴痢疾、肠结核、艾滋病相关性腹泻、霍乱等。

（一）临床表现

1. 一些感染性腹泻的粪便具有特异性，有利于疾病的诊断，如黏液脓血便（细菌性痢疾）、暗红色果酱样便（阿米巴痢疾）、米泔水样便（霍乱）等。

2. 腹泻的持续时间因疾病本身而异，但持续或严重的腹泻可引起脱水、电解质代谢紊乱、营养不良，甚至休克。

（二）护理评估

1. 评估粪便的颜色、性状、量，腹泻持续时间和伴随症状，对于严重腹泻患者，需关注患者皮肤弹性、口唇干燥度、心率、血压、呼吸频率以及尿量等脱水相关体征。

2. 评估流行病学史、近期饮食结构、生活方式及用药史。

3. 评估因腹泻引起的肛周失禁性皮炎情况，推荐使用失禁相关性皮炎风险评估工具（perineal assessment tool，PAT）来进行评估。

（三）护理要点

1. 当考虑传染病相关性腹泻时，应及时留取粪便标本送检。预防性采取消化道隔离，粪便处理方式同呕吐物。

2. 腹部保暖，避免受凉。持续腹泻患者做好肛周的皮肤护理，可外涂药膏预防肛周皮肤破损。提供舒适体位和休息，给予清淡易消化饮食，及时补充水分，必要时补液，注意腹部保暖和肛门护理，对传染患者应立即隔离。

3. 对于因腹泻致肛周皮肤发红、糜烂或破损者，根据严重程度采取结构化预防护理计划，包括温和清洁、保湿并使用皮肤保护剂。

六、咳嗽

引起咳嗽的病因有多种，包括感染性、理化性、过敏性和其他原因。轻度咳嗽是机体对外界有害物质的防御反应，而病理性咳嗽多表现频繁而剧烈。传染性疾病相关咳嗽系因细菌、病毒或真菌感染所致，如肺结核、肺孢子菌肺炎、隐球菌性肺炎等。

（一）临床表现

1. 干性咳嗽　咳嗽时无痰或仅有少量痰液，患者表现为短促、间断的咳嗽。干咳若迁延不愈可出现声音嘶哑，影响正常发声。

2. 湿性咳嗽　咳嗽为连续性且伴有大量痰液，肺部听诊可闻及广泛的湿啰音。

3. 感染性咳嗽　通常伴有发热，长期频繁、剧烈的咳嗽使得机体耗能增加，呼吸肌疲劳，继而引起食欲下降、睡眠障碍而致全身性营养不良。

（二）护理评估

1. 评估基础疾病史及相关诱因。

2. 评估咳嗽的开始时间和持续时间、性质、程度、声音及伴随症状。

3. 评估患者呼吸形态、肺部听诊情况及全身情况包括生命体征、意识、营养等。

4. 评估感染相关的血常规、C反应蛋白、痰涂片或培养、肺部影像学等检查。

（三）护理要点

1. 缓解咳嗽　保持患者休息环境的通风、适宜的温湿度，空气清新，避免香烟等刺激性气味，如患者居家休息做好家属的指导工作。患者需避免长时间说话，保证每日 1.5L 以上的水分摄入，但需合理分配进水时间，减少夜间摄水量。选择合适的体位如坐位或半坐卧位。

2. 隔离 不同传染病需根据病因判断是否需要隔离，并采取正确的隔离措施。如新型冠状病毒感染、SARS 等需采取严密隔离，甲型 H1N1 流感、活动性肺结核等需采取呼吸道隔离，艾滋病合并隐球菌性肺炎需采取保护性隔离。无需隔离的可建议患者居家休息，以避免交叉感染，隔离患者社区医院给予单间或同病种同一病室隔离，必要时转诊至上一级医院。

3. 促进排痰 咳嗽若伴有大量痰液，需帮助患者有效排痰，以避免肺部感染进一步加重。指导患者学会深呼吸和有效咳嗽，更换体位，配合胸部叩击促进痰液引流，痰液黏稠不易咳出者可行气道湿化。

4. 保证营养 避免刺激性食物的摄入如辣椒、海产品、油炸食品等，食物温度不宜过高，以温凉适宜。以高蛋白、丰富维生素饮食为主。

七、咽痛

咽喉疼痛主要是由于咽喉部感染所引起的一种症状，主要来源于患者的主观感受。咽痛的原因有很多种，传染性疾病伴随的咽痛常见于病毒感染（腺病毒、流感病毒等）、细菌感染（化脓性扁桃体炎）及真菌感染（口腔念珠菌感染）。

（一）临床表现

1. 以咽喉部的红、肿、热、痛为主，伴或不伴扁桃体肿大。

2. 患者自觉静息状态下咽部有烧灼疼痛感，发声或吞咽食物时疼痛感加重。

（二）护理评估

1. 病史评估 了解病史，找出病因。

2. 体征评估 评估疼痛的性质、持续时间、程度。其中疼痛程度可借助疼痛评估工具来完成，例如数字疼痛评分表（number rating scale，NRS）、视觉模拟评分表（visual analogue scale，VAS）等，以便进一步了解患者的疼痛程度并对治疗效果进行再评估。

3. 实验室指标评估 血常规、C 反应蛋白等感染相关的指标。

（三）护理要点

1. 缓解疼痛 保证患者充足的休息时间，每日水分摄入量大于 1.5L。减少说话、胃肠功能正常的情况下，适当服用清凉润喉的药物辅助缓解疼痛，如锡类散。

2. 口腔护理 每日 3 次用生理盐水漱口，如为真菌感染，可用碱性漱口水漱口及制霉菌素甘油涂口腔。饭后及时漱口，保持口腔清洁。

3. 饮食护理 避免辛辣、油腻等刺激性食物，以清淡饮食为主。疼痛明显的患者给予流质或半流质等易于吞咽的食物，待疼痛好转逐渐过渡为软食和普食。

八、黄疸

黄疸是由于胆红素代谢障碍使血清胆红素升高所引起的一种症状，常表现为皮肤、黏膜、巩膜和组织颜色变黄，黄疸的程度与胆红素水平成正比。传染性疾病中黄疸最常见于病毒性肝炎。

（一）临床表现

1. 皮肤表现　轻度黄疸巩膜黄染最易被察觉，中重度黄疸外观明显可见皮肤黄染，患者的体液如尿液、泪液等也明显变黄。因胆红素沉积皮肤瘙痒感明显。

2. 伴随症状　黄疸患者存在明显的乏力感，且食欲下降，常伴有恶心、呕吐、腹痛、腹胀。部分黄疸患者可伴有明显的肝脾肿大。

（二）护理评估

1. 客观评估　评估患者皮肤、尿液等的颜色、开始和持续时间、黄染程度，巩膜有无黄染、腹部触诊肝脏有无肿大。

2. 患者主观感受　皮肤有无瘙痒感、全身症状如乏力、精神萎靡、食欲不振、腹部疼痛、腹胀等。

3. 辅助检查　血清胆红素、肝功能、血常规、尿常规、腹部超声等。

（三）护理要点

1. 休息与活动　提供适宜的环境供患者休息，保持安静，早起以卧床休息为主，后期黄疸逐渐消退时可逐渐增加活动量，以患者自觉不疲劳为宜。

2. 皮肤护理　告知患者和家属禁用温度太高的水洗澡或擦浴，可通过外用药如炉甘石洗剂缓解症状。剪短指甲，避免直接用手指抓挠皮肤。穿戴棉质的衣服，减少皮肤摩擦，从而避免皮肤破损。

3. 饮食营养　厌食期给予患者清淡、易消化、含丰富维生素饮食，避免海产品、羊肉等易引发过敏的食物，黄疸逐渐消退后，可逐渐增加饮食量，给予优质蛋白、高热量、营养丰富的食物。

护士是传染病患者社区就诊时接触最频繁的工作人员，社区护士对常见传染病症状的准确评估有助于疾病的早期发现、早期诊断和早期治疗。护士通过了解症状发展的程度，及时采取相应的护理措施，从而缓解病情，防止传染病进一步扩散，促进患者早日康复。

（黄莺）

第三节　传染病的居家隔离、照护与预防

传染病的流行过程需要传染源、传播途径及易感人群三个环节相互作用、相互连接。隔离是有效控制传染源和切断传播途径的措施，当传染病暴发、流行时，居家隔离是遏制疫情最主要的非药物干预和低成本措施。而做好传染病患者的居家照护和预防，能够积极有效地控制传染病的传播，促进患者的康复，为预防社区传染病的流行与暴发起到关键作用。

一、传染病的居家隔离

（一）居家隔离的对象

1. 主要针对一些病情较轻的乙类或丙类传染病患者，如流行性感冒、麻疹、水痘、手足口病等患者。

2. 与甲类或者按照甲类管理的传染病患者有密切接触，需要隔离观察者；如新型冠状病毒感染、甲型 H1N1 流感、SARS 等患者的密切接触者。

3. 传染病暴发、流行时，来自高风险疫情疫区的人员。

4. 经当地卫生部门判断认为需要居家隔离的其他人群。

（二）居家隔离的注意事项

1. 将居家隔离者安置在通风良好的独立房间。如果没有独立的房间，也要与同住者保持 1 米以上的距离，居家隔离期间禁止外出。

2. 室内做好通风换气，温度调控。经常自然通风或机械通风，夏天注意防暑降温，冬天开窗通风时，注意隔离者防寒保暖。保持室内安静清洁，光线充沛，温度适宜，使患者保持良好的休息状态。

3. 居家隔离者要注意勤洗手，保持环境整洁。当家里还有其他家庭成员同住时一定要注意勤洗手，患者接触的器具、用品等要及时消毒；室内空气及地面定期喷洒消毒液。

4. 当患者体温恢复正常 3 天以上、无相关传染病症状、相应抗体检测为阴性，可解除隔离，辖区全科医生开具解除医学隔离观察书。

（三）居家隔离的日常消毒

居家隔离者通过消毒，清除病原体其向外传播，达到控制传染病发生和蔓延的目的。根据不同的目的，采取不同的物理、化学消毒方法。

1. 环境消毒　用含氯消毒液（如 84 消毒液）每天至少消毒房间 1 次。

2. 用品消毒　戴手套和口罩，每天至少消毒一次"高频接触"的物体表面，如柜台、桌面、门把手、坐便器、手机、键盘等；可用酒精、含氯消毒液。

3. 餐具消毒　煮沸 15 分钟或用含氯消毒液浸泡 30 分钟，再用清水漂洗干净。

4. 衣物消毒　毛巾、衣物、被罩等，建议用含氯消毒剂浸泡 1 小时，或采用煮沸 15 分钟消毒。

5. 垃圾等污染物品（如用过的口罩、纸巾等）消毒 隔离者产生的垃圾丢入密闭的垃圾袋，并投至有害垃圾箱或指定垃圾箱内；处理污染物品时，应戴一次性手套，脱下手套后应立即洗手。

6. 卫生间消毒 使用公共卫生间和浴室，使用后用含氯消毒液进行消毒。

7. 皮肤被污染物污染时，应立即冲掉污染物，然后用棉签蘸取 5% 聚维酮碘溶液或含氯消毒液擦拭消毒 3 分钟，并用清水清洗干净。

二、传染病的居家照护

患者居家隔离期间，需要包括社区工作人员、医护人员、家庭成员及社工志愿者等帮助和照护，促进患者更好的恢复，控制传染病的流行和暴发。

1. 病情观察 社区医护人员及时观察患者居家隔离期的病情变化，记录重要症状、体征，特别是体温变化情况。如有异常情况，立即联系患者转诊；如为烈性传染病居家隔离者出现异常情况，则由上级部门协调安排车辆将患者送至救助医院，患者不能私自前往。

2. 环境消毒 做好室内空气、常接触物品的消毒；在社区部门配合下提供必要的消毒防护用品，定期开展家庭环境和社区环境的整治。

3. 生活照护 通过社区工作人员帮助下，在居家隔离期间帮助提供一些必备的食品和帮助；医护人员可提供营养膳食指导。

4. 心理护理 社区医护人员及时疏解居家隔离患者的焦虑、恐惧等不良情绪，必要时可联系心理医生为患者及其家属提供心理咨询服务。

5. 健康教育 为患者及其家属提供相关传染病防控知识、合理的生活方式指导等健康教育内容。

三、传染病的居家预防

居家隔离时，做好居家预防措施，是控制疫情蔓延的关键。通过患者、家庭成员、社区医护人员等共同配合做好传染病的居家预防。

（一）保持清洁

1. 疫情期间讲究家庭日常清洁与消毒 可用 84 消毒液每天消毒常接触物体的表面，房间地面定期清理消毒。

2. 合理通风 每天开窗通风 2～3 次。每次 30 分钟以上；冬季开窗通风时，注意室内外的温差，注意保暖，防止感冒。

3. 讲究个人卫生 勤洗澡，勤换衣物，阳光晾晒衣被。饮食尽量采取分食制，家庭成员的碗筷分开。

（二）合理膳食

1. 多喝水，吃熟食。

2. 补充维生素，多吃水果和蔬菜。

3. 不食野生动物和现杀的活禽、活畜。

4. 不吃辛辣、高脂肪和难消化的食物。

（三）健康监测

1. 测量体温　测腋温正常在 36.0~37.0℃。

2. 症状处理　如果出现轻微症状可在线咨询相关医学人员，继续居家观察；若出现发热、咳嗽、胸闷、呼吸困难等严重症状，则到定点医院就诊，避免乘坐公共交通工具前往。

（四）减少出行

1. 疫情流行、暴发期间，尽量少出门，出门戴口罩。

2. 适当手部消毒、多洗手；可用免洗手消毒剂。

3. 出门回家后处理外套、鞋帽、口罩。

（五）心态平和

1. 了解传染病的相关知识，减少焦虑、恐惧情绪。

2. 合理运动，睡眠充足，改善患者、家人的负面情绪，缓解焦虑。

（张国强）

参考文献

[1] 李兰娟，任红. 传染病学 [M]. 9 版. 北京：人民卫生出版社，2018.

[2] 葛军波，徐永健，王辰. 内科学 [M]. 9 版. 北京：人民卫生出版社，2018.

[3] 于晓松，路孝琴. 全科医学概论 [M]. 5 版. 北京：人民卫生出版社，2018.

[4] 万学红，卢雪峰. 诊断学 [M]. 9 版. 北京：人民卫生出版社，2018.

[5] 李凡，徐志凯. 医学微生物学 [M]. 9 版. 北京：人民卫生出版社，2018.

[6] 王卫平，孙锟，常立文. 儿科学 [M]. 9 版. 北京：人民卫生出版社，2018.

[7] 詹思延. 流行病学 [M]. 8 版. 北京：人民卫生出版社，2017.

[8] 于晓松，季国忠. 全科医学 [M]. 北京：人民卫生出版社，2016.

[9] 王宇明，李梦东. 实用传染病学 [M]. 4 版. 北京：人民卫生出版社，2017.

[10] 林果为，王吉耀，葛均波. 实用内科学 [M]. 15 版. 北京：人民卫生出版社，2017.

[11] 杨宝峰，陈建国. 药理学 [M]. 9 版. 北京：人民卫生出版社，2018.

[12] 任菁菁. 新型冠状病毒肺炎社区防控 [M]. 北京：人民卫生出版社，2020.

[13] 杜雪平，席彪. 全科医生基层实践 [M]. 2 版. 北京：人民卫生出版社，2018.

[14] 傅华. 预防医学 [M]. 7 版. 北京：人民卫生出版社，2018.

[15] 任菁菁. 全科常见未分化疾病诊疗手册 [M]. 北京：人民卫生出版社，2016.

[16] 祝墡珠，江孙芳，陈陶建. 社区常见健康问题处理 [M]. 北京：人民卫生出版社，2018.

[17] 任菁菁，王永晨. 全科常见急症症状 [M]. 北京：人民卫生出版社，2018.

[18] 成诗明，周林. 基层医疗卫生机构人员结核病防治培训教材 [M]. 北京：人民卫生出版社，2019.

[19] 袁政安. 新发及再发传染病预防与控制 [M]. 上海：复旦大学出版社，2018.

[20] DENNIS L, ANTHONY S. Harrison's Infectious Diseases[M]. 3 版. 上海：上海科学技术出版社，2019.

[21] 梁万年，杜雪平，曾学军. 常见慢性疾病社区临床路径 [M]. 北京：人民卫生出版社，2019.

[22] 王育琴，迟春华，赵光斌. 基层合理用药与管理 [M]. 北京：人民卫生出版社，2019.

[23] 邹宇华. 社区卫生服务管理学 [M]. 2 版. 北京：人民卫生出版社，2020.

[24] 李兰娟，王宇明. 感染病学 [M]. 3 版. 北京：人民卫生出版社，2015.

[25] 钟南山，刘又宁. 呼吸病学 [M]. 2 版. 北京：人民卫生出版社，2012.

[26] MURTAGH J. 全科医学 [M]. 梁万年，译. 4 版. 北京：人民军医出版社，2012.

[27] 祝墡珠. 全科医生临床能力培养 [M]. 北京：人民卫生出版社，2013.

[28] 曹克将. 临床诊断学 [M]. 北京：高等教育出版社，2011.

[29] 贾建平，陈生弟. 神经病学 [M]. 7 版. 北京：人民卫生出版社，2014.

[30] 方峰，俞蕙. 小儿传染病学 [M]. 8 版. 北京：人民卫生出版社，2014.

[31] 孙锟，母得志. 儿童疾病与生长发育 [M]. 北京：人民卫生出版社，2015.

[32] 赵红. 社区护理 [M]. 北京：人民卫生出版社，2017.

[33] RAKEL R E, RAKEL D P. Textbook of Family Medicine[M]. 9th ed. New York：Elsevier – Health Sciences Division, 2015.

[34] 罗伯特·波特. 默克诊疗手册 [M]. 王卫平，译. 19 版. 北京：人民卫生出版社，2014.

[35] 秦怀金，陈博文. 国家基本公共卫生服务技术规范 [M]. 北京：人民卫生出版社，2012.

[36] 祝墡珠，江孙芳. 社区全科医师临床诊疗手册 [M]. 上海：华东师范大学出版社，2010.

[37] 翁心华，张婴元. 传染病学 [M]. 4 版. 上海：复旦大学出版社，2009.

[38] 贾文祥. 医学微生物学 [M]. 2 版. 北京：人民卫生出版社，2010.

[39] GOLDMAN L, AUSIELLO D. Cecilia Textbook of Medicine[M]. 22th ed（下）. 西安：世界图书出版西安公司，2009.

[40] 全国卫生专业技术资格考试专家委员会. 全科医学 [M]. 北京：人民卫生出版社，2009.

[41] 陈灏珠，林果为，王吉耀. 实用内科学 [M]. 14 版. 北京：人民卫生出版社，2015.

[42] 周琳，刘磊. "三区三州" 健康促进科普丛书 结核病 [M]. 北京：人民卫生出版社，2019.

[43] 祝墡珠，江孙芳，陈陶建. 社区常见健康问题处理 [M]. 北京：人民卫生出版社，2018.

[44] 李兰娟. 传染病学高级教程 [M]. 北京：人民军医出版社，2011.

[45] 胡亚美，江载芳，申昆玲. 诸福棠实用儿科学 [M]. 8 版. 北京：人民卫生出版社，2015.

[46] 张学军，陆洪光，高兴华. 皮肤性病学 [M]. 8 版. 人民卫生出版社，2013.

[47] 翁心华，张婴元. 传染病学 [M]. 4 版. 上海：复旦大学出版社，2009.

[48] 吴江，贾建平. 神经病学 [M]. 2 版. 北京：人民卫生出版社，2010.

[49] FREDERICK S. 感染性疾病临床短期教程 [M]. 2 版. 天津：天津科技翻译出版公司，2010.

[50] MURTAGH J. Murtagh's general practice[M]. 4th edition. New York: McGraw Hill, 2007.

[51] 汪复，张婴元. 实用抗感染治疗学 [M]. 2 版. 北京：人民卫生出版社，2014.

[52] 殷凯生，殷民生. 实用抗感染药物手册 [M]. 北京：人民卫生出版社，2002.

[53] 王羽，张宗久，汪复. 抗菌药物临床合理使用 [M]. 北京：人民卫生出版社，2009.

[54] 中国疾病预防控制中心. 中国流感疫苗预防接种技术指南（2019—2020）[EB/OL]. [2021–03–01]. https://www.chinacdc.cn/jkzt/crb/bl/lxxgm/jszl_2251/201910/W020191017382174982602.pdf.

[55] 中华医学会感染病学分会，中华医学会热带病与寄生虫学分会，中华中医药学会急诊分会. 中国登革热临床诊断和治疗指南 2018 版 [J]. 中医杂志，2018，59（17）：1523–1530.

[56] 马萍，王敏，王辉，等. 中国艾滋病诊疗指南 2018 版 [J]. 中华传染病杂志，2018，36（12）：705–724.

[57] 中华医学会，中华医学会杂志社，中华医学会全科医学分会，等. 肺结核基层诊疗指南 [J]. 中华全科医师杂志，2019，18（8）：709–717.

[58] 中国疾病预防控制中心性病控制中心，中华医学会皮肤性病学分会性病学组，中国医师协会皮肤科医师分会性病亚专业委员会. 梅毒、淋病和生殖道沙眼衣原体感染诊疗指南（2020 年）[J]. 中华皮肤科杂志，2020，53（3）：168–179.DOI:10.35541/cjd.20190808.

[59] 王贵强，王福生，成军，等. 慢性乙型肝炎防治指南（2015 更新版）[J]. 中华肝脏病杂志，2015，23（12）：888–905.

[60] 中华人民共和国国家卫生和计划委员会. 包虫病诊疗方案指南（2017 年版）[EB/OL]. [2021–03–01]. http://www.nhc.gov.cn/yzygj/s3594q/201706/242fa472d0a243d7a72bf0560c0fd316.shtml.

[61] 中华人民共和国卫生部疾病控制司，中华人民共和国卫生部医政司，中国疾病预防控制中心. 中国结核病防治规划实施工作指南（2008 年版）[EB/OL]. [2021–03–01]. https://wenku.baidu.com/view/3d1922d274eeaeaad1f34693daef5ef7ba0d12b7.html.

[62] 中国防痨协会. 耐药结核病化学治疗指南（2015 年）[J]. 中华防痨杂志，2015.37（5）：421–469.

[63] 中华医学会. 肺结核基层诊疗指南（2018 年）[J]. 中华全科医师杂志，2019.18（8）：709–716.

[64] PARSHALL M B, SCHWARTZSTEIN R M, ADAMS L, et al. Anofficial American Thoracic Society statement: update on themechanisms, assessment and management of dyspnea[J]. AmJ Respir Crit Care Med, 2012, 185: 435–452.

[65] MAHLER D A. Opioids for refractory dyspnea[J]. Expert RevRespir Med, 2013, 7: 123–135.

[66] SUN Y, JIN C, ZHAN F, et al. Host cytokine storm is associated with disease severity of severe fever with thrombocytopenia syndrome[J]. J Infect Dis, 2012, 206: 1085.

[67] JIAO Y, ZENG X, GUO X, et al. Preparation and evaluation of recombinant severe fever with thrombocytopenia syndrome virus nucleocapsid protein for detection of total antibodies in human and animal sera by double-antigen sandwich enzyme-linked immunosorbent assay[J]. J Clin Microbiol, 2012, 50: 372.

[68] WHO. Global hepatitis report, 207[EB/OL]. [2019-11-06]. https://www.who.int/hepatitis/publications/global-hepatitis-report2017/en/.

[69] National Health and Family Planning Commission, National Development and Reform Commission, Ministry of Education, et al. Action plan for the prevention and treatment of viral hepatitis in China（2017—2020）[J]. Chin J Viral Dis, 2018, 8(1): 1-5.

[70] World Health Organization. Ten threats to global health in 2019[EB/OL].（2019-01-17）[2020-6-19]. https://www.who.int/news-room/spotlight/ten-threats-to-global-health-in-2019.

[71] MENDOZA TR, WANG XS, CLEELAND CS, et al. The rapid assessment of fatigue severity in cancer patients: use of the Brief Fatigue Inventory. Cancer[J]. 1999, 85(5): 1186-1196.

[72] 周羚，潘毅. 重论预防接种的重要性 [J]. 中华预防医学杂志，2016，50（9）：755-758.

[73] 中华医学会，中华医学会杂志社，中华医学会全科医学分会，等. 咳嗽基层诊疗指南（2018 年）[J]. 中华全科医师杂志，2019，18（3）：207-219.

[74] 殷恒强，王新华，吴红赤. 发热、腰痛、腹痛、血尿 [J]. 中华传染病杂志，2000（1）：62-63.

[75] 杨慧兰. 带状疱疹中国专家共识解读 [J]. 中华皮肤科杂志，2018，51（9）：699-701.

[76] 中华医学会儿科分会感染学组，全国儿科临床病毒感染协作组. 儿童巨细胞病毒性疾病诊断和防治建议 [J]. 中华儿科杂志，2012，50（4）：290-292.

[77] 李莉. 新生儿巨细胞病毒感染管理要点 [J]. 中华实用临床儿科杂志，2019，34（11）：801-805.

[78] 黄继磊，常昭瑞，郑灿军，等. 2015—2018 年全国阿米巴痢疾发病特征分析 [J]. 中华流行病学杂志，2020，41（1）：90-95.

常用抗病毒药物表

常用核苷类反转录酶抑制剂（NRTI）

通用名 / 商品名	剂型	成人推荐剂量	食物效应	不良反应
齐多夫定（AZT/ZDV）	100m 胶囊，300m 片剂，10mg/ml 口服液	300mg，每日 2 次	服药与进食无关	• 骨髓抑制：贫血或中性粒细胞减少症 • 恶心、呕吐、头痛、失眠、乏力 • 乳酸酸中毒或严重肝肿大伴肝脂肪变性（很少发生，但有可能危及生命） • 高脂血症 • 胰岛素抵抗 / 糖尿病 • 肌病 • 脂肪萎缩
*拉米夫定（3TC）	150mg/300mg 片剂 10mg/ml 口服液	300mg，每日 1 次；150mg，每日 2 次[①]	服药与进食无关	• 不良反应较小 • HBV 合并感染 HIV 感染者停用 3TC 时有可能出现肝炎的急性加重
*替诺福韦（TDF）	300mg 片剂	300mg，每日 1 次	服药与进食无关	• 肾功能不全、范科尼综合征、远端肾小管病变（由于肾毒性而停用 TDF 的比例大约为 2%，严重性肾功能不良事件的发生率为 0.5%，范科尼综合征 <0.1%） • 骨质疏松、骨密度下降（发生率约 28%） • HBV 合并感染 HIV 感染者停用 TDF 时有可能出现肝炎的急性加重 • 乏力，头痛、恶心、呕吐、胃肠胀气
*阿巴卡韦（ABC）	300mg 片剂 20mg/ml 口服液	300mg，每日 2 次 600mg，每日 1 次	服药与进食无关	• 超敏反应：HLA–B5701 阳性的 HIV 感染者出现超敏反应的风险最高。（国外研究显示发生率约 5%～8%，国人的 HLA-B5701 阳性率低于国外研究，所以 ABC 超敏反应发生率有可能低于国外研究） • 超敏反应的症状包括：发热、恶心、呕吐、腹泻、腹痛、不适、乏力、呼吸系统症状如咽痛、咳嗽、气短等 • 曾经出现过超敏反应的 HIV 感染者不推荐再次使用 ABC • 某些队列研究显示近期或正在使用 ABC 增加心肌梗死的风险，但其他一些研究并不支持这一结论

续表

通用名 / 商品名	剂型	成人推荐 剂量	食物效应	不良反应
司他夫定 （D4T）	15/20mg 胶囊 1mg/ml 糖浆	30mg， 每日 2 次	服药与进 食无关	• 周围神经病变 • 脂肪营养不良 • 快速进展的下行性神经肌肉衰弱（罕见） • 胰腺炎 • 乳酸酸中毒并肝脏脂肪变
恩曲他滨 （FTC）	200mg 胶囊 10mg/ml 口服液	胶囊每次 200mg， 每日 1 次； 口服液每 次 240mg （24ml）， 每日 1 次	服药与进 食无关	• 不良反应较小 • 皮肤褪色（非高加索 HIV 感染者手掌、足底出现色素沉着） • HBV 合并感染 HIV 感染者停用 FTC 时有可能出现肝炎的急性加重

常用非核苷类反转录酶抑制剂（NNRTI）

通用名 / 商品名	剂型	成人推荐 剂量	食物效应	不良反应
*依非韦伦 （EFV）	50mg/200mg/ 600mg 片剂	600mg/d， 空腹口服， 睡前空腹 服用较好	高脂肪 / 高热量食 物可提高 片剂药物 血浆峰浓 度 79%	• 皮疹发生率 26%（其中 18% 被认为与治疗有关，严重皮疹不超过 1%） • 中枢神经系统症状，中重度神经系统症状 19.4%（其中 2.0% 为重度症状） • 转氨酶水平增高，ALT 或 AST 升高到正常上限 5 倍以上的发生率 3% • 高脂血症 • 大麻和苯二氮䓬筛查试验假阳性 • 在猴子产生致畸作用，对人类孕期前 3 个月也有致畸可能
*奈韦拉平 （NVP）	200mg 片剂 10mg/ml 口服液	200mg 每日 1 次， 共 14 日； 然后 200mg， 每日 2 次	服药与进 食无关	• 皮疹，包括 Stevens–Johnson 综合征，皮疹发生率约 50% • 症状性肝炎（包括致死性肝坏死）曾有报告
利匹韦林 （RPV）	25mg 片剂	每次 25mg， 每日 1 次， 口服	与食物 同服	• 皮疹（中等强度以上 ≥2 级的发生率 3%） • 神经系统疾病：头痛 • 精神性疾病：抑郁类障碍、失眠 • 肝脏毒性

通用名/商品名	剂型	成人推荐剂量	食物效应	不良反应
依曲韦林（ETR）	25mg、100mg、200mg，片剂	每次200mg，每日2次	饭后服用	• 皮疹，包括 Stevens-Johnson 综合征 • 腹泻、腹痛、恶心、呕吐、乏力 • 周围神经病 • 黄疸 • 精神或情绪改变 • 癫痫发作和高血压 • 超敏反应，表现为皮疹，全身症状，有时有器官衰竭（包括肝功能衰竭）

常用蛋白酶抑制剂（PI）

通用名/商品名	剂型	成人推荐剂量	食物效应	不良反应
*洛匹那韦＋利托那韦（LPV/r，克力芝）	大片剂：LPV200mg/RTV 50mg 小片剂：LPV 100mg/RTV 25mg 口服液：每 5ml 中含LPV 400mg/RTV 100mg（口服液含42% 的乙醇）	LPV 400mg+ 利托那韦（RTV）100mg，（2 片或 5ml）每日 2 次或 LPV 800mg+ 利托那韦（RTV）200mg（4 片）每日 1 次（初治患者） 与奈韦拉平或依非韦伦联用的 HIV 感染者：LPV 500mg+RTV 125mg（2 片大片剂 +1 片小片剂），每日 2 次	与进食无关	• 胃肠不耐受、恶心、呕吐、腹泻 • 胰腺炎 • 衰弱 • 高脂血症（尤其甘油三酯） • 血清转氨酶升高 • 高血糖 • 胰岛素抵抗 / 糖尿病 • 脂肪异常分布 • 对血友病 HIV 感染者有可能增加出血频率 • PR 间期延长 • QT 间期延长和尖端扭转型室性心动过速也有报道，但与药物的因果关系尚不能确定
达芦那韦（DRV）	300mg 片剂	初治 HIV 感染者或虽为经治，但没有 DRV 耐药位点的 HIV 感染者：DRV 每次 800mg 和 RTV 100mg，每日 1 次 有一个或一个以上 DRV 耐药位点的经治 HIV 感染者：DRV 每次 600mg 和 RTV100mg，每日 2 次	和食物同服能增加 AUC 和 C_{max} 30%。食物中热量和脂肪含量对药物无显著影响	• 皮疹：Stevens-Johnson 综合征、急性泛发性发疹性脓疱病、中毒性表皮坏死松解症、多形红斑均有报道 • 肝毒性，血清转氨酶升高 • 恶心、呕吐、腹泻 • 头痛 • 高脂血症（尤其甘油三酯） • 高血糖 • 血清肌酐增高 • 脂肪分布不均

续表

通用名/商品名	剂型	成人推荐剂量	食物效应	不良反应
阿扎那韦（ATV）	100mg/150mg/200mg/300mg 胶囊	初治HIV感染者：300mg ATV+100mg RTV，每日1次；初治HIV感染者若与EFV联用：400mg ATV+100mg RTV，每日1次（该联合方案不推荐用于经治感染者）	和食物同时服用可以增加生物利用度；但避免与抑酸剂同时服用	• 可引起间接高胆红素升高 • 有些HIV感染者可以引起PR间期延长——有症状的I度房室传导阻滞；慎用于房室传导功能障碍的HIV感染者，或者同时服用可以引起房室传导功能异常的药物 • 高血糖 • 脂肪分布不均 • 胆石病，肾石病 • 转氨酶升高 • 肾功能不全 • 高脂血症（与RTV联用时） • 有可能增加血友病HIV感染者的出血概率 • 皮疹

常用整合酶抑制剂

通用名/商品名	剂型	成人推荐剂量	食物效应	不良反应
多替拉韦（DTG）	50mg 片剂	每次50 mg，每日1次（当与EFV、FPV/r、TPV/r、利福平合用时，或对整合酶抑制剂临床可疑耐药时每日2次）	与进食无关	• 超敏反应（<1%）：包括皮疹，全身症状及器官功能损伤（包括肝损伤） • 失眠（最常见，≥2%） • 头痛（最常见，≥2%） • 其他：降低肾小管分泌肌酐，但不影响肾小球功能；在整合酶抑制剂中具有较高的耐药屏障
拉替拉韦（RAL）	400mg 片剂	每次400mg，每日2次；利福平合用时，800mg，每日2次	服药与进食无关	• 皮疹：包括Stevens-Johnson综合征、超敏反应、中毒性表皮坏死松解症 • 恶心、头痛 • 腹泻、乏力 • 瘙痒 • 便秘 • 出汗 • 肌酸激酶升高、肌无力、横纹肌溶解 • 失眠

常见传染病的消毒方法

一、物理消毒法

1. 机械消毒　一般应用肥皂刷洗，流水冲净，可消除手上绝大部分甚至全部细菌，使用多层口罩可防止病原体自呼吸道排出或侵入。应用通风装置过滤器可使手术室、实验室及隔离病室的空气，保护无菌状态。

2. 热力消毒　包括火烧、煮沸、流动蒸气、高热蒸气、干热灭菌等。能使病原体蛋白凝固变性，失去正常代谢功能。

（1）火烧　凡经济价值小的污染物，金属器械和尸体等均可用此法。简便经济、效果稳定。

（2）煮沸　耐煮物品及一般金属器械均用本法，100℃ 1～2分钟即完成消毒，但芽孢则需较长时间。炭疽杆菌芽孢须煮沸30分钟，破伤风芽孢需3小时，肉毒梭菌芽孢需6小时。金属器械消毒，加1%～2%碳酸钠或0.5%软肥皂等碱性剂，可溶解脂肪，增强杀菌力。棉织物加1%肥皂水15L/kg，有消毒去污之功效。物品煮沸消毒时，不可超过容积3/4，应浸于水面下。注意留空隙，以利对流。

（3）流动蒸气消毒　相对湿度80%～100%，温度近100℃，利用水蒸气在物何等表面凝聚，放出热能，杀灭病原体。并当蒸汽凝聚收缩产生负压时，促进外层热蒸汽进入补充，穿至物品深处，加速热量，促进消毒。

（4）高压蒸气灭菌　通常压力为98.066kPa，温度121～126℃，15～20分钟即能彻底杀灭细菌芽孢，适用于耐热、潮物品。

（5）干热灭菌　干热空气传导差，热容量小，穿透力弱，物体受热较慢。需160～170℃，1～2小时才能灭菌。适用于不能带水分的玻璃容器，金属器械等。

3. 辐射消毒　有非电离辐射与电离辐射二种。前者有紫外线，红外线和微波，后者包括丙种射线的高能电子束（阴极射线）。红外线和微波主要依靠产热杀菌。电离辐射设备昂贵，对物品及人体有一定伤害，故使用较少。目前应用最多为紫外线，可引起细胞成分，特别是核酸、蛋白质酸发生变化，导致微生物死亡。紫外线波长范围2 100～3 280A，杀灭微生物的波长为2 000～3 000A，以2 500～2 650A作用最强。对紫外线耐受力以真菌孢子最强，细菌芽孢次之，细菌繁殖体最弱，仅少数例外。紫外线穿透力差，3 000A以下者不能透过2mm厚的普通玻璃。空气中尘埃及相对湿度可降低其杀菌效果。对水的穿透力随深度和浊度而降低。但因使用方便，对药品无损伤，故广泛用于空气及一般物品表面消毒。照射人体能发生皮肤红斑，紫外线眼炎和臭氧中毒等。故使用时人应避开或用相应的保护措施。

日光曝晒亦依靠其中的紫外线，但由于大气层中的散射和吸收使用，仅39%可达地面，故仅适用于耐力低的微生物，且须较长时间曝晒。

此外过滤除菌除实验室应用外，仅换气的建筑中，可采用空气过滤，故一般消毒工作难以应用。

二、化学消毒法

1. 凝固蛋白消毒剂　包括酚类、酸类和醇类。

（1）酚类　主要有酚、来苏、六氯酚等。具有特殊气味，杀菌力有限。可使纺织品变色，橡胶类物品变脆，对皮肤有一定的刺激，故除来苏外应用者较少。

1）酚（石炭酸）（carbolic acid）　无色结晶，有特殊臭味，受潮呈粉红色，但消毒力不减。为细胞原浆毒，对细菌繁殖型 1：80～1：110 溶液，20℃ 30 分钟可杀死，但不能杀灭芽孢和抵抗力强的病毒。加肥皂可皂化脂肪，溶解蛋白质，促进其渗透，加强消毒效应，但毒性较大，对皮肤有刺激性，具有恶臭，不能用于皮肤消毒。

2）来苏（煤酚皂液）（lysol）　以 47.5% 甲酚和钾皂配成。红褐色，易溶于水，有去污作用，杀菌力较石炭酚强 2～5 倍。常用为 2%～5% 水溶液，可用于喷洒、擦拭、浸泡容器及洗手等。细菌繁殖型 10～15 分钟可杀灭，对芽孢效果较差。

3）六氯酚（hexochlorophane）　为双酚化合物，微溶于水，易溶于醇、酯、醚，加碱或肥皂可促进溶解，毒性和刺激性较少，但杀菌较强。主要用于皮肤消毒。以 2.5%～3.0% 六氯酚肥皂洗手可减少皮肤细菌 80%～90%，有报告可产生神经损害，故不宜长期使用。

（2）酸类　对细菌繁殖体及芽孢均有杀灭作用。但易损伤物品，故一般不用于居室消毒。5% 盐酸可消毒洗涤食具，水果，加 15% 食盐于 2.5% 溶液可消毒皮毛及皮革，10l/kg 加热 30℃ 浸泡 40 小时。乳酸常用于空气消毒，100m³ 空间用 10g 乳酸熏蒸 30 分钟，即可杀死葡萄球菌及流感病毒。

（3）醇类［乙醇（酒精）（ethyl alcohol）］　75% 浓度可迅速杀灭细菌繁殖型，对一般病毒作用较慢，对肝炎病毒作用不肯定，对真菌孢子有一定杀灭作用，对芽孢无作用。用于皮肤消毒和体温计浸泡消毒。因不能杀灭芽孢，故不能用于手术器械浸泡消毒。异丙醇（isopropyl alcohol）对细菌杀灭能力大于乙醇，经肺吸收可导致麻醉，但对皮肤无损害，可代替乙醇应用。

2. 溶解蛋白消毒剂　主要为碱性药物，常用有氢氧化钠、石灰等。

（1）氢氧化钠　白色结晶，易溶于水，杀菌力强，2%～4% 溶液能杀灭病毒及细菌繁殖型，10% 溶液能杀灭结核分枝杆菌，30% 溶液能于 10 分钟杀灭芽孢，因腐蚀性强，故极少使用，仅用于消灭炭疽杆菌芽孢。

（2）石灰（Ca）　遇水可产生高温并溶解蛋白质，杀灭病原体。常用 10%～20% 石灰乳消毒排泄物，用量需 2 倍于排泄物，搅拌后作用 4～5 小时。20% 石灰乳用于消毒炭疽菌污染场所，每 4～6 小时喷洒 1 次，连续 2～3 次。刷墙 2 次可杀灭结核芽孢杆菌。因性质不稳定，故应用时应新鲜配制。

3. 氧化蛋白类消毒剂　包括含氯消毒剂和过氧化物类消毒剂。因消毒力强，故目前在医疗防疫工作中应用最广。

（1）漂白粉　应用最广。主要成分为次氯酸钙 $Ca(ClO)_2$，含有效 25%～30%，性质不稳定，可为光、热、潮湿及 CO_2 所分解。故应密闭保存于阴暗干燥处，时间不超过 1 年。有效成分次氯酸可渗入细胞内，氧化细胞酶的硫氢基因，破坏胞质代谢。酸性环境中杀菌力强而迅速，高浓度能杀死芽孢，粉剂中用于粪、痰、脓液等的消毒。每升加干粉 200g，搅拌均匀，放置 1～2 小叶，尿每升加干粉 5 克，放置 10 分钟即可。10%～20% 乳剂除消毒排

常见急性传染病的潜伏期、隔离期与接触者观察期

病名	潜伏期		隔离期	接触者观察期
	常见	最短~最长		
甲型肝炎	30 日	15~45 日	自发病日起隔离 3 周	密切接触者检疫 45 日，每周检查一次 ALT，以便早期发现
病毒性肝炎 — 乙型肝炎	60~90 日	45~160 日	急性期应隔离至 HBsAg 阴转，恢复期仍不阴转者，按 HBsAg 携带者处理，慢性肝炎患者应调离接触食品、自来水或幼托工作。HBsAg 携带者可作 HBeAg、抗-HBc IgM 及 HBV-DNA 检查，以确定是否有 HBV 复制，如属阳性应按慢性肝炎处理，不能献血	急性肝炎的密切接触者应医学观察 45 日。幼托机构发现患者后观察期间，不办理入托、转托手续。疑诊肝炎的幼托和饮食业人员应暂停原工作
丙型肝炎	50 日	15~160 日	急性期隔离至病情稳定	同乙型肝炎
丁型肝炎	同乙型			
戊型肝炎	40 日	10~60 日	自发病日起隔离 3 周	同甲型肝炎
流行性乙型脑炎	10~14 日	4~21 日	隔离至体温正常为止	接触者不检疫
脊髓灰质炎	7~14 日	3~35 日	隔离 40 日，第 1 周为呼吸道及消化道隔离，第 2 周以后为消化道隔离	密切接触者医学观察 20 日，观察期间可应用活疫苗进行快速免疫
狂犬病	20~90 日	10 日~1 年以上	病程中隔离治疗	接触患者者不检疫，被狂犬或狼咬伤者应进行医学观察，观察期间应注射免疫血清及狂犬病疫苗
流行性感冒	1~3 日	数小时~4 日	退热后 2 日	大流行时，集体单位进行检疫，出现发热等症状者，应早期隔离

病名	潜伏期		隔离期	接触者观察期
	常见	最短~最长		
麻疹	8~12日	6~21日	发病之日起至出疹后5日	密切接触的儿童应检疫21日，如接受过被动免疫者应检疫28日
水痘	14~16日	10~21日	隔离至脱痂为止，但不得少于发病后2周	医学观察21日
流行性腮腺炎	14~21日	8~30日	从发病日起至腮腺肿大完全消退（约3周）	成人一般不检疫，但幼儿园、托儿所及部队密切接触者应检疫3周
流行性出血热	14日	7~46日	隔离至发热退	不检疫
登革热	6日	5~8日	起病后7日	不检疫
传染性单核细胞增多症	10日	5~15日	隔离至症状消失	一般不检疫
黄热病	3~6日	3~13日	发病之日起1周	医学观察2周
流行性斑疹伤寒	10~12日	5~23日	彻底灭虱后，隔离至体温正常后12日	密切接触者应进行灭虱，并检疫观察15日
恙虫病	10~12日	4~21日	不隔离	不检疫
伤寒、副伤寒甲、乙	伤寒：10~14日 副伤寒：8~10日	7~23日 2~15日	体温正常后15日解除隔离，或症状消失后第5日起间歇送粪培养2次，阴性后解除隔离	伤寒医学观察23日，副伤寒为15日，从事饮食业人员观察期间应送粪便培养1次，阴性者方可工作
细菌性痢疾	1~3日	数小时~7日	临床症状消失后1周或2次粪培养阴性解除隔离	医学观察7日，饮食业人员观察期间应送粪便培养1次，阴性者方可工作
霍乱	1~3日	数小时~7日	腹泻停止后6日，隔日大便培养连续3次阴性，解除隔离	密切接触者或疑似患者应留验5日，并连续送粪便培养3次，若阴性可以解除隔离观察
布鲁氏菌病	14日	7日~1年以上	临床症状消失后解除隔离	不检疫
鼠疫	腺鼠疫：2~5日 肺鼠疫：1~3日	1~8日 数小时~3日	腺鼠疫隔离至淋巴肿完全治愈；肺鼠疫在临床症状消失后，痰连续培养6次阴性才能解除隔离	检疫9日

病名	潜伏期		隔离期	接触者观察期
	常见	最短~最长		
炭疽	1~5 小时	12 小时~12 日	皮肤炭疽隔离至创口痊愈，痂皮脱落为止。其他类型患者在症状消失后，分泌物或排泄物连续培养 2 次阴性后取消隔离	密切接触者医学观察 8 日
白喉	2~4 日	1~7 日	症状消失后，连续 2 次鼻咽分泌物培养阴性	医学观察 7 日
百日咳	7~10 日	2~30 日	发病后 40 日或出现痉咳后 30 日	医学观察 21 日
猩红热	2~3 日	1~7 日	症状消失后咽拭培养 3 次阴性，可以解除隔离。一般不少于病后 1 周	医学观察 7 日
流行性脑脊髓膜炎	3~4 日	数小时~10 日	症状消失后 3 日，但不少于病后 7 日	医学观察 7 日
钩端螺旋体病	10 日	2~8 日	隔离至症状消失	不检疫
回归热（虱传）	7~8 日	2~14 日	彻底灭虱后或体温正常后 15 日解除隔离	不检疫，彻底灭虱后接受医学观察 14 日

免疫规划疫苗常规预防接种情况报表

_____年_____月国家免疫规划疫苗常规预防接种情况报表
（接种单位使用）

省（自治区、直辖市）____市（州、盟）____县（区、市、旗）____乡（镇、街道）____村（居委会）

去年人口总数 _____ 去年出生人数 _____ 出生率（‰）

疫苗及剂次		本月（次）基础免疫				本月（次）加强免疫		备注
		应种人数		受种人数		应种人数	受种人数	
		小计	其中 <12 月龄	小计	其中 <12 月龄			
卡介苗								
脊髓灰质炎疫苗	1							
	2							
	3							
百白破疫苗	1							
	2							
	3							
白破疫苗								
乙肝疫苗	1							
	首剂及时接种							
	2							
	3							
麻疹疫苗								
风疹疫苗								
腮腺炎疫苗								
流脑疫苗	1							
	2							

疫苗及剂次		本月（次）基础免疫				本月（次）加强免疫		备注
		应种人数		受种人数		应种人数	受种人数	
		小计	其中 <12 月龄	小计	其中 <12 月龄			
乙脑疫苗	1							
	2							

说明：

①接种单位在完成当月（次）常规接种后，在 5 天内根据接种记录汇总于本表并上报乡级单位。

②基础免疫的"小计"包括所有儿童，对 <12 月龄儿童完成情况另行统计，加强免疫则按规定的免疫程序统计。

③风疹疫苗、腮腺炎疫苗、流脑疫苗和乙脑疫苗未纳入国家免疫规划的可不统计。

④接种含有统计表中单价疫苗成分的联合疫苗，则统计入该单价疫苗中。

⑤本月应接种人数包括按免疫程序要求当月应受种的所有儿童数。

⑥去年人口总数、去年出生人数及出生率（‰）仅在每年第 1 次报表时填写。

填报人　　　　审核人　　　　填表日期　　年　　月　　日